Enciclopedia de la
MEDICINA
COMPLEMENTARIA

The Encyclopedia of Complementary Medicine ofrece conocimientos y opiniones de interés general procedentes de médicos y otros especialistas, que se dan a título informativo, sin ninguna pretensión de servir de texto o guía para profesionales o pacientes. Los contenidos de esta obra no deben ser usados sin consultar previamente al médico; los autores y editores declinan cualquier responsabilidad respecto al uso incorrecto de esta obra

Título original:
THE ENCYCLOPEDIA OF COMPLEMENTARY MEDICINE
Traducido de la edición original de
Carlton Books Limited, Londres, 1996
© 1996, Carlton Books Limited
© 2001 de la edición en castellano para España y América Latina
    (excepto Brasil)
    GRIJALBO MONDADORI, S.A.
    Aragó, 385, 08013 Barcelona
    www.grijalbo.com
© 2001, José Manuel Pomares, por la traducción
Primera edición
Reservados todos los derechos
ISBN: 84-253-3544-2
Impreso en Italia

Quedan rigurosamente prohibidas, sin la autorización escrita de los titulares del *copyright*, bajo las sanciones establecidas por las leyes, la reproducción total o parcial de esta obra por cualquier medio o procedimiento, comprendidos la reprografía y el tratamiento informático, así como la distribución de ejemplares de la misma mediante alquiler o préstamo públicos.

Enciclopedia de la
MEDICINA
COMPLEMENTARIA

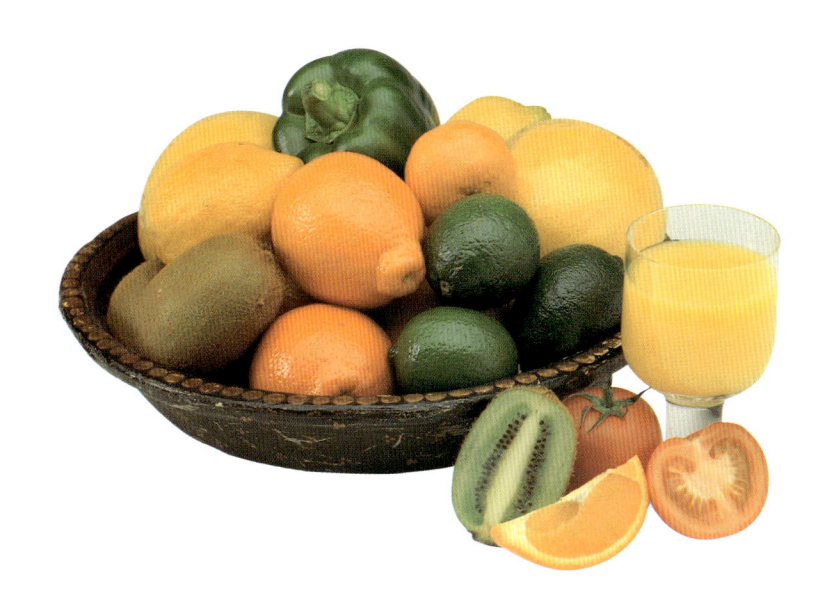

grijalbo

ÍNDICE

Michael Endacott	6
Colaboradores	7
Introducción	10
Encontrar el tratamiento correcto	14

Primera parte
Curación natural — 22

Cromoterapia	24
Homeopatía	28
Iridología	42
Polaroterapia	48

Segunda parte
El poder de las plantas — 52

Terapia de esencia de flores	54
Herboterapia	68

Tercera parte
Nutrición y dieta — 76

Terapias dietéticas	78
Medicina naturópata	90

Cuarta parte
Movilidad y postura — 100

Técnica de Alexander	102
Quiropráctica	110
Osteopatía	118
Osteopatía craneal	128
Rolfing	132

Terapia de la danza	136
Yoga	140

Quinta parte
La mente	146
Psicoterapia	148
Hipnoterapia	156
Meditación	162
Entrenamiento autógeno	168
Terapia de visualización	174
Musicoterapia	180

Sexta parte
Masaje y contacto	184
Masoterapia	186
Aromaterapia	204
Reflexología	222

Séptima parte
Terapias orientales	238
Acupuntura	240
Acupresura	254
Shiatsu	262
T'ai Chi Ch'uan	276
Herboterapia china	282

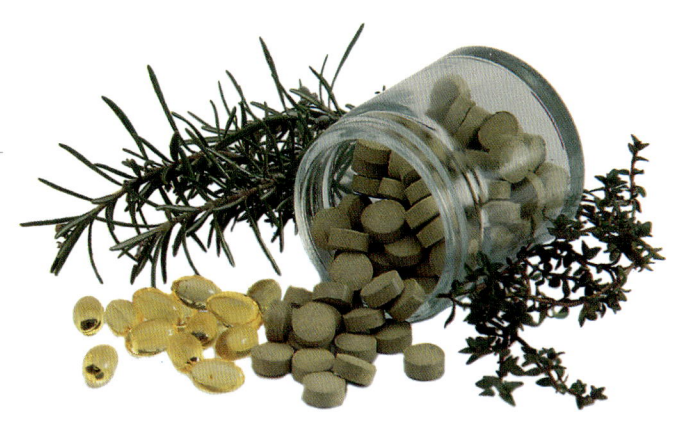

Glosario	289
Bibliografía	292
Direcciones útiles	299
Índice de nombres y conceptos	308
Créditos fotográficos	317
Agradecimientos	318

Michael Endacott

Michael Endacott, productor teatral y creador de programas para la televisión, ha trabajado para la BBC y como asesor *freelance*.

Durante esa época, Michael también se interesó por todas las formas de curación natural y utilizó con frecuencia la imposición de manos para ayudar a las personas a curar de diversas enfermedades. Esa facultad la desarrolló tras la muerte de su padre, enfermo de cáncer. En ese proceso se utilizaron varios tratamientos, incluidas técnicas de relajación, visualización y curación. El médico de cabecera quedó impresionado por la respuesta del enfermo a estas técnicas e invitó a Michael a continuar con un trabajo similar en el hospital local.

Pero hasta la década de 1970 Michael no conoció a otros profesionales y sanadores que ofrecían tratamientos similares. Entonces aumentó su interés por la medicina holística y complementaria y por aquellas conferencias en las que se hacía hincapié en la curación y la forma en que se podían aplicar todos los aspectos del cuidado de la salud para complementar las necesidades del paciente a nivel del cuerpo, la mente, las emociones y la vitalidad o espíritu.

Para utilizar ese conocimiento, se invitó a Michael a administrar una organización británica dedicada a la curación. En 1976 negoció un acuerdo con el Consejo General Médico que permitía a los doctores reconocer a los sanadores, siempre y cuando aceptaran el control sobre el tratamiento médico del paciente. Se convirtió en administrador de la Fundación Keys (1969), de la Fundación para la Investigación de la Curación (1974) y del Instituto para la Medicina Complementaria (1982). En su calidad de director de investigación del instituto, uno de sus principales proyectos de investigación ha sido la creación de un programa integrado de educación para todas las ramas de la medicina complementaria. Ahora dicho proyecto se acerca a su culminación y se vincula con el establecimiento de cursos de nivel universitario y de estándares profesionales en el Reino Unido. Otros proyectos de investigación incluyen el establecimiento de la Facultad Internacional de Medicina Complementaria y una serie de ensayos para valorar la viabilidad de los tratamientos de este tipo de medicina. Más recientemente, Michael ha sido nombrado observador adjunto en la Universidad Central de Lancashire. Ofrece información a los medios de comunicación y participa en numerosos programas y conferencias. Es secretario del Consejo Británico de Medicina Complementaria, miembro de la Real Sociedad de Artes y de la Real Sociedad de Medicina.

Colaboradores

Acupresura
Michael Reed Gach es director del Instituto de Acupresura en Berkeley, California y ha escrito varios libros sobre acupresura, publicados por Bantam Books, Celestial Arts, Simon & Schuster y Warner Books.

Acupuntura
Christina Stemmler, doctora en medicina, combina la medicina oriental y la occidental, ofreciendo múltiples opciones y alternativas creativas a tratamientos químicos plagados de efectos secundarios, procedimientos quirúrgicos innecesarios y diagnósticos y modalidades terapéuticas arriesgadas. Tiene una consulta privada en Houston, Texas, desde 1984 y ha obtenido una diplomatura en la American Academy of Pain Management, ha sido la anterior presidenta de la American Academy of Medical Acupuncture (AAMA), es directora ejecutiva del Institute for the Advancement of Medical Acupuncture, también es directora y fundadora de la *Review* de la AAMA.

Alexander, técnica de
Don Krim es presidente de la North American Society of Teachers of Alexander Technique. Es licenciado en educación física y enseña en la Universidad Estatal de California, Fullerton. Enseña la técnica de Alexander en ambientes empresariales, abordando específicamente temas relacionados con la seguridad laboral, como tensión, dolor de espalda y esguinces repetitivos. Tiene su consulta privada en Beverly Hills y en Fullerton, California.

Aromaterapia
Jeanne Rose es una destacada pionera en la revitalización de los remedios naturales y con hierbas, así como de la aromaterapia, para mantener un buen estado de salud. También es una autoridad internacional sobre el uso terapéutico de hierbas, tanto medicinales como cosméticas y profesora de aromaterapia desde 1972. Es presidenta de la National Association for Holistic Aromatherapy (NAHA) y autora de 14 libros de herboterapia medicinal.

Susan Earle trabaja para el comité ejecutivo de la NAHA y es autora investigadora en el campo de la herboterapia medicinal y la aromaterapia.

Cromoterapia
Bonney Whittington ha trabajado con el color y como artista y sanadora desde 1969. Estudió cromoterapia con Theo Gimbel, director y jefe del departamento de investigación de The Hygeia College of Colour Therapy, en Inglaterra. Ha participado en trabajos de energía y curación con Rosalyn Bruyere y con la doctora Dawn Markova, y en trabajos con esencias con Li Bette Porter. Trabaja como cromoterapeuta y dirige su propia empresa, Lightwater Essences, que produce una amplia gama de aceites esenciales.

Entrenamiento autógeno y terapia de la visualización
El doctor Kai Kermani, licenciado en ciencias y medicina y miembro del consejo del Real Colegio de Médicos, ejerce en el Reino Unido y trabaja para diversos colegios de ese país. También se ha licenciado en ciencias (fisiología), es miembro de la Holistic Medical Association, la National Federation of Spiritual Healers y la Healing Foundation. Es consejero, asesor para el control del estrés, entrenador y terapeuta autógeno y terapeuta. Da conferencias a nivel internacional y dirige talleres en el Parlamento británico y el europeo sobre control holístico de la enfermedad endémica. Ha escrito numerosos artículos y es autor de *Autogenic Training; the effective holistic way to better health*.

Herboterapia medicinal
Caroline Wheeler, es licenciada en bioquímica por la Universidad de Manchester. Pasó varios años trabajando en ciencia ortodoxa de laboratorio antes de seguir un curso de cuatro años en herboterapia medicinal y convertirse en miembro del National Institute of Medical Herbalists. Combina su consulta de herboterapia medicinal con la enseñanza de las ciencias biológicas y médicas.

Herboterapia medicinal china
Stephen Kippax es miembro del National Institute of Medical Herbalists y del Register of Chinese Herbal Medicine; es profesional de la acupuntura china y homeópata. Suele dar conferencias y dirige cursos sobre sus especialidades.

Hipnoterapia
El doctor William E. Kemery es un destacado hipnoterapeuta, psicoterapeuta y terapeuta sexual, que se ha mantenido en la vanguardia del conocimiento de la hipnoterapia y la profesionalización de su consulta. Miembro de la Academy of Scientific Hypnotherapy, miembro de la American Mental Health Counselors Association y director fundador de la California Hypnotists Examining Council, el doctor Kemery colabora en numerosas revistas profesionales.

Homeopatía
El doctor William Shevin, doctor en medicina y homeópata, fue presidente del National Centre for Homeopathy y es miem-

bro del consejo de directores de la Homeophatic Pharmacopoeia Convention de Estados Unidos.

Iridología

Angela Bradbury recibió formación como homeópata y posteriormente estudió iridología en la Escuela de Medicina Natural. Después de cinco años de otros estudios en nutrición y naturopatía y de quince años de práctica e investigación, ella y su esposo establecieron The Holistic Health College en 1993.

Masaje

Elliot Greene fue presidente de la American Massage Therapy Association (AMTA) y es un experto en el campo de la masoterapia. Posee el título de masajista terapéutico y está cualificado como masoterapeuta general y deportivo e instructor cualificado en educación continua. Cuando representó a la AMTA fue invitado a la Casa Blanca para trabajar con el equipo del presidente Clinton en la reforma de la asistencia sanitaria y ha testificado sobre masoterapia ante la Oficina del Panel de Medicina Alternativa *ad hoc* de los Institutos Nacionales de Salud. Pertenece al consejo de directores de la National Wellness Coalition y es autor de numerosos artículos sobre masoterapia. Posee una amplia experiencia como docente y mantiene una consulta privada en la zona de Washington DC.

Meditación

Amy Gage es presidenta emérita de la International Association of Yoga Therapists y desde 1963 ha adquirido una amplia experiencia en la práctica y la enseñanza del conocimiento y el control del estrés mediante el uso de prácticas de yoga tradicional como terapia holística para diversas poblaciones y condiciones físicas. Su interés se centra principalmente en los ámbitos de la gestión del estilo de vida y el control del estrés, y enseña y dirige talleres para una amplia gama de grupos de usuarios.

Meditación trascendental

Robert Roth ha dado conferencias y enseñado meditación trascendental desde hace más de veinticinco años a decenas de miles de personas en Estados Unidos, Canadá y Europa. Es asesor del Maharishi Corporate Development Programme y fundador del Institute for Fitness and Athletic Excellence, en el que se enseñan técnicas a atletas aficionados y profesionales.

Musicoterapia

Michael J. Rohrbacher, doctor en filosofía, es director de musicoterapia en la Universidad Shenandoah, en Winchester, Virginia. Licenciado en música, especializado en musicoterapia por la East Carolina University, y doctor en ciencias de la educación, especializado en trastornos de la comunicación por la Universidad Johns Hopkins, también es doctor en etnomusicología por la Universidad de Maryland Baltimore County. Es miembro de la National Association for Music Therapy, Inc. y tiene diversos títulos, como el «Certificado del Consejo de Musicoterapia». Actuó como asesor de «Musicoterapia y adaptación psicosocial para personas con heridas en la cabeza», un premio de investigación de la Oficina de Medicina Alternativa perteneciente a los Institutos Nacionales de Salud de Estados Unidos. Fue miembro del consejo de directores de la CBMT desde 1992 a 1996.

Naturopatía

Jared L. Zeff es asesor en medicina naturópata y en acupuntura, presidente y fundador del Instituto para Estudios Avanzados en Artes Curativas de Portland y miembro de la American Association of Naturopathic Physicians. Posee una gran experiencia profesional, es experto en medicina naturópata y ha actuado con capacidad ejecutiva en los consejos de una serie de asociaciones naturópatas. Es autor de varias publicaciones y de artículos sobre medicina naturópata y obtuvo el premio «Médico naturópata del año» otorgado por la American Association of Naturopathic Physicians en 1989.

Osteopatía

Michael Kuchera es profesor y presidente del departamento de Medicina osteopática manipuladora del Kirksville College de Medicina Osteopática. Es el presidente del comité de evaluación y normas posdoctorales de la American Academy of Osteophaty y miembro del grupo de trabajo y comité de dirección sobre Educación Médica de Graduados en Osteopatía de la American Osteopathic Association. También es el presidente del comité educativo de la American Association of Orthopaedic Medicine y ha escrito artículos y ponencias en revistas médicas.

Osteopatía craneal

El doctor Robert P. Lee practica la osteopatía en Durango, Colorado, y es miembro de la American Osteopathic Association, la American Academy of Osteopathy y la American Academy of Medical Acupuncture. También es miembro de la International Issues Task Force of the Cranial Academy y ha escrito artículos y colaboraciones para numerosos libros y publicaciones.

Polaroterapia

John Chitty es presidente de la American Polarity Therapy Association y director del Centro de Polaridad de Colorado. Es autor de un libro sobre polaridad, *Energy Exercises*.

Psicoterapia

La doctora Maureen O'Hara, licenciada en ciencias y doctora en filosofía, fue presidenta de la Association for Humanistic Psychology. Tiene formación en terapia centrada en el cliente, terapia de la Gestalt, terapia emancipatoria y terapia relacional. Es miembro clínico distinguido de la California Association for Marriage and Family Therapy y editora asociada del *Journal of Humanistic Psychology*, trabaja para los consejos editoriales de *Humanistic Psychologist* y *Journal of Constructivist Psychology*. Colega durante años de Carl Rogers, ha dirigido talleres de enfoque centrado en la persona y ha formado a psicoterapeutas en terapia centrada en el cliente y terapia de la Gestalt en todo el mundo. Ha publicado numerosos trabajos en publicaciones profesionales y populares y desde hace más de veinte años dirige su propia consulta privada como psicoterapeuta.

Quiropráctica

El doctor George K. Herkert es un quiropráctico formado en Estados Unidos y con licencia, que actualmente dirige su clínica, The American Chiropractic Centre en Buckinghamshire, Inglaterra. Es doctor en quiropráctica por el Columbia Institute of Chiropractic de Nueva York. Entre sus muchas credenciales, destaca: es miembro de la International Chiropractic Association, de la American Chiropractic Association y del Diplomatic American National Board of Chiropractic Examiners.

Reflexología

Carolyn Long es autora y oradora pública en Columbia, Maryland y es reflexóloga titulada. Ha estudiado el método Ingham de reflexología en talleres organizados por el International Institute of Reflexology en Estados Unidos y Canadá y dirige programas de formación sobre reducción del estrés.

Rolfing

Christopher Amodeo es miembro del consejo del Instituto Rolf y *rolfer* en activo en su consulta particular de Costa Mesa, California. Mientras trabajaba en hospitales y obtenía un título en psicología, descubrió el *rolfing* y posteriormente cambió el curso de sus estudios. Se graduó en el International Rolf Institute de Boulder, Colorado, y trabaja actualmente en el consejo de directores del Rolf Institute.

Shiatsu

Nigel Dawes es licenciado en arte, especializado en medicina oriental y decano académico de The New Centre en el Estado de Nueva York, un instituto educativo especializado en tratamiento e investigación en la medicina holística. Se formó en las técnicas del shiatsu en Tokyo, bajo la dirección del maestro Takeo Suzuki, discípulo de Shizuto Masunaga.

T'ai chi ch'uan

Marvin Smalheiser es editor de *T'ai Chi Magazine* y ha practicado el estilo yang durante más de veinticinco años. Ha conocido y entrevistado a muchos de los más destacados maestros de T'ai Chi Ch'uan de China y otros países.

Terapia de la danza

Claire Schmais, doctora en filosofía, es una de las fundadoras y coordinadora del Hunter College Dance/Movement Therapy Programme, CUNY. Ha publicado numerosos artículos y es miembro de número de la American Dance Therapy Association. Pronuncia conferencias en Estados Unidos y otros países.

Elissa Queyquep White, es presidenta del comité central del consejo de directores de la American Dance Therapy Association. Miembro de número de la ADTA y una de las fundadoras del Hunter College Programme, actualmente atiende a su consulta privada.

Terapia floral

Patricia Kaminski es codirectora de la Flower Essence Society en Nevada City, California. Su intervención ha sido fundamental para el diseño y administración de los programas de investigación y formación profesional de la sociedad y tiene una consulta privada de terapia de esencias florales. Ha escrito varios artículos y es coautora de un libro sobre esencias florales y ha enseñado este tema en todo el mundo durante más de quince años.

Terapias dietéticas

Kurt Donsbach, doctor quiropráctico y doctor en filosofía, después de graduarse en quiropráctica se dedicó al estudio de la nutrición. También tiene un título en naturopatía y un máster en ciencias y doctorado en nutrición. El doctor Donsbach es autor de más de 50 libros y opúsculos y fundador de la Universidad Donsbach. Durante quince años fue presidente del consejo de la National Health Federation. Ha establecido dos grandes hospitales holísticos en el mundo, especializados en cáncer y enfermedades degenerativas: el Hospital Santa Monica, en Rosarito Beach, Baja California, México, y el Instituto Santa Monica en Kamien Pomorski, Polonia. Es editor de dos revistas, *The HealthKeeper's Journal* y el *Official Journal of The American Naturopathic Medical Association and The American Association of Nutritional Consultants*.

Yoga

Jnani Chapman recibió formación como enfermera y después se especializó en yoga, masaje, acupresura y nutrición. Actualmente practica y enseña yoga, y trabaja como instructora para el control del estrés en el Preventive Medicine Research Institute de Sausalito. Tiene los títulos Sigma Theta Tau y Alpha Sigma Nu.

Introducción

por Michael Endacott,
director de investigación del Instituto para la Medicina Complementaria

«No se debería intentar curar la parte sin tratar el todo. No se debería tratar de curar el cuerpo sin el alma y, por lo tanto, para que la cabeza y el cuerpo estén sanos, se tiene que empezar por curar la mente. Eso es lo primero. No dejes que nadie te convenza de curar la cabeza mientras no te haya entregado el alma para su curación. Pues ése es el gran error de nuestros tiempos en el tratamiento del cuerpo humano, que los médicos separan antes el alma del cuerpo.» Platón escribió esto el 380 a. de C. en su obra la *República*.

Desde los tiempos más antiguos, los servicios médicos de cada época han considerado fundamental el concepto de tratar los aspectos físicos y mentales del paciente en conjunción con el alma o el espíritu. Platón conocía bien la importancia de ambos, porque son elementos fundamentales en la percepción antigua del proceso curativo, aunque no fuese el primero en apreciar tal concepto. Buena parte del pensamiento científico del siglo XX sigue sin comprender cómo funciona la curación, pero esa comprensión es crucial para los conceptos de la medicina tradicional, tal como se practican actualmente bajo sus numerosos nombres.

Los chinos creen que la vida y la salud están directamente relacionadas con el fluir de la energía a través del cuerpo, algo a lo que llaman *chi*. Cuando la energía se bloquea, se manifiesta la enfermedad. Los chinos también creen que el *chi*, que es la energía que gobierna el universo y la que tiene también una relación directa con la medicina astrológica, se encuentra la fuerza del cuerpo. Eso está bien documentado en el *Nei Ching*, que posiblemente sea el libro chino de medicina más antiguo, pues dicen que lo escribió Koai Yu Chun hace cuatro mil quinientos años. En él se afirma que «...una energía primordial esencial que da a luz todos los elementos y está integrada en ellos (...) sólo es una sustancia abstracta en el cielo, mientras que en la tierra se transforma en una sustancia física concreta».

Del mismo modo que los chinos han considerado el *chi* como una forma de energía curativa, otros han intentado describirla a lo largo de la historia. Pitágoras, nacido en Grecia el 580 a. de C. aprox., fue el médico que consideró la curación como un arte noble. Integró ese pensamiento en sus investigaciones y sugirió que procedía de un fuego central que existía en el universo, y daba una chispa de vida a cada ser viviente.

Hipócrates, que se cree nació en la isla griega de Kos hacia el 460 a. C., enseñó que para conservar una buena salud es necesario mantener en equilibrio todos los aspectos de la química del cuerpo; la flema, la sangre y la bilis (negra y amarilla) se consideraron como los elementos básicos que gobernaban la salud del individuo. Cuando esos fluidos o humores se desequilibraban y no se combinaban correctamente, aparecía la enfermedad. La fiebre resultante «cocía» esos jugos y eliminaba las sustancias innecesarias. Hipócrates estaba convencido de que el equilibrio se restauraría automáticamente gracias a un mecanismo natural de curación que llamó *vis medicatrix naturae*. Su principio más importante era el de no interferir en los síntomas, para que la naturaleza pudiera curar la enfermedad con efectividad.

Paracelso nació en Suiza en 1493. Se le conoce principalmente por su conocimiento de las enfermedades venéreas, los tumores y la curación de heridas, junto con la aseveración de que «aquello que hace enfermar al hombre, también lo cura». Ése fue, en efecto, un concepto inicial de la homeopatía y una idea no tan nueva para las religiones, pero sí para la atención sanitaria. Paracelso consideraba que el hombre tiene dos cuerpos: uno animal y otro sideral (astral). El cuerpo animal contenía los instintos más bajos, mientras que el astral era el agente para la creación de sabiduría y arte. Su pensamiento se basó en la idea de que el cuerpo superior también podía experimentar enfermedad y ser tratado. A la energía curativa Paracelso la llamó *archaeus*.

Samuel Hahnemann (1755-1843) desarrolló la homeopatía tal como la conocemos en la actualidad. Reconoció la energía curativa, a la que llamó fuerza vital. El descubrimiento de las energías curativas no quedó confinado a estos nombres y la historia está llena de pioneros que intentaron extender el proceso curativo natural a métodos más convencionales de tratamiento médico. No obstante, la visión científica rechazó ese concepto y favoreció el tratamiento del cuerpo físico y de la mente por sí solos. La curación, sin embargo, se mantuvo en las iglesias, como parte de una práctica religiosa específica.

Muchos de los capítulos que siguen, en los que han colaborado especialistas en activo, describen las raíces antiguas de las diversas disciplinas que admiten tanto la visión holística como la curativa y que son comunes a todas ellas. Los profesionales hablan de «equilibrar» a los pacientes, de «desbloquear las vías por las que fluye la energía» y de «ofrecer la nutrición y el apoyo correctos». Todo ello forma parte del proceso de hacer que los pacientes se ayuden a sí mismos a curar, permitiendo que el sistema inmunológico funcione en su nivel óptimo y recuperando la integridad estructural del cuerpo físico allí donde se ha visto perjudicada.

Las descripciones de la filosofía colectiva han variado y los nombres más corrientes son:

■ **Medicina alternativa:** utilizado sobre todo por los profesionales que se querían constituir como una alternativa a la medicina ortodoxa.

■ **Holismo:** usado en la década de 1970 para establecer la atención al conjunto de la persona: cuerpo, mente y espíritu.

■ **Medicina complementaria:** usada por primera vez en 1976 en el Reino Unido, como un medio de relacionar las técnicas más apropiadas para servir al paciente en las dimensiones física, mental, emocional y de vitalidad o espiritual. En la práctica, la medicina complementaria es el holismo.

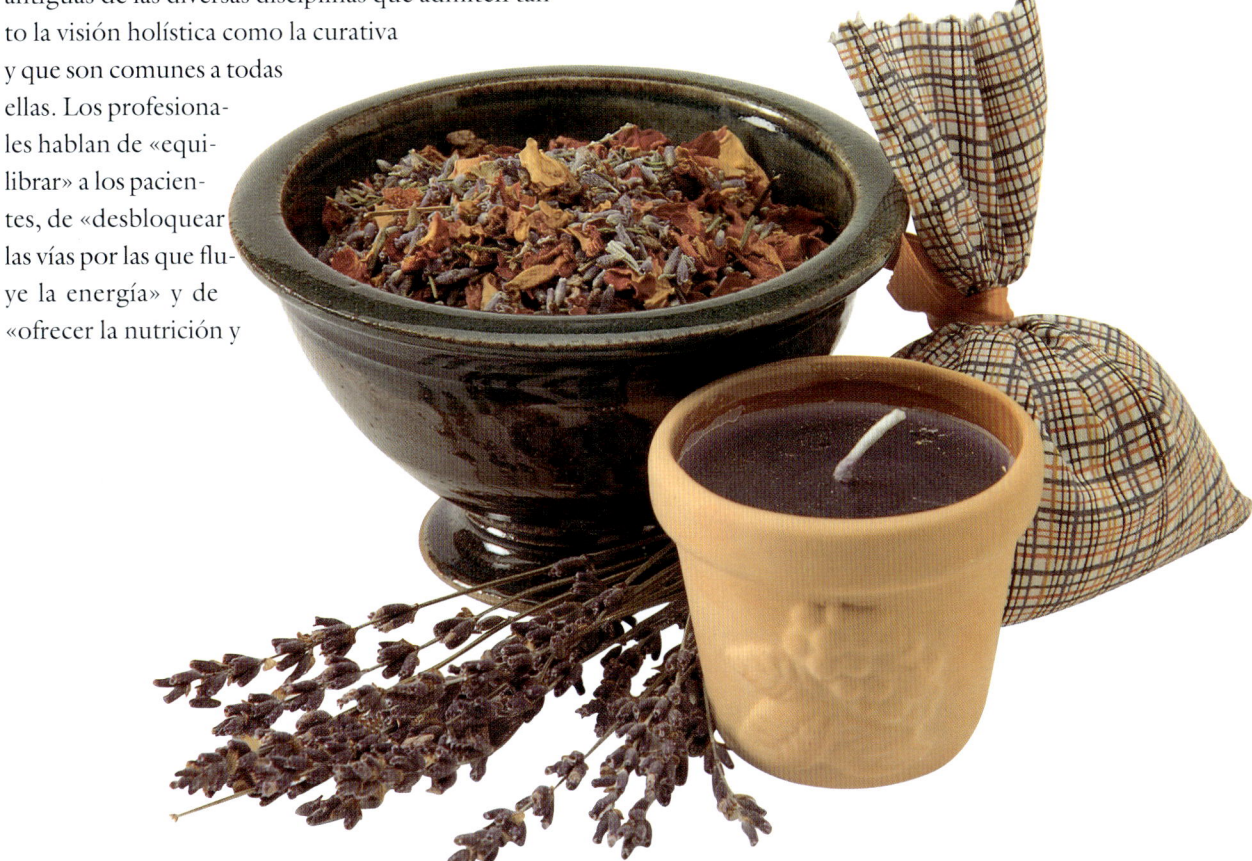

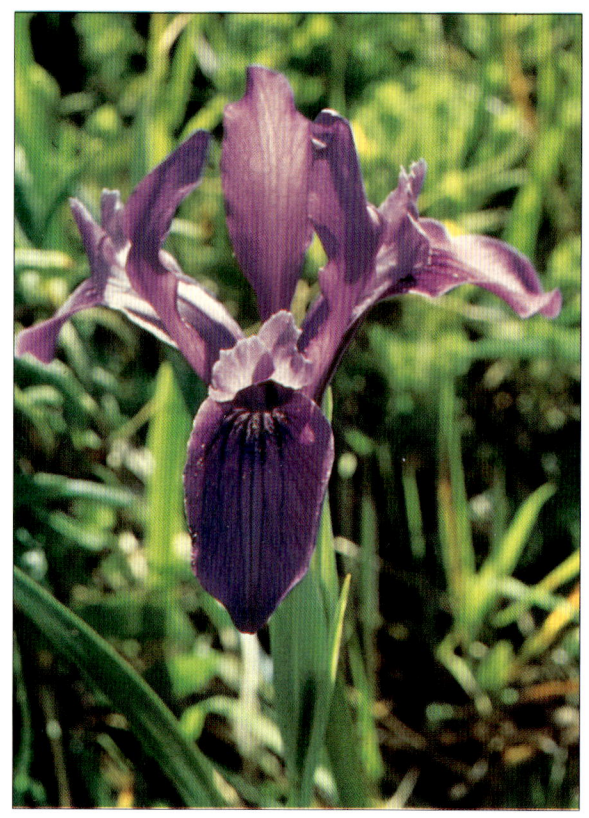

Mientras que las palabras «marginal» y «alternativa» describían una relación política con el médico, la palabra «complementaria» permitía a todos los profesionales tratar de complementar las necesidades del paciente. Al situar primero a los pacientes, se eliminaba cualquier competencia entre profesionales y se resguardaba la contrapartida moderna del juramento hipocrático.

Sea cual fuere el nombre utilizado, los principios son los mismos y el público empieza a responder a los servicios que ofrecen nuevas perspectivas a todos los pacientes.

«Pero no hay pruebas científicas.» Hay pocos profesionales de la salud que no se hayan visto desafiados por esta afirmación en algún momento, sobre todo cuando en la prensa local se ha informado en titulares acerca de una serie de tratamientos aplicados con éxito. Cabría imaginar que las disciplinas y técnicas que ya cuentan con un historial tan prolongado de uso fructífero deberían haber atraído becas de investigación e inversiones de capital. Generalmente no ha sido así y los fondos que se han destinado a tales investigaciones se han limitado a protocolos de ensayos con placebo a doble ciego. Los sanadores que han utilizado cualquier forma de enfoque físico o mental se han encontrado con el problema de tener que ofrecer tratamientos correctos a algunos y ficticios a otros. Muchos creen que esa forma de actuar no es ética.

La situación aún se complica más por la actitud del paciente. Cualquier oferta de tratamiento puede estimular la intención curativa del propio paciente y permitir que se realicen progresos. Ese efecto placebo es bien conocido y se debería reconocer con mayor claridad. Forma parte del mecanismo de curación tanto como el propio tratamiento físico, a pesar de que la ciencia intente disminuir la importancia del efecto placebo para explicar los resultados inesperados que no se comprenden fácilmente en términos de la tecnología actual. En realidad, los profesionales de la medicina tradicional saben muy bien que la convicción es fundamental para el proceso curativo y que casi nunca se puede aplicar con éxito un tratamiento si no se cuenta con la cooperación efectiva del propio paciente.

Está claro que a muchos científicos les resulta difícil aceptar la curación de cualquier caso, a menos que puedan situarlo dentro de su noción preconcebida de tratamiento. Por otro lado, los medios de comunicación sólo presentan los resultados positivos de los tratamientos complementarios, lo que puede ofrecer una imagen distorsionada. Siempre es difícil dar un pronóstico exacto de cualquier caso, y las curas inesperadas ofrecen las situaciones más interesantes. El éxito de estas medicinas alternativas y de sus derivados modernos no se ha alcanzado porque los profesionales hayan financiado campañas de publicidad enormemente caras, sino porque el público sabe, instintivamente, que cada persona debe tener un papel activo en el cuidado de su propia salud. El enfoque complementario/alternativo permite precisamente eso y ofrece un alto porcentaje de tratamientos con éxito.

Los lectores de este libro encontrarán no sólo la inspiración sobre la forma en que funcionan estas disciplinas, sino también la percepción sobre la manera en que actúan. Los pacientes que han utilizado estas disciplinas tradicionales descubren que son más conscientes de todos los aspectos de su conocimiento sobre ellas y de la relación con su familia y con el entorno. Esta mayor comprensión tiene un efecto continuado sobre todos los implicados, y por eso hay tantos profesionales que se han formado como consecuencia de haber superado su propia enfermedad y del deseo de usar su salud recién encontrada al servicio de la humanidad.

El estrés excesivo es uno de los factores más corrientes capaces de causar problemas en el puesto de trabajo, en el deporte o en el hogar. Muchas de las técnicas aquí descritas pueden ayudar a cualquiera a comprender sus problemas y aprender a afrontar la vida de una forma más efectiva. La mayoría de la gente necesita considerar algún cambio de actitud y/o estilo de vida para que la curación sea efectiva. Igualmente importante es la capacidad para centrarse en el futuro.

Muchas personas se achacan sus problemas a sí mismas y están convencidas de que sus enfermedades las causan sus propios pensamientos y las acciones del pasado. Otras consideran que su salud futura depende de algún programa predeterminado que no se puede cambiar. Ambas actitudes son razonables, pero la responsabilidad por el futuro puede estar en nuestras propias manos. En último término, es el paciente es quien alcanza la curación, en la que el profesional actúa como simple apoyo. Cada persona tiene una oportunidad para efectuar cambios en sí misma y siempre es posible esperar alguna mejora, incluso en las situaciones más desalentadoras. Al final, la salud y un cierto sentido del bienestar quizá sean los factores más importantes en la vida, y todos necesitamos la oportunidad de tener acceso a la tecnología moderna, así como a una cierta comprensión de algunas de las antiguas tradiciones de curación.

La medicina complementaria/alternativa abarca sistemas de atención sanitaria que añaden otra dimensión a ésta. Para obtener los mayores beneficios, todos debemos reconocer la energía curativa y el papel fundamental que tiene el paciente en este proceso. W. H. Henley lo expresó muy bien:

No importa lo estrecha que sea la puerta,
lo cargado de castigo que esté el documento.
Soy el dueño de mi destino,
soy el capitán de mi alma.

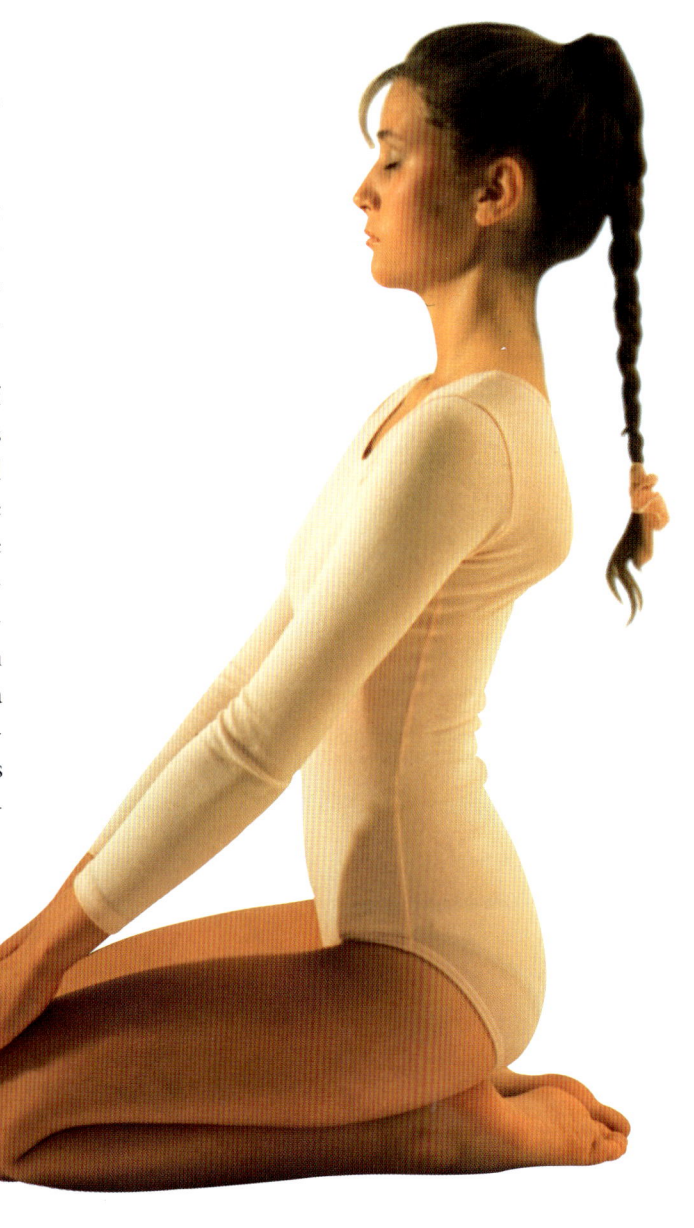

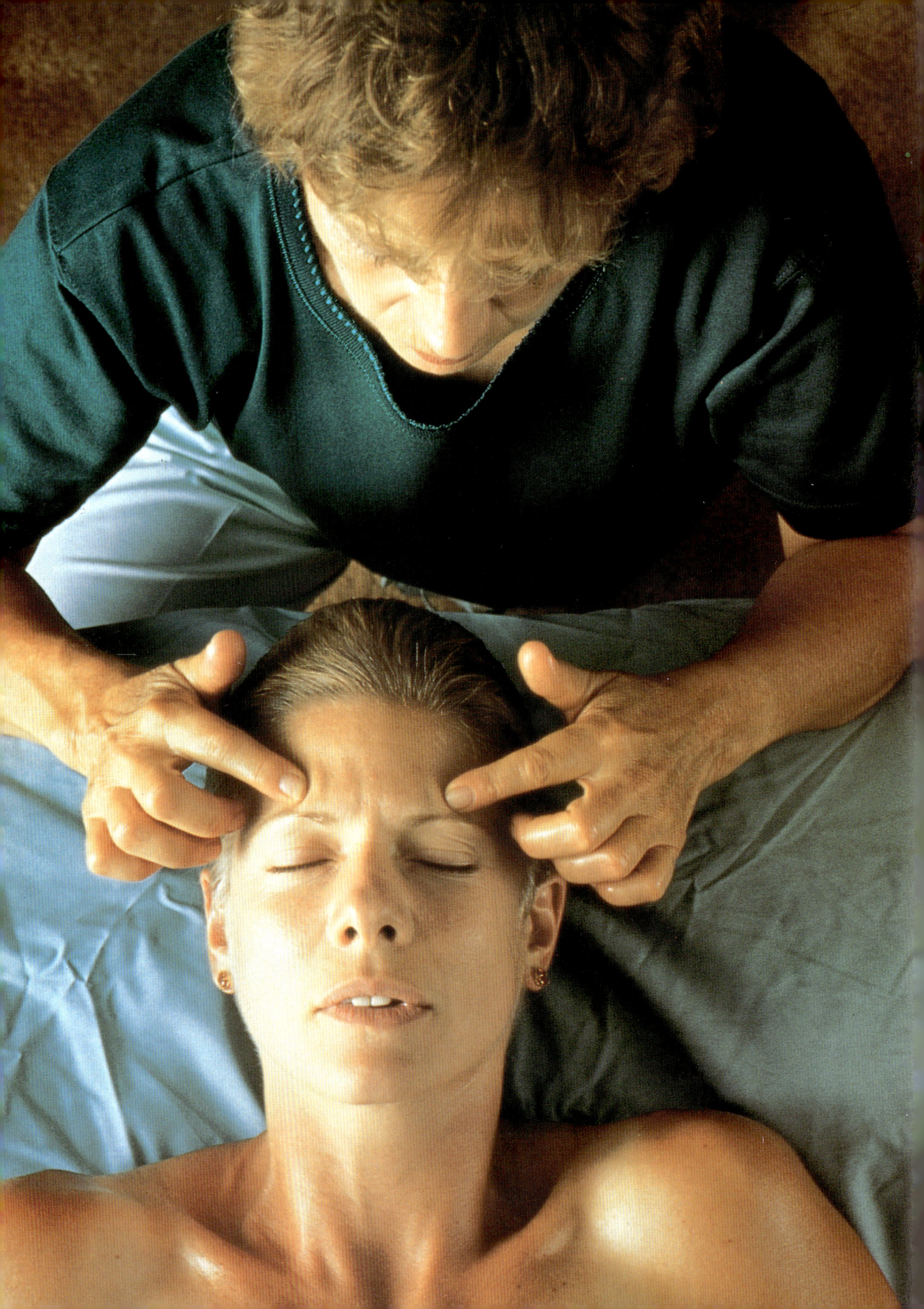

Encontrar el tratamiento correcto

A medida que aumenta el número de personas que se dan cuenta de que la medicina complementaria puede contribuir positivamente a satisfacer nuestras necesidades sanitarias, son más los que desean elegir un tratamiento adecuado para sus necesidades individuales. Seleccionar el tratamiento complementario adecuado depende del paciente, pero lo mejor es buscar consejo, para que se pueda tomar una decisión informada.

Una forma corriente de tomar esa decisión consiste en elegir un tratamiento recomendado por un amigo para el que ha sido beneficioso. Alternativamente, podríamos tener la percepción «intuitiva» de que una práctica específica será la «correcta» para nosotros. Es usted responsable de su salud personal y, en último término, usted decide qué enfoque elige.

A veces resulta útil acudir a una clínica de salud complementaria donde se practique una amplia gama de terapias y tratamientos diferentes, y asistir a una sesión de asesoramiento con un miembro del personal que, tras analizar con usted su problema y estado general de salud, le aconsejará qué enfoque será el más beneficioso en su caso. La decisión debería tener en cuenta no sólo su achaque o problema, sea físico, mental o emocional, sino también a su persona en un aspecto global. Procure plantear muchas preguntas para asegurarse de que el enfoque elegido sea el correcto. Tenga en cuenta que el trabajo de estos profesionales hace eso precisamente, «complementa» el de su médico de cabecera, no lo sustituye, por tanto, sería bueno analizar con éste lo que usted piensa hacer y pedirle su consejo.

Algunos consejos generales para elegir la terapia y encontrar al profesional adecuado:

■ Decídase por una forma de medicina complementaria con la que se sienta cómodo.
■ Póngase en contacto con la clínica acreditada o con una de las asociaciones pertinentes para encontrar al profesional (véase la sección Direcciones útiles, al final del libro).
■ Compruebe las calificaciones del profesional, su nivel de formación y si pertenece a instituciones profesionales.
■ Compruebe la clínica que ha escogido y si se siente a gusto con el ambiente general, la actitud profesional del personal y el nivel de higiene.
■ Pregunte al profesional si ya ha tratado su afección concreta con anterioridad y si se cree capaz de poder ayudar.
■ Pídale que le explique el tratamiento, qué es lo que supone, durante cuánto tiempo se le aplicará y cuáles serán sus efectos más probables.

A continuación encontrará varios gráficos que le serán de utilidad. No son definitivos y sólo pretenden servir como referencia. No obstante, le ayudarán a dirigirlo en la dirección correcta, para luego averiguar más cosas sobre las terapias y formas específicas de tratamiento.

Enfermedades respiratorias y cardiovasculares

	Anemia	Arterioesclerosis	Asma	Presión sanguínea (hiper)	Bronquitis	Circulación (mala)	Resfriados	Tos	Fiebre del heno	Sinusitis	Garganta inflamada	Venas varicosas
Acupresura			✓	✓	✓	✓			✓	✓		✓
Acupuntura			✓	✓	✓	✓	✓	✓	✓	✓	✓	✓
Alexandre, técnica de			✓									
Aromaterapia			✓	✓	✓	✓	✓	✓		✓	✓	✓
Entrenamiento autógeno			✓	✓	✓							
Quiropráctica			✓									
Cromoterapia			✓									
Osteopatía craneal												
Terapia de danza y movimiento												
Terapias dietéticas	✓		✓	✓	✓	✓	✓		✓	✓		
Remedios florales			✓									
Herboterapia med.	✓	✓	✓	✓	✓	✓	✓	✓	✓	✓	✓	✓
Herboterapia china			✓	✓	✓	✓						
Homeopatía	✓	✓	✓	✓	✓	✓	✓	✓	✓	✓	✓	✓
Hipnoterapia			✓	✓				✓				
Iridología	✓	✓									✓	
Masoterapia			✓	✓		✓				✓		✓
Meditación			✓	✓	✓	✓						
Musicoterapia												
Naturopatía	✓		✓	✓	✓	✓	✓		✓	✓		
Osteopatía			✓	✓		✓						✓
Polaroterapia			✓	✓		✓						
Psicoterapia			✓									
Reflexología			✓	✓	✓	✓	✓	✓		✓	✓	
Rolfing			✓									
Shiatsu			✓	✓	✓	✓						
T'ai chi ch'uan												
Terapia de visualización			✓									
Yoga			✓	✓	✓							✓

Trastornos digestivos y urinarios

	Cólico	Estreñimiento	Cistitis	Diverticulitis	Retención de fluido	Gastroenteritis	Hemorroides	Indigestión	Colon irritable	Náuseas	Úlceras	Vómitos
Acupresura	✓	✓		✓			✓					
Acupuntura	✓	✓	✓	✓	✓	✓	✓	✓	✓	✓	✓	
Técnica de Alexander								✓		✓		
Aromaterapia	✓	✓	✓		✓	✓	✓	✓	✓	✓		
Entrenamiento autógeno								✓	✓		✓	
Quiropráctica		✓				✓						
Cromoterapia	✓	✓		✓								
Osteopatía craneal												
Terapia de danza y movimiento												
Terapias dietéticas	✓	✓	✓	✓	✓	✓	✓	✓	✓	✓		✓
Remedios florales									✓			
Herboterapia med.	✓	✓	✓	✓	✓	✓	✓	✓	✓	✓	✓	
Herboterapia china		✓				✓	✓			✓		
Homeopatía	✓	✓	✓	✓	✓	✓	✓		✓	✓	✓	✓
Hipnoterapia								✓				
Iridología				✓			✓	✓				
Masoterapia		✓		✓								
Meditación												
Musicoterapia												
Naturopatía	✓	✓	✓	✓	✓	✓	✓	✓	✓	✓	✓	✓
Osteopatía		✓		✓	✓							
Polaroterapia	✓	✓	✓	✓	✓		✓		✓	✓	✓	
Psicoterapia								✓				
Reflexología	✓	✓	✓	✓	✓	✓	✓	✓	✓	✓	✓	✓
Rolfing		✓						✓	✓			
Shiatsu	✓	✓		✓			✓					
T'ai chi ch'uan												
Terapia de visualización												
Yoga												

ENFERMEDADES Y PROBLEMAS DEL SISTEMA REPRODUCTOR

	Candidiasis	Endometriosis	Fibromas	Herpes genital	Impotencia	Infertilidad	Mastitis	Menopausia	Problemas menstruales	Embarazo	Próstata	Vaginitis
ACUPRESURA		✓			✓			✓				
ACUPUNTURA	✓	✓	✓	✓	✓	✓	✓	✓	✓	✓	✓	✓
TÉCNICA DE ALEXANDER								✓				
AROMATERAPIA	✓	✓		✓	✓	✓	✓	✓	✓		✓	✓
ENTRENAMIENTO AUTÓGENO												
QUIROPRÁCTICA												
CROMOTERAPIA				✓	✓		✓	✓	✓			
OSTEOPATÍA CRANEAL												
TERAPIA DE DANZA Y MOVIMIENTO												
TERAPIAS DIETÉTICAS	✓						✓	✓	✓			
REMEDIOS FLORALES				✓	✓		✓	✓	✓			
HERBOTERAPIA MED.	✓	✓	✓	✓	✓	✓	✓	✓	✓		✓	✓
HERBOTERAPIA CHINA		✓		✓	✓		✓	✓				✓
HOMEOPATÍA	✓	✓	✓	✓	✓	✓	✓	✓	✓	✓	✓	✓
HIPNOTERAPIA					✓		✓				✓	
IRIDOLOGÍA		✓			✓	✓		✓	✓			
MASOTERAPIA		✓						✓	✓			
MEDITACIÓN												
MUSICOTERAPIA												
NATUROPATÍA	✓						✓	✓	✓			
OSTEOPATÍA												
POLAROTERAPIA	✓		✓		✓	✓		✓	✓	✓		
PSICOTERAPIA					✓	✓		✓				
REFLEXOLOGÍA	✓	✓	✓			✓	✓	✓	✓		✓	
ROLFING												
SHIATSU		✓						✓	✓			
T'AI CHI CH'UAN												
TERAPIA DE VISUALIZACIÓN												
YOGA												

Problemas músculoesqueléticos

	Artritis	Problemas espalda	Calambres	Problemas de disco	Fibrosis	Lumbago	Torceduras musculares	Osteoporosis	Reumatismo	Ciática	Tenosinovitis	Pinzamiento nervioso
Acupresura	✔	✔	✔	✔		✔	✔		✔	✔	✔	
Acupuntura	✔	✔	✔	✔	✔	✔	✔		✔	✔	✔	✔
Técnica de Alexander		✔		✔		✔	✔		✔	✔		✔
Aromaterapia	✔	✔	✔		✔	✔	✔		✔	✔		
Entrenamiento autógeno		✔	✔			✔				✔		
Quiropráctica	✔	✔	✔	✔	✔	✔	✔		✔	✔	✔	✔
Cromoterapia												
Osteopatía craneal												
Terapia de danza y movimiento												
Terapias dietéticas	✔		✔									
Remedios florales												
Herboterapia med.	✔		✔		✔	✔	✔	✔	✔			
Herboterapia china	✔		✔			✔	✔		✔			
Homeopatía	✔		✔			✔	✔		✔	✔		
Hipnoterapia	✔		✔			✔	✔		✔			
Iridología												
Masoterapia	✔	✔	✔	✔	✔	✔	✔		✔	✔		
Meditación												
Musicoterapia												
Naturopatía	✔		✔									
Osteopatía	✔	✔	✔	✔	✔	✔	✔	✔	✔	✔	✔	✔
Polaroterapia	✔	✔	✔									
Psicoterapia												
Reflexología			✔			✔						
Rolfing		✔	✔	✔	✔	✔	✔		✔	✔	✔	✔
Shiatsu	✔	✔	✔	✔		✔	✔		✔	✔	✔	✔
T'ai chi ch'uan	✔											
Terapia de visualización												
Yoga	✔	✔						✔	✔			

Trastornos emocionales y nerviosos

	Adicciones	Anorexia y bulimia	Ansiedad	Depresión	Desvanecimiento	Pesadumbre	Dolor de cabeza	Insomnio	Neuralgia	Fobias	Estrés	Trauma
Acupresura			✓	✓	✓		✓	✓		✓	✓	
Acupuntura	✓	✓	✓	✓	✓	✓	✓	✓	✓	✓	✓	✓
Técnica de Alexander			✓				✓				✓	
Aromaterapia			✓	✓		✓	✓	✓		✓	✓	✓
Entrenamiento autógeno	✓	✓	✓			✓	✓	✓		✓	✓	
Quiropráctica	✓					✓	✓	✓			✓	✓
Cromoterapia			✓	✓		✓		✓			✓	✓
Osteopatía craneal												
Terapia de danza y movimiento		✓								✓		
Terapias dietéticas		✓		✓	✓	✓						
Remedios florales	✓	✓	✓	✓	✓	✓				✓	✓	✓
Herboterapia med.	✓	✓	✓	✓	✓	✓	✓	✓			✓	✓
Herboterapia china			✓	✓			✓				✓	
Homeopatía	✓	✓	✓	✓	✓	✓	✓	✓	✓	✓	✓	✓
Hipnoterapia	✓	✓	✓	✓			✓	✓	✓	✓	✓	
Iridología				✓		✓						
Masoterapia			✓	✓		✓	✓	✓			✓	
Meditación			✓					✓		✓	✓	
Musicoterapia												
Naturopatía	✓	✓		✓		✓		✓				
Osteopatía				✓		✓	✓			✓	✓	
Polaroterapia		✓	✓	✓		✓	✓			✓	✓	
Psicoterapia	✓	✓	✓	✓		✓	✓			✓	✓	✓
Reflexología						✓	✓	✓		✓		
Rolfing						✓	✓				✓	
Shiatsu		✓				✓	✓				✓	
T'ai chi ch'uan											✓	
Terapia de visualización									✓	✓		
Yoga			✓				✓				✓	

TRASTORNOS DE LA PIEL

	Abscesos	Acné	Alopecia	Pie de atleta	Diviesos	Sabañones	Llagas bucales	Eczema	Piel grasa	Soriasis	Úlceras	Verrugas
ACUPRESURA					✓					✓		
ACUPUNTURA		✓	✓		✓	✓	✓	✓	✓	✓	✓	✓
TÉCNICA DE ALEXANDER												
AROMATERAPIA	✓	✓	✓	✓	✓	✓	✓	✓	✓	✓	✓	✓
ENTRENAMIENTO AUTÓGENO							✓					
QUIROPRÁCTICA												
CROMOTERAPIA		✓										
OSTEOPATÍA CRANEAL												
TERAPIA DE DANZA Y MOVIMIENTO												
TERAPIAS DIETÉTICAS	✓	✓	✓	✓	✓	✓	✓	✓	✓	✓	✓	✓
REMEDIOS FLORALES		✓					✓		✓			
HERBOTERAPIA MED.	✓	✓	✓	✓	✓	✓	✓	✓		✓	✓	✓
HERBOTERAPIA CHINA	✓	✓					✓			✓		
HOMEOPATÍA	✓	✓	✓	✓	✓	✓	✓	✓	✓	✓	✓	✓
HIPNOTERAPIA		✓	✓					✓	✓	✓		
IRIDOLOGÍA	✓		✓		✓	✓	✓		✓	✓		
MASOTERAPIA			✓			✓					✓	
MEDITACIÓN												
MUSICOTERAPIA												
NATUROPATÍA	✓	✓	✓	✓	✓	✓	✓	✓	✓	✓	✓	✓
OSTEOPATÍA												
POLAROTERAPIA	✓		✓	✓	✓	✓	✓	✓	✓	✓	✓	✓
PSICOTERAPIA		✓										
REFLEXOLOGÍA	✓		✓	✓	✓	✓	✓	✓	✓	✓	✓	
ROLFING												
SHIATSU					✓							
T'AI CHI CH'UAN												
TERAPIA DE VISUALIZACIÓN												
YOGA												

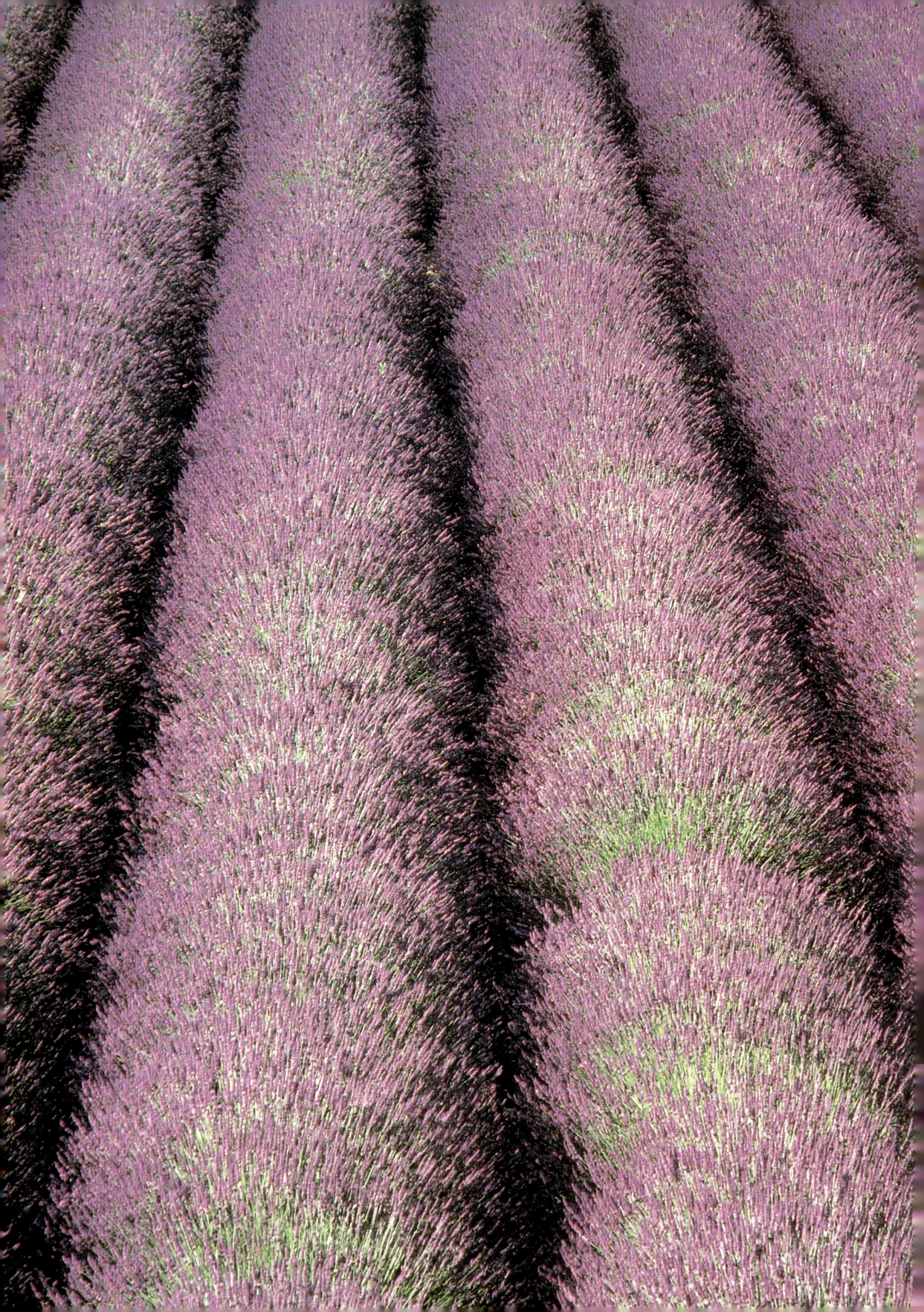

Curación Natural

PRIMERA PARTE

*E*sta sección se centra en los sistemas de curación y diagnóstico ligeros y no invasivos. La cromoterapia se ha practicado desde tiempos antiguos y la gente ha reconocido hace muchos años las propiedades curativas del color. La homeopatía es un sistema de curación completo en el que se usan cantidades diminutas de sustancias naturales para estimular las defensas naturales del cuerpo y ayudar a la recuperación del paciente. La iridología es un método de diagnóstico para determinar la enfermedad, mientras que la polaroterapia es un sistema de salud completo que incluye trabajo con el cuerpo, dieta, ejercicio y asesoramiento.

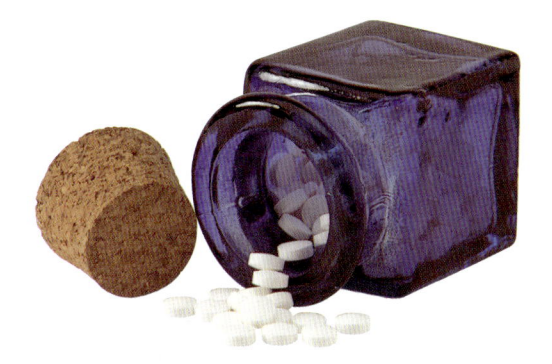

CROMOTERAPIA

CAPÍTULO UNO

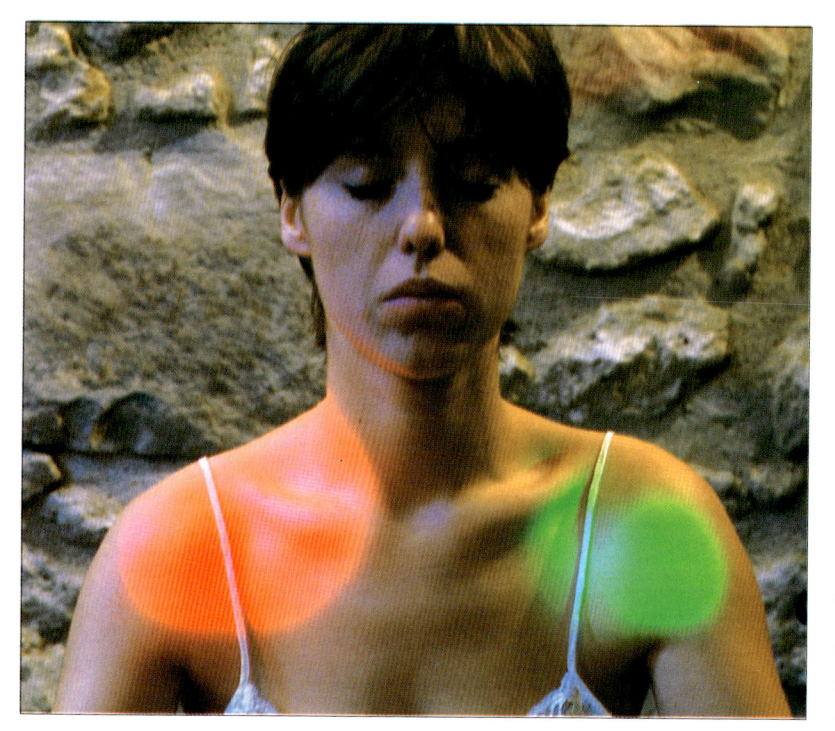

Al ver un narciso de un amarillo brillante que florece por encima de las nuevas violetas púrpura bajo el sol primaveral, nuestros corazones se abren al día y nos sentimos más vivos. Al sentarnos y observar el sol que se pone en el mar, el amarillo que se torna anaranjado, luego rosa y más tarde púrpura, a medida que la luz se desvanece, nos sentimos en paz y preparados para el descanso. El amarillo y el púrpura durante el día y esos mismos colores al inicio de la noche. Éstos son algunos colores complementarios que aprecian nuestros cuerpos y que usamos para mantener la salud y una perspectiva positiva sobre la vida.

Si mantenemos los ojos abiertos, en la naturaleza siempre encontraremos la forma de curarnos. Con el color, la naturaleza nos ofrece las herramientas más eficaces para la salud, el bienestar y la alegría: los alimentos que nos rodean mantienen nuestros cuerpos y almas. ¿Cómo se siente usted cuando deja de pensar y se detiene ante el rosal del vecino, que florece sobre el seto? La rosa es roja y vibrante. Sus pétalos forman un hermoso dibujo espiral. Le hace recordar la primera rosa que regaló a alguien a quien amaba mucho. Su aroma intensifica y bendice sus sentidos. Todo eso es posible porque su atención se ha visto atrapada por el rojo de la rosa.

El color hace todo esto por nosotros. Nos atrae y nos impulsa hacia la danza de toda la hermosura que estalla a nuestro alrededor, en este planeta. Su vibración nos atrae y despierta ecos en nuestro propio cuerpo. Nos alimenta con su vibración si necesitamos equilibrar nuestras energías, que quizá requieren un color concreto en ese momento específico. Todo el mundo del color está ahí, esperando actuar sobre nuestras energías y espíritu. Sólo tenemos que abrir los ojos a sus posibilidades, observar y amar.

Un equilibrio dinámico

La naturaleza prospera con el equilibrio dinámico, sea cual fuere la miríada de formas en que se exprese; un helecho que abre su densa espiral al sol, un nautilo que descansa en la orilla, un girasol que se yergue alto y radiante expresan la misma relación proporcional en la naturaleza. Esa relación «áurea» se exhibe en plantas, animales, el cuerpo humano y, según creen algunos, en la conciencia universal. Actúa como tónico o hilo conector por todo el universo. Muestra las interrelaciones de todas las formas de energía, visibles e invisibles. El color es uno de los embajadores del conocimiento universal en la naturaleza. Nos conecta con nuestra alegría, salud y vida.

El color en los tiempos antiguos

La curación por medio del color, o cromoterapia, se ha practicado desde tiempos antiguos. Desde Heliópolis, en Egipto, hasta Irán, India y China, la gente reconoció las propiedades curativas del color y las aplicó de diversas maneras. Las habitaciones del templo de Heliópolis se diseñaron especialmente de modo que los rayos solares se descompusieran en los siete colores del espectro y fueran útiles para la curación. En las mezquitas de Irán se utilizaron arquitectónicamente azulejos vidriados de diferentes colores para la inspiración y purificación del espíritu y la enseñanza de la ley natural y de la conciencia.

Todas estas culturas utilizaron el color en diversas medidas en la arquitectura, el agua solarizada, el brillo de la luz a través de cristales y la molienda e ingestión de gemas en polvo. A partir de minerales y escarabajos se prepararon pigmentos naturales para la ornamentación del cuerpo.

Los chakras

Desde hace más de dos mil años se sabe que los chakras son uno de los principales componentes del sistema de energía humana. Muchas tradiciones han reconocido históricamente la existencia de siete chakras, aunque ahora se suele admitir que son ocho, posiblemente doce o incluso más. Los chakras son centros de energía que se encuentran a lo largo del eje de la columna vertebral, justo en el exterior del cuerpo físico, en lo que se llama la vaina etérea. En diferentes tradiciones se los conoce como las ruedas de la luz giratoria, flores de loto, rosas o estructuras lenticulares, por citar sólo algunos nombres que reciben. Estos centros actúan como complemento de nuestras auras para mantenernos sanos. Cada chakra tiene su color correspondiente.

Los chakras	Color	Función
Base	Rojo	Conecta la energía vital, la sexualidad y el poder creativo.
Plexo sacro	Naranja	Conecta con el movimiento físico y con nuestras emociones.
Plexo solar	Amarillo	Conecta con sentimientos de autoestima.
Corazón	Verde	Centro del amor y la armonía.
Timo	Turquesa	Generosidad, compasión, el «Corazón elevado».
Garganta	Azul	Centro de la expresión creativa a través del sonido y la expresión de la verdad propia.
Cejas	Violeta	El «tercer ojo». Centro de visualización e intuición.
Coronilla	Magenta	Nuestro yo eterno y espiritual.

Nuestro vocabulario del color

El espectro visible, parte del espectro electromagnético que contiene energías, desde los rayos cósmicos hasta las ondas de radio, es lo que observamos en nuestro mundo cotidiano. La luz del sol, o lo que ahora conocemos como la luz del espectro completo, contiene todas las longitudes de onda del color, desde el ultravioleta hasta el espectro visible, incluyendo el infrarrojo. El bien documentado efecto de la luz solar en los climas nórdicos durante el invierno, que provoca estados como el llamado «trastorno afectivo estacional», es una sencilla demostración del papel que desempeña el color sobre nuestra salud.

Se dice que cada pintor tiene una paleta diferente o que cada uno utiliza una variada gama de color para transmitir aquello que quiere expresar. Hay documentos de la antigua Grecia, de los siglos IV y V a. de C., en los que se citan los cuatro colores primarios: blanco, negro, rojo y amarillo. Desde hace muchos siglos se sabe que el espectro visible tiene siete colores: rojo, naranja, amarillo, verde, azul, índigo y violeta. Esos colores se corresponden con los siete chakras del cuerpo humano. Al espectro curativo se le han añadido ahora los colores turquesa y magenta y se acepta cada vez más la existencia de ocho chakras, en lugar de siete. Parece ser que, a medida que evoluciona nuestra conciencia, también aumenta nuestra capacidad para percibir números y cualidades en los colores.

El aura humana

Hoy, en nuestro vocabulario la palabra «aura» es muy habitual. A menudo oímos decir a alguien: «Esa persona tiene aura». De hecho, todos tenemos un aura particular y singular que es una manifestación de lo que somos y de cómo nos sentimos. El aura son las capas de color que rodean al cuerpo humano, y cada capa o banda es de un color. El conjunto de esas capas forma el campo áurico, llamado a veces el arco iris del cuerpo. Cuando nos sentimos sanos, los ocho colores del campo áurico son claros y luminosos. Si nuestro cuerpo está desequilibrado, algunos colores concretos pueden aparecer más oscuros o pálidos, menos sustanciales. Podemos experimentar la calidad del color áurico mediante el truco de la persistencia mental de una imagen después de mirar un objeto, algo que nuestros ojos hacen bien.

Fíjese en un objeto o papel cuadrado de color turquesa brillante y mírelo intensamente durante tres o cuatro minutos. Desvíe inmediatamente la mirada hacia una hoja de papel en blanco que tenga cerca. Al instante verá un cuadrado rojo suavemente resplandeciente sobre el papel blanco. Ese resplandor es similar a la calidad del color áurico.

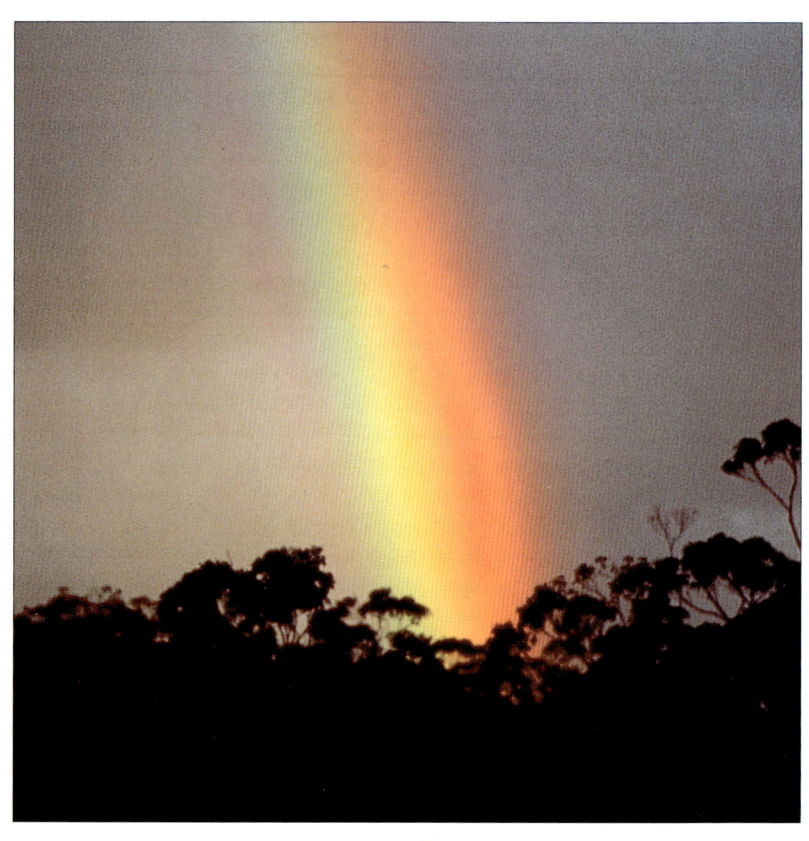

Usar el color en nuestra vida cotidiana

¿Cómo podemos tomar esta maravillosa energía que forma parte de nuestra experiencia cotidiana y aprovecharla para enriquecer nuestras vidas y sanar de alguna afección? Lo primero que debemos recordar es que a la naturaleza le encanta el equilibrio, por lo que en la curación a menudo se aplica el principio complementario. Si se usa un color, también se usa su color complementario. Un cuerpo sano contiene colores complementarios en igual proporción unos con respecto a otros.

Al realizar los siguientes ejercicios, recuerde que a la naturaleza le encanta la riqueza y el equilibrio.

El color en la meditación

Recuerde uno de sus lugares favoritos en la naturaleza, un lugar donde pueda relajarse, sentirse a salvo y como en casa. Acuéstese, póngase cómodo y empiece a respirar con naturalidad y suavemente. Desplácese mentalmente a ese lugar. Recuerde un momento en que se sintió feliz y relajado allí. Si no se le ocurre con facilidad un lugar y un momento concretos, imagínese una historia sobre un lugar en el que se sentiría feliz y relajado. Véase entrar en ese lugar, tumbarse cómodamente en el suelo o sentarse tranquilamente en un sillón. Observe los colores que le rodean. Aspírelos con toda su riqueza mientras los ve con el ojo de su mente, el «tercer ojo». El brillante cielo azul, el lago azul celeste en la distancia, la hierba verde que le rodea, los colores anaranjados, rojizos, amarillos y violetas de las flores de los arriates cercanos. Aspire los colores. Intensifique mentalmente su riqueza y variedad. Manténgase durante diez minutos. Luego, suavemente, regrese al presente, vigorizado y relajado. A medida que practique este ejercicio, aumentará su capacidad para introducir más detalle y variedad en el color.

VISITA A UN TERAPEUTA DEL COLOR

En las profesiones relacionadas con la sanidad ya se admite que las emociones son muy importantes, puesto que influyen sobre nuestro estado de salud. Ser conscientes de nuestros sentimientos no siempre es tan fácil como parece, sobre todo en el mundo actual, que se mueve con tanta rapidez.

Un buen profesional le escuchará con atención, lo verá con la mente y el corazón abiertos y, utilizando las herramientas de diagnóstico de que se dispone actualmente, podrá sugerirle un tratamiento que le libre de sus bloqueos, de modo que las energías del cuerpo recuperen un equilibrio dinámico.

La cromoterapia utiliza una serie de medidas para el diagnóstico y el tratamiento. Algunos profesionales leen el campo áurico para diagnosticar el estado del equilibrio del color en el cuerpo. Otros realizan una lectura del equilibrio de las energías del color en la columna vertebral y luego, con el uso de un gráfico, establecen un programa para reequilibrar las energías de color si fuese necesario.

Se pueden utilizar pruebas psicológicas en las que intervenga el color. La prueba Luscher, por ejemplo, utiliza tanto la mente consciente del cliente como la inconsciente, para obtener información fisiológica. La terapia del arte utiliza las pinturas para ver cómo expresan en cada momento la actitud del paciente hacia la vida.

La luz coloreada es la forma más sutil y eficaz de utilizar el color en la curación. Estos tratamientos sólo deberían realizarlos profesionales capacitados y con amplia experiencia en el uso del color.

El agua, solarizada en botellas cubiertas con filtros para los diferentes colores del espectro, y los aceites coloreados, obtenidos con materiales vegetales naturales, permiten trabajar en casa como apoyo al proceso curativo entre las sesiones. Los colores que utilice en su hogar, las ropas y los alimentos le serán también de gran utilidad, así como el uso de prendas de seda de color.

Actualmente, la cromoterapia se utiliza en medicina complementaria para tratar los achaques espirituales, mentales, emocionales y físicos. La clave consiste en recuperar el equilibrio del cuerpo, y ahí el color es una muy buena herramienta.

La cromoterapia se complementa con la acupuntura, la acupresura, el trabajo con esencias y hierbas y la visualización. Lo que siempre debemos recordar es que el color es un aspecto festivo de nuestro mundo y también de nosotros mismos.

ASPIRE EL COLOR

Siéntese, o túmbese cómodamente, con la columna relajada. Respire con naturalidad. Puede hacerlo a través del espectro completo de colores o elegir una de sus cualidades curativas concretas. El siguiente cuadro le ofrece sugerencias.

Rojo	Aspire el rojo para obtener vitalidad. Espire el turquesa.
Naranja	Aspire el naranja para obtener alegría. Espire el azul.
Amarillo	Aspire el amarillo para aumentar la objetividad y los poderes intelectuales. Espire el violeta.
Verde	Aspire el verde para su purificación y equilibrio. Espire el magenta.
Turquesa	Aspire el turquesa para fortalecer el sistema inmunológico. Espire el rojo.
Azul	Aspire el azul para encontrar relajación y paz. Espire el naranja.
Violeta	Aspire el violeta para aumentar el autorrespeto y conectar con sentimientos de dignidad y belleza. Espire el amarillo.
Magenta	Aspire el magenta para liberar imágenes y pensamientos obsesivos. Espire el verde.

A medida que practique esta sencilla técnica de aspiración del color, descubrirá que se siente más lleno de energía y que su sistema está más equilibrado.

Homeopatía

CAPÍTULO DOS

A mediados del siglo XVIII, la medicina europea se caracterizaba por prácticas que ahora se consideran bárbaras: dosis nocivas de mercurio y otros metales pesados y el amplio uso que se hacía de la sangría, etc. Un médico alemán llamado Samuel Hahnemann, nacido en 1755, abandonó la práctica de la medicina, preocupado por el daño que estas costumbres causaban a los enfermos. Mientras traducía una obra de Cullen, un herborista escocés, encontró una teoría relativa a la acción curativa de la «corteza peruviana», que ahora conocemos como quino. Este medicamento (la quinina), efectivo contra la malaria (un azote en la Europa de la época), fue introducido en nuestro continente por los exploradores españoles en América del Sur. Cullen exponía la teoría de que el intenso sabor amargo de esa corteza actuaba como «tónico» para el estómago, y cortaba la fiebre.

Hahnemann rechazó esta teoría, pues conocía varias sustancias igualmente amargas, o incluso más que, sin embargo, no curaban la malaria. No obstante, observó que el medicamento era efectivo, y eso despertó su interés. Empezó a experimentar personalmente el medicamento, a pesar de no estar enfermo. El resultado fue que desarrolló muchos de los síntomas de la malaria, pero sin fiebre. Los síntomas desaparecieron cuando dejó de tomar el preparado de la corteza y reaparecieron al tomarlo de nuevo. A partir de este experimento formuló la teoría de que la acción curativa del medicamento sobre la enfermedad estaba relacionada con la capacidad del medicamento para causar síntomas similares en personas sanas que lo tomaran (ley de los similares).

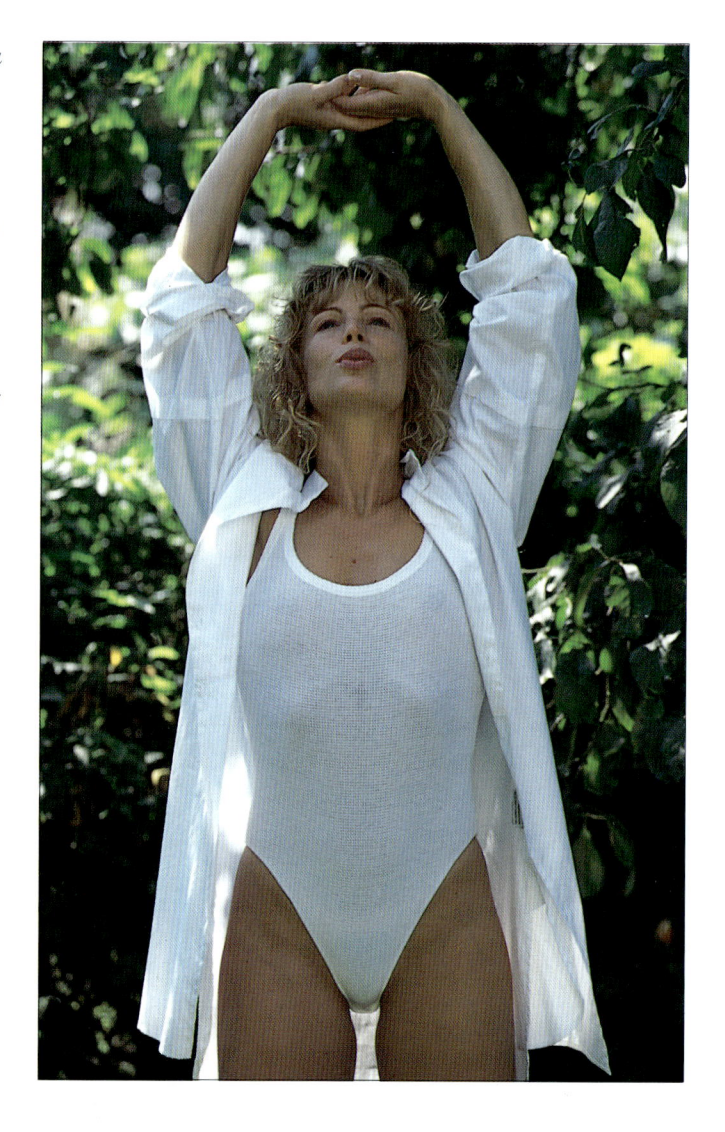

La homeopatía es un tratamiento médico que emplea sustancias naturales diluidas para estimular las defensas naturales del cuerpo. Cuando se está sano, esas defensas naturales son efectivas y eficientes. Para comprender lo que eso significa, consideremos el siguiente ejemplo: cinco personas diferentes, con niveles distintos de salud, se ven expuestas a la gripe.

■ **Persona «A».** Es muy sana y vital. El virus de la gripe penetra en el cuerpo a través de la nariz, se adhiere al revestimiento pulmonar y luego intenta entrar en las células para reproducirse. Al reconocer ese intento, el sistema inmunológico lo ataca con rapidez y lo destruye. La persona «A» no se da cuenta de nada (curación silenciosa).

■ **Persona «B».** Es bastante sana, pero suele contraer la gripe y otras enfermedades que «andan por ahí». El virus de la gripe penetra en el cuerpo, se adhiere al revestimiento pulmonar, entra en las células y luego empieza a reproducirse. Al reconocerlo, el sistema inmunológico de «B» organiza una defensa, pero no tan efectiva como la de «A». El virus se puede reproducir y «B» tiene que esforzarse más. Por ello, la energía que necesita para defenderse es mayor que en el caso de «A». Aparece la fiebre, la fatiga y los dolores musculares. Al cabo de un par de días remiten los síntomas y «B» se siente bien pocos días más tarde.

■ **Persona «C».** No es tan sana como «A» o «B». La fiebre tiene que ser más elevada para que el cuerpo pueda luchar y la batalla dura más tiempo. El nivel de fatiga es mayor. Finalmente, después de varios días, baja la fiebre y se necesita otra semana para recuperarse y tal vez algunas semanas para volverse a sentir normal.

■ **Persona «D».** Está todavía menos sana. Simplemente, su sistema no tiene vitalidad (energía) suficiente para organizar una defensa efectiva. Aparece una fiebre baja, pero dura varias semanas. «D» se siente bastante mal y no puede superarlo del todo.

■ **Persona «E».** Tiene mala salud. Incapaz de organizar ninguna clase de defensa efectiva, se suceden la neumonía y la muerte en un período de tiempo relativamente breve.

El objeto de la medicina homeopática en los casos anteriores no es el de matar el virus de la gripe con el medicamento administrado, sino más bien conseguir que las propias defensas del enfermo sean más efectivas con un volumen de esfuerzo más bajo. Esa intensificación del esfuerzo defensivo tiene como resultado la muerte del virus y la recuperación del enfermo.

En el caso de «A» la vitalidad es tan grande y éste se defiende con tan poco esfuerzo que ni siquiera nota los síntomas. «B» necesita una defensa más vigorosa y sufre algo más de incomodidad. En homeopatía, todo lo que percibe el enfermo se considera como un síntoma. La fiebre, el dolor muscular, la tos, el esputo, los dolores de cabeza, etc., son el resultado del esfuerzo defensivo del cuerpo. Puesto que el objetivo de la homeopatía es hacer más efectivo el sistema defensivo, se administra un medicamento que sea capaz de causar los mismos síntomas si lo tomara una persona sana. Veamos el siguiente ejemplo.

INTENSIFICAR LAS DEFENSAS NATURALES DEL CUERPO

Una abeja pica en el brazo a una persona moderadamente alérgica a las picaduras de abeja. El resultado es una gran zona hinchada y enrojecida, con ardor y dolor lancinante, que mejora con la aplicación de una compresa de hielo. Éstos son los síntomas causados por el veneno de la abeja.

La persona «C» del ataque de gripe desarrolla inflamación de garganta. El dolor es ardiente y lancinante y «C» se da cuenta de que las bebidas frías y so-

LEY DE LOS SIMILARES

Un medicamento puede curar una enfermedad en una persona enferma si provoca un conjunto similar de síntomas cuando se administra a una persona sana.

Para comprobar esta teoría, Hahnemann realizó algunos experimentos similares (llamados pruebas) utilizando otros medicamentos cuyo empleo se había transmitido en la tradición popular. Descubrió así que cada medicamento producía un conjunto singular de síntomas («cuadro sintomático»).

■ **Belladona:** en las pruebas provocó síntomas de agitación, rubor en la cara, dolores palpitantes, dilatación de pupilas y aversión a la luz, dolor de garganta y muchos otros síntomas. Este cuadro se parecía mucho al de la escarlatina, otro azote epidémico de la época. La belladona demostró ser curativa en muchos casos de escarlatina y también se observó que protegía a las personas expuestas pero que aún no habían enfermado.

■ **Árnica:** ampliamente usada durante algunas generaciones en las regiones montañosas de Europa por sus efectos beneficiosos para aliviar los dolores por magullamiento provocados por caídas, en las pruebas produjo sensibilidad a la inflamación.

bre todo las heladas, le alivian el dolor. Al examinarla, el homeópata observa que la garganta está muy enrojecida y que hay una considerable hinchazón. Es como si los síntomas de «C» los hubiera causado una picadura de abeja en la garganta, aunque en realidad son los resultados de la defensa de «C» contra la gripe. Se le administra *Apis mellifica* (un remedio homeopático preparado a partir de la abeja de la miel) y al cabo de poco tiempo disminuyen la inflamación y la hinchazón de la garganta de «C», que se siente mucho mejor.

En este ejemplo, el homeópata comprueba que el cuerpo trata de defenderse y supone que esa defensa es el mejor recurso al que se puede acceder por el momento. No es, sin embargo, efectiva al cien por cien. En lugar de sustituirla por otro esfuerzo defensivo, el homeópata respeta la sabiduría del cuerpo y trata de intensificar la efectividad de la defensa natural. Si usted se esfuerza por escalar una montaña, un empuje continuado desde atrás le ayudará mucho más que un empuje continuado desde cualesquiera, o ambos, costados. Si el cuerpo organiza un estado febril para combatir una enfermedad, la aspirina u otros medicamentos antiinflamatorios que bloquean la capacidad del cuerpo para producir fiebre podrían por lógica, minar la defensa, en lugar de apoyarla.

PRUEBAS

Es un experimento en el que una o más personas sanas toma un medicamento repetidas veces hasta que se perciben los síntomas. Los cambios observados por los «probadores» se publican en revistas y se evalúan y combinan más tarde para formar un «cuadro sintomático» del medicamento.

A lo largo de su vida, Hahnemann y un grupo de colegas experimentaron con 99 medicamentos diferentes y recopilaron trabajosamente listas de los síntomas provocados por tales pruebas. Esas listas se publicaron en libros conocidos como *materia medicae*, en latín «materiales médicos». La homeopatía se popularizó entre la gente corriente como un medio muy efectivo para tratar la escarlatina, el cólera, la gripe y otras enfermedades infecciosas. Hahnemann experimentó constantemente con sus métodos, los refinó y probó nuevos medicamentos. Lamentablemente, era un hombre colérico y desdeñoso, que se alejó de la profesión médica con sus ataques a menudo mordaces. Hacia el final de su vida se instaló en París, donde murió en 1843.

ENFERMEDADES AGUDAS Y CRÓNICAS

El primer ejemplo, el de la gripe, es una enfermedad «aguda». Generalmente, se entiende por enfermedad aguda aquella que brota en un corto período de tiempo, sigue su curso y remite. La gente también sufre debido a enfermedades «crónicas», como artritis, migraña, colitis, asma, etc., que se manifiestan súbitamente de vez en cuando, pero que siguen desarrollándose a lo largo de los años y pueden empeorar. El análisis homeopático de esas enfermedades no es muy diferente al del caso de la gripe presentado antes. Se evalúan los síntomas y se le administra un medicamento capaz de causar síntomas similares en una persona sana. Si se elige bien el medicamento, el esfuerzo defensivo es más eficaz con un volumen menor de esfuerzo y así se inicia la curación.

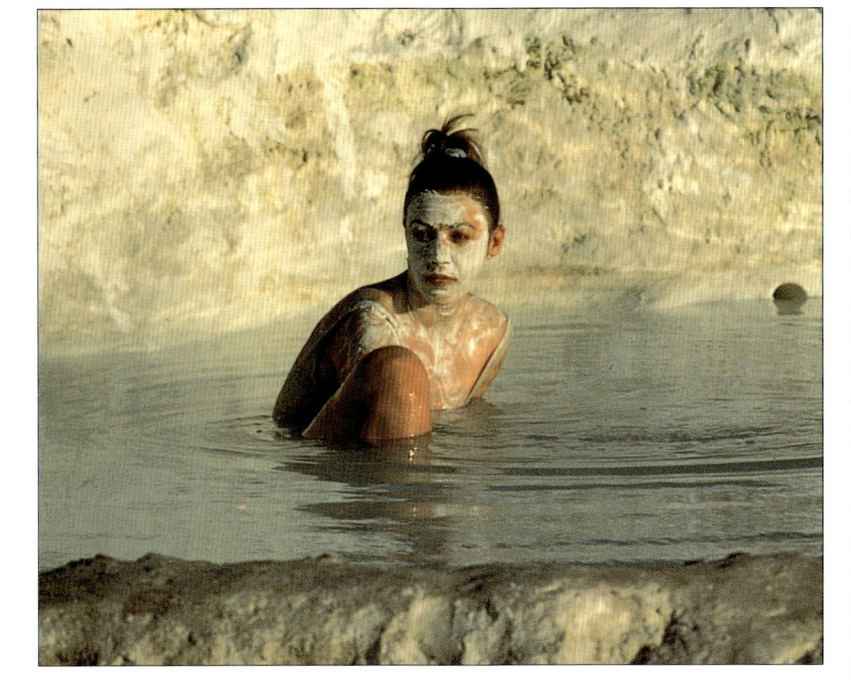

Izquierda: algunos medicamentos homeopáticos se obtienen a partir de minerales, como el azufre. Desde hace tiempo se han reconocido los beneficiosos efectos que tiene el azufre para la salud, por ejemplo en las fuentes sulfurosas.

Los medicamentos

Los medicamentos homeopáticos se obtienen casi exclusivamente de tres fuentes:

■ **Minerales,** como fósforo, oro y azufre o sales minerales, como cloruro de sodio, carbonato potásico y fosfato de calcio.

■ **Sustancias vegetales,** como *Anemone pulsatilla* (pulsatila), *Staphysagria* (estafisagria), *Matricaria chamomilla* (manzanilla) y *Ruta graveolens* (ruda), entre otras.

■ **Sustancias animales,** como *Lycosa tarentula* (araña), *Lac caninum* (la leche de la perra) y *Lachesis* (veneno del crótalo), etc.

Todos los medicamentos se conocen por sus nombres latinos, lo que permite a los homeópatas del mundo entero comunicarse sus resultados. La mayoría de medicamentos tienen pruebas que definen su uso. La fabricación de los medicamentos está regulada en cada país y las normas se publican en documentos llamados *Pharmacopoeia*, como por ejemplo *Pharmacopoeia homeopathic de Estados Unidos.*

Hahneman descubrió que los medicamentos eran más efectivos si se administraban en pequeñas cantidades. En contra de lo que cabría esperar, el medicamento correcto actúa más a fondo y durante un período de tiempo más prolongado si se administra en una dosis más pequeña. Los homeópatas actuales creen que ello se debe a que la persona enferma es, en general, más sensible, precisamente por estar enferma, sobre todo a un medicamento que podría causar los mismos síntomas en otra persona sana, por eso la homeopatía tiene soluciones a largo plazo.

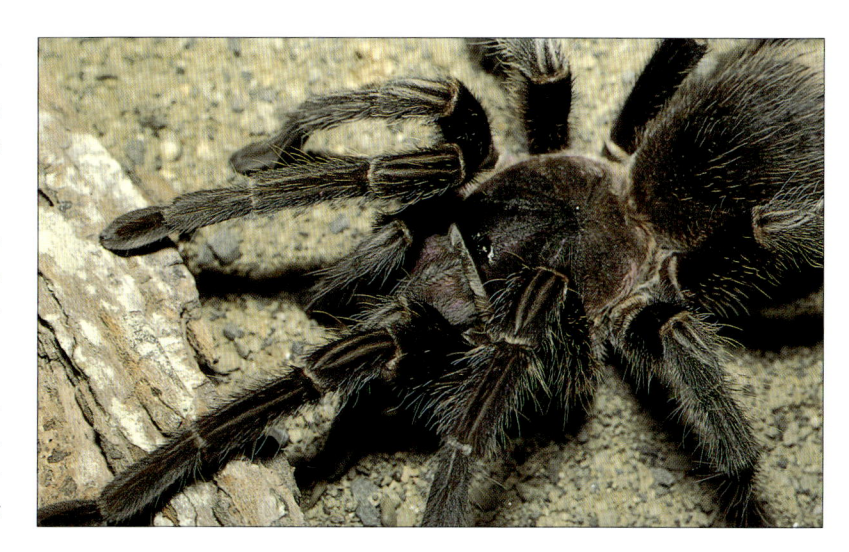

Preparación de medicamentos

Para preparar dosis más pequeñas, Hahnemann ideó un método para dispersar el medicamento en una sustancia neutra, moliéndolo o agitándolo en leche azucarada o en alcohol, para luego volver a diluir esa mezcla en leche azucarada o alcohol, volver a molerlo o agitarlo de nuevo y así sucesivamente.

La dilución se suele obtener con la mezcla de una parte de medicamento por 99 partes de sustancia neutra, lo que da una dilución de 1:100, llamada centesimal o dilución «C».

Se utiliza la cantidad de posteriores diluciones y dispersiones para indicar la «concentración» del medicamento (por ejemplo, un 30C ha pasado treinta veces por este proceso usando una dilución 1:100). Si el medicamento se diluye en una proporción de 1:10, se utiliza una «X» en lugar de una «C». En algunos países europeos se usa una «D» (de «decimal»), en lugar de la «X».

Una vez preparados de este modo, los medicamentos se pueden adminis-

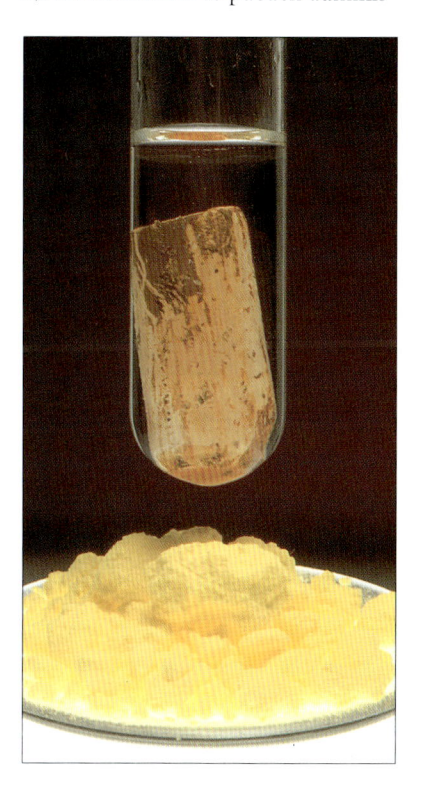

Arriba: los medicamentos homeopáticos también se derivan de fuentes animales, incluida la tarántula, que ayuda en casos de abscesos, diviesos y erupciones cutáneas.

Derecha: en algunos medicamentos homeopáticos se usan minerales como el sodio y el fósforo. Este último es un componente esencial de nuestros cuerpos y un importante remedio homeopático. Se aplica en el tratamiento de problemas digestivos.

trar de distintas maneras. La más corriente consiste en mezclar el líquido resultante con gránulos de sucrosa o pastillas de lactosa, que luego se dejan secar. Los medicamentos homeopáticos preparados de este modo se conservan durante mucho tiempo, hasta el punto de que hoy, medicamentos preparados por Hahnemann en el siglo XVIII mantienen su efectividad. También se pueden administrar como líquidos, ungüentos, supositorios o inyecciones.

Cómo actúa la homeopatía

Lamentablemente, todavía no comprendemos del todo el mecanismo de acción de los medicamentos homeopáticos. Estudios científicos publicados recientemente han llegado a la conclusión incuestionable de que son eficaces, no simples placebos (es decir, sustancias inactivas que actúan mediante el poder de la sugestión).

Gracias a las observaciones realizadas al tratar a los pacientes, los homeópatas conjeturan que el medicamento homeopático correcto estimula las defensas internas y naturales del organismo humano. En el caso de una infección de vejiga, por ejemplo, en la que la bacteria invasora es el *E. Coli*, el medicamento no mata directamente al *E. Coli*, sino que más bien impulsa a las defensas naturales del propio cuerpo para que luchen contra la infección y realicen el trabajo que hasta ese momento no han sido capaces de realizar.

En el caso del alivio de una migraña aguda, la acción del medicamento tiene que producir una corrección del desequilibrio del sistema nervioso causante de la constricción dolorosa de los vasos sanguíneos. En el caso de la depresión, la acción del medicamento tiene que restaurar el equilibrio en la química del cerebro. Estos resultados no parecen proceder de una acción directa del medicamento sobre los vasos sanguíneos o la química del cerebro, sino más bien de algún otro efecto todavía no determinado.

Medicina ortodoxa y homeopática

La vida tiene, ciertamente, una base física y la medicina ortodoxa parece considerar el «mecanismo» del cuerpo como lo más importante que se debe comprender y controlar. Aunque entendamos que un coche se mueve por el funcionamiento del motor, la transmisión, los frenos, el sistema eléctrico, etc., ese coche sigue siendo un objeto inmóvil, a menos que disponga de un conductor. Se le puede poner el mejor combustible, mantener las ruedas perfectamente hinchadas, limpias las bujías del encendido, pero por mucho que se cuide el coche, si se conduce con el freno de mano puesto o no se cambia adecuadamente de marchas, terminará por estropearse.

La homeopatía parece actuar como un «sintonizador» con el sistema «conductor» del organismo humano. Hahnemann se refirió a ello como la «fuerza vital» y consideraba que la enfermedad era el resultado de un «desequilibrio» de esa fuerza. El estrés parece desequilibrar el sistema.

En la actualidad, los investigadores médicos empiezan a documentar los efectos negativos de muchas formas de estrés sobre nuestra salud. Hahnemann no hizo sino adelantarse a su tiempo, al reconocer los efectos negativos que tienen sobre nuestra salud una gran variedad de tensiones, incluidos los factores emocionales.

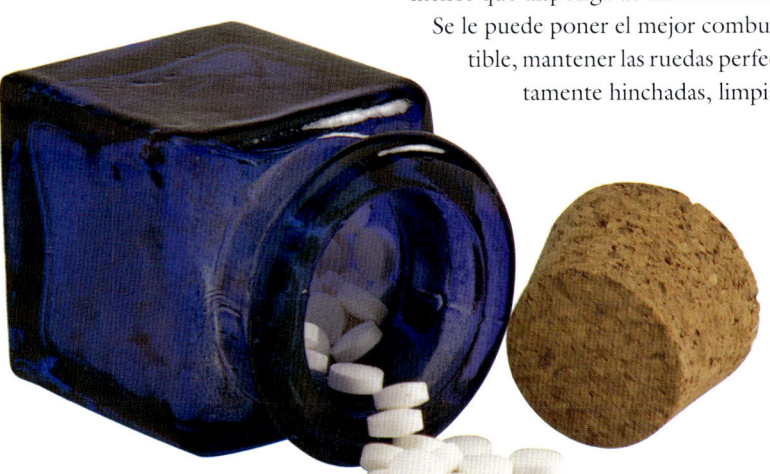

Seguridad

Los medicamentos homeopáticos son muy seguros. Hasta las sustancias muy tóxicas, como mercurio, arsénico, venenos de serpiente, etc., se pueden guardar con seguridad en casa mientras el factor de dilución sea al menos de 6X. En un preparado como éste hay una parte del verdadero medicamento por un millón de partes de azúcar. Tendría que ingerirse una cantidad impensable de gránulos o pastillas para que resultaran tóxicos. Ni siquiera los niños que juegan con las botellas e ingieren medicamentos corren ningún peligro. Un niño podría realizar una «prueba» y tomar el medicamento repetidas veces, pero para eso se necesitarían días o semanas de toma, y los síntomas desaparecerían gradualmente después de dejarlo.

Aplicación práctica

Visitar a un homeópata

La visita al homeópata es esencialmente una visita médica. Se esperará de usted que describa su problema o problemas con tanto detalle como le sea posible. En general, el homeópata se interesará por lo siguiente:

■ Cómo se inició el problema; ¿estaba sometido a algún tipo de estrés cuando empezó?

■ Cómo se desarrolló el problema: la secuencia de los acontecimientos.

■ Cómo se siente usted «consigo mismo» y con el problema, tanto física como emocional y mentalmente. Ejemplos de ello pueden ser los síntomas físicos de fatiga, inquietud y poco apetito; los síntomas emocionales son tristeza, ansiedad, irritabilidad, y los síntomas mentales, pérdida de memoria, dificultad para concentrarse, ideas insólitas sobre el propio cuerpo (como por ejemplo que éste es frágil y puede partirse en dos, que mengua de volumen día tras día), etc.

■ Los detalles concretos del problema; en general, los síntomas tienen cuatro características principales, que se detallan a continuación.

Características de los síntomas

1. La naturaleza de las «sensaciones»
Los dolores pueden tener muchas cualidades, como ser palpitantes, ardientes, desgarradores, lancinantes, etc. Se experimentan sensación de hinchazón, presión, hormigueo, picazón, movimiento, etc. Debería describir cualquier sensación con la mayor exactitud posible.

2. La «localización» de un problema
Los dolores de cabeza se pueden tener en la frente, las sienes, la nuca, los oídos, la mandíbula, etc. Además, los dolores y otras sensaciones se «extienden» a menudo a otras partes, como por ejemplo el dolor en los músculos de la nuca, que irradia hacia la parte posterior de la cabeza y desde allí a la frente, por encima de los ojos. Otro ejemplo es el dolor en la zona baja de la columna vertebral, que se extiende hacia las nalgas y desde allí a la parte posterior de los muslos.

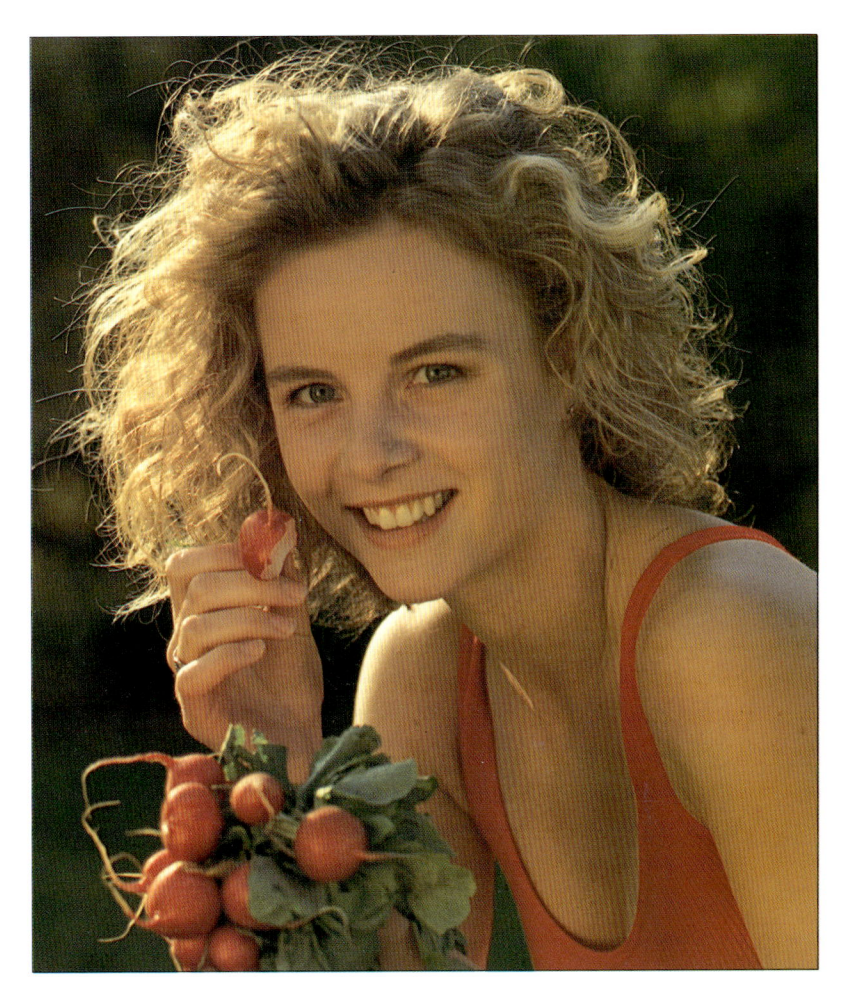

3. Qué mejora o empeora el problema
En homeopatía llamamos a eso «modalidades» y creemos que son muy importantes, ya que expresan la singularidad de la persona. Los dolores, por ejemplo, pueden mejorar o empeorar al aplicar hielo o calor, estar de pie, acostado, sentado o en movimiento, al comer, en ciertos momentos del día, según el tiempo que haga, según durmamos o no, sudemos o no sudemos, etc. Hay distintas circunstancias que mejoran o empeoran cada afección. A menudo, la gente se siente mejor o peor en ciertos momentos del día, según el tiempo que haga, al comer o al ayunar, con ciertos alimentos, al estar en casa o al aire libre, con el ejercicio o el descanso, etc.

4. Cualquier cosa que ocurra antes, durante o después de la afección
A estos síntomas en homeopatía se los conoce como «concomitantes». La migraña, por ejemplo, aparece acompañada con frecuencia por la náusea. La menstruación suele ir precedida por el

Historial médico

Además de los síntomas habituales, hay otros aspectos que se deben considerar; el homeópata experto determinará cada «caso» mediante preguntas y análisis. Además, querrá conocer el historial médico de la familia, las enfermedades que ha sufrido usted en el pasado, los medicamentos que toma, las alergias que padece, etc., como haría cualquier otro profesional de la medicina.

deseo de comer ciertos alimentos, determinados estados emocionales, etc. En un caso se encontró finalmente el remedio correcto cuando el paciente describió un dolor insignificante pero muy peculiar que nota a menudo en el pie cuando tenía problemas de digestión y palpitaciones cardiacas.

El enfoque holístico

Una vez terminada la anamnesis (interrogatorio del paciente), el homeópata no sólo se habrá formado una imagen global del problema, sino de usted como persona. Esto reviste una gran importancia, ya que el objetivo principal del tratamiento es estimular sus defensas. Al fortalecerlo, mejora su salud, lo que hará que en el futuro tenga menos problemas que necesiten ayuda. Eliminar un problema concreto sin ayudarle a un nivel más profundo no producirá el mismo resultado.

Derecha: los medicamentos homeopáticos se presentan en forma de pastillas (como se muestra aquí), ungüentos, líquidos y vaporizadores para tratar una amplia gama de achaques.

El «cuadro sintomático»

El homeópata podrá realizar o no un examen físico completo, dependiendo de su formación y de la naturaleza del problema que se le presente para su tratamiento. Los datos que reúne el homeópata se conocen como «cuadro sintomático». Algunos síntomas se considerarán más importantes que otros. En general, sin embargo, los síntomas son más importantes si:

■ Son insólitos para el problema que nos aqueja. En un caso de fiebre, por ejemplo, la sensación de sed aumenta ya que debemos reponer las reservas de agua que el cuerpo ha perdido con la sudoración. En consecuencia, la falta de sed durante la fiebre sería algo insólito. Otro ejemplo es una garganta inflamada en la que el dolor empeora al tragar líquidos o saliva, pero mejora al tragar alimentos sólidos.

■ Se trata de síntomas «característicos», es decir que se pueden describir en términos de sensación, localización, modalidad y concomitancia. La queja por un «dolor de cabeza» es inútil sin una descripción más amplia. La queja por un dolor palpitante y fuerte localizado en la oreja, que empeora cuando alguien salta sobre la cama en la que nos acostamos, acompañada por fiebre alta y enrojecimiento de la cara, es bastante característica de la belladona.

■ Son síntomas «extraños, raros y peculiares», que llaman la atención porque sólo se describen muy raramente.

■ Son síntomas que aparecen frecuentemente cuando uno está enfermo. Si, por ejemplo, tiene un dolor palpitante cuando le duele la cabeza, el oído o la garganta, el hecho de que sea «palpitante» adquiere una gran importancia.

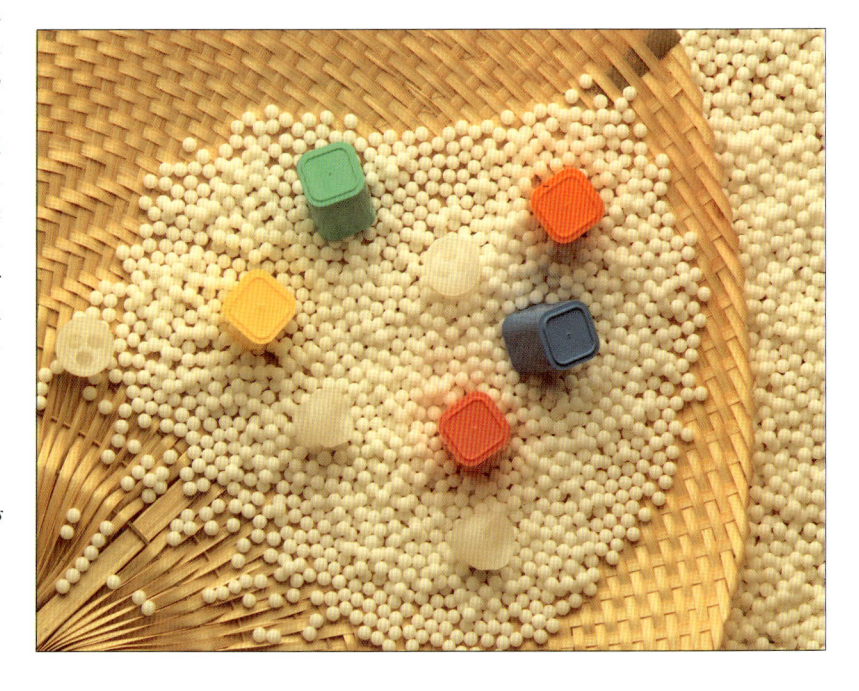

■ Los consideraremos en general, no en relación con una parte concreta del cuerpo. El dolor de cabeza, por ejemplo, es un síntoma «local» de la cabeza. La sensación de estar «agotado» cuando se tiene hambre, se considera como un síntoma «general» del conjunto de la persona. Los síntomas locales pueden requerir remedios concretos, pero el remedio correcto debe abarcar el síntoma «general».

ELEGIR UN REMEDIO

El siguiente paso del tratamiento consiste en determinar qué remedio provocaría los mismos síntomas que presenta el enfermo. Para ello, se consulta la *materia médica homeopática*. Al iniciar el proceso, muchos profesionales utilizan un índice de la misma, llamado «repertorio». El repertorio muestra los síntomas y los medicamentos que los causan. Por ejemplo, el síntoma «garganta, dolor, escozor», tiene 13 medicamentos, de los que el *Apis mellifica* es el más destacado.

El homeópata tiene que considerar los medicamentos idóneos para la mayoría de los síntomas importantes, y por tanto consultará la *materia médica*, donde cada medicamento se describe según todos los síntomas, en todas las partes del cuerpo, y también lo que puede causar en una prueba. Dos siglos de experiencia homeopática nos han enseñado que cada medicamento tiene sus propias características individuales, del mismo modo que cada persona también es única. El homeópata intenta elegir el medicamento más apropiado basándose siempre en ese principio.

VALORAR LA «VITALIDAD» DEL PACIENTE

Hay muchas formas de valorar la «vitalidad» del paciente, que incluyen el nivel de «energía» de la persona, aunque no se limiten a ello. De hecho, algunas personas que se sienten muy cansadas en el fondo están llenas de vitalidad, mientras que otras que parecen llenas de energía en realidad han agotado buena parte de su reserva y pueden estar a punto de derrumbarse. Desde un punto de vista médico, es la misma relación que se establece entre la vitalidad de la

DETERMINAR LA CONCENTRACIÓN

Una vez elegido el medicamento, el siguiente paso consiste en determinar la concentración más adecuada. Los estilos de práctica que se pueden emplear son muy diferentes. Cada profesional tendrá uno o dos estilos con los que se siente más experimentado y cómodo. Algunos utilizarán dosis bajas que repetirán con frecuencia, incluso varias veces al día. Otros preferirán dosis más altas, administradas una sola vez y observarán los resultados durante un período de tiempo. Es preciso ser flexibles en el enfoque, de acuerdo con el problema de que se trate. Una persona con fiebre muy alta y dolor intenso necesita un alivio rápido y quizá se le tenga que dar el medicamento con frecuencia, incluso cada pocos minutos. El homeópata se puede comparar a un astronauta enviado en la lanzadera espacial para retirar y reparar un satélite.

Hay que situarse en la misma órbita que el satélite (encontrar el medicamento correcto) y luego entrar en la órbita de la Tierra a la misma velocidad que el satélite, pues de otro modo no se podría estar cerca para trabajar en él (encontrar la concentración correcta del medicamento).

Esa concentración tiene que coincidir con la vitalidad del paciente. Si el medicamento es demasiado débil, su efecto será mínimo. Si es demasiado fuerte, puede provocar una intensificación de los síntomas (el llamado «agravamiento homeopático»). Si se administra demasiado concentrado, es posible que no produzca ningún efecto. Es importante, por lo tanto, administrar el medicamento correcto, en la concentración adecuada, aunque la consideración más importante es dar con el medicamento que sea más adecuado.

persona y la dosis (esquema de Ananda Zaren).

Si la persona es muy sensible, se considera que tiene poca vitalidad y, en consecuencia, la dosis debe ser baja. La sensibilidad puede adoptar la forma de alergia al polen, al polvo, a los alimentos, etc., o bien ser más extrema en personas que no pueden tolerar los gases de combustión de los coches, el olor de la letra recién impresa o de las flores, los líquidos limpiadores, etc.

La sensibilidad también puede estar relacionada con las emociones: algunas personas se ofenden con facilidad y tienen reacciones violentas; otras parecen tener más paciencia y son más tolerantes. En la salud se sienten sólidamente fundamentadas y no se desequilibran con facilidad. En la enfermedad, sus actitudes son más precarias,

tienen que trabajar más duramente para recuperar el equilibrio y se desequilibran con más facilidad (como un funambulista).

Cuanto mayor sea la medida en que el tratamiento médico anterior haya «reprimido» el problema, tanto más baja será la vitalidad y más baja debería ser la dosis. El ejemplo clásico de ello es el eczema, para el que se han utilizado cremas de cortisona. La cortisona no «cura» el eczema, sino que bloquea la reacción inflamatoria que produce la erupción. En algunos pacientes, el uso prolongado de cremas corticoides tiene como resultado la desaparición del eczema, con la creación de un nuevo problema, el asma. Cuando un homeópata trata con éxito a la pesona, el asma desaparece y el eczema reaparece. Si para tratar el eczema aplica una dosis

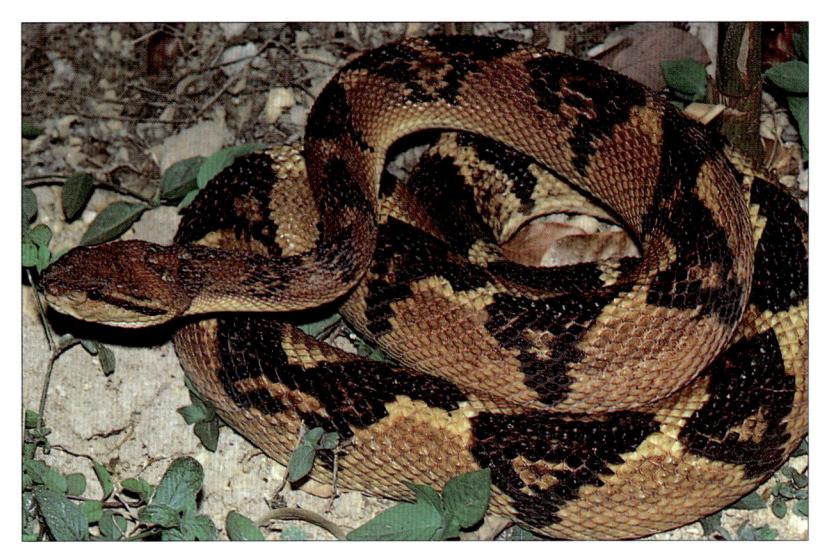

Izquierda: el lachesis se prepara con el veneno del crótalo, que se encuentra en América Central y del Sur. Se usa para tratar infecciones de garganta y algunos problemas premenstruales.

demasiado elevada del medicamento, la erupción será más intensa de lo necesario. En casos como éste es conveniente proceder poco a poco y con cautela.

Cuanto más «profunda» sea la enfermedad, más débil será la vitalidad y más baja debería ser la dosis empleada para tratarla. La esclerosis múltiple, por ejemplo, al ser una enfermedad del sistema nervioso, es «más profunda» en el cuerpo que la artritis o los problemas cutáneos.

La naturaleza del historial familiar también puede ser importante. Cuantos más problemas aparezcan en el historial familiar, tanto más «profundamente enraizados» estarán. En un caso así cabe suponer que la vitalidad es más baja y, en consecuencia, se necesitará una dosis más baja. Los síntomas fuertes, que se presentan con claridad, indican una vitalidad elevada. La energía para producir los síntomas procede de la vitalidad. En un caso así está indicada una dosis más elevada.

Una vez tomadas estas decisiones, el medicamento se suele administrar en forma de gránulos, que se disuelven en la boca. El medicamento se dará en una sola dosis o en dosis múltiples, una o varias veces al día, dependiendo de la naturaleza del caso y de la práctica que siga el homeópata.

REACCIÓN A LOS MEDICAMENTOS

Buena reacción
Es muy deseable que, de forma general, al aplicar la receta la persona se sienta mejor. Eso significa aumentar la sensación de bienestar, tener quizá un mejor estado de ánimo, dormir mejor y aumentar el apetito. Aunque no hayan cambiado los síntomas concretos de un caso crónico, si la persona se siente mejor eso suele significar que ha tenido una buena reacción y que lo indicado es estar alerta.

Reacción negativa
Si los síntomas concretos de un caso mejoran después de tomar el medicamento, pero la persona siente que empeora su nivel de energía, estado de ánimo, etc., puede tratarse de una reacción negativa al medicamento. Eso es raro, aunque posible. Cuando ha existido represión emocional, suele ser una buena señal que surjan los sentimientos reprimidos. Aunque a veces los sentimientos son «tormentosos», la mejora de la vitalidad debería permitir controlarlos mejor que en el pasado. En estos casos es muy útil la terapia coadyuvante, como el asesoramiento psicológico.

Sin reacción
Si entre las cuatro a seis semanas el medicamento no produce reacción alguna, o una reacción muy débil, eso quiere decir que la receta fue incorrecta. Establecer este juicio puede ser difícil. En los casos crónicos de larga duración, la mejoría suele ser muy lenta. Aunque en la primera visita de seguimiento sólo se noten cambios muy pequeños, quizá sean suficientes para mantener la esperanza. Si el homeópata determina que no se ha producido reacción alguna al medicamento en un período razonable de tiempo, será necesario considerar las siguientes posibilidades:

■ Se eligió el medicamento incorrecto y hay que elegir otro más adecuado.

■ Se eligió el medicamento correcto pero una dosis inadecuada, y hay que decidir otra más apta.

■ Se eligió el medicamento correcto, pero fue «neutralizado» de alguna forma.

Visitas posteriores

Se acordará una visita de seguimiento para evaluar la reacción al medicamento. El tiempo que transcurra entre la visita inicial y la de seguimiento dependerá de la naturaleza del problema; una enfermedad aguda debería responder rápidamente al tratamiento, mientras que un problema crónico de larga duración mejorará de modo más lento. En los casos crónicos se necesitará de cuatro a seis semanas para evaluar la acción del medicamento.

En la segunda visita, la cuestión clave es si ha mejorado o no la vitalidad complementaria de la persona. Eso se evalúa sobre todo al considerar qué tipos de estrés desequilibran a la persona (los síntomas de la afección original, como los cambios de tiempo, los hábitos alimentarios, la falta de sueño, las emociones, etc.) y las reacciones que ha tenido la persona frente a ese estrés.

En términos generales, cuanto más intensas sean las reacciones, más baja será también la vitalidad, hasta que, como hemos visto antes, la vitalidad cae demasiado como para «alimentar» las reacciones.

Después de tomar el remedio y en condiciones ideales, la persona será capaz de asumir un determinado nivel de estrés con mayor eficiencia y menos esfuerzo. Por ejemplo, si una ligera lluvia provoca un resfriado, en el siguiente tratamiento debería haber una mayor resistencia a la lluvia ligera; entonces tal vez sea necesaria una lluvia más fuerte para causar un resfriado. Finalmente, no se debería contraer ningún resfriado aunque llueva a cántaros.

Neutralización

La neutralización (negación del efecto) de los medicamentos homeopáticos puede producirse a causa de lo siguiente:

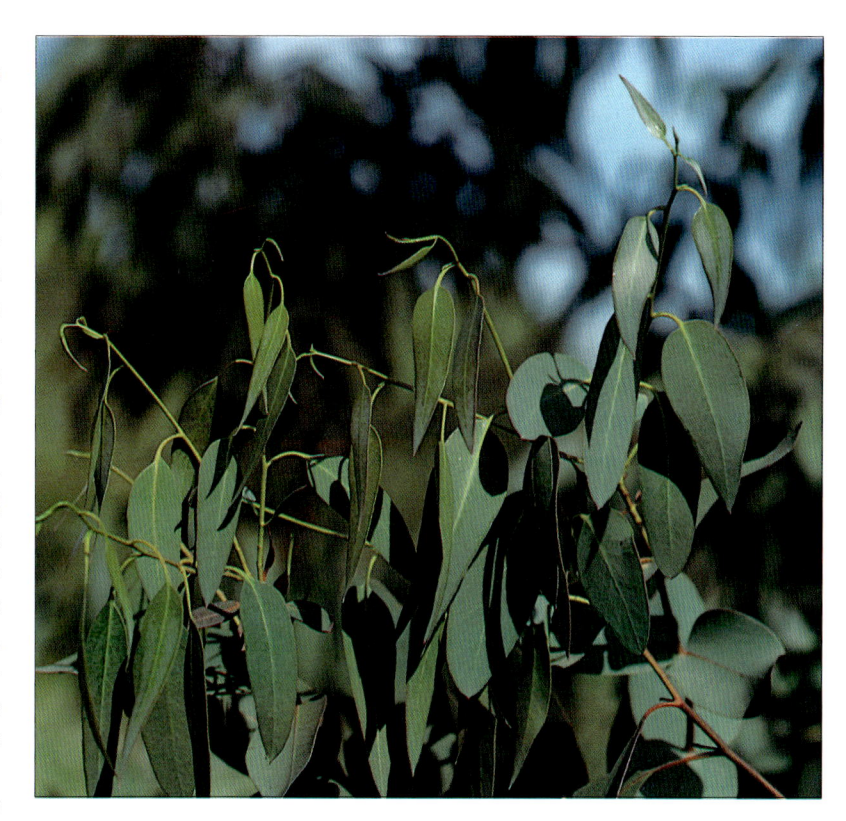

Arriba: el eucalipto es una sustancia extremadamente volátil que a menudo se usa para tratar resfriados y que la mayoría de homeópatas cree que se debería evitar mientras se sigue un tratamiento homeopático.

1. Estrés psicológico extremo. Aunque el tratamiento hará que la persona tolere el estrés con más efectividad, al principio o durante el tratamiento, el efecto del remedio se puede ver superado por el estrés.

2. Tratamiento dental. En general, el tratamiento dental se debería realizar antes de iniciar el homeopático o, si fuera posible, retrasarse hasta que se haya establecido la mejora producida con el tratamiento de homeopatía. Ante la duda, es preferible que consulte usted con el homeópata y pídale consejo.

3. Sustancias volátiles, como eucalipto, mentol, alcanfor, etc., que, según la mayoría de homeópatas, hay que evitar mientras se sigue un tratamiento homeopático.

4. La menta tiende a neutralizar los siguientes remedios: *Natrum muriaticum* y las otras sales de sodio, la *Strychnos ignatii* y el fósforo.

5. El café neutraliza muchos remedios y, en general, es mejor evitarlo durante el tratamiento homeopático. El té negro es aceptable, ya que lo problemático no es la cafeína, sino algún otro componente del café.

6. Drogas, ya que suelen actuar en contra del tratamiento homeopático y se deben evitar.

7. Medicamentos ortodoxos que cambien o enmascaren los síntomas y que dificultan la elección del remedio y la evaluación de su acción. Si es posible se deben evitar.

8. Cualquier sustancia a la que el enfermo sea muy sensible puede neutralizar el remedio.

Enfermedades que se pueden tratar

En teoría, la homeopatía puede tratar cualquier enfermedad siempre que:

■ El enfermo tenga o pueda desarrollar suficiente vitalidad para insuflar energía en el proceso curativo.

■ El cuerpo sea capaz de reparar o regenerar cualquier daño físico que ya se haya causado (lo que, desde luego, no siempre es posible).

■ **Enfermedades agudas, infecciones y otras afecciones agudas**

La homeopatía es muy efectiva contra toda clase de infecciones y otras enfermedades agudas, bacterianas, víricas, parásitas, micóticas, etc. Esto incluye los problemas recurrentes, como infecciones de oídos, problemas en los sinus, bronquitis, infecciones de la vejiga, etc. También es eficaz en casos de heridas y situaciones de primeros auxilios, quemaduras, mordeduras de insectos, intoxicaciones alimentarias, erupciones cutáneas y dolor de muelas.

■ **Enfermedades crónicas**

La homeopatía ayuda en muchas formas de artritis. Una vez más, cuanto más tiempo haya estado presente la enfermedad y cuanto más daño haya causado a las articulaciones, tanto menos efectiva será la homeopatía. También se pueden tratar otras enfermedades crónicas, como migrañas, dolores de cabeza producidos por la tensión, síndrome de colon irritable, asma y alergias, úlceras, problemas cutáneos, trastornos menstruales, síntomas menopáusicos y sinusitis crónica.

■ **Cáncer**

La homeopatía no puede tratar el cáncer con eficacia, debido a que generalmente ya se han producido daños graves cuando se establece el diagnóstico y la vitalidad del enfermo es bastante baja. La literatura homeopática contiene, sin embargo, informes de curas de pacientes con cáncer. La homeopatía se usa para aliviar los síntomas asociados con la quimioterapia y el dolor.

■ **Presión sanguínea alta**

La homeopatía consigue bajar la hipertensión en un tercio de los casos aunque no cuando el paciente se ve afectado desde hace tiempo. El colesterol alto en sangre tampoco suele responder sólo al tratamiento homeopático.

■ **Problemas mentales y emocionales**

Los problemas mentales y emocionales, como depresión, trastornos de ansiedad, síndrome premenstrual, etc., responden bien a la homeopatía. Otros problemas más serios, como la enfermedad maniacodepresiva los debe tratar un profesional experimentado. El pronóstico en caso de esquizofrenia es bastante reservado y exige una evaluación y gestión homeopáticas en profundidad.

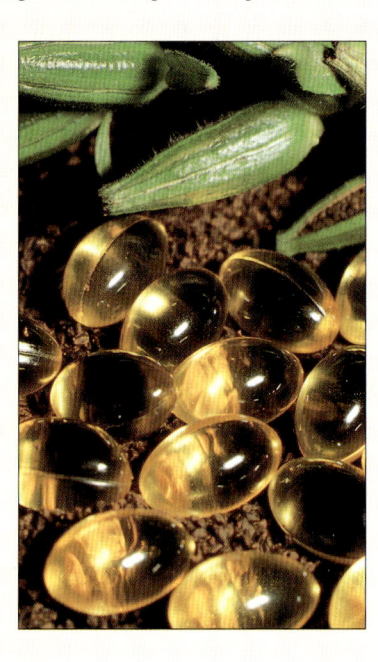

Ejemplos de tratamiento homeopático

Como hemos visto, los remedios homeopáticos se recetan según los síntomas individuales que presenta el paciente y no para enfermedades concretas. Para comprender la homeopatía resulta útil, sin embargo, relacionar los medicamentos con enfermedades con las que estamos más familiarizados. Por ello, en esta sección se describen algunas enfermedades corrientes, y se muestran los cuadros típicos de ciertos remedios homeopáticos.

Asma

Esta enfermedad corriente se produce cuando hay una excesiva «irritabilidad» o «reactividad» en las vías bronquiales, lo que provoca la constricción de los músculos bronquiales y en consecuencia respiración sibilante y dificultad para respirar. Relacionada a menudo con la alergia, también se precipita con la infección y puede ser un trastorno muy grave. Los tratamientos convencionales intentan controlar la «irritabilidad» con medicamentos de cortisona y con broncodilatadores para bloquear la constricción. Entre los remedios homeopáticos más utilizados para tratar el asma están los siguientes:

■ *Arsenicum album* (óxido blanco de arsénico): el ataque se produce en las horas siguientes a la medianoche, especialmente hacia las 2.00 horas. El paciente se muestra muy ansioso y temeroso y necesita tener a alguien cerca. Suelen aparecer fatiga y debilidad, pero también un desasosiego que induce a levantarse de la cama, sentarse en una silla, luego en un sofá, para volver de nuevo a la cama, etc.

■ *Kali carbonicum* (carbonato de potasio): el ataque se suele producir entre las 2.00 y las 4.00 horas. Es imposible

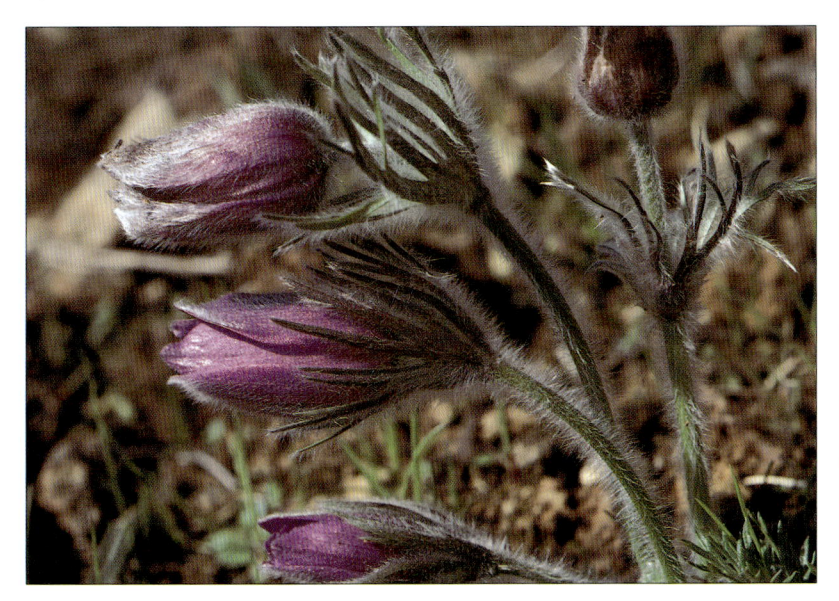

Izquierda: la Pulsatila es un remedio derivado de la flor de la Pascua.

que se llenan de un fluido amarillento. Se sufre mucho picor. A menudo se inicia como un resfriado.

■ *Rhus toxicodendron* (hiedra venenosa): es el remedio clásico para la varicela cuando hay un picor intenso, aliviado por un baño o ducha de agua caliente. Se produce una gran inquietud física que induce a la persona a cambiar constantemente de postura.

■ *Pulsatila* (flor de la Pascua): como en todas las enfermedades que necesitan de la *Pulsatila*, el paciente generalmente se siente mejor con aire fresco y peor en una habitación caliente, aunque si tiene fiebre puede sentir escalofríos y desear estar bien abrigado pero respirando aire fresco. Se siente emo-

permanecer acostado y el paciente tiene que estar incorporado y posiblemente inclinado hacia delante. No se mueve y se siente mejor cuando está quieto. Se siente incómodo con las corrientes de aire y suele tener escalofríos. No experimenta tanto temor y ansiedad como con el *Arsenicum*.

■ *Natrum sulphuricum* (sulfato de sodio): el ataque se produce hacia las 4.00 o las 5.00 horas y es peor con el tiempo caluroso y húmedo del verano o en invierno, con el cambio a un aire más cálido y húmedo. La tos suele ser suelta y estar acompañada de expectoración, que puede ser verdosa.

■ *Cuprum metallicum* (cobre): ataques espasmódicos, violentos y repentinos, con tos sofocante, frecuentemente acompañados por rechinar de dientes, apretar los pulgares y calambres de los dedos y otros músculos.

■ *Sambucus niger* (saúco negro): ataques nocturnos repentinos durante el sueño; el paciente tiene que saltar de la cama y agarrarse el cuello. Podría boquear para respirar y su piel volverse azulada (cianosis). El ataque remite, pero reaparece durante el siguiente sueño, y así sucesivamente.

VARICELA

Enfermedad muy común de la infancia, acompañada por una erupción característica formada por grupos de ampollas

Rhus toxicodendron

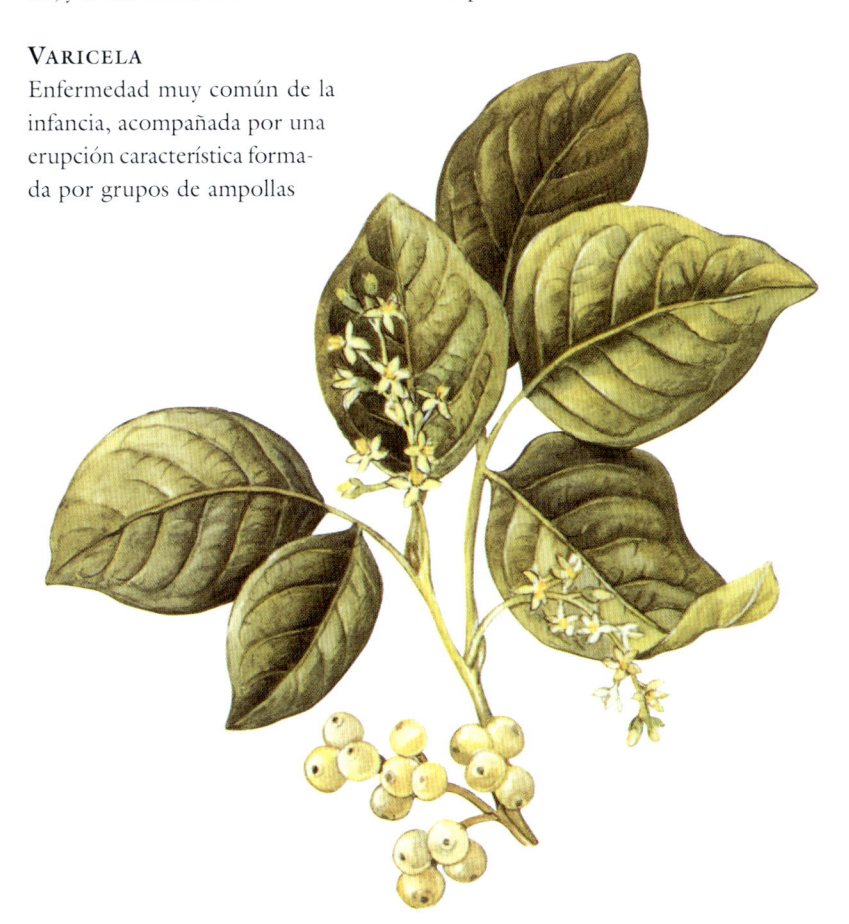

cionalmente frágil, lloroso, necesitado de apoyo y consuelo, y también puede llorar y gemir.

■ *Mercurius* (mercurio): se aplica en los casos más avanzados, con fiebre prolongada, sudoración y también produce debilidad. La erupción se infecta y contiene pus en lugar del claro fluido amarillento.

Dentición

La salida de los dientes en los bebés puede ir acompañada por problemas de comportamiento, fiebre, orejas enrojecidas, congestión de nariz y garganta y más o menos dolor.

■ *Chamomilla* (manzanilla): el dolor parece intenso y el niño se muestra intolerante al mismo, inquieto y colérico, sin que nada parezca hacerle feliz. Sólo se tranquilizará cuando lo llevemos en brazos.

■ *Coffea* (café): el niño se muestra muy agitado, despierto e insomne. No siente tanto dolor y hasta puede mostrarse feliz y juguetón.

■ *Belladona* (belladona): el niño es muy sensible a la luz y las sacudidas y puede tener fiebre alta, con rostro arrebolado y ojos vidriosos. Las encías están muy rojas e inflamadas.

Infecciones de la vejiga

Cuando las bacterias crecen en la orina la vejiga se vuelve «irritable», la orina se hace frecuente, a menudo dolorosa y puede aparecer sangre en ella. Si la infección llega a los riñones se convierte en un problema más grave que provoca fiebre alta, escalofríos y náuseas, quizá con dolor de espalda. Nunca se debe autotratar una infección renal.

■ *Cantharis* (cantárida): el dolor es muy intenso y de naturaleza ardiente y empeora durante la micción. Se notan dolores cortantes e incisivos en la vejiga o en la uretra. La necesidad de orinar es casi constante y hacerlo es doloroso. La persona se siente muy agitada y angustiada.

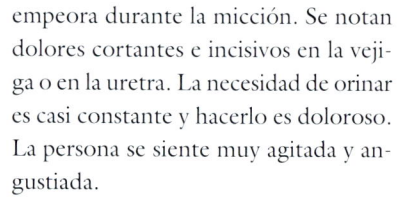

■ *Sarsaparilla* (zarzaparrilla): el dolor es fuerte y se siente sobre todo al final de la micción. Quizá sea difícil orinar si se está sentado, pero la orina fluye libremente si se está de pie.

■ *Staphysagria* (estafisagria): el dolor, de naturaleza ardiente, persiste después de la orina. Considerado como el remedio para la «cistitis de la luna de miel», el problema aparece después de la relación sexual, especialmente tras un período de abstinencia.

Dolor agudo por una pérdida

La pérdida de un ser querido suele causar sentimientos muy intensos. A veces, la persona se siente abrumada. El tratamiento homeopático le permite soportar su dolor y le ayuda a superarlo con mayor efectividad.

■ *Ignatia amara* (haba de san Ignacio): el dolor puede ser «silencioso» y la persona se muestra poco comunicativa y evita la interacción con los demás. Muchos suspiros y cambios de humor. No soporta la crítica o la contradicción y manifiesta mucha cólera. Es especialmente vulnerable a la ruptura de una relación sentimental.

■ *Pulsatila* (flor de la Pascua): la persona está muy sensible y con propensión al llanto. El dolor puede ser silencioso, pero la persona desea compañía, consuelo y apoyo. Gemidos o lamentos muy suaves. Generalmente se siente calor y se desea aire fresco y libre. No se tiene demasiada sed.

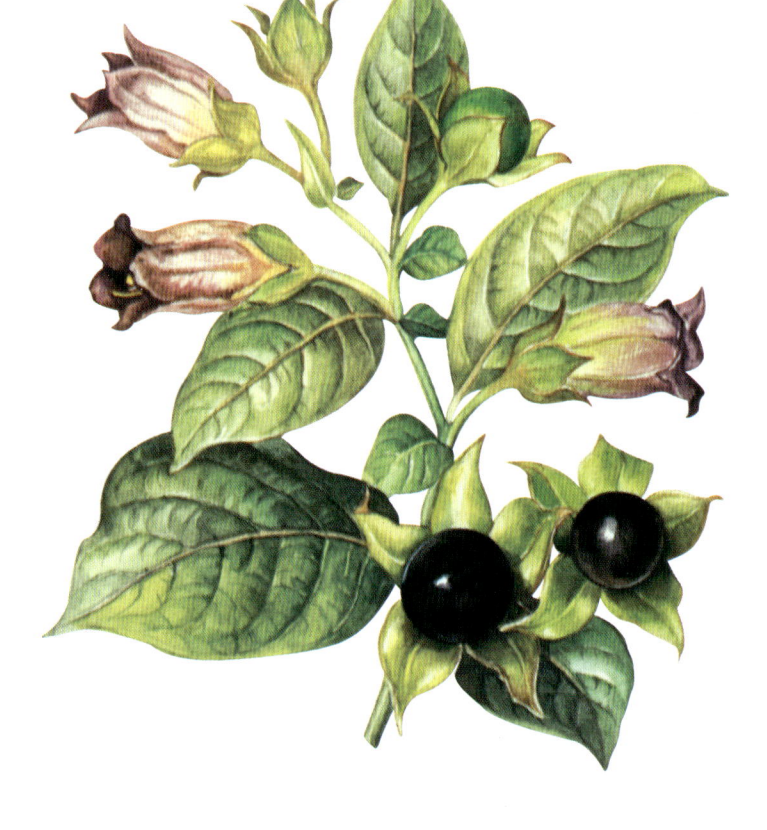

Belladonna

■ *Aurum metallicum* (oro): fuerte depresión; cuando no parece haber ninguna luz en el mundo, el sufrimiento es extremo y se daría la bienvenida a la muerte, como un alivio del dolor. Puede haber una fuerte tendencia suicida. Melancolía y depresión, con actitud taciturna y reacia a hablar. Puede ser muy colérica.

■ *Natrum muriaticum* (sal común): personas sensibles y conscientes, que no comparten fácilmente sus sentimientos. Tienen tendencia a rechazar el apoyo y el consuelo, aunque lo anhelan en lo más profundo de sí mismas. A menudo son las personas «fuertes» durante una crisis familiar, que se ocupan de todos los demás, pero no permiten que nadie se ocupe de ellas.

ATAQUES DE PÁNICO

Ataques repentinos de intensa ansiedad en los que la persona se siente incapaz de reaccionar. Los ataques parecen surgir de la nada y se pueden convertir en un problema crónico recurrente. Este estado lo debe tratar un profesional experimentado. El ataque agudo suele responder a diversos remedios, entre los que destacan:

■ *Aconitum napellus* (acónito): temor intenso e incluso histeria. La persona está convencida de que va a morir y hasta dice saber con exactitud cuándo se producirá la muerte. La histeria suele acompañarse por parálisis, respiración rápida e intenso desasosiego. Empeora hacia la medianoche, aunque puede aparecer también en cualquier momento.

■ *Arsenicum album*: este cuadro sintomático se parece al del *Aconitum*, pero la inquietud es aún más profunda, lo que induce a la persona a ir de un lado a otro sin encontrar alivio, mostrándose exigente y necesitada de tener gente a su alrededor. Las cosas tienen que estar en orden (quisquilloso) para poder controlar el pánico y el caos que se siente interiormente.

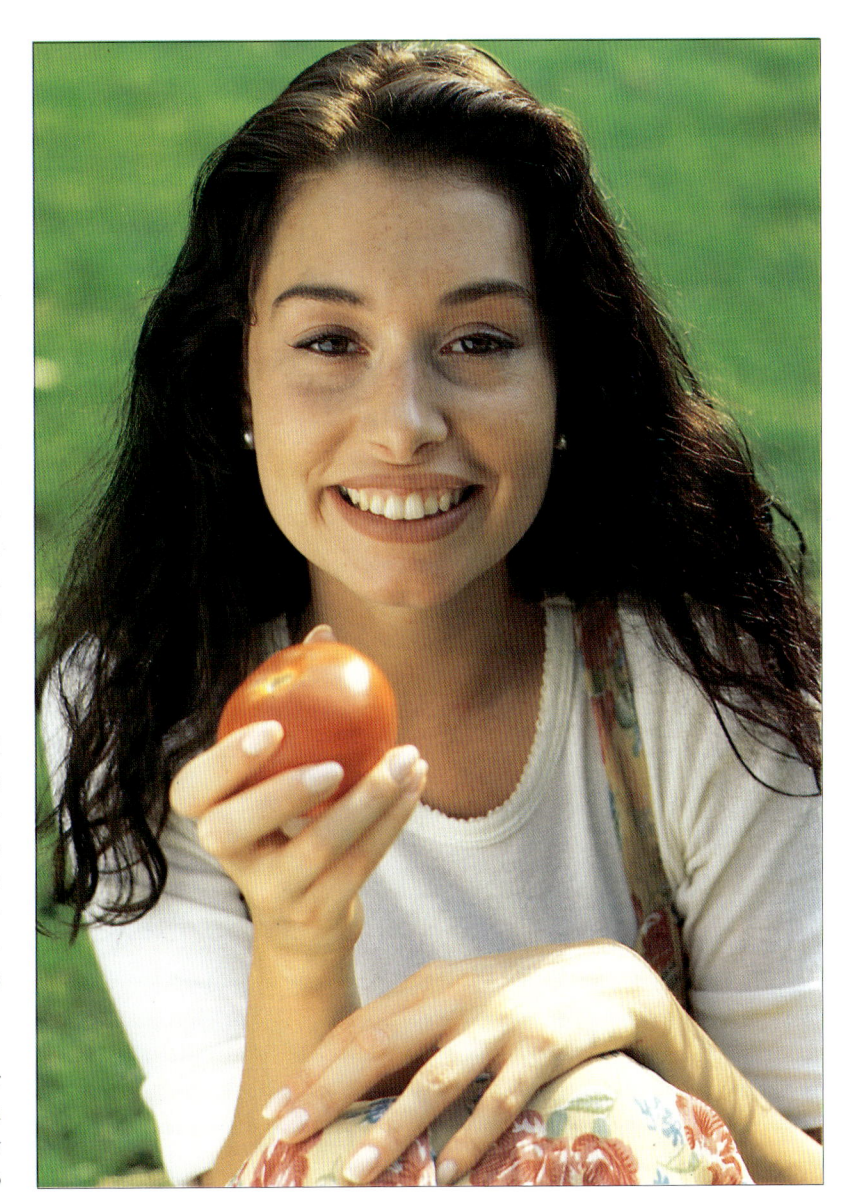

■ *Opium* (opio): el opio resulta particularmente indicado cuando la persona parece muy asustada y se muestra aturdida, adormilada o incluso con estupor. Puede que se le contraigan las pupilas.

■ *Belladona*: el cuadro sintomático puede ser de un intenso temor que casi parece delirante. La persona está enrojecida, arrebolada, agitada y siente la necesidad imperiosa de echar a correr, escapar y ocultarse. Probablemente tiene las pupilas dilatadas.

IRIDOLOGÍA

CAPÍTULO TRES

La iridología es un método de diagnóstico. Al estudiar el iris del ojo, la parte coloreada, se observan más de 28.000 terminaciones nerviosas, todas conectadas con el cerebro a través del hipotálamo. Aparte de las relacionadas con la zona cerebral, la mayoría de las vías neurológicas se extienden bajando por la columna vertebral para conectarse con las diversas partes del cuerpo. Del mismo modo que un reflexólogo trabaja con las terminaciones nerviosas de los pies, el iridólogo estudia las terminaciones nerviosas al descubierto en los iris, comunicadas con el cerebro o el tallo del iris. De hecho, los iris forman parte del cerebro en la fase fetal de la vida.

Bajo el microscopio, las anormalidades del iris se leen como un mapa y se observa un verdadero microchip de información. Un análisis del iris revela potencialidades y debilidades genéticas, zonas congestionadas o irritadas y las interacciones entre los diversos sistemas corporales, desde el sistema digestivo hasta los organismos hormonales, neurológicos, excretores y estructurales. El avance de la medicina moderna en el descubrimiento de enfermedades patológicas es notable. La iridología, por su parte, revela estados no patológicos que la medicina moderna no está preparada para descubrir. Por citar al doctor Henry Edward Lane, que desarrolló la mayor parte de su investigación, práctica y enseñanza en Estados Unidos: «Los cambios mórbidos que se producen en el sistema se pueden observar en el ojo y existe la posibilidad de descubrir el estado interno del hombre mediante una cuidadosa observación del globo ocular y, en consecuencia, de establecer un diagnóstico fiable en todos los aspectos». Cuando se combinan, achaques tan insidiosos como la congestión linfática crónica, la congestión venosa y la deficiente desintoxicación renal, pueden conducir a enfermedades que deterioran la calidad de vida, como el edema, las erupciones cutáneas, el reumatismo y la artritis. Un iridólogo cualificado señalará la causa o causas de la mayoría de enfermedades.

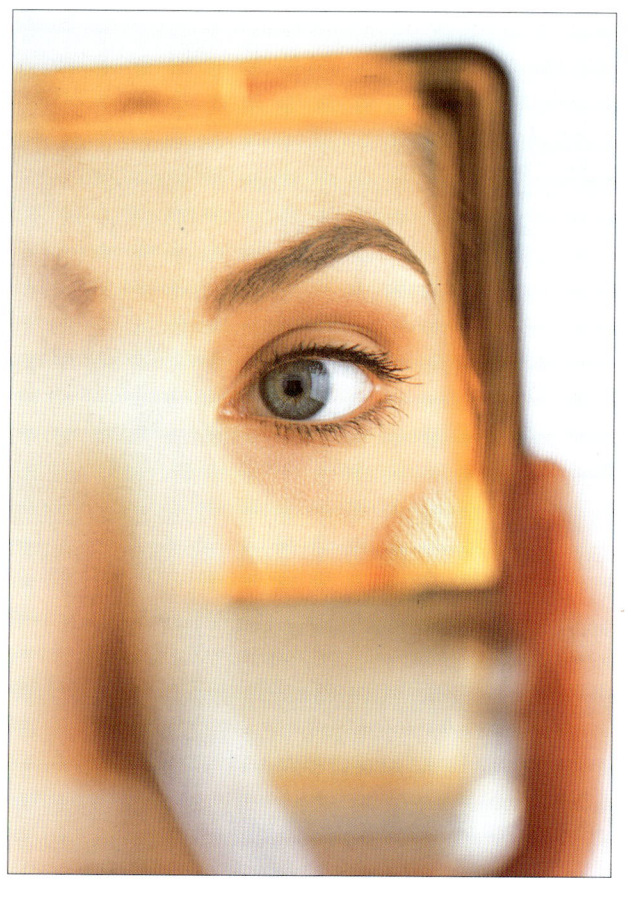

HISTORIA Y ORÍGENES

La iridología es una ciencia antigua recientemente actualizada por medio de la investigación científica y médica, sobre todo en Rusia, Alemania y Estados Unidos. En el año 1000 a. de C. los caldeos de Babilonia tallaron representaciones del iris en losas de piedra, acompañadas por su relación con el resto del cuerpo. Las inscripciones demuestran que Hipócrates, Filóstrato y la escuela médica de Salerno practicaron la iridología. Más recientemente, en 1670, el médico Philippus Meyens publicó su libro *Chiromatica Medica* en Dresde, en el que describió las reacciones del reflejo neurológico del iris como sigue: «El lado derecho de los ojos muestra el hígado, la parte derecha del tórax y los vasos sanguíneos. El lado izquierdo de los ojos muestra todos los órganos situados en la parte izquierda y por tanto el corazón, el tórax izquierdo, el bazo y los pequeños vasos sanguíneos».

Posteriormente se publicaron nuevos escritos sobre el iris y sus señales, pero las obras del doctor húngaro Ignatz von Peczely (1826-1911) acreditaron más que ninguna otra el resurgimiento de esta herramienta de diagnóstico. El doctor von Peczely produjo uno de los primeros gráficos europeos del iris vinculado con al resurgimiento moderno de esta técnica. Todo se inició con el conocido drama que le ocurrió cuando tenía 11 años y que supuso la ruptura de la pata de una lechuza al tratar de liberarla de un arbusto en su jardín y el hecho de que posteriormente observara la aparición de una señal negra en su iris, a las seis de la tarde. Mientras cuidaba de la lechuza y la ayudaba a recuperarse, observó que la señal se iba aclarando y eso fue lo que le indujo a estudiar después los ojos de sus pacientes, primero mientras trabajaba como homeópata y más tarde, después de graduarse como médico alopático. Eso le dio la oportunidad de relacionar sus descubrimientos con pacientes estudiados antes y después de operaciones quirúrgicas, junto con las numerosas autopsias que practicó. Su libro *Descubrimientos en los ámbitos de la naturaleza y el arte de curar* se publicó en Budapest en 1880 y en él registraba todos sus descubrimientos e investigaciones en el diagnóstico a partir de los iris de los ojos.

Poco después, en 1893, se publicaron las amplias investigaciones y descubrimientos del homeópata sueco Nils Liljequist. Aunque veinticinco años más joven que Von Peczely y casi separado de él por un continente, estos dos investigadores, que trabajaban independientemente el uno del otro, produjeron gráficos y utilizaron una terminología médica que sorprendió a muchos por sus similitudes. Y sin embargo no debería ser sorprendente, ya que la anatomía humana es idéntica en todo el mundo.

Cuando Liljequist era un muchacho, se esperaba de él que estudiara medicina, pero a los quince años pasó de ser un joven robusto a convertirse en un enfermo crónico de malaria, gripe, glándulas linfáticas hinchadas, pólipos nasales y dolores en las extremidades, y todo esto durante los doce meses que siguieron a una vacuna. El uso constante de quinina le permitió observar que sus ojos azules cambiaban de color y, cuando tenía veinte años, publicó un artículo titulado «La quinina y el yodo cambian el color del iris». En él escribió: «Antes yo tenía los ojos azules y ahora son verdosos, con manchas rojas».

Finalmente se sintió bastante decepcionado con la medicina y descubrió que sin necesidad de tomar constantemente medicamentos podía tener períodos de remisión, en lugar de varios años de constantes dolores de cabeza, vómitos y pitidos en los oídos. Al cumplir los treinta años decidió estudiar homeopatía y las obras del profesor Jaeger, sin olvidar nunca que «nuestros sufrimientos deberían recordarnos la necesidad de advertir a nuestros semejantes contra miserias similares y si se ven afligidos por la enfermedad, ayudarlos en todo lo posible».

INVESTIGACIÓN Y REFERENCIA

Nuevas investigaciones a cargo de grandes maestros del tema, como el alemán Pastor Felke (1856-1926), se publicaron en un libro de A. Muller titulado *El diagnóstico ocular basado en los principios de Pastor Felke*; el doctor austriaco H. E. Lane, mencionado anteriormente y el doctor Henry Lindlahr, alumno del doctor Lane, inspiraron a los iridólogos que ahora son mundialmente famosos. El doctor Lindlahr fue el primer médico en poner orden en el caos de los numerosos tratamientos, correlacionando los mejores en una enorme obra de referencia, *Filosofía y práctica de la cura natural*, publicada en 1913. En 1919 ya tenía seis volúmenes, el último de los cuales fue *Iridiagnóstico y otros métodos de diagnóstico*. Ahora se conserva un conjunto de cuatro volúmenes de sus obras que constituyen una lectura inspiradora para todos los que se interesan por la medicina natural y la autoayuda.

Constituciones del iris

La investigación médica moderna nos ha ayudado a desarrollar los gráficos y el conocimiento básico que ahora poseemos. Nuestros principales maestros modernos de iridología son los alemanes Josef Deck y Joseph Angerer.

La iridología es un método de análisis seguro, no invasivo y barato que se puede integrar tanto en la medicina ortodoxa como en la complementaria. Cada vez que los tejidos de nuestro cuerpo se inflaman o adquieren toxicidad, en la zona correspondiente de nuestro iris se observan ciertas decoloraciones, lo que permite comprobar fácilmente nuestro estado de salud y la evolución de las enfermedades.

La constitución genética se revela a primera vista. Hay tres tipos principales de color del iris:
- Marrón
- Azul
- Gris

También hay excepciones a estos tipos básicos, conocidas como tipo mixto o biliar, que es en parte azul y en parte marrón. Este tipo tiene una combinación de factores o tendencias que se encuentran tanto en los tipos de ojos azules como marrones. En esta introducción a la iridología incluiremos los ojos grises en el grupo de los azules, ya que las diferencias constitucionales son tan ligeras que resultan insignificantes.

■ **La constitución hematogénica** tiene propensión a la anemia, enfermedades de la sangre, como ictericia o hepatitis, artritis, trastornos digestivos con disminución de la producción enzimática, que frecuentemente se manifiesta como intolerancia a la leche de vaca, entre otras cosas; estreñimiento, úlceras, funcionamiento deficiente del hígado, la vesícula biliar o el páncreas; diabetes, trastornos circulatorios y autointoxicación. Se trata sólo de predisposiciones y cabe esperar que pocas de estas tendencias terminen por desarrollarse y mucho menos todas, pero los excesos, los malos hábitos alimentarios o la enfermedad se manifestarán probablemente según las pautas mencionadas.

■ **La constitución linfática** contrasta en gran medida con la anterior, no sólo en color sino también en propensión. Recibe ese nombre por una inclinación genética hacia la producción excesiva de células linfáticas que reaccionan a irritaciones, inflamaciones y acumulación de mucosidad excesiva y catarro en el sistema. Eso, a su vez, hace

Color de los ojos

Los ojos azules, pertenecientes a constituciones linfáticas, se dividen en varios subgrupos; las tres principales constituciones son la neurogénica, la hidrogénica y la mesénquimo-patológica (llamada a veces de tejido conjuntivo). Los ojos marrones pertenecen a la constitución hematogénica y los ojos variados, avellanados, pertenecen a los tipos biliares. Estos términos se utilizan médicamente, en homeopatía y por parte de otros profesionales de la medicina alternativa, cosa nada sorprendente, a la vista de que buena parte de la investigación realizada a lo largo de los siglos se ha llevado a cabo bajo influencias médicas. No obstante, es más simple de lo que puede parecer a los no iniciados.

La constitución hematogénica, revelada por un iris auténticamente marrón, parece tener pocas características y una textura aterciopelada bajo una atenta inspección. Bajo ampliación, sin embargo, el iridólogo detecta zonas de sombreados más claros con aspecto de papel de lija, que indican que esa zona está inflamada o irritada. Una película cremosa, que aparece en la zona circulatoria exterior, indica un elevado nivel de colesterol en la sangre; un anillo azulado alrededor del borde exterior del iris, conocido como anillo de la anemia, indica un deficiente metabolismo del hierro y los radios o pelillos que surgen del centro del iris indican el curso del desbordamiento tóxico desde la zona gastrointestinal.

Izquierda: la constitución hematogénica tiende a la anemia y a las enfermedades de la sangre.

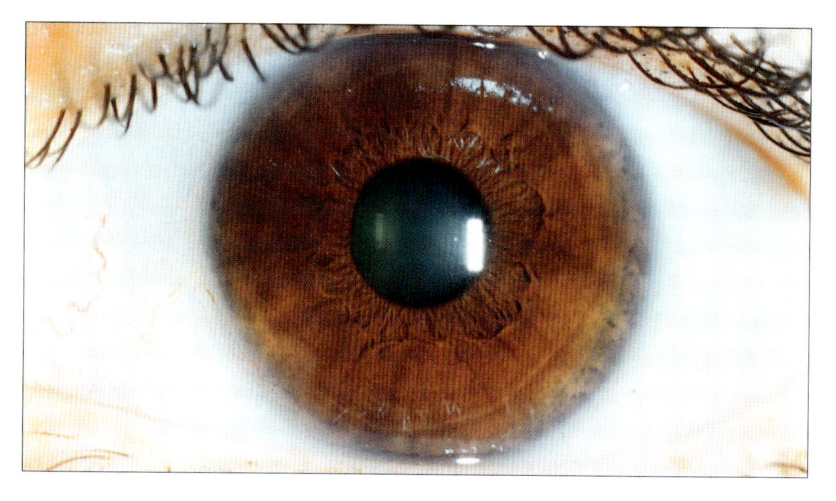

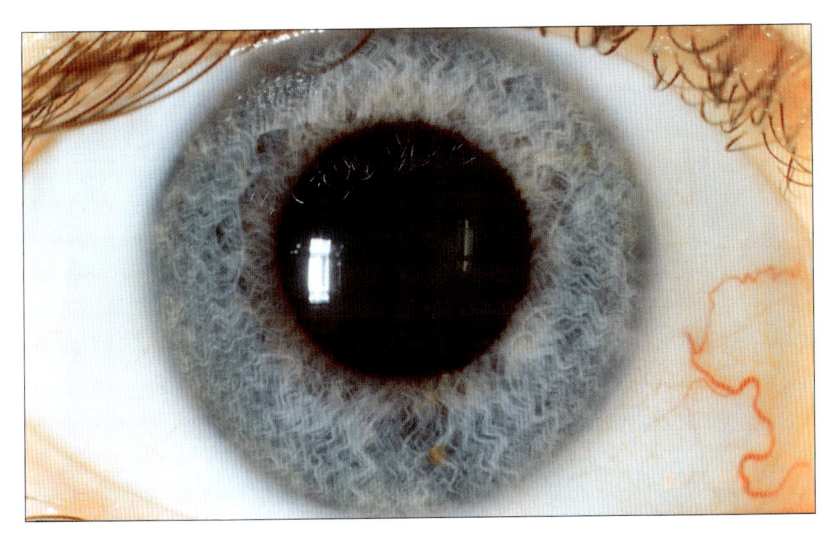

Arriba: la constitución linfática muestra tendencia a los trastornos cutáneos y respiratorios.

que este tipo tenga una mayor tendencia a sufrir afecciones inflamatorias de las articulaciones, alergias, y trastornos respiratorios y cutáneos.

Las fibras sueltas y onduladas, como pelillos rizados de un iris azul o gris, indican una constitución linfática pura. La hiperactividad antes mencionada tiende a manifestarse siguiendo una vía linfática, con irritaciones de amígdalas y adenoides, esplenitis, hinchazón de glándulas linfáticas, apéndice irritado, eczema, acné, piel seca y escamosa, caspa, asma, tos crónica, bronquitis, sinusitis, diarrea, artritis, irritaciones oculares, retención de fluido y secreción vaginal.

■ **La constitución neurogénica**, por su parte, se centra en el sistema nervioso, como indica su nombre. Hay dos tipos, el sensible neurogénico y el robusto neurogénico. Este último tiene las fibras del iris más bastas que las de la fotografía y suele ser una persona con nervios de acero, actitud temeraria, y una resistencia envidiable. No obstante, tiene una mayor propensión a sufrir los problemas de la constitución linfática, principalmente catarro e inflamación, fermentación gastrointestinal y graves inflamaciones fibrosas (tuberculosis, pleuresía, pericarditis, colitis, peritonitis y ciertas inflamaciones articulares).

Por lo que se refiere al sensible neurogénico, las fibras finas y como sedosas reflejan una notable sensibilidad de los sistemas nerviosos central y autónomo. Este tipo tiene tendencia a sobrecargar su fortaleza natural. Sus sentidos suelen ser hiperagudos y bajo la apariencia de una persona positiva, trabajadora, capaz de conseguir muchas cosas, encontramos una disposición nerviosa a dejarse empujar hasta el agotamiento y propensa a los trastornos nerviosos. Aunque mentalmente hiperactivos y con gran fuerza de voluntad, es posible que el sensible sistema nervioso no esté a la altura de las exigencias excesivas que se le imponen. Al sentirse sobrecargados, pueden desarrollar múltiples trastornos funcionales de los órganos vitales, como cardiacos y circulatorios, úlceras estomacales y problemas digestivos, trastornos intestinales como colitis o estreñimiento y trastornos hormonales como hiperactividad de la tiroides, las parati-

Derecha: la constitución neurogénica se centra en el sistema nervioso.

roides o las adrenales. También son más vulnerables a los efectos de las tensiones geopáticas y electromagnéticas, el ruido y la radiación.

■ **La constitución hidrogénica** es similar a la linfática, pero alrededor de la periferia del iris se forman bolas blancas, llamadas tofi, que destacan contra el fondo básico del iris azul. Se considera que las manchas blancas o tofi surgen a partir de depósitos de toxinas endógenas formados por influencia miásmica o genética de una tuberculosis previa, pero inactiva. Este tipo de constitución es proclive a todas las tendencias y estados indicados para el linfático puro, pero con una mayor propensión a una congestión linfática crónica, una menor resistencia o inmunidad y una mayor toxicidad que afecte a las mucosas y las membranas sinoviales, reduciendo así su función. El hidrogénico es más propenso al reumatismo agudo, las infecciones bacterianas y la deficiente desintoxicación renal, con la consiguiente retención de fluido y de toxinas.

La propensión reumática se agudiza por los estreptococos latentes que aumentan las respuestas de antígenos y anticuerpos, lo que puede producir también histaminas, aceticolinas y otras sustancias que, en afecciones como el eczema y la soriasis, pueden actuar como las toxinas endógenas de los irritantes liberadores del bacilo tubercular, que no excretan eficientemente los pulmones y riñones.

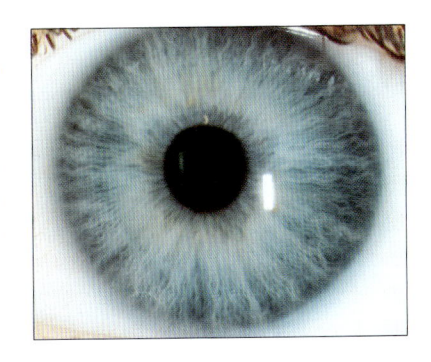

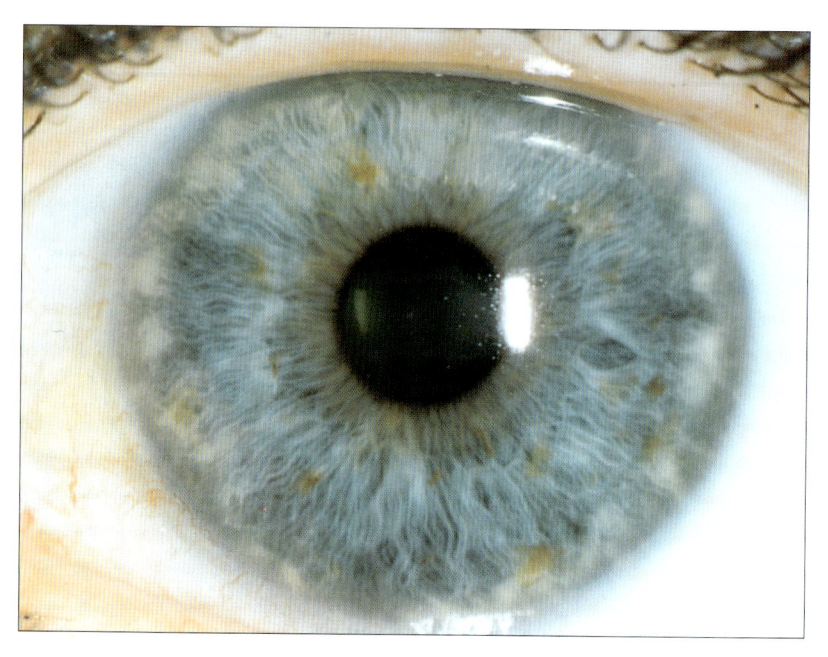

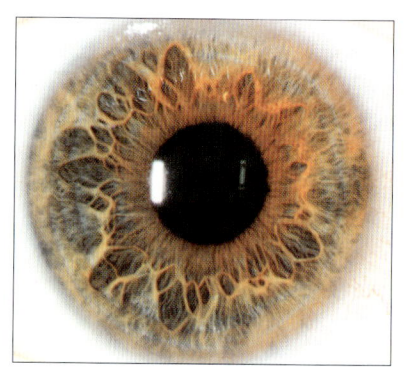

La constitución hidrogénica (izquierda) tiende al reumatismo y las enfermedades cutáneas, mientras que el iris mesénquimo-patológico (arriba) tiende a una mala circulación.

El iris mesénquimo-patológico contrasta notablemente con los otros iris, incluso para el examinador menos experimentado. La disposición en forma de «pétalos» de las grandes lesiones que se extienden a partir de la periferia del iris, se describe a veces como iris margarita. Las fibras sueltas y anchas del iris forman lesiones sobre las diversas zonas e indican debilidades del tejido conjuntivo. Este tipo es propenso a tener venas varicosas, hemorroides, hernias, prolapso, problemas posturales y debilidad de la columna, mala circulación, apoplejía, lenta recuperación de las heridas, debilidad en ligamentos y tendones, reducción de la resistencia y debilidad adrenal de naturaleza genética. Por el lado positivo, tienen flexibilidad y una mayor capacidad de adaptación a los cambios de altura, son menos propensos a los efectos del estrés (no dejan que las cosas les afecten), con tendencia a «rebotar» si caen, lo que no deja de ser una suerte para ellos, dada la lentitud con que se recuperan al romperse un hueso.

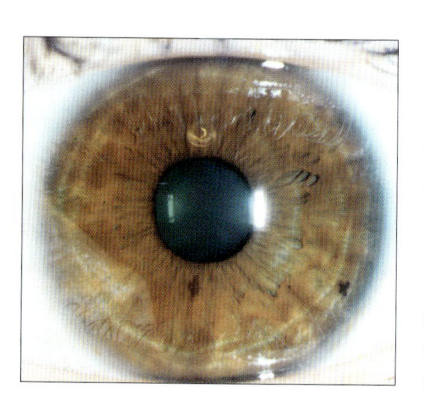

■ **La constitución biliar** de iris mixto tiene básicamente un fondo azul que a menudo parece marrón o marrón verdoso, debido a una superposición de pigmentación. Este iris se puede parecer al ojo «avellanado» o incluso uniformemente marrón. No obstante, un examen más atento elimina la confusión con el tipo hematogénico porque se observarán las fibras verdeazuladas del iris a través de diversos niveles de contraste con la pigmentación superior amarronada.

Izquierda: la constitución biliar o iris mixto tiende a sufrir trastornos hepáticos y pancreáticos, enfermedad de la sangre, diabetes, problemas digestivos y cálculos biliares.

Este tipo constitucional es propenso a los trastornos del hígado, la vesícula biliar, el conducto biliar y el páncreas, de modo similar a las influencias que tiene el tipo hematogénico marrón verdadero. También son propensos a las enfermedades de la sangre, diabetes, estreñimiento, colitis, flatulencia y cálculos biliares. Asimismo, a veces, tienen influencias linfáticas como las indicadas para el ojo linfático puro.

ANÁLISIS DEL IRIS

La mayoría de las personas que buscan un diagnóstico del iris ya se han sometido a análisis patológicos en los que no se ha podido detectar la causa de sus problemas. Como el iris revela tantos estados no patológicos, aporta una información global sobre las actividades e interacciones de los sistemas. Este plano general contiene la clave para hallar las causas originarias de los problemas del paciente, sean cuales fueren los síntomas o la enfermedad manifestadas. También contiene la clave de la medicina preventiva, para corregir los hábitos de la mente, el cuerpo y el espíritu. A través de la iridología podemos trabajar con mayor eficacia y satisfacer nuestras necesidades individuales, en un esfuerzo por evitar las repercusiones de los estados de desequilibrio y enfermedad. No obstante, realizar un análisis completo del iris a un niño menor de seis años no es muy práctico, debido en parte a que todavía no se han establecido del todo los detalles del iris y a que el niño no puede mantenerlo quieto durante demasiado tiempo.

Una herramienta de diagnóstico

La iridología no es una terapia. No obstante, como herramienta de diagnóstico muy segura, que revela la situación de los criterios neurológicos, químicos, orgánicos y estructurales, al realizar el análisis del iris se puede determinar cuál es la terapia más efectiva. Por ejemplo, una persona que sufra de dolores de cabeza crónicos sabrá que los principales factores desencadenantes de esos dolores son la presión intracraneal por un traumatismo craneal anterior, combinada con una deficiente alineación de la primera vértebra cervical. El iridólogo no es quiropráctico u osteópata craneal, pero el paciente sabrá cuál es el siguiente paso que debe dar. Por otro lado, el principal desencadenante puede ser la congestión crónica del sinus, lo que indicaría la necesidad de seguir un programa de desintoxicación y limpieza que posiblemente exija emplear métodos de herboterapia y nutricionales. Otra causa común suele ser la toxicidad gástrica o hepática. El iridólogo evitará al paciente la frustración de probar tratamientos ineficaces y le indicará la terapia apropiada.

Consulta con un iridólogo

Cuando consulte a un iridólogo debe comprobar que cuenta con la formación adecuada. No espere que le diagnosti-

Variaciones de la constitución del iris

Las constituciones del iris tienen aproximadamente 25 variaciones. Un iridólogo experimentado podrá aportar detalles muy precisos sobre los defectos y ventajas genéticas y adquiridas de cada individuo. En algunos casos se recomienda realizar nuevas pruebas de laboratorio o médicas, cuando la enfermedad específica detectada, como por ejemplo el cáncer, exija una atención médica urgente.

La mayoría de médicos se muestran cooperativos, probablemente a la vista de que lo verdaderamente importante para todos es el bienestar del paciente. De hecho, son muchos los médicos que utilizan la iridología como herramienta de diagnóstico, sobre todo en los países del Este europeo y en Alemania, además de los graduados en la Facultad de Medicina Bobigy, de la Universidad de París Norte, donde se enseña.

que en términos alopáticos. De hecho, y según el estricto código de ética establecido por el Gremio Internacional de Iridólogos Naturópatas, con sede en Londres, se afirma claramente que: «El profesional de la medicina complementaria necesitará valorar el caso desde criterios diferentes y no debe hacer un diagnóstico complementario en términos alopáticos, a menos que esté cualificado para ello. Por ejemplo, un iridólogo cualificado para hacer un diagnóstico médico que indique inflamación o congestión mórbida en una zona, probablemente no se encuentre autorizado para definir ese estado según la medicina alopática».

Se necesita aproximadamente una hora para realizar y detallar un meticuloso y detallado análisis del iris. El iridólogo observará primero los detalles de los iris utilizando una linterna y una lupa o, mejor aún, un bióscopo, como hace el óptico. Otros pueden limitarse sólo a observar lo que consideren relevante según los síntomas que haya descrito previamente el paciente.

Los iridólogos más eminentes no aprueban esta forma de actuar. Para evitar depender de las experiencias limitadas del profesional, hay que permitir que realice un análisis completo y meticuloso, antes de comunicarle los síntomas, porque el iris revela traumatismos y enfermedades previas, así como estados que todavía no se han manifestado. El iris no miente. No obstante, el paciente se podría centrar en ciertos síntomas y no ser consciente de otros factores que pueden ser igualmente reveladores. Una vez que el iridólogo haya realizado un análisis estricto, podrá explicar al paciente por qué han surgido los problemas específicos.

Decirle a un paciente que su testículo derecho tiene una señal de traumatismo, cuando ha acudido a la consulta por una lumbalgia y no ha mencionado que antes recibió una patada y que ahora tiene ese testículo muy sensible, contribuye mucho a ganarse su confianza y, en este caso, no deja de tener importancia.

La mayoría de iridólogos están cualificados al menos en una ciencia terapéutica y lo mejor es escoger a uno que se adecue a su problema.

La mayoría de listas de profesionales incluyen esos detalles; también se puede recurrir a los profesionales más afines a la afección en concreto, si se tiene la posibilidad de disponer de más de un iridólogo cerca del lugar habitual de su residencia.

POLAROTERAPIA

CAPÍTULO CUATRO

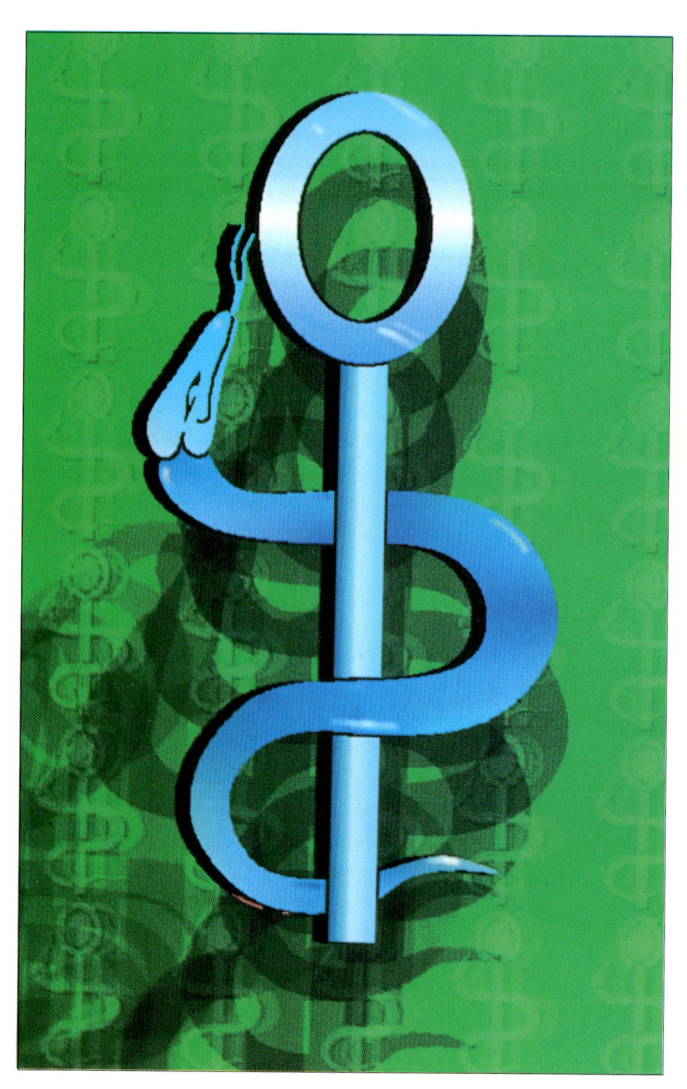

La polaroterapia, o terapia de la polaridad es un método de sanación global que incorpora trabajo corporal, dieta y asesoramiento psicológico. Se basa en el concepto del campo energético humano (véase página siguiente): pautas electromagnéticas expresadas en términos de nuestra experiencia mental, emocional y física. En la polaroterapia se considera que los estados de salud reflejan la condición del campo energético y las terapias se diseñan para estimular y equilibrar ese campo con objeto de obtener beneficios para la salud.

Las características básicas del campo energético humano se describen en muchas fuentes y la polaridad está estrechamente vinculada con muchos otros sistemas holísticos de salud. Por ejemplo, el término «polaridad» se refiere al movimiento universal de expansión/contracción o atracción/repulsión, conocidas como yin y yang en las terapias orientales.

Historia de la polaroterapia

La polaroterapia fue desarrollada por el doctor Randolph Stone (1890-1981). En la década de 1920, como joven médico, Stone comprobó que la sencilla técnica de trabajo quiropráctico era muy valiosa: los tratamientos quiroprácticos eran más efectivos con los pacientes que experimentaban niveles más profundos de conciencia y una mayor relajación, y así se alcanzaba la curación. Fascinado por estos resultados que no tenían explicación en términos de anatomía convencional, Randolph Stone se dedicó durante el resto de su vida a tratar de comprender las causas más profundas de la salud y la enfermedad. Su búsqueda le condujo a los Ayurvedas y a la idea oriental del campo energético humano, así como a una meticulosa investigación de este enfoque revolucionario y sin embargo antiguo de las artes curativas.

El doctor Stone publicó sus descubrimientos a finales de la década de 1940. Eligió el término «polaridad» para describir la naturaleza básica del campo de fuerza electromagnética del cuerpo. Enseñó que las corrientes de energía polarizada preceden a la forma física y son factores fundamentales del bienestar.

Descubrió que el campo energético humano se ve afectado por el contacto, la dieta, el movimiento y el sonido, por las actitudes, las relaciones y los factores ambientales. La polaroterapia arroja luz sobre todos estos temas y, en consecuencia, el alcance de la práctica con la polaridad puede ser muy amplio, con implicaciones para los profesionales de la salud en muchas disciplinas terapéuticas.

El doctor Stone trató a pacientes y realizó investigaciones en su consulta de Chicago durante más de 50 años. Al jubilarse, en 1974, muchos de sus alumnos siguieron aplicando su sistema, utilizando sus libros y estudios como base para su trabajo.

El campo energético

La forma del campo energético la describieron hace mucho tiempo los antiguos griegos y egipcios con el nombre de caduceo o bastón de Hermes, conocido actualmente como el símbolo de la medicina alopática.

Las partes del símbolo se corresponden con las cuatro zonas características pero interdependientes del campo energético humano.
- El globo de la parte superior del bastón es el núcleo de la energía principal, que se encuentra en las estructuras y funciones cráneo-sacrales.
- Las serpientes entrelazadas son los tres principios de atracción, repulsión y quietud transicional.
- Las cinco intersecciones a lo largo del núcleo central son los cinco elementos.
- Las alas representan la conciencia, que es el potencial de la humanidad para trascender el materialismo y reunirse con la fuente.

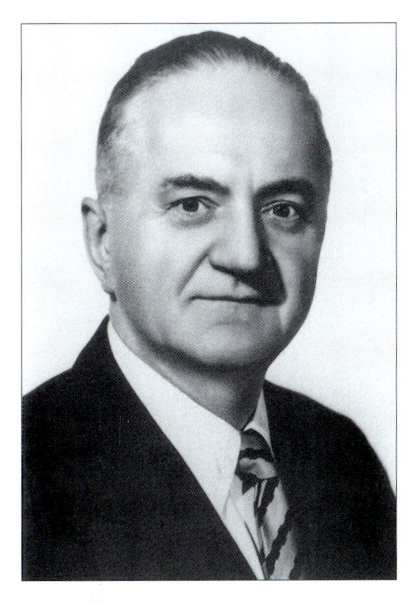

La globalidad de la experiencia humana

La polaroterapia afirma que estas cuatro partes subyacen en la globalidad de la experiencia humana, precediendo y determinando el espíritu, la mente, los sentimientos y el cuerpo. El ámbito de la polaroterapia radica en la comprensión de estas cuatro dimensiones del campo energético humano y sus aplicaciones.

En el modelo de la polaridad se experimenta buena salud cuando esos sistemas actúan con normalidad:
- La energía fluye normalmente, sin ningún bloqueo o estancamiento significativo a ningún nivel.

El doctor Randolph Stone.

Recientes desarrollos y progresos

En los últimos años la polaroterapia ha obtenido un creciente reconocimiento entre los miembros de la profesión médica y el público, en general. La mayoría de médicos conocen ahora su existencia como tratamiento complementario. Al buscar a un polaroterapeuta hay que comprobar sus cualificaciones profesionales y que esté vinculado a un código de práctica profesional. Para más información, consulte la sección de Direcciones útiles. En Estados Unidos, la American Polarity Therapy Association (APTA) es la mayor organización profesional en este ámbito. Ha creado un documento de consenso (Normas de práctica), que define el alcance y la práctica de la polaroterapia.

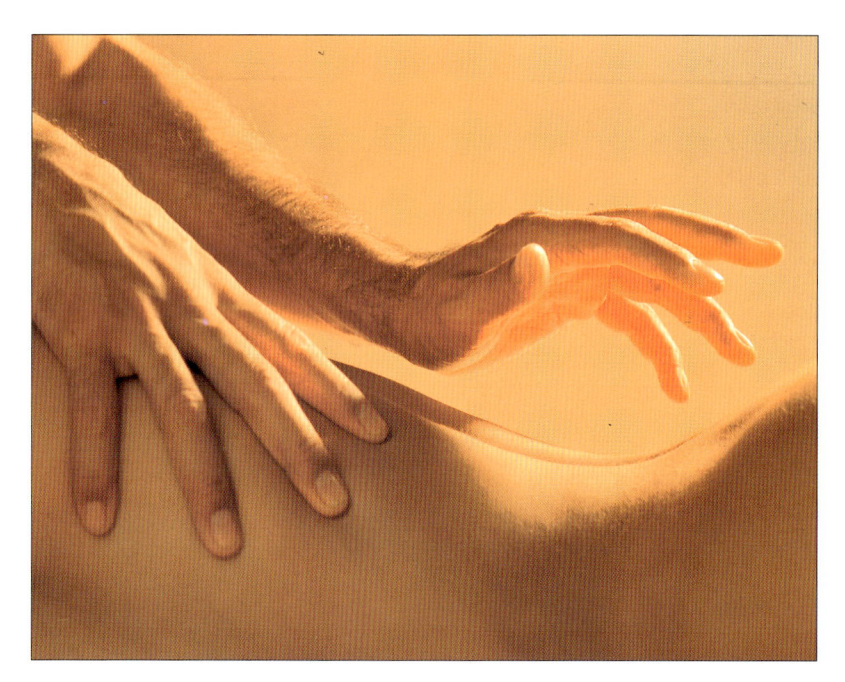

- La enfermedad y el dolor aparecen cuando la energía queda bloqueada, estancada o desequilibrada.
- Los bloqueos se producen debido al estrés y el trauma, y generalmente cristalizan desde los niveles sutil a extenso del campo.
- La terapia trata de localizar los bloqueos, liberar la energía para que discurra por flujos normales y mantener el campo energético en estado abierto y flexible.

Técnica del ejercicio corporal

La polaroterapia se conoce también como trabajo corporal. La premisa básica es que el contacto físico afecta al campo energético humano. El cuerpo es como la barra de un imán con un polo (+) arriba y un polo (−) abajo. De modo similar, las manos tienen una carga que tiende a ser positiva (+) en la derecha y negativa (−) en la izquierda. Piénsese en lo que ocurre cuando los extremos (+) y (−) de dos imanes se sitúan uno cerca del otro y en lo que sucede cuando se invierte el extremo de uno de ellos: una posición atrae (polos opuestos), mientras que la otra repele (polos iguales).

De modo similar, colocar las manos sobre el cuerpo afecta al flujo de energía, de modo que una posición estimula y la contraria seda el flujo de energía. Al conocer los principales modelos de flujo e intersecciones clave de cualquiera de las cuatro dimensiones del campo energético humano, y al aplicar apropiadamente las manos, el especialista facilita cambios profundos en el cuerpo y la mente. Además, el profesional se centra conscientemente en el flujo de energía, de modo que conceptos como «contacto consciente», «toma de conciencia», «límites» y otros afines tienen un papel muy importante en la polaroterapia.

Generalmente, se admite que la curación se genera desde dentro del propio paciente. El profesional no hace sino facilitarla y ayudar a que se produzca y, por tanto, no es una fuerza curativa externa. Lo importante aquí es la concienciación y sensibilización del paciente, no el papel corrector del médico.

Las cuatro dimensiones

Dentro de cada una de las cuatro dimensiones del campo energético humano, las técnicas del trabajo corporal se basan en consideraciones, localizaciones e intenciones terapéuticas específicas.

- **Para la energía primaria**, las técnicas se centran en el sistema cráneo-sacral. Se estudian los movimientos sutiles y las funciones del cráneo, la columna vertebral y el sacro, concentrándose en la potencia de la energía y en el movimiento libre del fluido cerebroespinal (FCE), considerado como el portador del flujo de energía más sutil y poderosa del cuerpo.

- **Para los tres principios** se estudian las cualidades básicas del yin y el yang, las fuerzas polarizadas bien descritas en los sistemas médicos tradicionales ayurvédico y oriental. Todos los teji-

Los cinco elementos

Se relacionan con las cinco fases de densidad en la forma y función del cuerpo. También se conocen como los cinco chakras (del sánscrito que significa «ruedas» de energía). De lo extenso a lo sutil, los cinco elementos son:
- Tierra (sólidos).
- Agua (líquidos).
- Fuego (calor).
- Aire (gases).
- Éter (espacio que contiene a todos los demás).

Estas funciones están asociadas con zonas específicas del cuerpo y tipos concretos de problemas emocionales y/o físicos.

Resultados de la polaroterapia

El polaroterapeuta tiene la preparación necesaria para reconocer indicadores relacionados con las diferentes dimensiones del campo energético humano y para proporcionar contacto y cualquier otra guía necesaria para equilibrar ese campo. Los resultados pueden ser notables: una relajación profunda, una nueva percepción de las causas y las características y una sensación de calma.

dos y funciones, todas las relaciones microcósmicas y macrocósmicas se presentan en términos de energía cargada, categorizada en polaridad como positiva (+), negativa (−) y neutra (0). Estas tres energías se hallan en constante tensión dinámica entre sí, y sientan la base para la manifestación física. En física, eso se ve con claridad en la estructura del átomo, con el protón (+), el electrón (−) y el neutrón (0) en constante interrelación mutua y autorregulada.

Cuando hablamos de polaridad en el trabajo corporal, la comprensión de los tres principios se aplica en términos de localización y calidad del contacto, en métodos para equilibrar los sistemas nerviosos y en una larga serie de formas diversas.

Métodos cognitivos y no cognitivos

■ Las técnicas para liberar los viejos traumas y establecer nuevas actitudes a nivel de plano básico, así como nuevas expectativas sobre uno mismo y los demás, afectan a la conciencia. La polaroterapia supone la intervención de factores tanto cognitivos (ser más consciente de los factores que afectan a la conciencia), como de métodos no cognitivos (al liberar la energía, los nuevos comportamientos surgen espontáneamente, sin esfuerzo consciente).

Otras técnicas de la polaroterapia

La polaroterapia también incorpora dieta, ejercicios y otras dimensiones de la curación.

■ **En la dieta.** El doctor Stone enseñó el valor de una dieta vegetariana sin carne, pescado, aves o huevos. También defendió el uso periódico de una «dieta de limpieza» compuesta de verduras frescas y cocidas, además de fórmulas limpiadoras compuestas de hierbas.

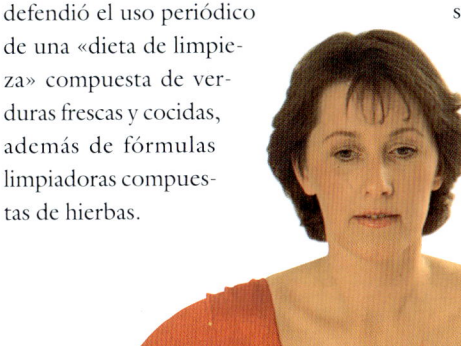

■ **En el ejercicio.** El doctor Stone reconoció que el movimiento, la postura, el sonido y otras posibilidades terapéuticas autoaplicadas influyen en el campo energético humano. Basándose en el *Hatha Yoga* y en las artes marciales orientales, desarrolló lo que denominó «posturas de estiramiento fácil» o «yoga de polaridad», como adaptaciones que afectaban al flujo de energía, pero que no exigían el amplio entrenamiento que exigen los sistemas tradicionales de ejercicio.

■ **Una forma de vida.** Éste es el término empleado con frecuencia para describir la polaroterapia. Los escritos del doctor Stone contienen algunas referencias de amplio alcance para todo el espectro de la experiencia humana, sobre todo el desarrollo espiritual.

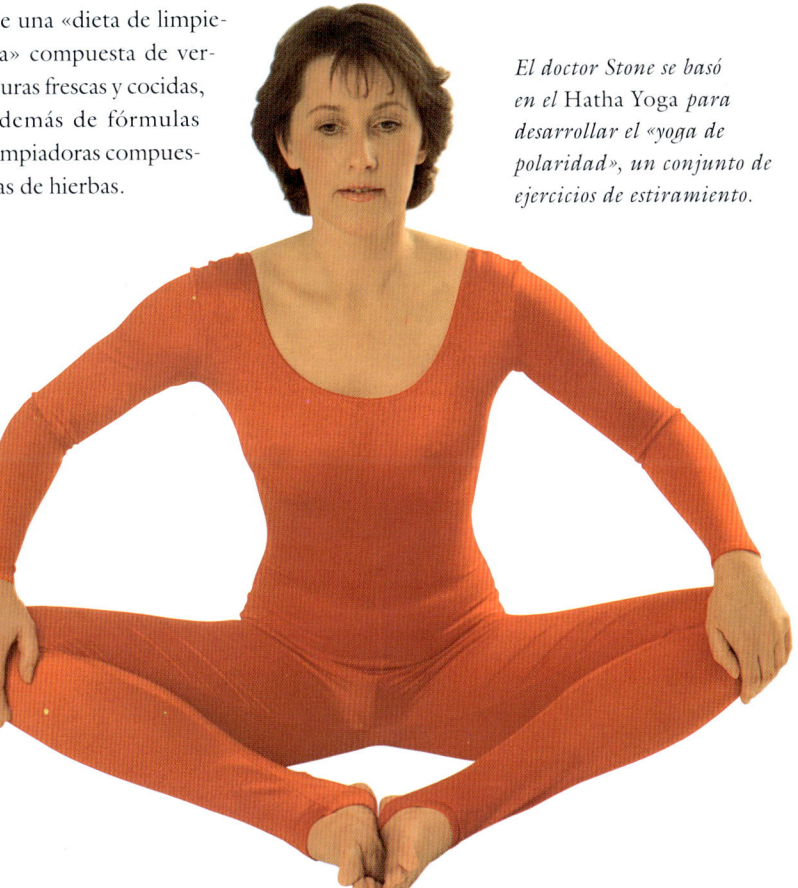

El doctor Stone se basó en el Hatha Yoga *para desarrollar el «yoga de polaridad», un conjunto de ejercicios de estiramiento.*

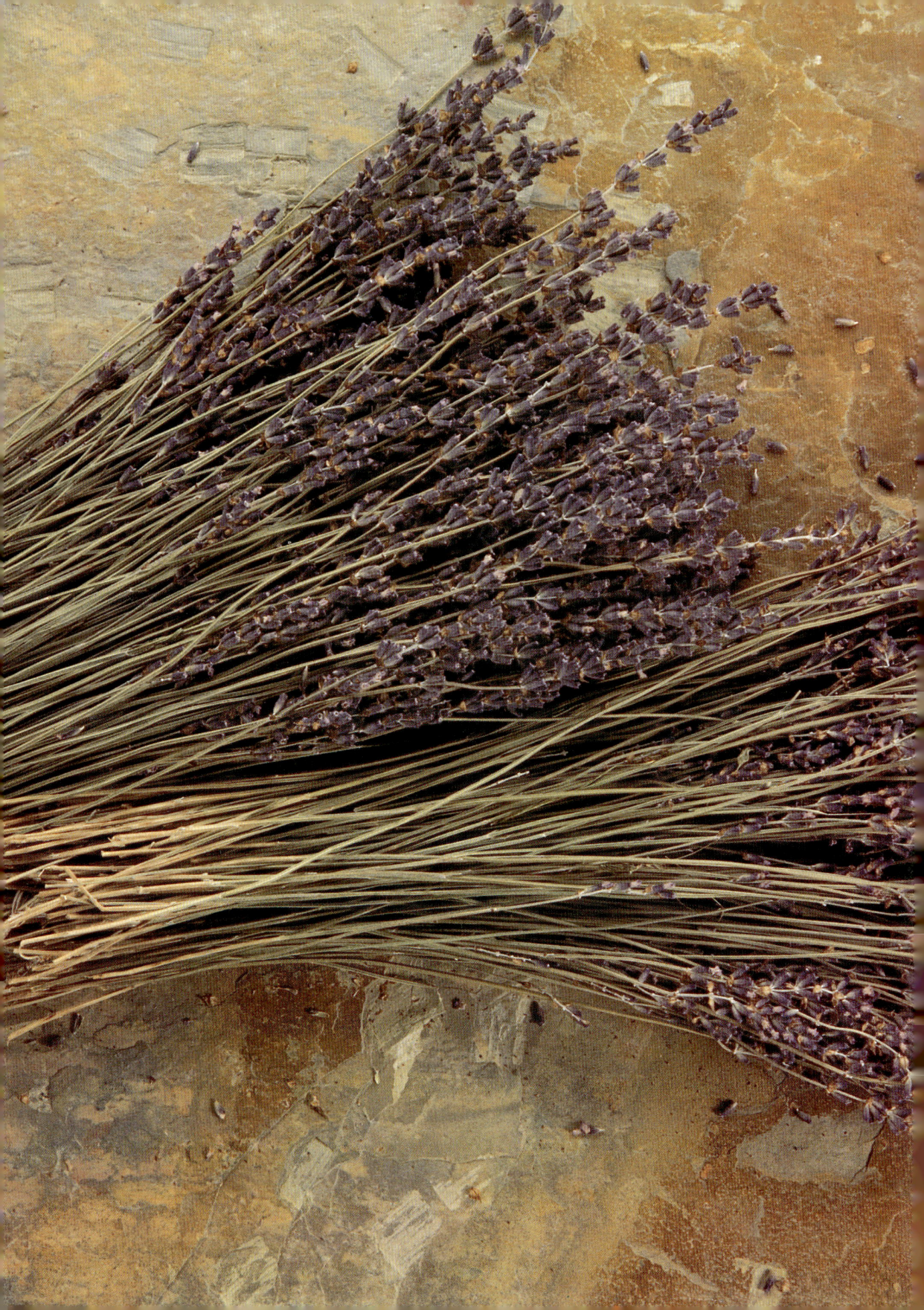

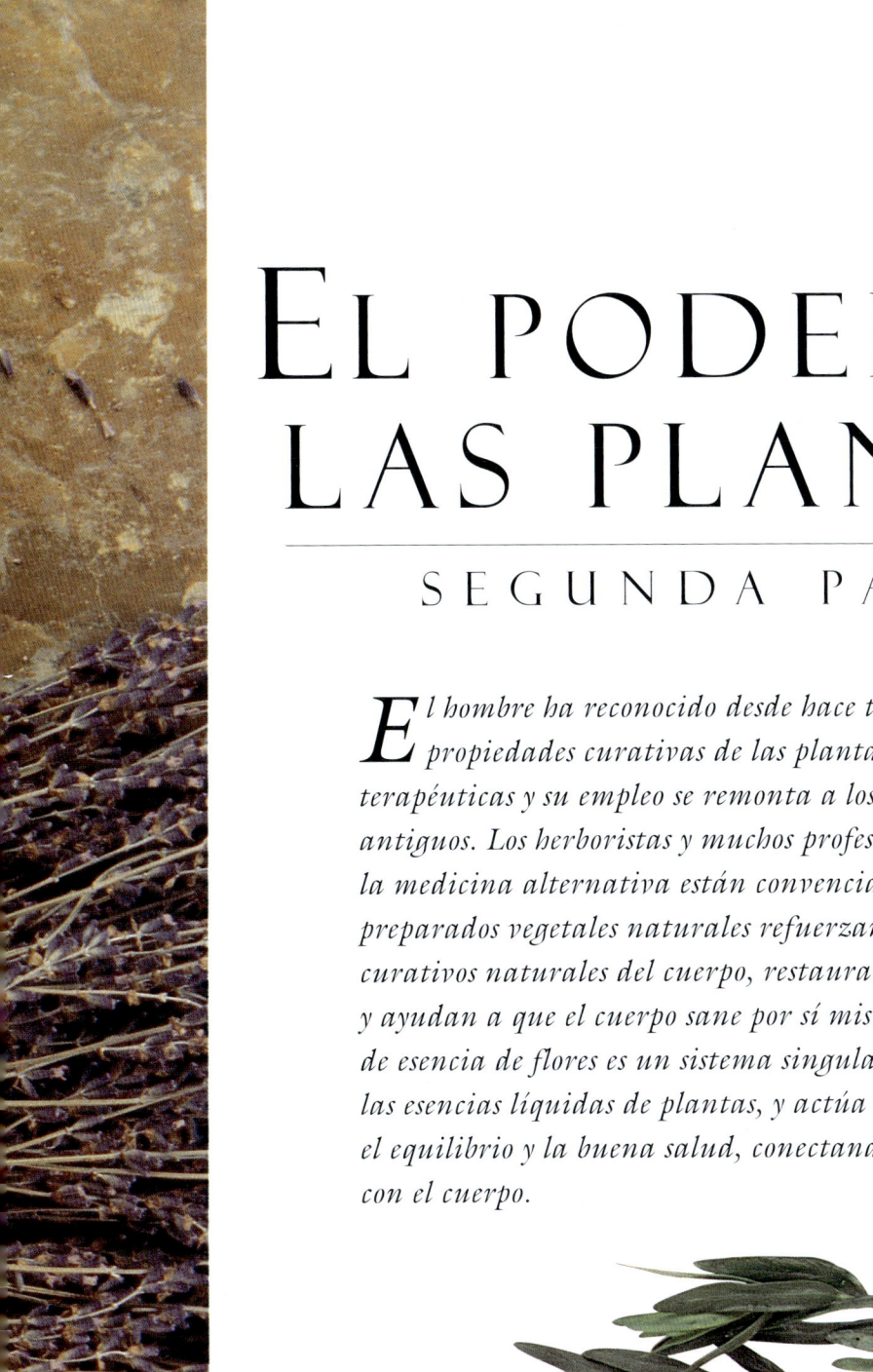

El poder de las plantas

SEGUNDA PARTE

El hombre ha reconocido desde hace tiempo las propiedades curativas de las plantas y hierbas terapéuticas y su empleo se remonta a los tiempos antiguos. Los herboristas y muchos profesionales de la medicina alternativa están convencidos de que los preparados vegetales naturales refuerzan los procesos curativos naturales del cuerpo, restauran el equilibrio y ayudan a que el cuerpo sane por sí mismo. La terapia de esencia de flores es un sistema singular basado en las esencias líquidas de plantas, y actúa restaurando el equilibrio y la buena salud, conectando la mente con el cuerpo.

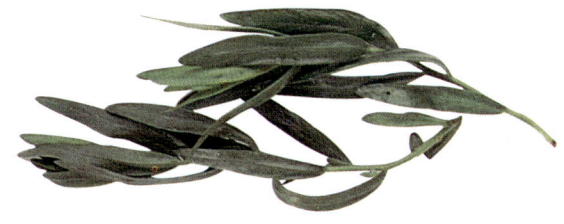

TERAPIA DE ESENCIA DE FLORES

CAPÍTULO CINCO

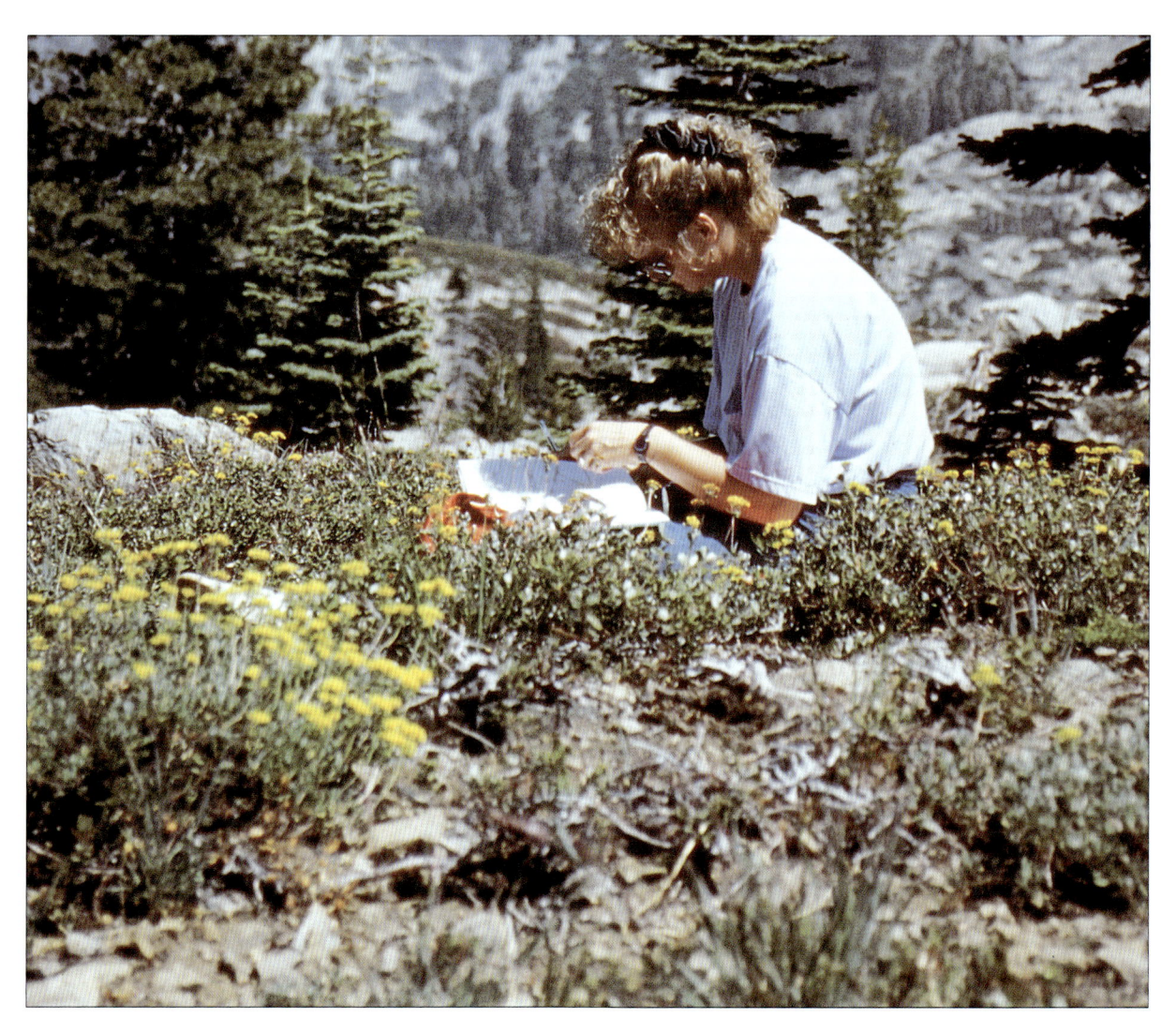

La curación con flores es tan antigua como universal. Todas las culturas, incluida la nuestra contemporánea, percibieron intuitivamente que las flores expresan un lenguaje del alma que es mucho más profundo que las palabras. Las flores se utilizan para transmitir nuestros más profundos sentimientos de alegría, dolor, amor o tributo en toda una serie de acontecimientos familiares, como nacimientos, bodas, funerales y otras muchas fiestas y conmemoraciones.

Terapia de esencia de flores: concepto y valores

La terapia de esencia de flores, tal como la conocemos en la actualidad, ha evolucionado a partir del trabajo del doctor Edward Bach (véase abajo, recuadro). Las fases de su carrera médica reflejan el desarrollo de nuestra cultura moderna, de nuestro intento por encontrar una fórmula para el bienestar, la plenitud y la salud en el ser humano. El modelo que predomina en nuestros días incorpora muchos aspectos diferentes del bienestar humano, desde la medicina y la intervención quirúrgica convencional hasta las medidas preventivas que intentan estimular las respuestas inmunológicas sanas en el cuerpo humano.

A medida que refinamos nuestra comprensión del campo energético humano, empezamos a percibir y tratar las más grandes estructuras energéticas que rodean al propio cuerpo físico. Reconocemos que el cuerpo y el alma no se pueden considerar como una dualidad contrapuesta, sino más bien como una realidad entretejida.

Los investigadores han correlacionado los rasgos característicos de la personalidad con enfermedades específicas, sobre todo desde la Segunda Guerra Mundial. Uno de los estudios más famosos fue el realizado por los doctores Meyer Reidman y Raymond Rosenman, que acuñaron el término «comportamiento de tipo A» para la actitud impaciente y hostil, que genera un mayor riesgo de enfermedad cardiaca.

Desde entonces, numerosos estudios han indicado el papel decisivo de factores emocionales, como la cólera, el dolor por la pérdida, la depresión o el bajo nivel de autoestima, en el desarrollo de determinadas enfermedades,

El doctor Edward Bach

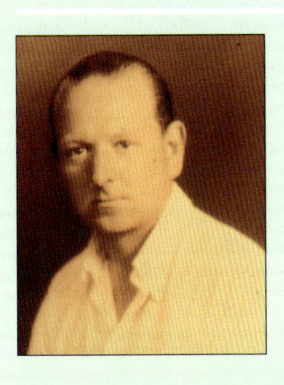

En Inglaterra, en la década de 1930, el doctor Edward Bach, un conocido médico y homeópata, formuló el primer sistema de curación del alma basado en medicinas extraídas de las partes florales de las plantas. Fue uno de los primeros defensores de la curación holística que finalmente está recibiendo gran atención en la última parte del siglo XX.

Bach terminó su graduación en la Universidad de Birmingham y luego se graduó en el University College Hospital de Londres, en 1919. Aceptó el puesto de médico forense del mismo hospital y estuvo a cargo de más de 400 camas durante la Primera Guerra Mundial. Allí observó claramente los efectos del estrés y el trauma en relación con el potencial de recuperación de sus pacientes. Estaba convencido de que la cirugía y la medicina convencional no tenían todas las respuestas y se interesó por el campo de la inmunología, aceptando el puesto de bacteriólogo jefe del hospital. Bach desarrolló una serie de vacunas bacterianas que salvaron muchos miles de vidas cuando se inocularon a las tropas en guerra durante una virulenta epidemia de gripe. Estos resultados clínicos fueron tan impresionantes que se publicaron en varias revistas médicas de la época, incluida la prestigiosa *Proceedings*, de la Real Sociedad de Medicina.

Bach creía que aquellas vacunas eran todavía demasiado primarias y al aceptar un puesto en el Hospital Homeopático de Londres desarrolló una serie de nosodos bacterianos que se diluían y potenciaban de una forma similar a la empleada en homeopatía. Pero aún fue más importante que pudiera documentar claros rasgos de personalidad arquetípicos que se correlacionaban con cada nosodo y empezase a diagnosticar y a tratar según estos aspectos mentales y emocionales, en lugar de basarse en los síntomas físicos externos. Muchos homeópatas utilizaron estos nosodos, tanto en Estados Unidos como en Europa y se siguen incluyendo en la farmacopea homeopática estándar.

A medida que Bach se sensibilizó cada vez más por los temas emocionales y mentales presentados por sus pacientes, siguió buscando remedios que pudieran actuar con mayor profundidad y armonía que los nosodos homeopáticos. En 1930 abandonó su destacada carrera en Londres y regresó a la zona rural de sus antepasados galeses para iniciar un estudio intenso de las plantas nativas que tanto había estimado en su juventud. Mientras trataba a los pacientes de los pequeños pueblos de Gales e Inglaterra por donde viajó, desarrolló remedios completamente nuevos a partir de las partes florales de las plantas, que beneficiaban los estados emocionales y mentales que socavaban la salud y el bienestar de sus pacientes. Al morir, en 1936, había reunido una colección de 38 esencias de flores.

así como en la capacidad de nuestro sistema inmunológico en general. Se ha establecido un campo de investigación médica completamente nuevo, designado como psiconeuroinmunología (PNI), que ha determinado cuáles son los mensajeros bioquímicos que transmiten las respuestas emocionales hacia y desde las glándulas del cuerpo, y han documentado cambios definitivos y sustanciales en el bienestar emocional y físico.

Vista desde esta perspectiva, podemos considerar que la terapia de esencia de flores se sitúa a la vanguardia de la medicina holística. Se entiende como una terapia singular e integradora que emplea las muy refinadas cualidades de las plantas en flor para actuar dentro de la matriz física del cuerpo, estimulando estados precisos de conciencia psicológica.

■ HOMEOPATÍA

La terapia de esencia de flores tiene mucho en común con la homeopatía, puesto que ambas utilizan medicamentos potenciados que influyen en los niveles transfísicos del ser humano. No obstante, la medicina homeopática incorpora una amplia gama de sustancias, incluidas las de origen animal y mineral, así como las diferentes partes de la planta.

■ EXTRACCIÓN SOLAR

En contraste con ello, las esencias florales se obtienen específicamente a partir de flores frescas recogidas de hábitats puros en el preciso momento de su florecimiento. Los métodos de extracción solar, que al parecer fueron desarrollados por Bach, han producido un nuevo género de medicamentos con una singular capacidad para abordar aspectos mucho más delicados y sutiles dentro del campo emocional y mental del ser humano.

Las esencias florales también se distinguen de los agentes psicofarmacéutico en varios aspectos.

Parecen actuar como catalizadores. No eliminan los síntomas, sino que más bien estimulan a la conciencia, al introducir nueva información en los campos emocional y mental del individuo.

CÓMO ACTÚAN LAS ESENCIAS DE FLORES

Se cree que las esencias de flores actúan de un modo similar a nuestra experiencia de la música o el arte: a través del sonido o de la luz, percibimos algo que nos conmueve o nos inspira. Las esencias actúan por medio del agua, que contiene una huella del color, la forma y la belleza de la flor que se dirige a los sentimientos y pensamientos del individuo.

Así, las esencias de flores no ocultan, antes revelan los aspectos de nuestra personalidad, de modo que podemos tomar nuevas decisiones acerca de los temas de nuestra vida. Como se trata de medicamentos energéticos potenciados, actúan de una manera suave pero firme, sin peligro de sobredosis o dependencia a largo plazo.

VISITA A UN PROFESIONAL

La clave para usar con éxito las esencias florales implica la habilidad para elegir los remedios adecuados. Las esencias florales actúan por un principio de resonancia; el remedio tiene que equivaler a un modelo similar en el individuo para que pueda evocar en éste una respuesta curativa. Un remedio inapropiado no será nocivo, pero tampoco ayudará; simplemente, no se registrará ninguna respuesta significativa dentro del individuo. Esto significa que la selección eficaz de las esencias florales supone afinar la propia percepción de los desequilibrios mentales y emocionales. Desde la niñez se nos enseña a articular el dolor o el malestar en el cuerpo físico, como por ejemplo los atributos específicos de un dolor de cabeza o un pie herido, o cuando sentimos náuseas o fatiga. En contraste con ello, nuestra capacidad para identificar y describir los desequilibrios emocionales o mentales suele estar menos desarrollada.

Por esta razón, es conveniente visitar a un profesional cuando se utilizan por primera vez las esencias florales (aunque hay muchas familias que utilizan los remedios florales con bastante seguridad y éxito en el hogar). Algunos terapeutas se especializan exclusivamente en esencias florales, aunque la mayoría las ofrecen al paciente junto con otras opciones.

Los «cuadros personales» que se obtienen con el remedio floral engloban la mente y el cuerpo; así, un profesional efectivo es aquel que ha desarrollado la capacidad para distinguir estas relaciones. Esto tiene más que ver con la habilidad del profesional para observar y plantear preguntas, que con cualquier modalidad curativa concreta; muchos profesionales utilizan con éxito las esencias florales, incluidos médicos y enfermeras, psicoterapeutas y otros asesores psicológicos, especialistas en la canalización de la energía, como acupuntores y homeópatas, terapeutas artísticos, maestros y especialistas en nutrición y en trabajo corporal.

Aplicación y respuesta

Generalmente, las esencias florales se toman en forma líquida, varias gotas cada vez, aunque algunos profesionales las aplican directamente, durante una sesión terapéutica, a los meridianos u otros puntos energéticos del cuerpo. También se pueden añadir a las cremas cutáneas o al agua del baño, o incluso colocar en vaporizadores para pulverizarlas sobre nuestro cuerpo o nuestro entorno.

La respuesta a los remedios suele ser general en las primeras fases. Las personas dicen sentirse más serenas, despejadas y capaces de afrontar las situaciones, o menos fatigadas. Se pueden documentar respuestas más específicas a través del asesoramiento psicológico, la elaboración de los sueños, llevar un diario u otras formas de aprender a observar y articular los niveles de los fenómenos emocionales y mentales. Por ejemplo, esto es lo que informó una persona a la que un terapeuta de familia trató con esencias florales: «Cada vez que mi hija empieza a llorar y gritar, mi reacción habitual es que se me haga un nudo en el estómago y me sienta tensa e irritable. Entonces, invariablemente, empiezo a gritar y a enojarme con ella. No obstante, desde que utilizo las esencias florales parece que reacciono menos bruscamente con mi hija. En lugar de eso, comprendo por qué se siente alterada y descubro gradualmente nuevas formas creativas de afrontar y calmar su incomodidad».

Combinación de esencias florales

Aunque los remedios por sí solos son bastante efectivos, las esencias florales se pueden combinar hábilmente para crear fórmulas sinérgicas; una fórmula habitual contiene hasta cinco o seis remedios. Estas «botellas dosificadoras» se usan varias veces al día: justo antes y después del sueño y antes de las comidas. Las fórmulas de esencias florales se toman en ciclos; el ritmo normal es de un mes. Durante ese período, el cuerpo emocional es como la luna: «crece y decrece», pasando por una fase de desarrollo interno. La terapia de esencias florales normalmente supone varios meses de tratamiento, ya que a medida que el paciente pasa por las diferentes etapas o «capas» de cambio y desarrollo, deben aplicarse nuevos remedios.

Nuevos desarrollos e investigación

El doctor Bach estableció 38 remedios en las zonas rurales de Gales e Inglaterra durante el breve período de ocho años antes de su prematura muerte en 1936. Desde entonces, otros profesionales de muchos países del mundo han confirmado, mediante su propia observación e investigación, los singulares beneficios curativos de la terapia de esencias florales. En 1979 se fundó la Flower Essence Society (FES), una organización mundial sin ánimo de lucro, dedicada a la educación y la investigación de esta terapia.

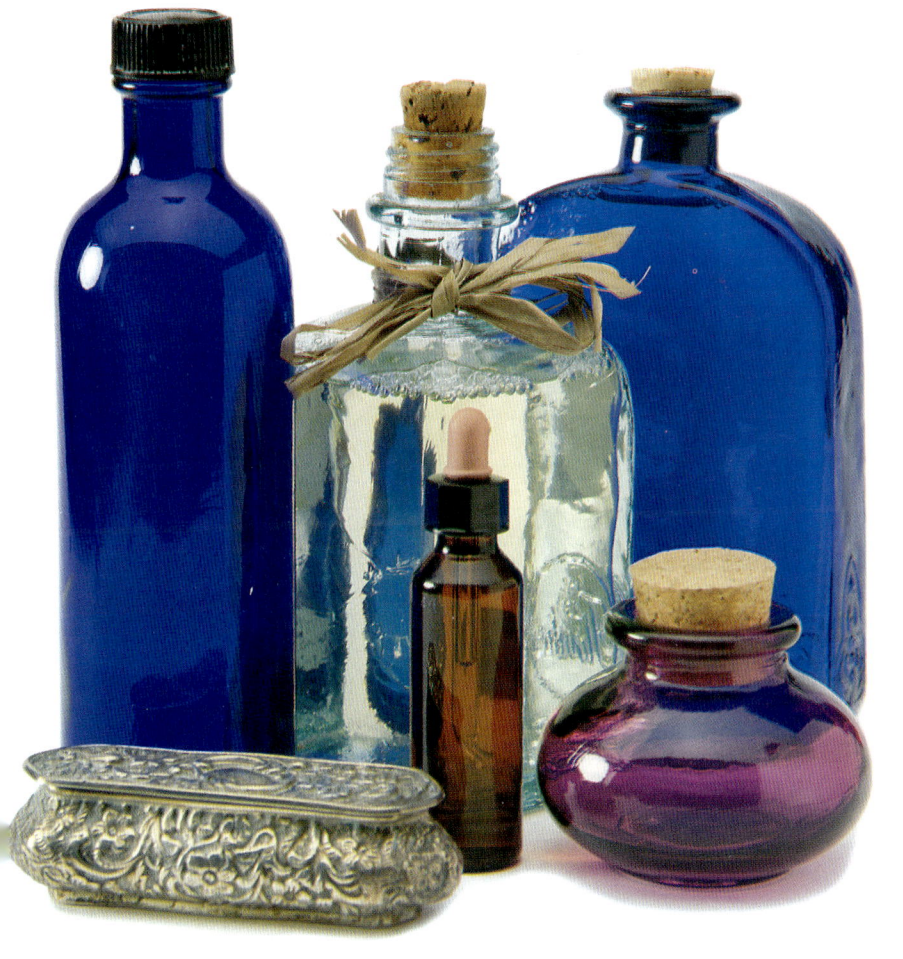

La FES ha investigado y recopilado estudios de casos empíricos no sólo para los 38 remedios ingleses originales, sino que también ha obtenido nuevas e importantes esencias de hierbas medicinales y de plantas silvestres en América del Norte.

En el Reino Unido hay un registro de profesionales cualificados en remedios florales de Bach, formados en el Centro Bach (véase la sección de Direcciones útiles).

■ Aplicación de las esencias florales

Se han recopilado casos que demuestran la fructífera aplicación de las esencias florales para una amplia gama de estados y achaques, entre los que se incluyen: trastornos del aprendizaje, abandono y maltrato infantil, relaciones familiares y personales, rendimiento laboral y objetivos profesionales, sensibilidades y alergias medioambientales, depresión y dolor por la pérdida de un ser querido, tensión corporal y estrés general, decisiones sobre nutrición y estilo de vida, paternidad y maternidad, identidad masculina y femenina, expresión artística, sexualidad, afrontar una enfermedad terminal o crónica, enfermedad psicosomática, respuesta inmunológica general y muchas enfermedades.

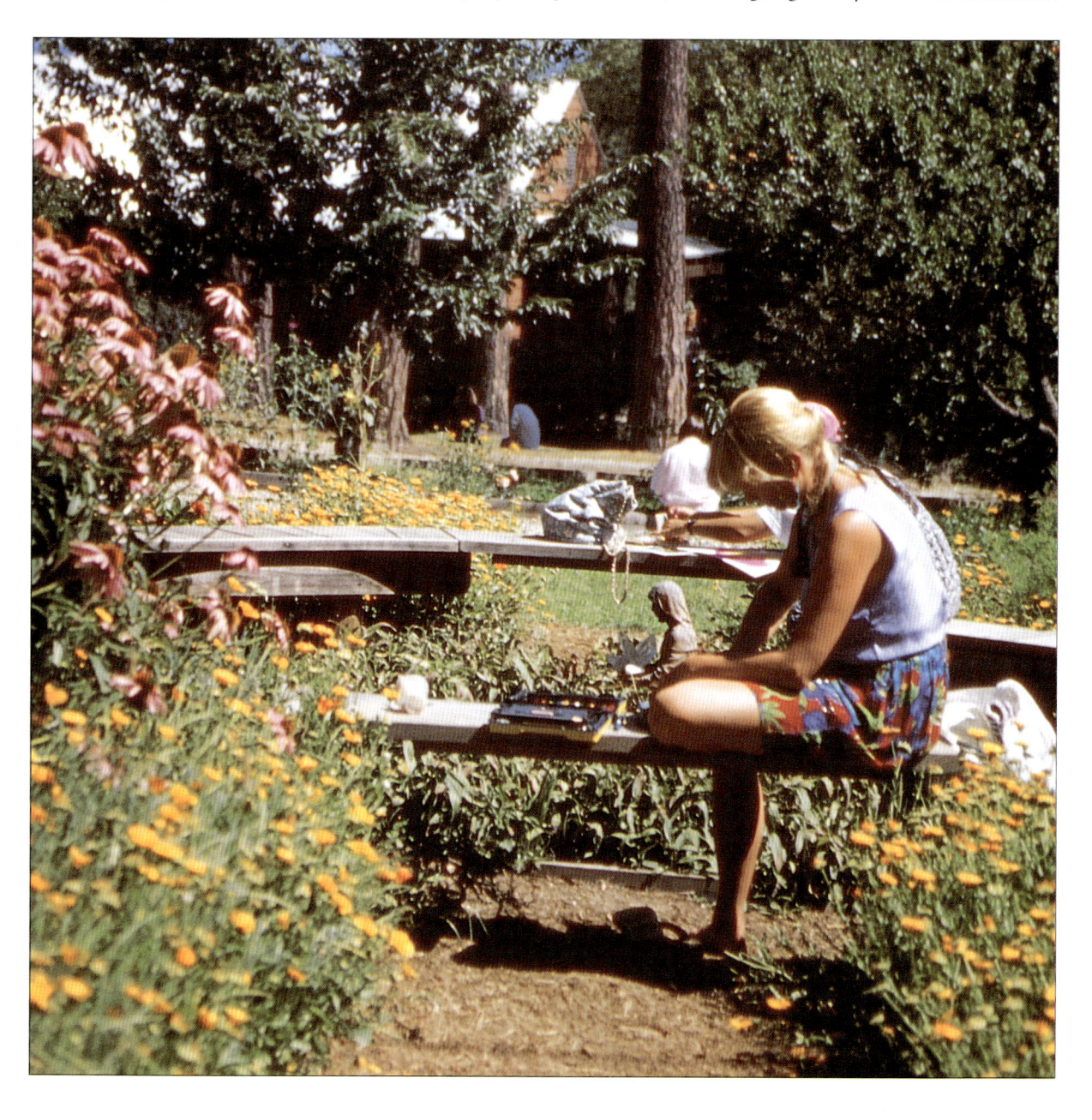

Ejemplos prácticos

Los siguientes casos han sido presentados por profesionales miembros de la Flower Essence Society.

Corazoncillos

A una niña de ocho años se le presentaron repentinamente agudos dolores de estómago y diarrea, a pesar de que no tenía historial previo de tales síntomas. Un experto gastrointestinal realizó toda una batería de análisis y no pudo encontrar nada mal en la niña. Finalmente, sus padres la llevaron a un asesor psicológico familiar que también utilizaba esencias florales.

En la sesión inicial de diagnóstico, la niña dibujó una imagen grande de un corazón roto. El asesor utilizó la flor de corazoncillos para ayudarla a afrontar lo que percibió como una profunda fuente de dolor en la niña. La pequeña empezó a compartir entonces su sensación de pérdida por una compañera de juegos que había muerto repentinamente varios meses antes del inicio de sus síntomas. La familia no tenía ni la menor idea de que hubiera podido sentirse tan afectada por la muerte de su amiga.

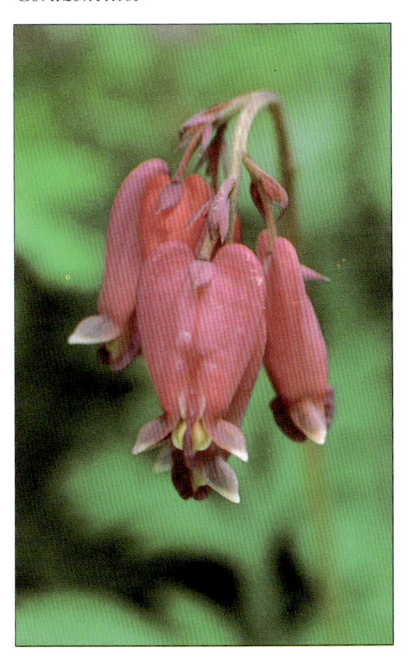

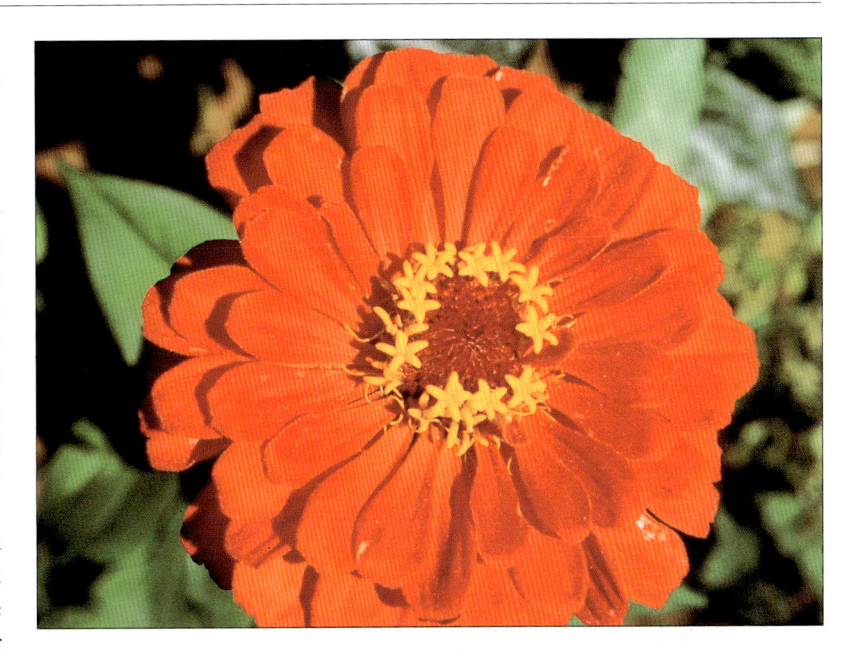

Corazoncillos

Al cabo de pocos días de tomar la esencia de corazoncillos, los síntomas de la niña disminuyeron drásticamente y a las pocas semanas habían desaparecido por completo.

Balsamina, zinnia y borraja

Un vendedor ejecutivo, de cincuenta y ocho años de edad, tenía que afrontar un gran estrés en su vida cotidiana. Su médico le diagnosticó una presión alta crónica y las primeras fases de una enfermedad coronaria.

Se le pidió que efectuara unos cambios dietéticos y que incorporara en su vida cotidiana ejercicio y técnicas de reducción del estrés. A pesar de realizar dos programas diferentes para reducir el estrés y aprender técnicas de relajación, el hombre progresó poco. Seguía sintiéndose ansioso e irritable al final de la jornada.

Zinnia

Un terapeuta de esencias florales le recomendó una combinación de esencias de balsamina, zinnia y borraja. El hombre observó un efecto inmediato tras usar estos remedios: se sintió más sereno y centrado. Las técnicas de relajación que ya había probado ahora le parecieron más fáciles de incorporar. Observó que muchas situaciones en el hogar y en la familia empezaron a cam-

Balsamina

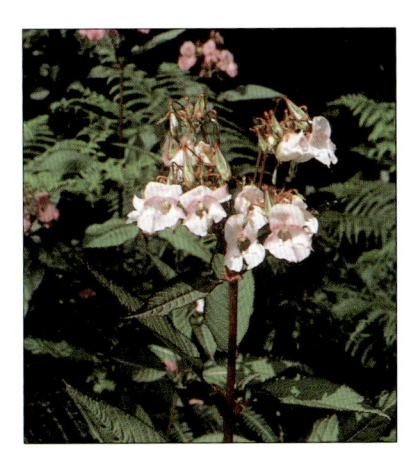

biar gracias a su mayor sensación de tranquilidad y autocontrol. Seis semanas más tarde, al acudir a su visita habitual de control, su médico de cabecera se extrañó al descubrir que su tensión sanguínea había disminuido de forma significativa y quiso saber «qué había cambiado» en su paciente.

Mimulus

Una mujer de algo más de setenta año se fue encerrando progresivamente en sí misma tras la muerte de su esposo. Temía dedicarse a las tareas del hogar o salir sola, a pesar de que era físicamente capaz. Aunque tenía carnet de conducir, siempre había dependido de su esposo para desplazarse y ahora se mostraba reacia a usar el coche. A medida que su temor se hizo más intenso creció su hipersensibilidad hacia muchos ruidos de la casa y empezó a temer que ésta se le viniera encima. Debido a esos temores comenzó a dormir con gran inquietud y a sentirse cada vez más aterrorizada y agitada.

Un especialista en esencias florales le recetó un único remedio compuesto de mimulus. No se observaron cambios claros hasta la tercera semana de uso. Entonces la mujer dijo sentirse más calmada y empezó a dormir más por la noche. Una semana más tarde le comentó a su hija que había estado actuando como una niña asustadiza y que ya había llegado el momento de introducir cambios. Dos semanas después informó a su asesor que creía que ya era hora de iniciar otra vida y dejar de aparentar que estaba muerta, sólo porque lo estaba su esposo. Introdujo muchos cambios importantes en su estilo de vida, aprendió a conducir el coche y a aceptar numerosas invitaciones sociales que antes siempre había rechazado.

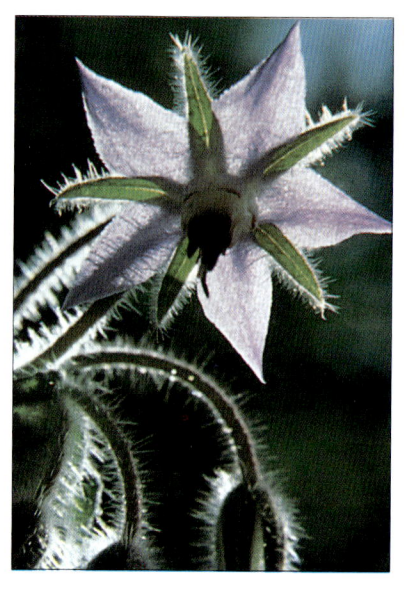

Borraja

Mimulus

Rosa silvestre de California

Esta esencia floral se utilizó para una joven de dieciséis años que se había vuelto melancólica, vestía ropas de colores oscuros y se mostraba emocionalmente distante con su propia familia. Además, sus notas bajaron de repente desde niveles superiores a la media a simples aprobados. En una sesión de asesoramiento psicológico, la joven afirmó sentirse «aburrida» con la vida y sin mucho interés o esperanza por su futuro. Acababa de separarse de su novio y no había sido elegida para representar un papel que deseaba en una obra de teatro en la escuela.

Su madre observó un cambio al cabo de dos semanas de tomar rosa silvestre de California. La joven se mostró más dispuesta a hablar de sus sentimientos de dolor y rechazo y encontró a una nueva amiga en la escuela. A

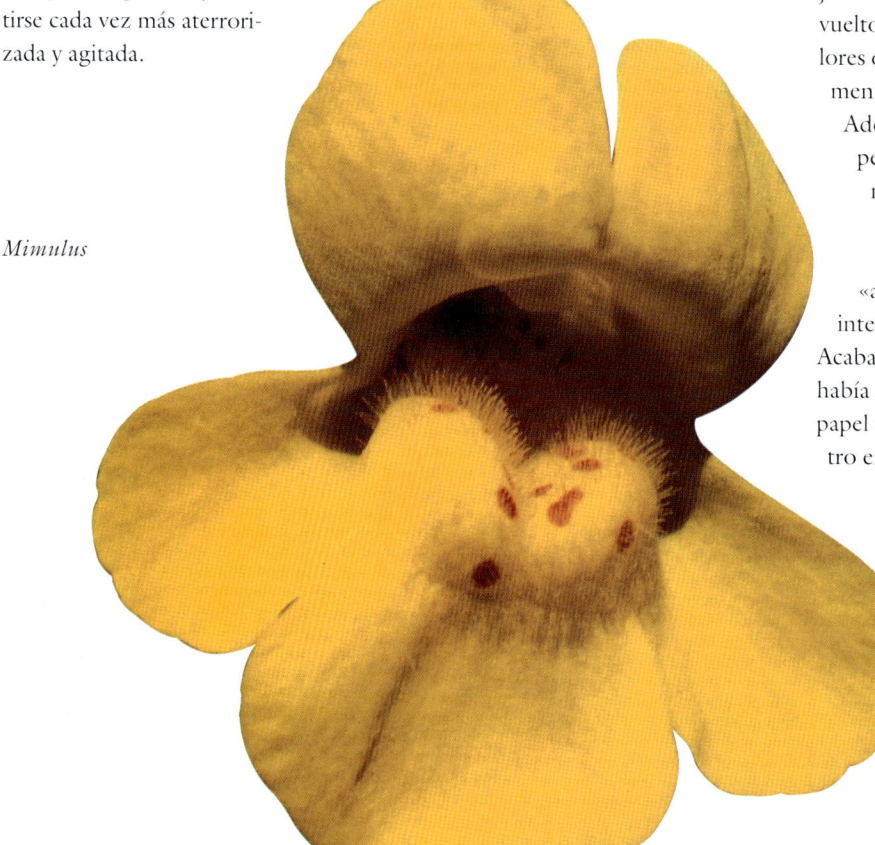

Rosa silvestre de California

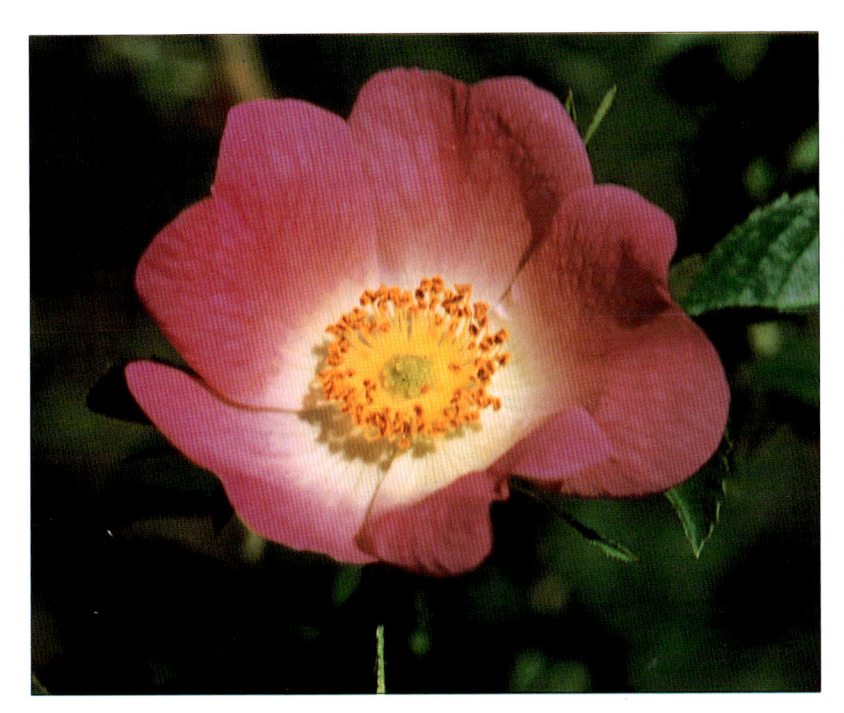

los pocos meses su actitud era mucho más brillante y alegre, y las notas escolares volvieron a recuperar su nivel normal.

Estrella de Belén

Una mujer de poco más de veinte años había sido violentamente atacada, violada y robada a punta de pistola. Recibió atención psicológica por ello y pareció recuperarse. Seis meses más tarde desarrolló un grave trastorno nutricional, junto con alergias alimentarias. A pesar del asesoramiento dietético y psicoterapéutico siguió perdiendo peso y mostró también nuevas señales de depresión.

Se le dio estrella de Belén para tratar la conmoción y el trauma del violento ataque. Gracias al uso de esta esencia empezó a revivir el incidente, pero reconociendo ahora los tremendos sentimientos de rabia, dolor y vergüenza que sintió por el asalto. A medida que fue elaborando y resolviendo esas emociones, también remitió su trastorno nutricional.

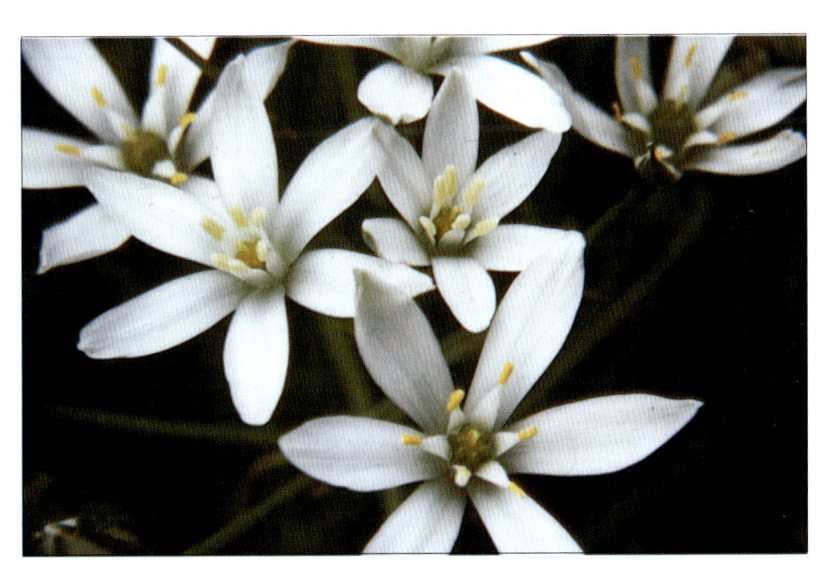

Lirio tigre, lirio mariposa y lirio alpino

Una mujer que acababa de cumplir cuarenta años acudió al ginecólogo para hacerse un examen rutinario. Aunque no tenía historial previo se le diagnosticó una displasia cervical que revestía gravedad (CIN III), confirmada por biopsias histológicas tomadas en cinco zonas diferentes del tejido cervical y vaginal. El médico le recomendó una intervención quirúrgica inmediata, la extirpación de todo el tejido afectado en el cuello del útero y la vagina, mediante un proceso llamado conización, que exigía hospitalización, anestesia general y un período de recuperación de dos meses. En su opinión, la mujer corría el riesgo de contraer un cáncer si no se tomaban esas medidas. Como quiera que su estado se había presentado tan repentinamente, sin historial previo, la mujer buscó asesoramiento psicoterapéutico y nutricional. Modificó su dieta para excluir aquellos alimentos que fuesen irritantes o difíciles de digerir.

Su asesor le sugirió que tomara remedios de lirios tigre, mariposa y alpino, para reforzar su condición femenina y la conexión con sus tejidos ginecológicos. Durante los meses siguientes, la mujer realizó un trabajo psicológico profundo centrado en su sentido del dolor por no haber tenido nunca un hijo; también se dio cuenta de que abrigaba sentimientos ambivalentes sobre la maternidad, debido en parte a la relación traumática

Estrella de Belén

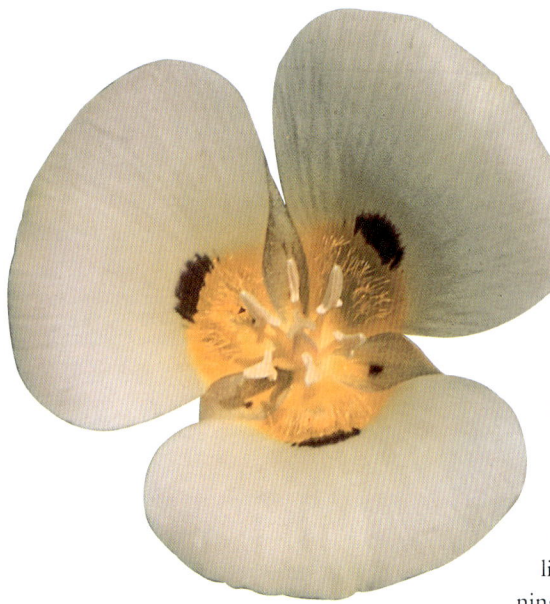

Lirio mariposa

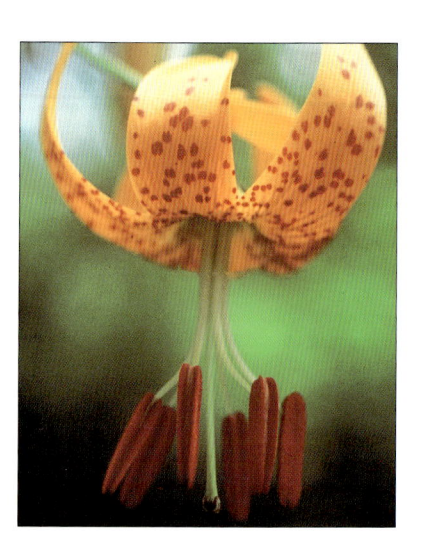

Lirio tigre

Lirio alpino

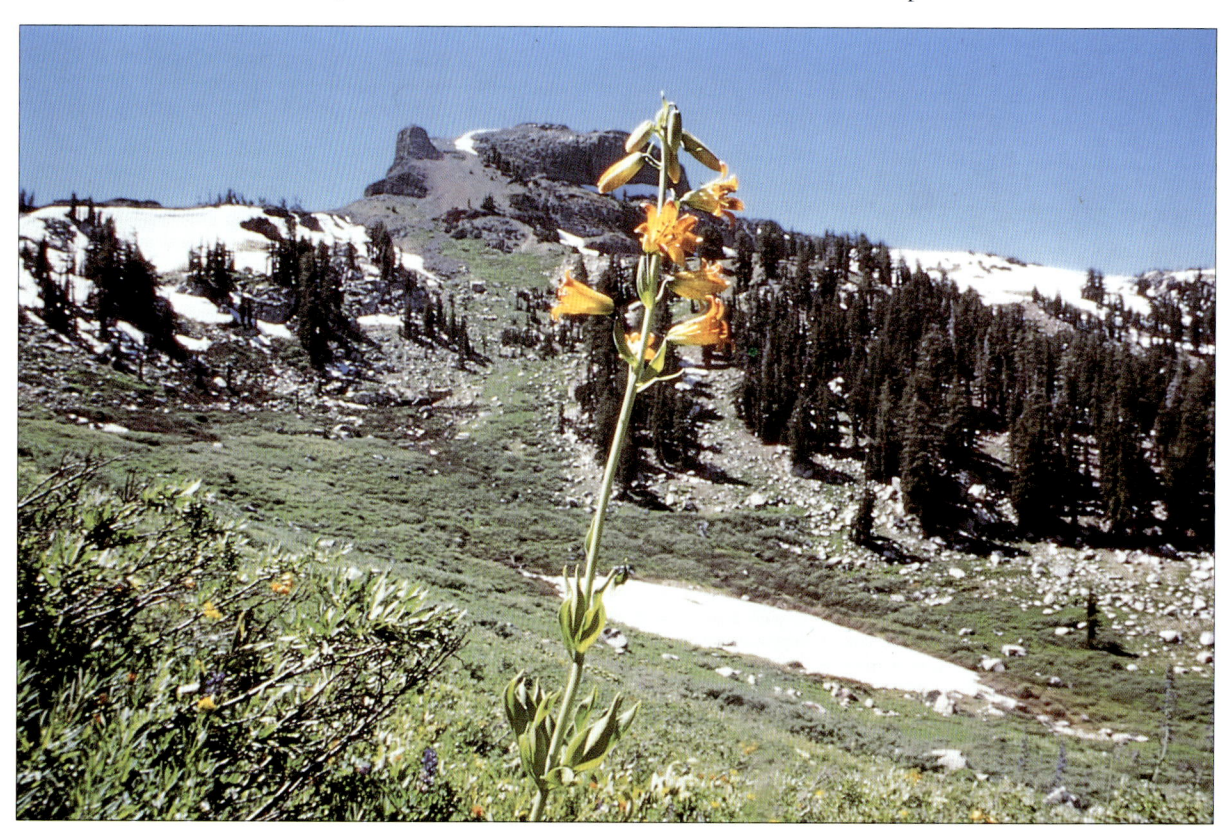

lógico revelaron un material emocional sumergido que ahora empezaba a quedar al descubierto. Después de seis meses, la mujer regresó al ginecólogo para someterse a otro examen, con la intención de permitir que la operaran si aún se encontraba algún tipo de alteración en los tejidos. Se tomaron biopsias histológicas de los mismos lugares y, ante el asombro del médico, los nuevos análisis indicaron que no existía ninguna zona con displasia cervical, ni siquiera en su forma más benigna; los resultados de los análisis eran completamente normales y así han seguido desde hace aproximadamente cinco años.

que tuvo con su propia madre. Su diario de sueños y el de su vida cotidiana, junto con las sesiones del asesor psico-

Acebo

ACEBO

A un niño de nueve años se le diagnosticó que era hiperactivo. Sus padres consultaron con un médico holístico que también utilizaba esencias florales. En una sesión de diagnóstico del niño, no se pudieron identificar problemas nutricionales o fisiológicos significativos. No obstante, el niño mostraba claras señales de sufrir problemas emocionales. Su comportamiento era muy nervioso y siempre se mostraba irritado y hostil en su respuesta ante los demás. Parecía incapaz de integrarse en su sistema familiar o de recibir calor y afecto de otros miembros de su familia.

Se eligió un único remedio: flores de acebo. Los padres recibieron con extrañeza los cambios observados en su hijo y comentaron al médico: «No sabemos cómo darle las gracias; hubiera lo que hubiese en esas gotas, le han transformado la personalidad; ahora se ha reintegrado por fin al calor de nuestra familia».

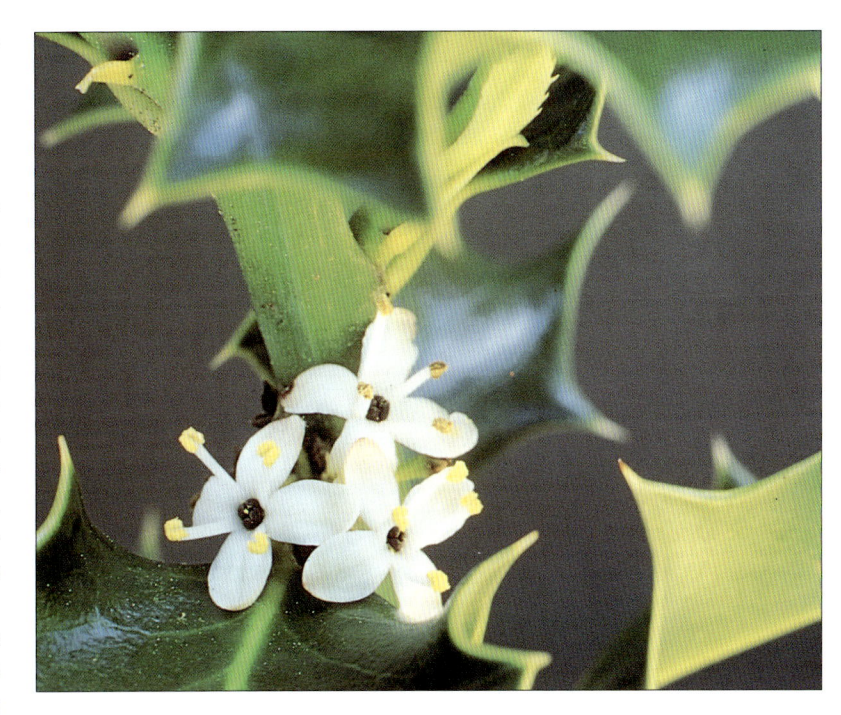

OLMO

Un hombre de mediana edad visitó a su médico quiropráctico/naturópata con síntomas de dolor intenso y profundo en la articulación del hombro izquierdo. Se le hicieron todos los análisis y protocolos habituales para evaluar cuál era su estado. Después de seis visitas para intervenciones quiroprácticas y suave terapia de los tejidos, el intenso dolor continuaba igual que antes.

El médico llegó a la conclusión de que la causa del dolor no era de origen físico y recetó esencia de flor de olmo. Después de ocho días, el paciente dijo que el dolor había desaparecido por completo. Durante ese tiempo comprendió que sus molestias procedían de su abrumador sentido de la responsabilidad, que era una carga para él, y que se había manifestado en forma de «peso» psíquico sobre el hombro izquierdo. Con ayuda de la esencia de flor de olmo, este hombre realizó un cambio drástico en su actitud, tanto hacia su vida como respecto a su trabajo. El intenso dolor que experimentaba en el hombro izquierdo ya nunca reapareció.

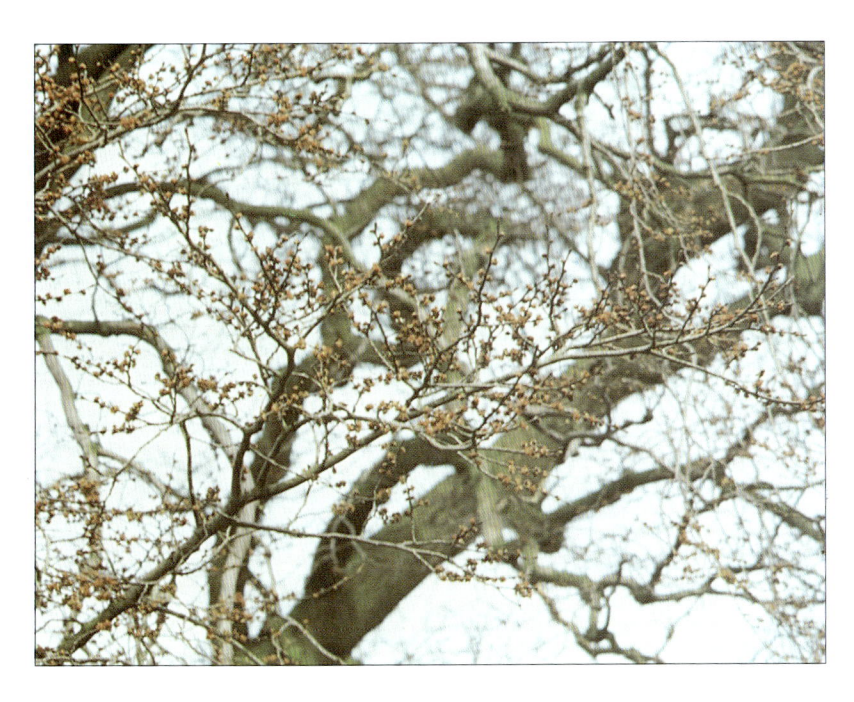

Olmo

Esencias florales de América del Norte

Las siguientes esencias pertenecen a los remedios florales más conocidos, usadas durante muchos años por los profesionales de todo el mundo. Se encuentran individualmente o en preparados para profesionales.

Áloe
Aloe vera (amarillo)
Cualidades positivas: actividad creativa equilibrada y centrada en la energía vital.
Pautas de desequilibrio: uso excesivo o mal uso de fuerzas violentas y creativas; sensación de estar «quemado».

Amapola de California
Eschscholzia californica (oro)
Cualidades positivas: encontrar espiritualidad dentro del propio corazón; equilibrar la luz y el amor; desarrollar un centro interior de conocimiento.
Pautas de desequilibrio: buscar, fuera de uno mismo, falsas formas de luz o de conciencia superior, especialmente a través del escapismo o la adicción.

Amaranto
Amaranthus caudatus (rojo)
Cualidades positivas: conciencia trascendente, capacidad para ir más allá del dolor personal, el sufrimiento o la angustia mental encontrando en ellos un significado superior; conciencia y sensibilidad hacia el significado del dolor o el sufrimiento.
Pautas de desequilibrio: intensificación del dolor y sufrimiento debido al aislamiento; melancolía profunda debida a una excesiva personalización del propio dolor.

Angélica
Angelica archangelica (blanco)
Cualidades positivas: sentir la protección y guía de los seres espirituales, especialmente en las experiencias límite, como el nacimiento y la muerte.
Pautas de desequilibrio: sensación de hallarse separado, privado de guía y protección espiritual.

Árnica
Arnica mollis (amarillo)
Cualidades positivas: personificación consciente, especialmente durante una conmoción o trauma; recuperación de una conmoción o trauma profundamente arraigados.
Pautas de desequilibrio: desconexión con la personalidad superior del cuerpo durante una conmoción o trauma; disociación, inconsciencia.

Artemisa
Tridentata (amarillo)
Cualidades positivas: conciencia esencial o «vacía», profunda conciencia de la personalidad interior, capaz de transformación y cambio.

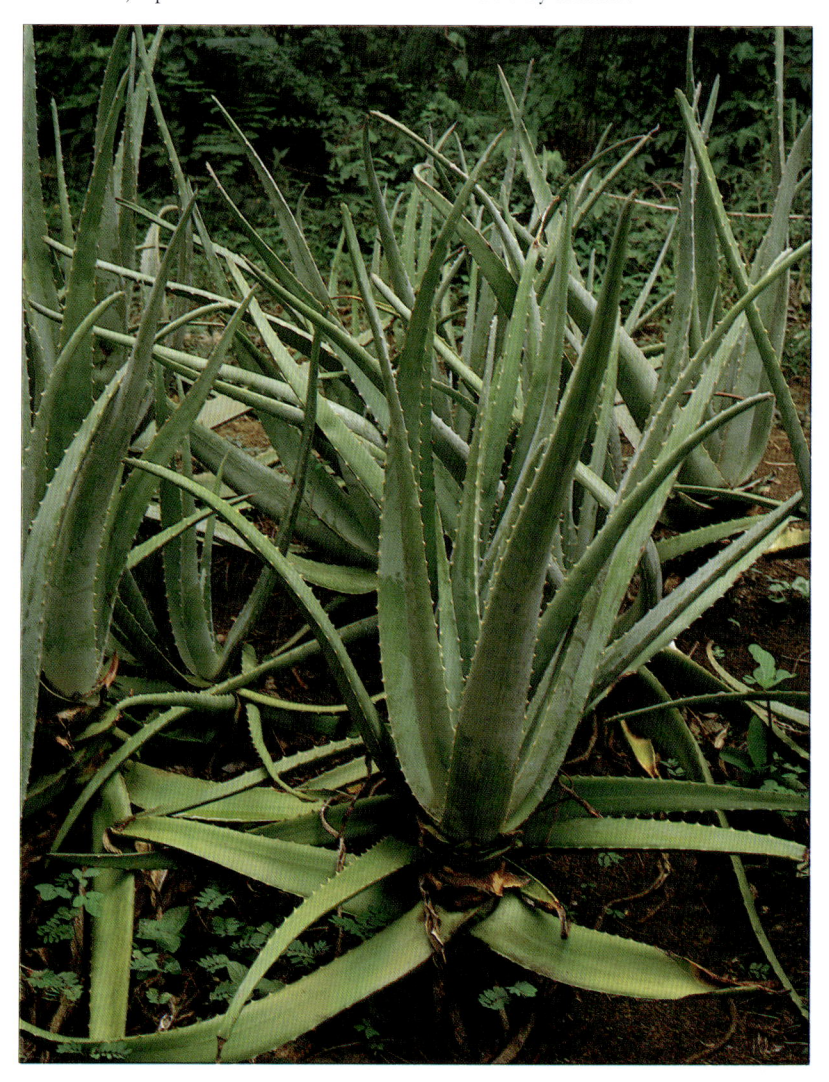

Áloe

Pautas de desequilibrio: identificación excesiva con las partes ilusorias de uno mismo; purificación y limpieza de la personalidad para liberar los aspectos disfuncionales del propio carácter y de lo que lo rodea.

Borraja
Borago officinalis (azul)
Cualidades positivas: fuerzas eufóricas del corazón, ánimo elevado y optimismo.
Pautas de desequilibrio: pusilanimidad exacerbada, falta de seguridad para afrontar circunstancias difíciles.

Brocha india
Castilleja miniata (rojo)
Cualidades positivas: creatividad animada y llena de energía; creatividad artística exuberante.
Pautas de desequilibrio: bajo nivel de vitalidad, con agotamiento y dificultad para despertar las fuerzas físicas que mantienen la intensidad del trabajo creativo; incapacidad para inducir a las fuerzas creativas hacia la expresión física.

Calochortus tolmiei
(blanco/púrpura)
Cualidades positivas: armonización sensible y receptiva; atención serena e interior a los demás y a los mundos superiores, especialmente en los sueños y la meditación.
Pautas de desequilibrio: sensación de estar endurecido o separado, incapacidad para sentir la serena presencia interior o la armonización, incapaz de meditar o rezar.

Corazoncillos
Dicentra formosa (rosa)
Cualidades positivas: amar incondicionalmente a los demás, con un corazón abierto; libertad emocional.
Pautas de desequilibrio: formar relaciones basadas en el temor o la posesividad; codependencia emocional.

Diente de león
Taraxacum officinale (amarillo)
Cualidades positivas: energía dinámica y sin esfuerzo; actividad viva, equilibrada con una sensación de estar a gusto con uno mismo.
Pautas de desequilibrio: excesiva tensión, sobre todo en la musculatura del cuerpo, con esfuerzos exagerados y comportamiento al límite.

Echinacea purpurea
(rosa/púrpura)
Cualidades positivas: integridad fundamental, contacto y mantenimiento de un sentido integrado del sí mismo, especialmente ante circunstancias externas que no se pueden controlar.
Pautas de desequilibrio: sensación de hallarse destrozado por un trauma o maltrato intenso que ha destruido la conciencia de la propia identidad; amenazado por el desmoronamiento físico o emocional.

Fórmula especial milenrama
Esencias florales de *Achillea millefolium* (blanco), *Arnica montana* y *Arnica mollis* y *Echinacea purpurea*, con tinturas de milenrama, árnica y *Echinacea* en una base de agua salada de mar.
Cualidades positivas: aumenta la integridad del cuerpo etéreo y de las fuerzas vitales.
Pautas de desequilibrio: perturbación de la vitalidad debido a radiación nociva, contaminación u otras tensiones geopáticas; efectos residuales de exposiciones pasadas.

Girasol
Helianthus annuus (amarillo)
Cualidades positivas: sentido equilibrado de la individualidad, fuerzas espiritualizadas del ego, personalidad radiante y luminosa.
Pautas de desequilibrio: sentido distorsionado de la propia identidad; inflación o modestia, bajo nivel de autoestima o arrogancia; relación deficiente con el padre o con un aspecto masculino de la personalidad.

Granado
Punica granatum (rojo)
Cualidades positivas: creatividad femenina de corazón cálido, activamente productiva y nutritiva en el hogar o en el entorno exterior.
Pautas de desequilibrio: ambivalencia o confusión sobre el centro de la creatividad femenina, especialmente entre los valores de la carrera profesional y el hogar, la creatividad y la fecundidad, personal y global.

Hipérico
Hypericum perforatum (amarillo)
Cualidades positivas: conciencia iluminada, llena de luz y fortaleza.
Pautas de desequilibrio: un estado de excesiva expansividad que conduce a la vulnerabilidad psíquica y física; profundos temores y sueños inquietos.

Lirio alpino
Douglasiana (azul-violeta)
Cualidades positivas: inspiración artística, sentimentalismo profundo en contacto con ámbitos superiores; visión y perspectiva radiante e iridiscente.
Pautas de desequilibrio: falta de inspiración o creatividad; sensación de estar abrumado por los aspectos ordinarios del mundo; desánimo.

Lirio mariposa
Calochortus leichtlinii
(blanco/centro amarillo/manchas púrpuras)
Cualidades positivas: carácter maternal, cálido, femenino y nutricio; vinculación madre-hijo, curación del niño interior.

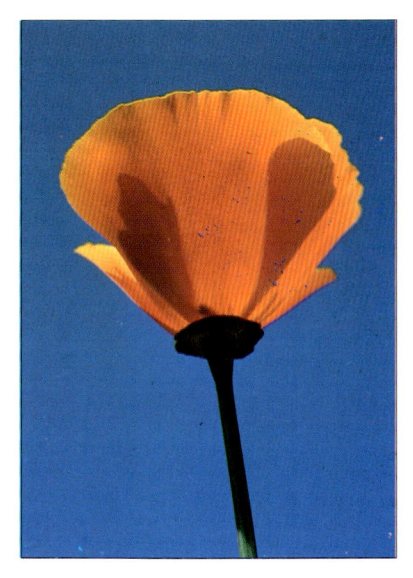

Amapola de California

Pautas de desequilibrio: huida de la madre o de la maternidad, sentimientos de abandono o maltrato infantil.

LIRIO TIGRE
Lilium humboldtii
(naranja/manchas marrones)
Cualidades positivas: carácter servicial con los demás, extensión de las fuerzas femeninas a situaciones sociales, paz interior y armonía como fundamento de las relaciones externas.
Pautas de desequilibrio: excesiva agresividad, competitividad, actitud hostil, excesivas fuerzas «yang», tendencias de marginalidad.

LOTO DE LA INDIA
Nelumbo nucifera (rosa)
Cualidades positivas: espiritualidad abierta, percepción meditativa.
Pautas de desequilibrio: orgullo espiritual, espiritualidad pagada de sí misma.

MANZANETA/GAYUBA
Arctostaphylos uvaursi (blanco-rosa)
Cualidades positivas: personificación, integración del carácter espiritual con el mundo físico.

Pautas de desequilibrio: alejamiento del mundo terrenal; aversión, asco o repulsión hacia el carácter propio y el mundo físico.

MANZANILLA
Matricaria recutita
(blanca/centro amarillo)
Cualidades positivas: disposición serena y luminosa, equilibrio emocional.
Pautas de desequilibrio: fácil alteración, cambios de estado de humor e irritabilidad, incapacidad para liberar la tensión emocional.

MILENRAMA
Millefolium (blanco)
Cualidades positivas: irradiación y fortaleza interior del aura, carácter comprensivo, sensibilidad abierta, fuerzas curativas benéficas.
Pautas de desequilibrio: extremada vulnerabilidad a los demás y al entorno; agotamiento fácil, excesiva absorción de influencias negativas y de toxicidad psíquica.

MILENRAMA DORADA
Achillea filipendulina (amarillo)
Cualidades positivas: permanecer abierto a los demás mientras se sigue sintiendo protección interior; activa participación social que preserva la integridad de la personalidad.
Pautas de desequilibrio: para personas extrovertidas que se dejan influir excesivamente por su entorno y por los demás; para protegerse de la vulnerabilidad ante los demás mediante el retiro y el aislamiento social.

MILENRAMA ROSADA
Achillea millefolium var. *rubra*
(rosa-púrpura)
Cualidades positivas: sentimiento de amor por los demás desde una conciencia contenida de la propia identidad; fronteras emocionales apropiadas.

Pautas de desequilibrio: fuerzas comprensivas desequilibradas, campo áurico muy absorbente, falta de claridad emocional, disfunciones en la relación con los otros.

NEMOPHILA MENZIESII
(azul claro)
Cualidades positivas: inocencia infantil y confianza; sensación de hallarse en el mundo como en casa y a gusto consigo mismo, apoyado y querido, conectado con el mundo espiritual.
Pautas de desequilibrio: actitud defensiva, insegura, con desconfianza hacia los demás; alejamiento del mundo espiritual; falta de apoyo del padre durante la niñez.

RANÚNCULO
Ranunculus occidentalis
(amarillo)
Cualidades positivas: luz interior radiante, que no depende del reconocimiento o la fama exteriores.
Pautas de desequilibrio: sensaciones de baja autoestima, incapacidad para reconocer o experimentar la propia luz interior y singularidad.

ROSA SILVESTRE DE CALIFORNIA
Rosa californica (rosa)
Cualidades positivas: amor por la Tierra y la vida, entusiasmo por servir a los demás.
Pautas de desequilibrio: apatía o resignación, incapacidad para catalizar las fuerzas de la voluntad a través del corazón.

SANTA ERIODICTYON CALIFORNICUM (violeta)
Cualidades positivas: fluido emotivo libre, capacidad para armonizar la respiración con los sentimientos y para expresar una amplia gama de emociones, especialmente dolor y tristeza.

Pautas de desequilibrio: sensaciones opresivas, particularmente en el pecho, dolor y melancolía interiorizados por la pérdida de un ser querido, emociones profundamente reprimidas.

TRIFOLIUM PRATENSE
(rosa-rojo)
Cualidades positivas: comportamiento consciente, presencia serena y firme, especialmente en situaciones de emergencia.
Pautas de desequilibrio: susceptibilidad a la histeria de masas y a la ansiedad; se deja nfluir con facilidad por el pánico u otras formas de pensamiento de grupo.

VARA DE ORO
Solidago virgaurea
(amarillo)
Cualidades positivas: individualidad bien desarrollada, conciencia de la propia identidad equilibrada con la conciencia de grupo o social.
Pautas de desequilibrio: fácilmente influido por el grupo o los lazos familiares; incapacidad para ser fiel a uno mismo y sujeto a la presión de los iguales o de las expectativas sociales demasiado elevadas.

ZINNIA
Zinnia elegans (rojo)
Cualidades positivas: humor infantil y juguetón; experiencia del gozoso niño interior, ligereza; imagen objetiva de la propia identidad.
Pautas de desequilibrio: excesiva seriedad, desánimo, pesadez, falta de humor, imagen excesivamente sombría de uno mismo, niño interior reprimido.

REMEDIOS FLORALES DE BACH

Este cuadro, publicado por The Bach Centre y reproducido con su amable permiso, indica los remedios florales y los estados mentales negativos que contrarresta cada uno.

Remedio floral	Estado mental
Acebo	Odio, envidia, celos, recelos.
Achicoria	Superposesivo (egocéntrico); se aferra y es superprotector con los demás, sobre todo con los seres queridos.
Agrimonia	Los que ocultan preocupaciones tras una expresión valerosa.
Álamo	Recelo sin un motivo real.
Alerce	Falta de seguridad en sí mismo, se siente inferior, teme al fracaso.
Alpestre	Mentalidad rígida, se niega a sí mismo.
Aulaga	Abatimiento, derrotismo, «¡de qué sirve!».
Balsamina	Impaciencia, irritabilidad.
Brezo	Parlanchín (obsesionado con los propios problemas y experiencias).
Castaño	Se niega a aprender de la experiencia; repite continuamente los mismos errores.
Haya	Crítico e intolerante con los demás.
Castaño blanco	Pensamientos indeseables y persistentes. Preocupación por algo. Discusiones mentales.
Castaño dulce	El mayor de los abatimientos, perspectiva negra.
Castaño rojo	Obsesionado por la atención y la preocupación por los demás.
Centaura	Voluntad débil; explotado o sometido.
Cerato	Los que dudan de su propio juicio y buscan la confirmación de los demás.
Cerezo	Pensamientos irracionales e incontrolados.
Clemátide	Poco atento, soñador, distraído, evasión mental.
Escleranthus	Incertidumbre, indecisión, vacilación, estados de ánimo fluctuantes.
Estrella de Belén	Para todos los efectos causados por las noticias graves o el terror tras un accidente, etc.
Genciana	Desconfianza.
Jara	Repentinamente alarmado, asustado, con pánico.
Madreselva	Vive en el pasado; nostálgico y melancólico.
Manzana	La «limpiadora»; se detesta y repugna a sí mismo. Avergonzado por sus achaques.
Mimulus	Temor a lo conocido, timidez.
Mostaza	«Nube oscura» que desciende, entristece y desanima sin motivo aparente.
Nogal	Ayuda a adaptarse a la transición o el cambio, como la pubertad, la menopausia, el divorcio, o un nuevo entorno.
Ojaranzo	Sensación de «lunes por la mañana»; irresolución.
Olivo	Fatigado, privado de energía.
Olmo	Abrumado por el sentimiento de ineptitud y la responsabilidad.
Pino	Complejo de culpabilidad; se acusa a sí mismo incluso de los errores de los demás. Siempre pide disculpas.
Roble	Normalmente fuerte/valeroso, pero ya no es capaz de luchar valerosamente contra la enfermedad y/o la adversidad.
Roble silvestre	Ayuda a determinar el camino que se quiere seguir en la vida.
Rosa silvestre	Resignación, apatía.
Sauce llorón	Resentimiento, amargura, «¡pobre de mí!».
Verbena	Hiperentusiasmo, fanatismo.
Vid	Dominante, inflexible, tiránico, autocrático, arrogante. Suelen ser buenos líderes.
Violeta de agua	Orgulloso, reservado, disfruta estando a solas.

Remedio de emergencia. Una combinación de cerezo, ciruela, clemátide, balsamina, jara y estrella de Belén forma un compuesto de emergencia para contrarrestar los efectos de la angustia por los exámenes, ir al dentista, etc., y es consolador, calmante y tranquilizante para quienes se sienten angustiados por experiencias aterradoras.

HERBOTERAPIA

CAPÍTULO SEIS

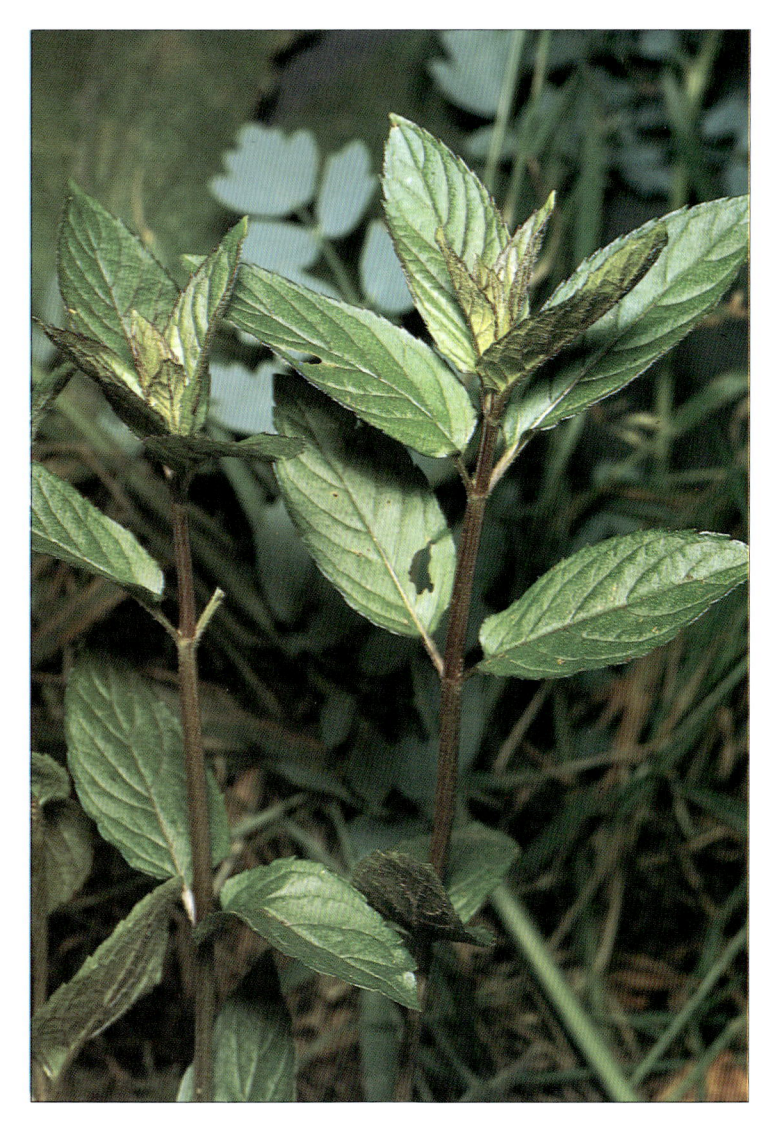

*L*a *herboterapia medicinal contempla el uso de plantas completas o partes de las mismas para el tratamiento de la enfermedad y el mantenimiento de una buena salud. Constituye la forma más antigua de medicina que se conoce y se ha practicado durante miles de años. A pesar de estar clasificada como medicina «complementaria» o «alternativa» en la mayoría de países occidentales desarrollados, la herboterapia medicinal o fitoterapia sigue siendo la única forma de medicina fácilmente accesible a la mayoría de la población mundial.*

La historia de la herboterapia equivale a la historia de la misma medicina. Hay incluso pruebas de que la herboterapia medicinal ya se practicaba antes de que existiera la escritura. Por ejemplo, en una cueva de Neanderthal, excavada en lo que hoy es Irak, se encontró polen, lo que indica que el hombre enterrado allí se hallaba rodeado de flores. Más tarde ese polen fue identificado y se descubrió que pertenecía a diversas plantas estrechamente relacionadas con la mayoría de las especies medicinales más corrientes que hoy todavía utilizan muchos herbolarios occidentales.

Historia y orígenes

Los primeros registros escritos de hierbas medicinales proceden de China, datan del 2800 a. de C. e incluyen 366 plantas. En otras partes del mundo, en cuanto se adoptó la escritura, se empezaron a registrar crónicas sobre hierbas. El médico griego Hipócrates dejó una lista de 400 plantas, muchas de las cuales todavía se utilizan en la actualidad, como saúco, ajo, espino albar, beleño, enebro y tomillo. Hipócrates también destacó por ser lo que ahora describiríamos como un médico «holístico». Hizo mucho hincapié en el tratamiento global del paciente, incluidos los estados físico, mental y emocional. Consideró que el papel del médico consistía en ayudar a los pacientes a sanarse a sí mismos, una idea que sólo recientemente empieza a resurgir.

El pensamiento holístico experimentó un revés bajo el sistema de Galeno (121-180 d. de C.), médico personal del emperador Marco Aurelio. Su sistema fue muy rígido. Clasificó las plantas según su reacción a los «humores» del paciente (colérico, flemático, melancólico o sanguíneo) y designó un «temperamento» para cada hierba, con reglas muy estrictas acerca de las condiciones en que estaba especialmente indicado su uso.

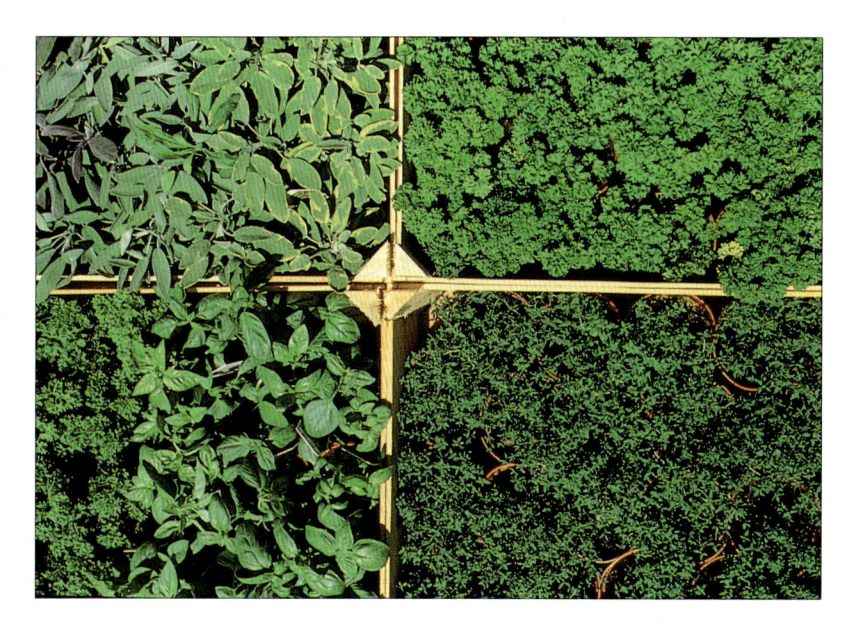

Precisamente en tiempos de Galeno empezó a surgir en Europa Occidental la división entre el médico «cualificado» y el curandero tradicional. El primero había aprendido el sistema de Galeno y sabía cómo reaccionaba el temperamento de cada planta con los humores del paciente; el segundo simplemente sabía

Arriba, hierbas culinarias: perejil, tomillo, albahaca y salvia. El tomillo y la salvia son ricos en aceites aromáticos.

que una planta concreta era eficaz para tratar una enfermedad determinada. Galeno también utilizó compuestos inorgánicos.

En la antigua Bretaña, la tradición nativa de los druidas se enriqueció cuando los romanos trajeron consigo el conocimiento procedente de Grecia y Alejandría. En el siglo VI d. de C., la escuela de médicos de Myddfai, en Gales, reflejó el enfoque holístico de Hipócrates, antes que el sistema rígido de Galeno. Más tarde, los monjes usaron hierbas medicinales para tratar a los enfermos y en los jardines de los monasterios se cultivaron hierbas medicinales.

Hay varios herbarios ingleses famosos, pero el que tiene mayor importancia histórica es el que escribió Nicholas Culpeper, publicado en 1652. Culpeper fue un boticario que alcanzó notoriedad y despertó las iras de los médicos ortodoxos cuando, en 1649, tradujo su *London Pharmacopoeia* del latín al inglés. De ese modo, la pudieron leer y comprender otros boticarios que la uti-

La doctrina de las firmas

Es otra creencia mantenida por muchas culturas. Afirma que el aspecto o las características de una planta nos dan una pista sobre su uso medicinal. Así, las plantas que tienen semejanza con una parte del cuerpo se pueden usar para tratar los trastornos de esa misma parte. Por ejemplo, las hepáticas se parecen a lóbulos del hígado (aunque sean verdes) y se usaban para los trastornos del hígado. Se dice que la pulmonaria, con sus hojas jaspeadas, se parece a un pulmón enfermo y se usó en consecuencia. No hay ninguna razón científica que lo justifique pero es interesante y, en algunos casos, parece funcionar. Así, muchas plantas de lugares húmedos, como la reina de los prados, el abedul y el sauce llorón, se usan para tratar el reumatismo y la artritis, producidas con frecuencia en condiciones de humedad. Muchas plantas de flor amarilla son útiles para tratar la ictericia y otras afecciones del hígado y recientemente se ha descubierto que un antiguo árbol longevo, el *Gingko biloba*, es de gran utilidad para tratar algunos problemas de la vejez.

lizaron para tratar a los pobres que no podían pagar los honorarios de un médico.

El herbario de Culpeper es importante en dos aspectos:
- Resaltó e impulsó el empleo de hierbas inglesas.
- Reintrodujo la astrología en la herboterapia medicinal.

El uso de hierbas siempre estuvo hasta cierto punto asociado con el mito y la magia, pero Culpeper eligió un mal momento para realizar su trabajo, ya que era una época en que la medicina empezaba a convertirse en «científica». La utilización de venenos inorgánicos, como el mercurio, el plomo, el antimonio y el arsénico, se introdujo debido a la influencia del médico germano-suizo Paracelso (1493-1591). La herboterapia medicinal quedó desacreditada debido a su asociación con la brujería y la superstición. Fue criticada por la Iglesia de Roma y a quienes la practicaban se les quemó a menudo como brujas. Uno de los factores que encolerizó particularmente a la Iglesia fueron los conocimientos de «mujeres sabias» sobre control de natalidad y aborto.

Algunas de las llamadas supersticiones asociadas con la recogida de hierbas medicinales cuentan ahora con respaldo científico. Muchas plantas se recogían en momentos concretos: a la salida del sol, al anochecer o durante una fase concreta de la luna. Se ha descubierto que la actividad alcaloide de muchas plantas puede fluctuar durante el ciclo lunar, e incluso durante un período de 24 horas. Por ejemplo, los glucósidos cardiacos del digital se descomponen por la noche, pero se reconstituyen en las hojas a partir de la mañana. De ahí que sea mejor recogerla por la tarde.

Resurgimiento de la herboterapia

Durante los siglos XVII y XVIII, la herboterapia medicinal se siguió utilizando en las zonas rurales, pero en el siglo XVIII se produjo un resurgimiento en las zonas urbanas de Inglaterra, gracias a herboristas de América. Éstos eran descendientes de los Padres peregrinos, que se habían llevado consigo plantas medicinales al Nuevo mundo y, una vez instalados, aprendieron de los americanos nativos a usar las plantas que crecían en su país de adopción. Éstas se encontraban entre las plantas que regresaron a Inglaterra y Europa.

Incluso en la actualidad, las hierbas de América del Norte destacan en la farmacia de la herboterapia medicinal del Reino Unido. Por ejemplo, el *Capsicum baccatum* (guindillo de Indias) se utilizó con frecuencia como estimulante circulatorio, en lugar del rábano picante británico. Los herboristas europeos serían incapaces de renunciar a la equinacea para tratar las infecciones, o el índigo silvestre, la cimicífuga negra, el hidrastis canadiense y muchas otras hierbas americanas.

Hoy la herboterapia medicinal es una mezcla de tradición y ciencia moderna. Mientras que muchas plantas se siguen prescribiendo sobre la base de una tradición establecida desde hace tiempo, transmitida a través de generaciones, otras encuentran nuevos usos (o se han justificado sus usos antiguos), después de detallados análisis químicos y ensayos clínicos. Se está llevando a cabo una amplia investigación con el propósito de aumentar la eficacia y seguridad de la herboterapia medicinal, al tiempo que se conserva también la filosofía básica, que resalta las propiedades curativas de toda la planta.

Filosofía y objetivos

Los herboristas aspiran a tratar a la persona como un todo, utilizando plantas medicinales completas para estimular la propia capacidad del cuerpo para curarse a sí mismo. Las hierbas se eligen con cuidado para adaptarse al paciente, así como para tratar la enfermedad concreta que padezca. Mientras que un medicamento ortodoxo puede ser un sencillo compuesto, ya sea aislado a partir de una fuente de origen vegetal o (cada vez más) sintetizado en un laboratorio, un medicamento herbal contiene cientos o miles de compuestos diferentes. Los farmacólogos, que estudian la actividad fisiológica de los medicamentos, o los farmacognosistas (que estudian los medicamentos obtenidos de las plantas) a veces consiguen aislar e identificar el constituyente o constituyentes activos.

No obstante, los herboristas creen que la actividad y los efectos terapéuticos de un medicamento vegetal son el resultado de la acción combinada de sus numerosos constituyentes, que actúan juntos. En otras palabras, «el todo es más grande que la suma de sus partes». Hay pruebas de que así es, en efecto, y un buen ejemplo de ello lo encontramos en el muguete (*Convallaria majalis*). Los herboristas utilizan esta planta para prevenir el paro cardiaco. Contiene glucósidos cardiacos muy similares a

Nombres latinos

Los herboristas usan a menudo los nombres latinos de las plantas. Eso evita la confusión que puede surgir con el uso de los nombres comunes, que varían entre países e incluso regiones de un mismo país. De ese modo se puede utilizar el mismo nombre para describir dos especies no relacionadas. El uso de los nombres asegura el uso de las especies correctas.

Enfermedades tratadas con hierbas

La herboterapia medicinal puede tratar casi cualquier enfermedad que los pacientes presenten a su médico. Las quejas más comunes tratadas por los herboristas incluyen:

- Problemas cutáneos, como soriasis, acné y eczema.
- Trastornos digestivos, como úlcera péptica, colitis, síndrome del colon irritable e indigestión.
- Problemas cardiacos y circulatorios como angina, presión alta, venas varicosas y úlceras.
- Trastornos ginecológicos, como síndrome premenstrual y también problemas menopáusicos.

Otras enfermedades incluyen: artritis, insomnio, estrés, migraña y dolores de cabeza, amigdalitis, gripe y reacciones alérgicas, como fiebre del heno y asma.

---

los que se encuentran en el digital (*Digitalis purpurea*), pero mientras que los compuestos de la *Digitalis* se pueden aislar y demostrar que tienen actividad farmacológica, los de la *Convallaria* muestran muy poca actividad como compuestos aislados, pero una notable actividad cuando se combinan con la totalidad de la planta. Ambas aumentan la potencia y fuerza de los latidos cardiacos, sin incrementar por ello la cantidad de oxígeno que necesita el músculo cardiaco. La *Digitalis* también se usa ampliamente en la medicina ortodoxa.

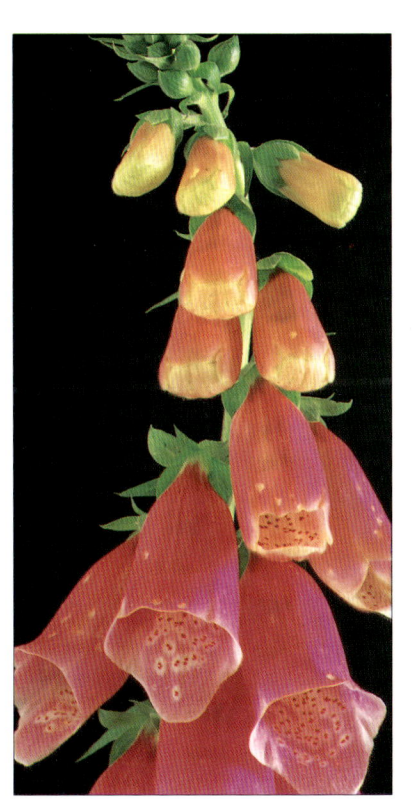

Otro aspecto positivo de la herboterapia medicinal es que algunos constituyentes de la planta completa pueden «amortiguar» efectos secundarios que de otro modo podrían ser nocivos. Hay muchos ejemplos de que eso es así.

- Muchos diuréticos ortodoxos (medicamentos que aumentan el flujo de la orina y que a menudo se emplean para reducir el contenido de agua en el cuerpo) tienen el indeseable efecto secundario de agotar el potasio del cuerpo. El diente de león (*Taraxacum officinalis*), en cambio, es un diurético efectivo, además de una rica fuente de potasio.
- Algunos medicamentos antiinflamatorios ortodoxos, incluida la aspirina, tienen el efecto secundario indeseable de causar hemorragia estomacal. La reina de los prados (*Espiraea ulmaria*) contiene compuestos relacionados con la aspirina, que reducen la inflamación. También es un antiácido valioso en el tratamiento de la acidez, la gastritis y la indigestión.

Clasificación de las hierbas medicinales

Debido a sus constituyentes múltiples, la mayoría de las hierbas medicinales tienen un espectro de utilización bastante amplio. A pesar de todo, se pueden clasificar según los sistemas del cuerpo sobre los que ejercen una mayor influencia.

- Las nervinas se usan para tratar trastornos del sistema nervioso e incluyen: avena, pasiflora valeriana, verbena y albahaca.
- Los estimulantes circulatorios incluyen: espino albar, romero, gingko, guindillo de Indias, gengibre y arrayán.

La elección de remedios dentro de cada grupo dependerá del caso individual, ya que cada remedio tendrá un efecto ligeramente diferente.

Visita a un herborista

En la actualidad hay varias organizaciones profesionales de herboristas y numerosos cursos de formación en distintos países (véase más información en Direcciones útiles).

Generalmente, la primera consulta durará una hora. El herborista tomará notas sobre su historial médico y empezará a formarse una idea de usted como persona. Quizá le haga un examen físico o realice alguna sencilla prueba de diagnóstico, como la toma de la tensión sanguínea. Las hierbas se pueden recetar de diversos modos: como té, como tintura líquida, en polvo o en una cápsula. En algunos casos también se usan cremas, ungüentos, aceites para masajes y supositorios. El tratamiento puede incluir asesoramiento sobre la dieta y el estilo de vida, así como la forma de tomar la hierba medicinal.

Digital

Se acordará una nueva visita de seguimiento para dos, tres o cuatro semanas más tarde, según las costumbres del herborista, la comodidad del paciente y la enfermedad de que se trate. Después, las visitas se harán habitualmente cada mes, hasta que se haya resuelto el problema. Las hierbas recetadas se pueden cambiar a medida que evoluciona el estado del paciente. La duración del tratamiento es muy variable pero, por regla general, los problemas crónicos y de larga duración necesitarán más tiempo para resolverse que los problemas más puntuales.

Cuando sea apropiado, el herborista puede sugerir que el paciente visite a un médico tradicional, o bien a otro terapeuta.

El nivel de seguridad de la herboterapia medicinal es alto, y los efectos secundarios son raros. No obstante, no se puede admitir que las hierbas sean siempre seguras por el simple hecho de ser «naturales». Contienen complejas mezclas de sustancias químicas y cada paciente es un individuo singular, con reacciones individuales. Por tanto es importante atenerse a la dosis recetada e informar al herborista de cualquier problema que pueda surgir.

Autoayuda

Las hierbas se pueden consumir en casa para tratar pequeños achaques y mantener un buen estado de salud. Si así lo desea, debe seguir algunas normas de sentido común:

■ Compruebe que ha identificado correctamente la planta que desea consumir. Si tiene dudas, pida consejo.

■ Consulte con un buen herborista para estar seguro de que no supera una dosis recomendada.

■ Al recoger plantas silvestres, compruebe que las de ese tipo concreto abundan en su zona. No extraiga la raíz de las plantas silvestres. En algunos países es ilegal hacerlo sin el consentimiento del propietario del terreno y, en cualquier caso, raras veces sobreviven si lo hacemos.

■ Consulte inmediatamente con un médico u profesional calificado si experimenta problemas de salud graves o persistentes.

Hierbas para consumo casero

Las plantas siguientes son ideales para su consumo casero. Son fáciles de cultivar, comunes en estado silvestre y se encuentran con facilidad en las tiendas naturistas.

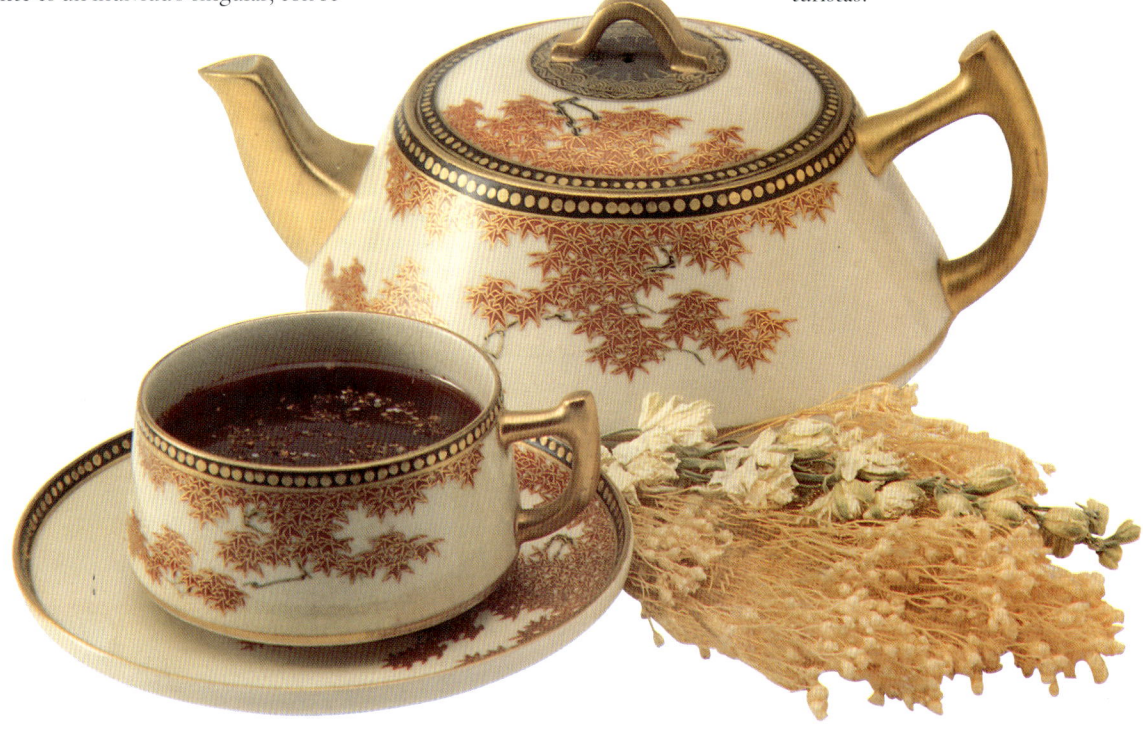

TÉ DE HIERBAS

El té de hierbas y las infusiones o tisanas se preparan fácilmente añadiendo agua hirviendo a la hierba, en una taza o tetera. Añada una o dos cucharaditas de hierba seca por taza (o 25 g por 600 ml), cúbralas con agua hirviendo y déjelo reposar durante 10-15 minutos. Los infusores de bola perforada son muy útiles para preparar tazas individuales.

Ortigas

La ortiga común (*Urtica dioica*) es uno de los remedios más valiosos. Sólo crece en suelos ricos y a menudo la encontramos en los montones de compost.

Es una rica fuente de nutrientes, incluido el hierro y la vitamina C, lo que la hace ideal para estados de agotamiento o anemia. También es útil en achaques alérgicos, sobre todo los que afectan a la piel, como el eczema infantil. Naturalmente, también es una mala hierba y como tal causa problemas, pero vale la pena reservarle un rincón del jardín. Hay que recoger las hojas robustas, tomarlas en infusión o cocinarlas como verdura (el «picor» desaparece al cocinarla o secarla). Aunque abunda en estado silvestre, puede estar contaminada por el tráfico, los pesticidas o los perros.

Caléndula

La caléndula común (*Calendula officinalis*) es antiséptica, antiinflamatoria y purificadora. Los pétalos se usan en muchas cremas y ungüentos para suavizar la piel irritable y las mordeduras de insectos. Prepare una infusión caliente para añadir a su baño o tómela en forma de té para los achaques linfáticos o las infecciones micóticas.

Hierba de pato

Es una planta común que aparece a principios de la primavera. Se toman las hojas y brotes jóvenes para comer en la ensalada o preparar un té. Tómela como tónico primaveral, sobre todo para glándulas hinchadas y trastornos linfáticos. Es rica en vitamina C. A medida que avanza el año, la planta se hace más dura y

La ortiga (arriba), la caléndula (derecha) y la hierba de pato (extremo derecha), son hierbas adecuadas para su consumo en el hogar y con las que se pueden preparar infusiones y tés de hierbas. Se pueden cultivar también en el jardín.

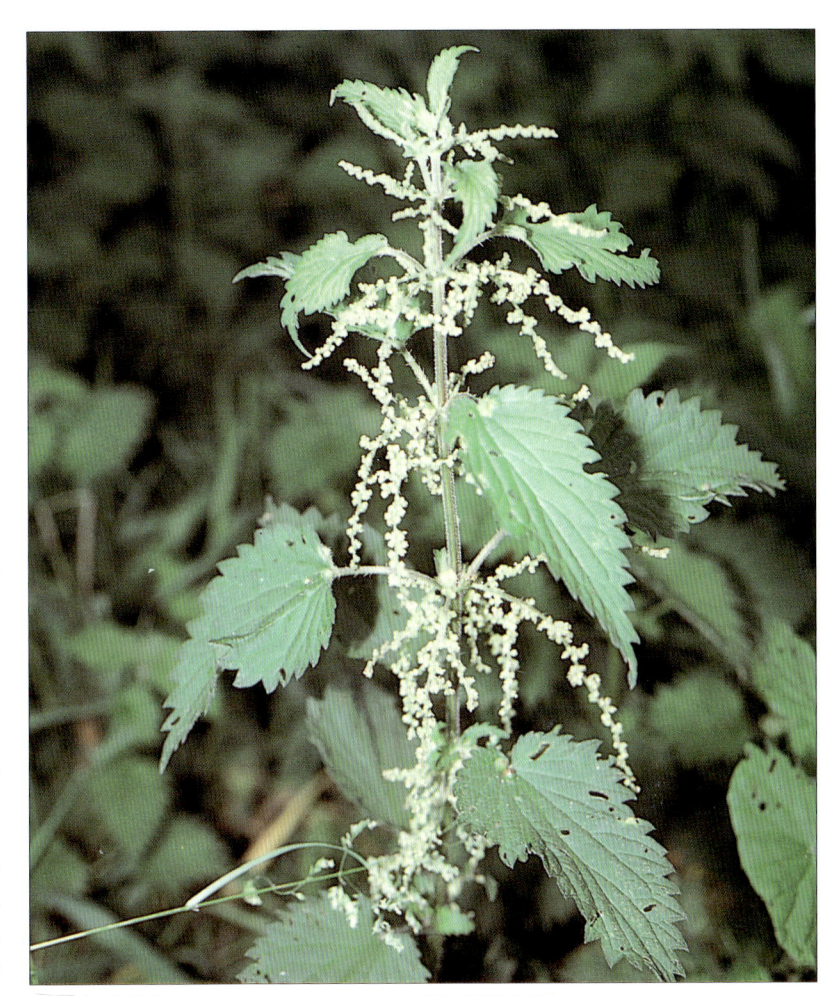

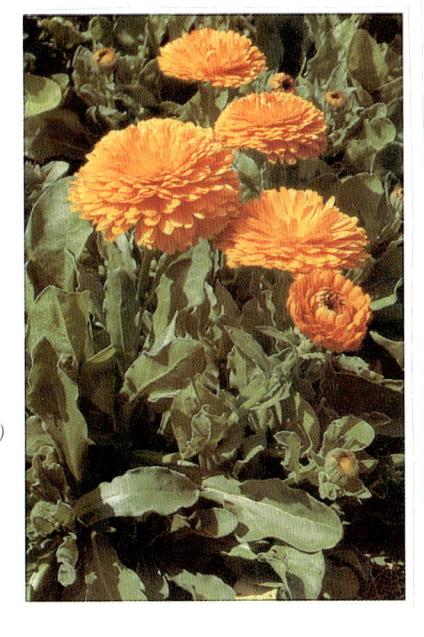

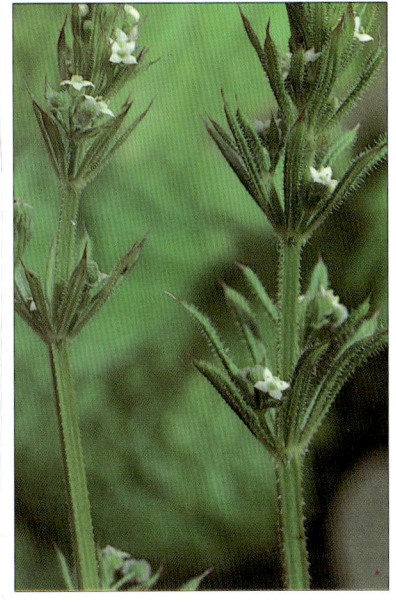

menos comestible. Produce las familiares semillas que se adhieren a la ropa al pasar junto a ella.

Diente de león

Otra planta que es mejor recoger cuando está joven y tierna y que, como la hierba de pato, se utiliza en ensaladas o para infusiones. Las hojas estimulan la función renal y la raíz es eficaz para afecciones del hígado. Las raíces secas se machacan para preparar un agradable y saludable sustituto del café.

Hierbas mediterráneas

El romero, el tomillo y la salvia son hierbas mediterráneas, ricas en aceites aromáticos. Estos aceites son antisépticos de modo que las infusiones son eficaces para limpiar las heridas, hacer gárgaras cuando se tiene la garganta inflamada o usarlas como enjuague.

Ingeridas en forma de té o cocinadas, estas hierbas tienen propiedades muy concretas. El romero es un estimulante, sobre todo para la cabeza. Pruebe a tomarlo para las migrañas, la falta de memoria y la caída del pelo. El tomillo es un remedio específico para las enfermedades pulmonares. La salvia reduce las secreciones corporales, por lo que es eficaz para las sudoraciones menopáusicas o para reducir la subida de la leche cuando se produce el destete.

Milenrama

La milenrama es una planta común y atractiva, que florece en zonas herbáceas a finales del verano. Tiene muchos usos medicinales: ayuda en los problemas menstruales, en los trastornos de los vasos sanguíneos y es eficaz para la fiebre. Es bastante amarga para tomar en infusión. Como remedio tradicional para la gripe y los resfriados acompañados también de fiebre, el té se prepara con partes iguales de milenrama, flor de saúco y menta.

Se prepara una infusión con unos 28 g de hierbas mezcladas por medio litro de agua hervida y se bebe mientras todavía está caliente.

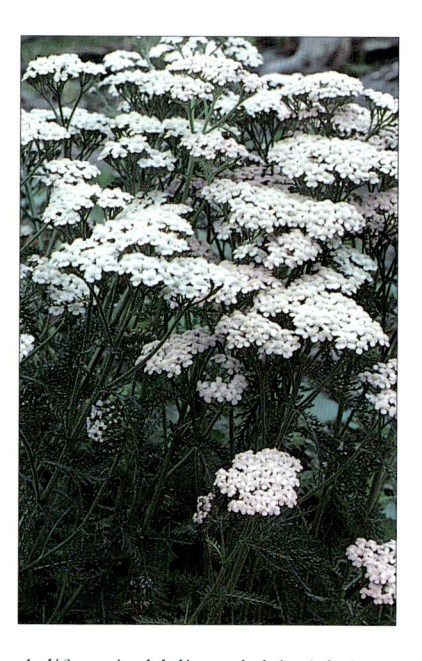

A diferencia del diente de león (abajo, izquierda), la milenrama (arriba) tiene un sabor bastante amargo y se debería mezclar con la flor de saúco y la menta al tomar en infusión. El tomillo silvestre (abajo) tiene propiedades antifúngicas y es un buen remedio para enfermedades pulmonares.

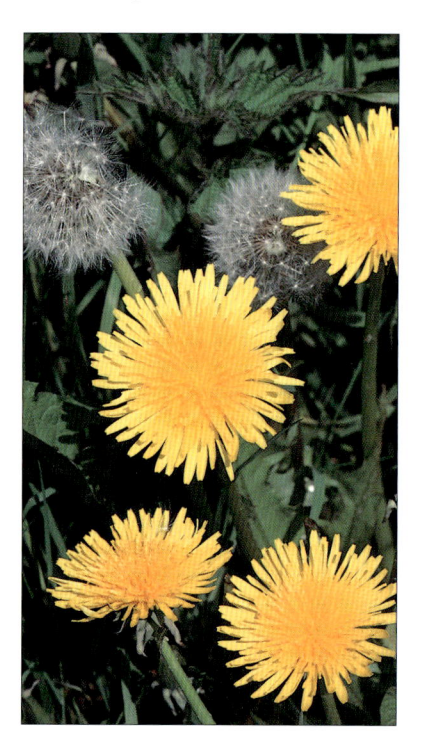

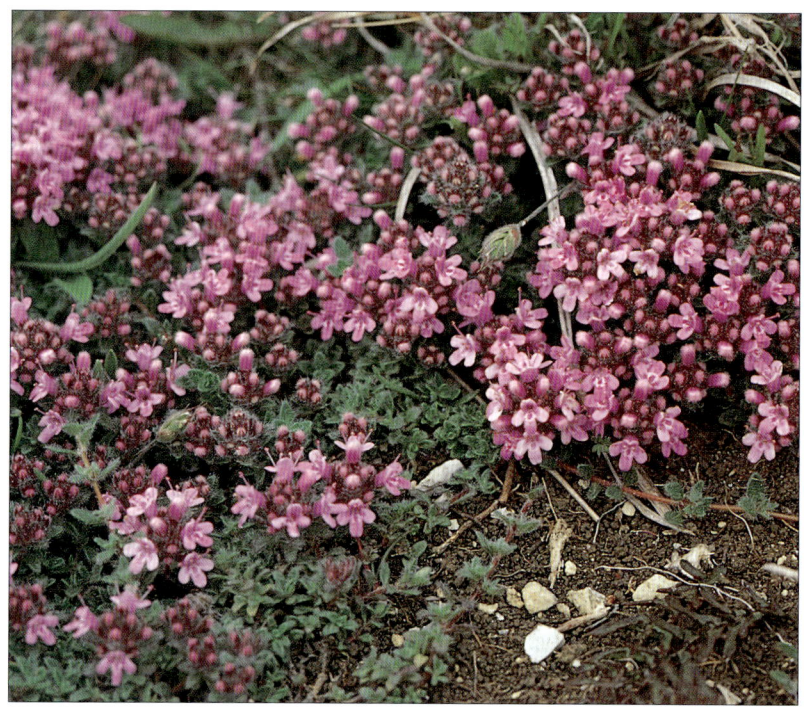

HERBOTERAPIA 75

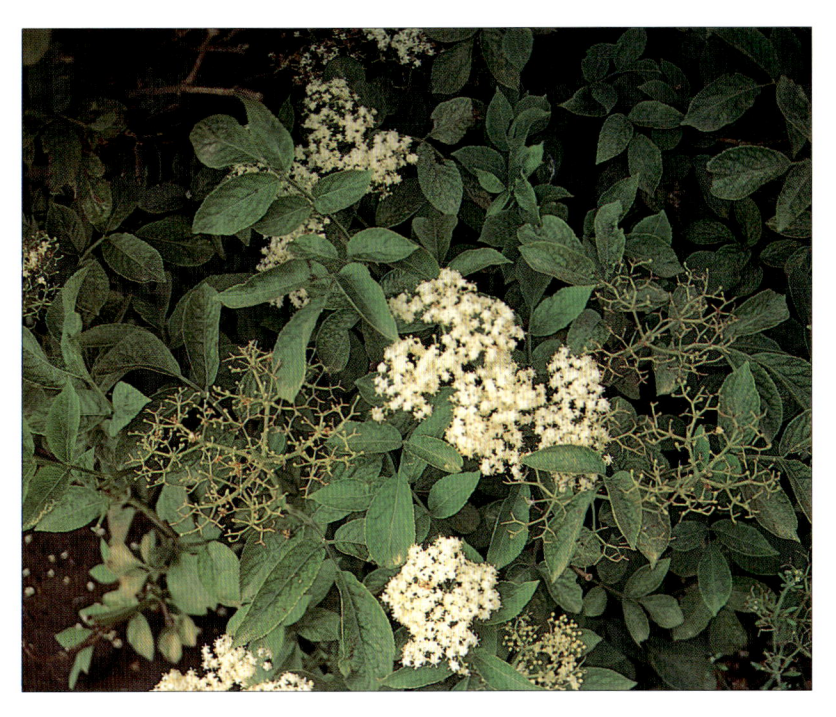

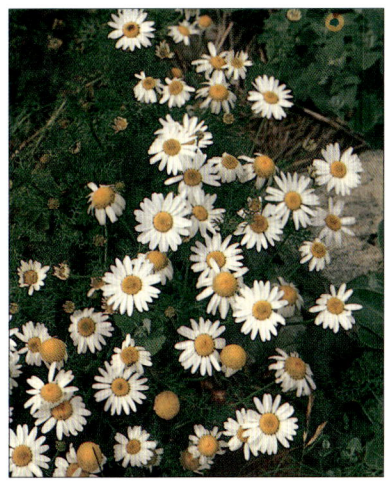

La flor de saúco (izquierda) y la manzanilla (arriba) poseen valiosas propiedades curativas. La flor de saúco es eficaz para tratar resfriados y gripe.

Flor de saúco

Con las flores de saúco en la mezcla indicada abajo, se prepara un té agradable y fragante, rico en vitamina C y eficaz para sanar resfriados, gripe, sinusitis, asma y catarro. Recójalas en mayo y utilícelas frescas, o séquelas o congélelas para su uso posterior.

Menta

La menta contiene sustancias químicas volátiles, incluido el mentol, que ayuda a despejar las vías respiratorias. También calma para la digestión.

Flores de tilo

Con ellas se prepara otro té fragante que calma la ansiedad y con su efecto suave baja la tensión sanguínea.

Flores de manzanilla

Son antiinflamatorias y sedantes. Calman la irritación estomacal y ayudan a dormir.

Echinacea

Es una atractiva planta originaria de América del Norte, que cuenta con varias especies; todas se usan medicinalmente. Se aprovecha tanto la raíz como las partes verdes y la tradición de los nativos americanos le asigna muchas propiedades. La más valorada por los herboristas modernos es su capacidad para estimular el sistema inmunológico. Así, por ejemplo, se usa para tratar las infecciones, sobre todo las de origen vírico, como resfriados y gripe. También se puede tomar como preventivo en personas cuya resistencia a la infección se haya debilitado. Aunque siempre hay que ser cautos al hacer afirmaciones sobre el tratamiento de enfermedades que amenazan nuestra vida, hay razones para creer que la *Echinacea* podría ser útil en el tratamiento de casos de sida y enfermedades malignas. Es una hierba amarga, que quizá no sea muy agradable de tomar en infusión. Se puede conseguir en forma de pastillas o cápsulas.

CHAMPÁN DE FLOR DE SAÚCO

600 g de azúcar.
4,8 litros de agua hervida.
2 cucharadas de vinagre de vino.
8 grandes cabezuelas de flor de saúco.
2 limones troceados.

Disolver el azúcar en el agua. Enfriar y añadir el vinagre, las flores de saúco y los limones. Agitar y dejar reposar durante 24 horas. Colar y embotellar, liberando la presión diariamente si fuera necesario. Guardar en un lugar oscuro durante tres semanas.

«TÉ DE LA FELICIDAD»

Menta: una parte.
Manzanilla: una parte.
Espliego: media parte.
Flores de tilo: media parte.

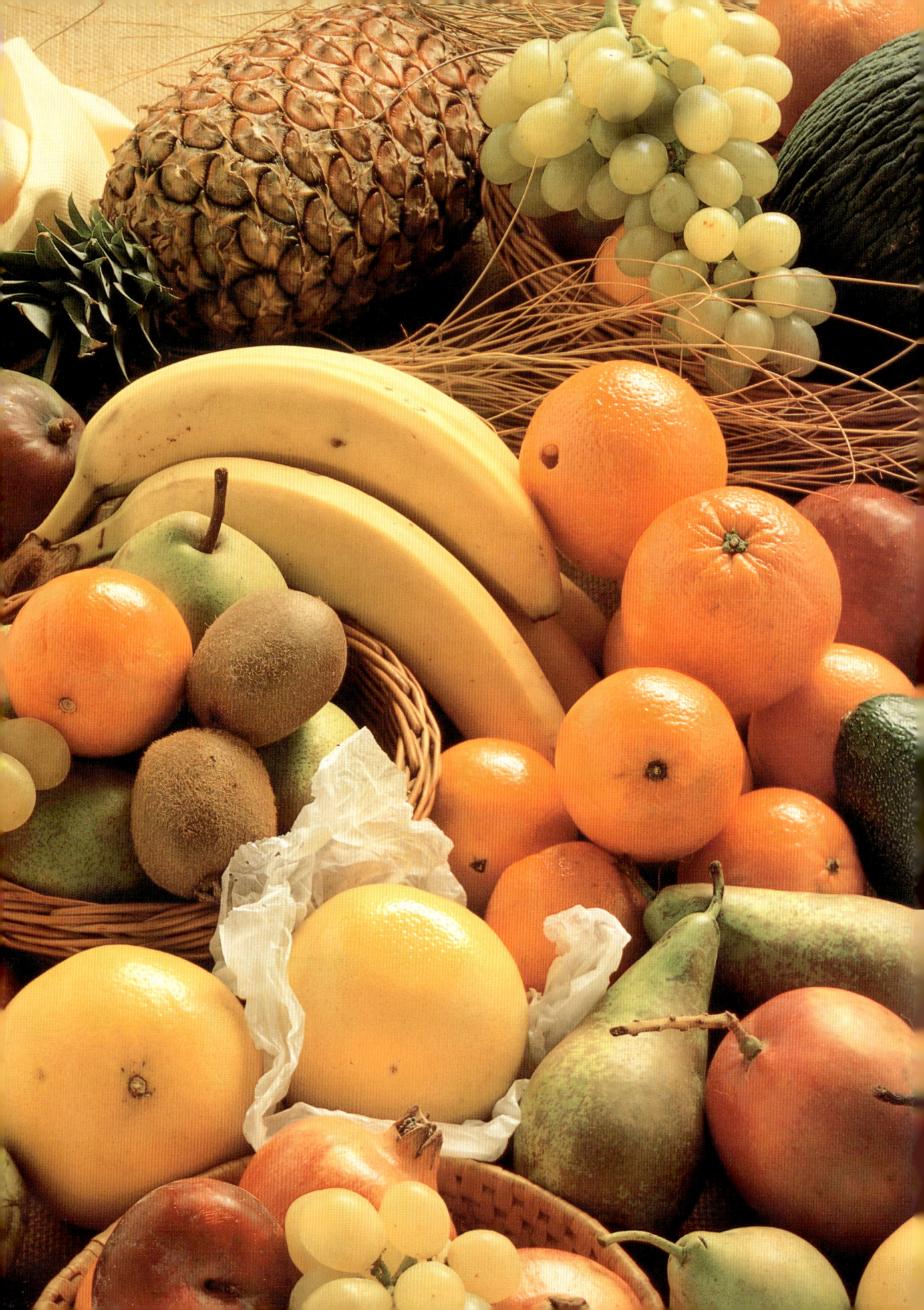

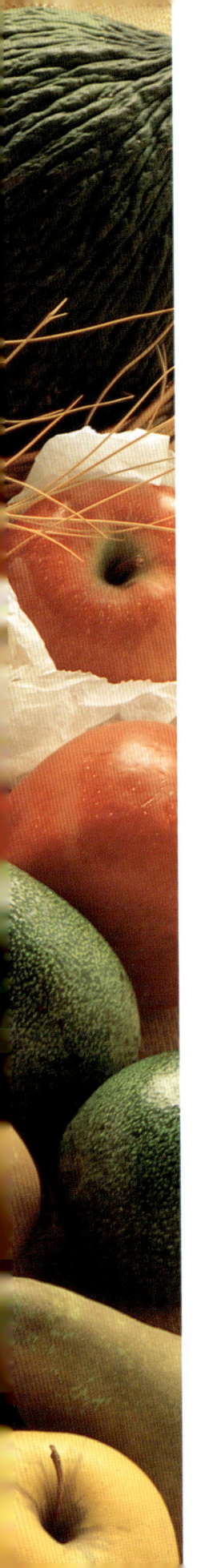

Nutrición y dieta

TERCERA PARTE

Todo el mundo admite que mantener una dieta sana y equilibrada es una forma de asegurarnos una mejor salud, tanto física, como mental y emocionalmente. Los alimentos que comemos no sólo mantienen la salud y nos protegen de la enfermedad, sino que también nos ayudan a recuperar la salud perdida. Hipócrates dijo: «Que el alimento sea tu medicina y que la medicina sea tu alimento» y esa máxima sigue siendo efectiva cuatro mil años más tarde. La naturopatía es un sistema de curación que imita las cualidades curativas de la naturaleza y resalta la importancia de la vitalidad natural del cuerpo y su capacidad para curarse a sí mismo.

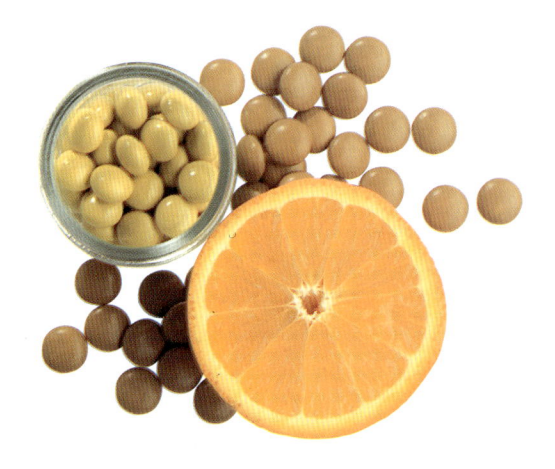

TERAPIAS DIETÉTICAS

CAPÍTULO SIETE

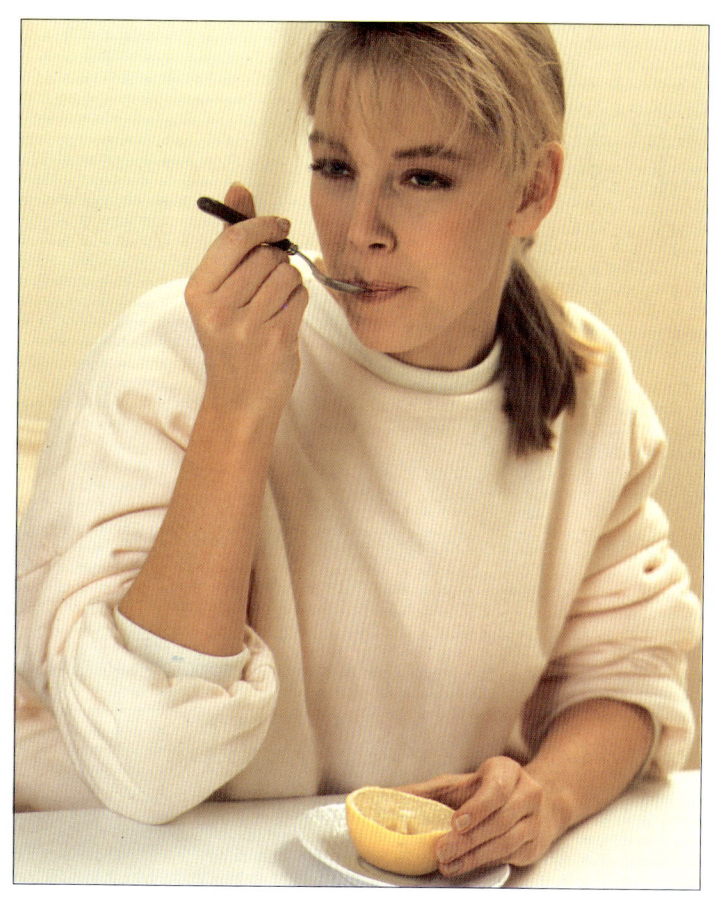

La nutrición forma parte del concepto de cuerpo sano. «Se es lo que se come», o «Se es lo que se digiere y absorbe» son máximas corrientes en el mundo de la nutrición, relativas a la convicción de que el cuerpo humano está gobernado en casi todos los aspectos por los alimentos que consume y utiliza. Esta convicción se ha difundido hasta tal punto que casi se ha convertido en una revolución. Ahora disponemos de más referencias en la literatura científica que documentan las deficiencias nutritivas y la restauración de los nutrientes en la etiología y tratamiento de las enfermedades, que las relativas al uso de medicamentos de la medicina alopática destinados a tratar las enfermedades.

La historia nos dice que, desde su descubrimiento, se suele tardar un mínimo de cuarenta años para que los cambios en las convicciones y prácticas de la medicina consigan aceptación general. Ello se debe en parte a la dificultad de cambiar los planes de estudio de las facultades de medicina y a la reticencia de los médicos a participar en una revisión activa de los nuevos enfoques, puesto que se sienten cómodos con el uso de sus viejos métodos. No obstante, está surgiendo con fuerza una creciente conciencia entre la población y los nutricionistas, científicos y médicos, de que mantener una dieta «sana» que contenga cantidades adecuadas de todos los nutrientes esenciales que necesitan nuestros cuerpos para moverse con efectividad, ayuda a promover y conservar la buena salud, tanto física como mental, y a prevenir la enfermedad.

Nutrición y salud completa

Los que ensalzan los beneficios de tener un conocimiento nutricional son cada vez más numerosos. Esta auténtica revolución que afecta al pensamiento y a la información de las personas, nos impulsa a sentirnos cada vez más capacitados para ejercer control y asumir más responsabilidad sobre nuestra salud. Por tanto, la nutrición es fundamental, la elección consciente de los alimentos, vitaminas, minerales, aminoácidos, enzimas, productos fitoquímicos y vegetales. Al cuidar la nutrición no sólo prevenimos la enfermedad, sino que evitamos de este modo muchos de los achaques que afectan al hombre. Esto se opone diametralmente a la idea que siempre hemos tenido: cuando algo nos afecta o perturba nuestro bienestar, acudimos al médico, que nos receta medicamentos cuyos efectos sólo él conoce.

Abajo: granos y legumbres son una buena fuente de proteínas, vitaminas, minerales y fibra.

Una dieta equilibrada

La gente habla a menudo de tener una dieta «equilibrada», pero ¿qué significa eso? Habitualmente decidimos comer los alimentos que nos gustan y no los que son nutricionalmente mejores para nuestra salud. Nuestra dieta está compuesta por una mezcla de alimentos diferentes y así es como obtenemos un suministro de todos los nutrientes que necesita nuestro cuerpo. No hay una receta exacta que determine la clase y la cantidad de alimentos que tenemos que comer para mantenernos sanos, y cada persona tiene necesidades diferentes. Tenemos que «equilibrar» nuestra ingesta de alimentos para satisfacer nuestras necesidades de diferentes nutrientes. Eso significa comer cada día una variedad de alimentos de los principales grupos alimentarios.

Medicina alopática y alternativa

Tenemos que definir la medicina según sus diversas aplicaciones. El uso de medicamentos y el empleo de procedimientos quirúrgicos y de radiación como modalidades de tratamiento se ha dado en llamar «medicina alopática». El mundo occidental ha situado esos tratamientos en la principal categoría curativa y ha definido más o menos el término «medicina» como equivalente de medicina alopática. Pero no en todo el mundo se emplea la medicina alopática como arte curativo principal, sino que se aplica una variedad de prácticas que van desde la

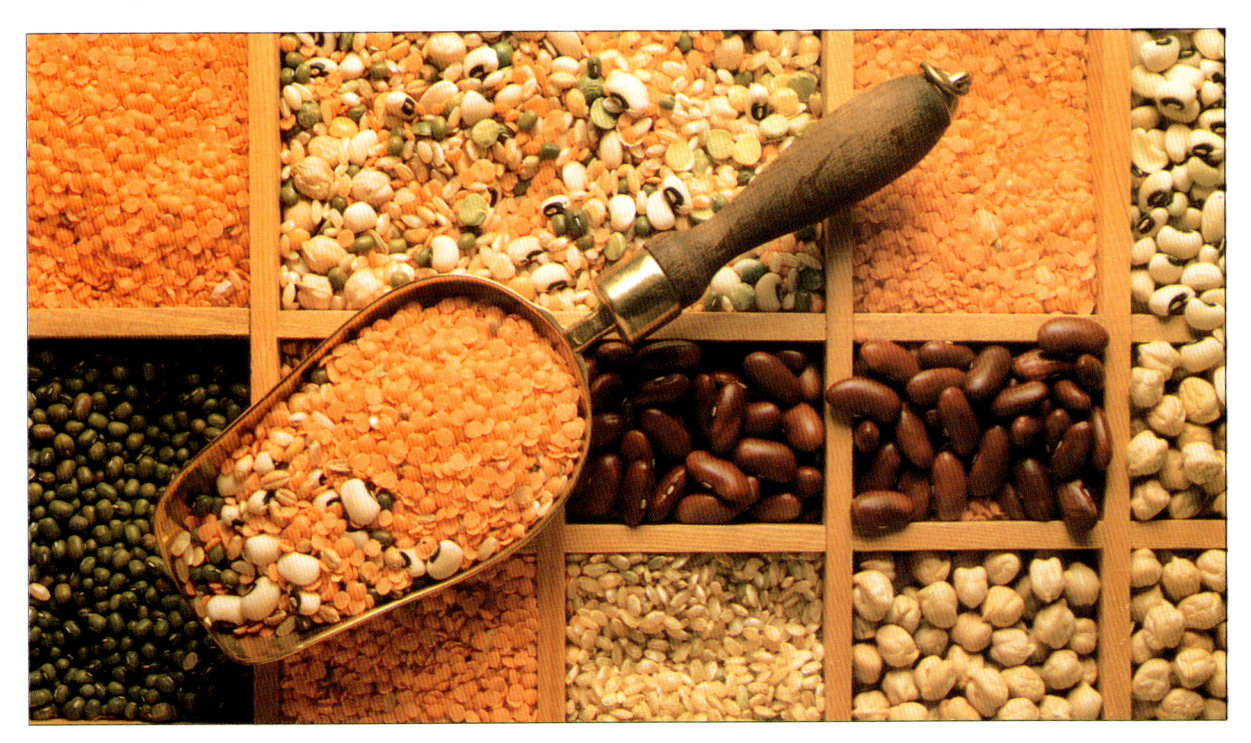

Izquierda: las verduras de hojas verdes son ricas en nutrientes esenciales, en especial vitaminas B y C y minerales.

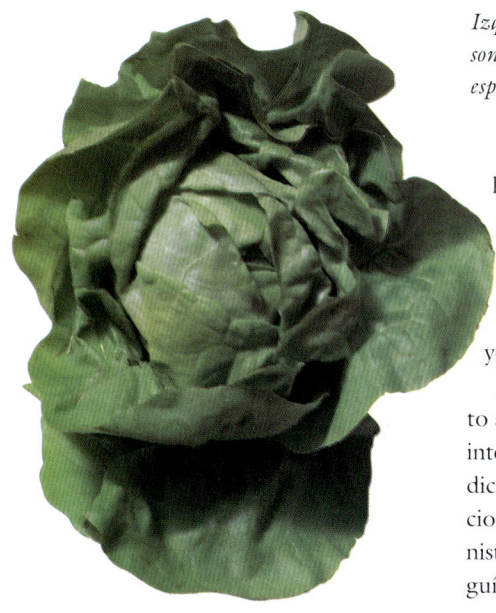

acupuntura hasta el chamanismo. Un atento examen de los resultados de tales prácticas curativas nos plantea el asombroso hecho de que a veces pueden producir resultados comparables y, en algunas ocasiones, hasta incluso mejores que la medicina alopática en el tratamiento de las enfermedades crónicas degenerativas.

Esos hechos no deberían hacernos olvidar de ningún modo los notables avances logrados en la cirugía, en los que la medicina alopática se ha especializado, alcanzando cotas increíbles.

Pero deberíamos darnos cuenta de que el término «medicina» abarca todo un ámbito de prácticas curativas, entre las que también se incluye la nutrición.

Para sentar unas pautas con respecto a la nutrición, distintos grupos han intentado establecer organizaciones dedicadas a crear normas éticas y proporcionar una buena educación al nutricionista profesional. Eso ha permitido fijar guías y parámetros seguidos por la mayoría de asesores nutricionistas.

Una dieta sana

Necesitamos seguir una dieta sana y nuestras necesidades de nutrientes específicos variarán en momentos diferentes de nuestras vidas, como por ejemplo en la infancia, la adolescencia, el embarazo, la menopausia y la vejez. Comer demasiado poco, o digerir de forma inadecuada los nutrientes puede provocar enfermedades carenciales. Por eso es importante lograr un correcto equilibrio y obtener nutrientes suficientes, pero no excesivos de la comida.

La mayoría de nutricionistas estarían de acuerdo en que una dieta sana debería incluir cantidades adecuadas de proteínas, hidratos de carbono, grasas, vitaminas, minerales y fibra. Ahora ya se acepta que es prudente reducir nuestra ingesta de grasa, tanto la visible como la invisible. La grasa invisible está presente, por ejemplo, en una amplia gama de alimentos, incluidas las pastas, los pasteles, el helado, los dulces y algunos alimentos procesados.

También debemos incluir en nuestra dieta los cereales no refinados de grano entero, que son fuentes valiosas de fibra, ayudan a prevenir el estreñimiento y nos protegen de los problemas intestinales corrientes.

Asimismo, se crece que una reducción de sal es beneficiosa y aunque podemos sazonar la comida, debemos tratar de no comer demasiados alimentos procesados y enlatados, que a menudo contienen grandes cantidades de sal. La mayoría de la gente consume por lo menos un 50 % más de comida de lo que necesita su cuerpo y en algunos casos se han relacionado los índices altos de sal con la hipertensión. Pero hay que recordar que una pequeña cantidad de

Dietas vegetarianas

Muchas personas adoptan una dieta vegetariana y dejan de comer carne y pescado y hasta los productos lácteos, como en el caso de los vegetarianos puros. Si se tiene el cuidado de diseñar una dieta nutricionalmente equilibrada, con adecuadas proteínas, es posible que ésta sea plenamente satisfactoria y mantengamos una buena salud. Los lactovegetarianos que consumen productos lácteos y huevos no tienen problemas nutricionales. Los vegetarianos puros, sin embargo, que limitan su ingesta a las verduras, tienen que asegurarse de consumir toda una serie de alimentos, tales como: cereales de grano entero, judías y legumbres, frutos secos, fruta, verduras de hoja, etc.

La deficiencia de hierro puede ser un problema, ya que el contenido de hierro de las verduras no se absorbe tan bien como el de la carne, por lo que existe un mayor riesgo de contraer anemia. El aporte de vitamina B-12, que se encuentra sobre todo en los alimentos animales, también puede ser deficiente en los vegetarianos, que deben tratar de obtener estos nutrientes esenciales. Para más consejos sobre vegetarianismo, debería ponerse en contacto con un nutricionista o una asociación de vegetarianos.

sodio es esencial para nuestra salud y bienestar.

Todos necesitamos comer varias raciones diarias de fruta fresca y verduras (véase el cuadro de la derecha). Son buenas fuentes de vitaminas y minerales y tienen un papel importante en el mantenimiento de la salud y en la prevención de la enfermedad. Como vemos en la pirámide, las frutas y verduras deberían dominar en la dieta y no quedar relegadas como componentes secundarios de la misma.

LA DIETA SE DEBERÍA BASAR EN LA PIRÁMIDE DIETÉTICA

INGESTA DIARIA DE DISTINTOS GRUPOS DE ALIMENTOS

La ilustración de abajo muestra el equilibrio que debe existir entre los nutrientes necesarios, que pueden variar según los gustos individuales. Lamentablemente, la mayoría de nutricionistas no animan o imponen cambios dietéticos radicales, sino que más bien se concentran en la eliminación del azúcar y la harina refinada de los alimentos, de los que contienen aceites parcial o completamente hidrogenados, de la margarina y de cualquier alimento tan refinado y con tantos aditivos que hasta sea cuestionable considerarlo como alimento.

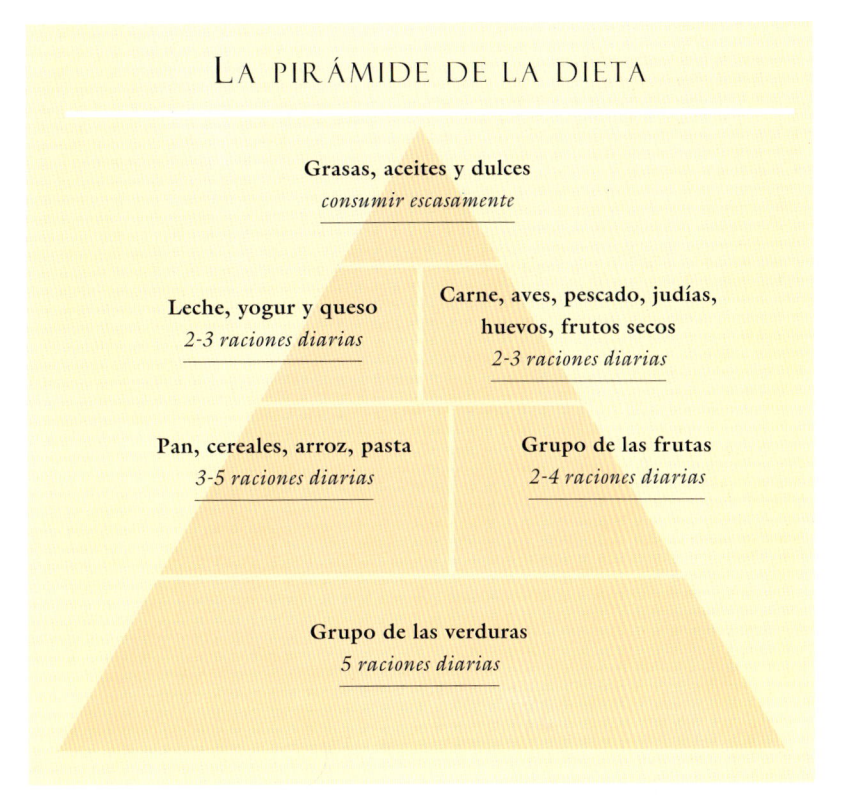

LA PIRÁMIDE DE LA DIETA

Grasas, aceites y dulces
consumir escasamente

Leche, yogur y queso
2-3 raciones diarias

Carne, aves, pescado, judías, huevos, frutos secos
2-3 raciones diarias

Pan, cereales, arroz, pasta
3-5 raciones diarias

Grupo de las frutas
2-4 raciones diarias

Grupo de las verduras
5 raciones diarias

Resulta extraño observar cómo incluso la introducción de pequeños cambios en el tipo de alimento consumido puede aumentar nuestra sensación de bienestar.

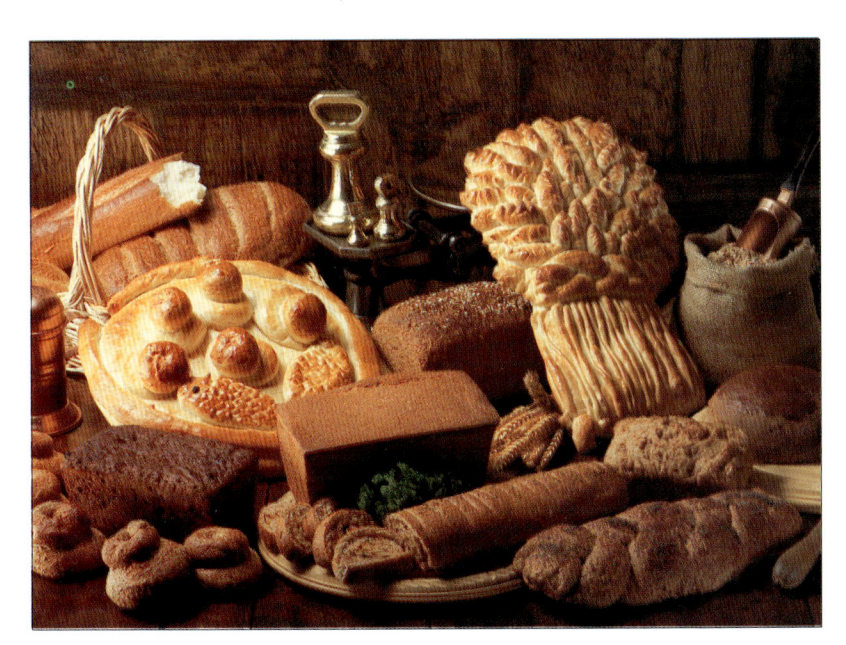

REDUCIR EL CONSUMO DE GRASA

Reducir el alto consumo de grasa es otra advertencia que le hará el nutricionista. Puesto que la grasa incrementa la sensación de saciedad que nos provocan los alimentos, una dieta con alto contenido en grasa reducirá a menudo las cantidades de cereales, verduras y frutas que se consumen. En lugar de ser el componente principal de la dieta, esos tres grupos se ven relegados entonces a

Izquierda: el pan es una excelente fuente de fibra, proteína y vitaminas B. Es mejor comer pan de harina y grano entero, ya que contiene más fibra.

Ejercicio y buena forma

La mayoría de nutricionistas también animan a mantenerse en buena forma física e incluirán en sus recomendaciones un cambio en el estilo de vida. Caminar de forma regular (cinco veces a la semana) es la sugerencia más frecuente, pero para algunos resulta más aceptable la participación en una actividad de grupo, como el baile, jugar al tenis, ir en bicicleta o asistir a clases de aeróbic. Cuanto más aprendemos sobre los efectos del ejercicio, tanto menos podemos afirmar que un determinado tipo de ejercicio sea mejor cuando se trata de aumentar el movimiento y la actividad cardiovascular y no de entrenarse para correr una maratón, por ejemplo. De hecho, correr produce numerosas lesiones entre los más ancianos debido a las tremendas tensiones que se ejercen sobre ligamentos, tendones y cartílagos, que han permanecido comparativamente inactivos durante muchos años.

una ingesta menor, lo que tiene como resultado una dieta que conduce a problemas de salud. Las grasas deberían constituir aproximadamente del 20 al 25 % de la dieta, y ser algo más elevadas en los climas fríos y menos en los climas templados o tropicales.

VISITA A UN ASESOR NUTRICIONAL

Hay asesores nutricionales especializados que o bien han asistido a clases universitarias o han recibido su educación a través de un programa de estudio de un hogar controlado, obteniendo un certificado de sus conocimientos y siendo considerados por tanto como profesionales en su campo. También hay otros profesionales menos cualificados que han optado por la nutrición debido a una experiencia personal y que ahora desean compartir sus conocimientos con los demás. El no profesional no suele tener la formación adecuada para diferenciar entre problemas nutricionales y los que debería tratar un profesional más cualificado en las artes curativas. Así pues, el primer consejo que hay que dar es comprobar que la persona a la que se va a consultar tenga la formación nutricional adecuada como para merecer nuestra plena confianza.

■ Su primera visita

En la primera visita, el nutricionista analizará con usted su dieta y estado general de salud, para tratar así de obtener un historial de sus hábitos alimenticios y de otros aspectos suplementarioss.

Además, tendrá usted que rellenar un formulario compuesto por datos de posibles deficiencias de nutrientes, para determinar si tiene necesidades especiales de algún nutriente concreto.

■ Señales de deficiencias

En la página siguiente se indican las diversas señales de deficiencias de dos nutrientes comunes, la vitamina B-1 y el potasio. Sería fácil pensar que ahí se pueden presentar afecciones médicas claras, pero lo cierto es que esas señales se citan a veces en publicaciones médicas y de investigación muy respetadas como deficiencias nutritivas y no como enfermedades. No podemos esperar necesariamente que un médico recete vitamina B-1 o potasio para tratar los síntomas de deficiencias indicados, pero la verdad es que los médicos deberían considerar la aplicación de esta «medicina» fisiológica.

Abajo: para tener una buena salud y forma física es conveniente combinar una dieta sana con un ejercicio regular. Podemos elegir entre una amplia gama de opciones, que van desde actividades que requieren esfuerzo como correr, a otras más suaves como estiramientos y yoga.

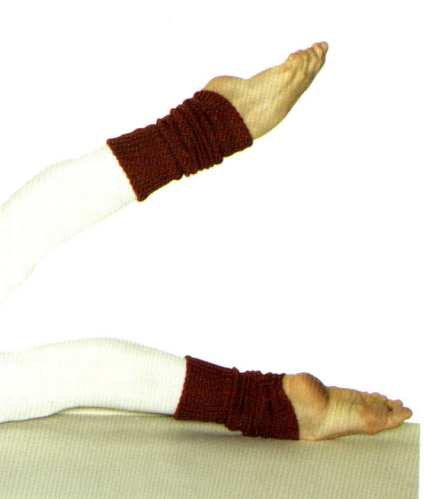

Señales de deficiencia de vitamina B-1

- Palpitaciones cardiacas.
- Dilatación cardiaca.
- Presión sanguínea diastólica superior a 90.
- Dolor generalizado, sin poder señalar la zona concreta.
- Falta de reflejo en codo y/o rodilla.
- Debilidad muscular.
- Temores vagos, sensación de persecución.
- Fatiga excesiva.
- Pérdida del apetito.
- Falta de memoria.

Señales de deficiencia de potasio

- Hinchazón de tobillos.
- Debilidad muscular.
- Latidos cardiacos rápidos.
- Latidos cardiacos irregulares.
- Nerviosismo.
- Piel seca.
- Insomnio.
- Presión sanguínea elevada.

Dietas deficientes

El concepto de deficiencia en la dieta se describió recientemente con la debida perspectiva en un artículo publicado en Estados Unidos, titulado *La dieta se queda corta*. En una investigación sobre dietas se descubrió:

- El 50 % de la gente ingiere menos de la cantidad diaria recomendada (CDR) de calcio.
- El 80-90 % ingiere menos de la CDR de vitamina E.
- El 25 % ingiere menos de la CDR de vitamina C.
- El 25 % ingiere menos de la CDR de ácido fólico.
- El 25-50 % ingiere menos de la CDR de vitamina A, etc.

Éste fue el resultado de una encuesta masiva realizada al azar entre ciudadanos estadounidenses. Considerada como la nación más rica del mundo, que posiblemente cuente con el mejor suministro de una gran variedad de alimentos, estos resultados deberían ser una advertencia para todos los que creen en el mito de que los alimentos pueden cubrir todas nuestras necesidades.

A veces se concede una mayor importancia a los alimentos por su aspecto, antes que por su contenido nutricional, hasta el punto de que, con frecuencia ni siquiera se tiene en cuenta. Es evidente que los suplementos son importantes para personas que siguen una dieta deficiente en nutrientes específicos.

Para complicar el problema parece que no sólo tenemos dietas deficientes en nutrientes, sino que también deberíamos reconsiderar las cantidades diarias recomendadas. Muchos investigadores cuestionan esas cantidades y afirman que, por ejemplo, la vitamina E puede ayudar a prevenir los ataques cardiacos, pero jamás si se toma en las cantidades diarias sugeridas. Esto nos lleva a pensar que la ingesta recomendada de nutrientes se ha establecido pensando más en evitar indicios claros de deficiencia, que en lo que necesitamos realmente para una nutrición óptima.

Lo que está claro es que para disfrutar de una buena salud se debe seguir una dieta sana y nutricionalmente equilibrada, que contenga cantidades adecuadas de proteínas, hidratos de carbono, grasas y todas las vitaminas y minerales esenciales. Reducir el consumo de alimentos poco saludables, azúcar, sal y grasas y aumentar el consumo de cereales de grano entero, frutas y verduras, conducirá a seguir un régimen dietético mucho más sano.

La vitamina B-1 se obtiene del arroz integral, las judías y todas las legumbres.

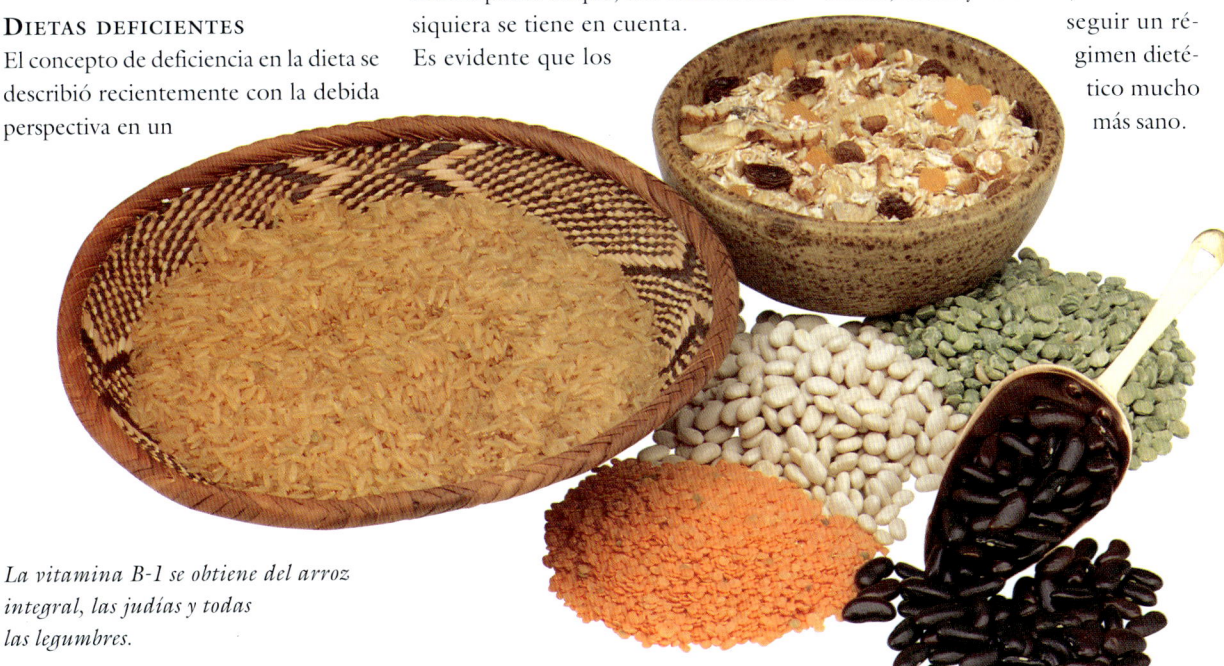

¿Son peligrosos los suplementos alimentarios?

Cada vez hay más personas preocupadas, a menudo sin razón, por los suplementos alimentarios. En general éstos han demostrado que son seguros en las repetidas pruebas realizadas en todo el mundo, aunque parece evidente que resulta difícil establecer unas «cantidades diarias recomendadas»; pero todos los nutricionistas están de acuerdo en que se puede consumir cualquier nutriente específico que se considere «seguro».

De todos los nutrientes, hay algunos que requieren que tomemos precauciones, como las vitaminas solubles en grasas (A y D), que se pueden acumular en el cuerpo, en contraposición con las vitaminas solubles en agua (como por ejemplo el grupo de las B y la vitamina C), que no se acumulan en el cuerpo. Por ello, el consumo excesivo de esas últimas vitaminas lo excreta fácilmente el organismo.

■ Vitamina A

No se debe tomar en altas dosis, sobre todo durante el primer trimestre del embarazo, ya que tiene propiedades antiangiogénicas, capaces de producir defectos congénitos. Aunque una deficiencia de vitamina A durante el embarazo también podría provocar, bajo ciertas circunstancias, otros defectos y problemas similares.

■ Vitamina D

Un consumo excesivo de vitamina D (10.000 unidades diarias) puede causar hipercalcemia en los tejidos blandos, lo que provocaría arteriosclerosis. La vitamina D es tóxica si se toma en exceso. No obstante, necesitamos un suministro adecuado para el mantenimiento de unos huesos sanos. Algunas investigaciones han llegado a la conclusión de que la vitamina D ayuda en la prevención de diversas formas de cáncer.

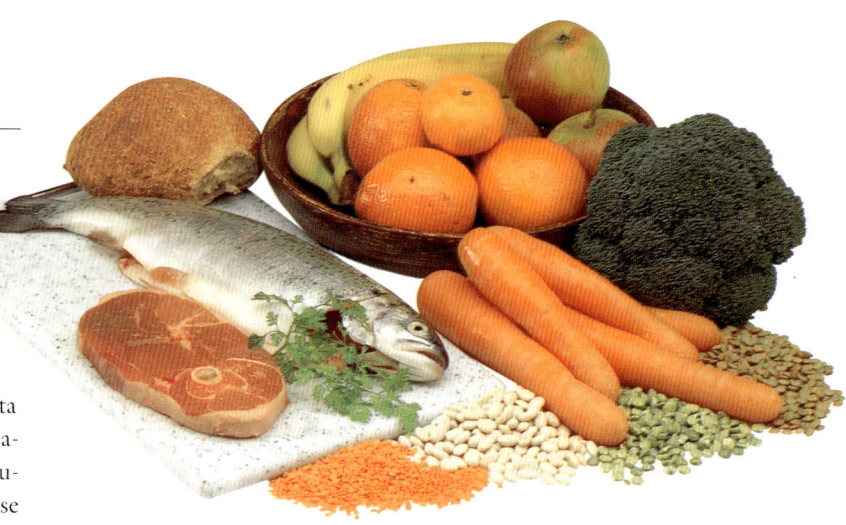

La moderación es lo mejor

Es evidente que la moderación es una buena práctica en la vida, incluso cuando hablamos de suplementos. No se ha demostrado que el uso ocasional de altas dosis de los mismos sea nocivo y puede tener un efecto casi milagroso en algunas personas, siempre y cuando se utilicen bajo la supervisión de un nutricionista que pueda detectar la aparición de cualquier efecto indeseable.

Las vitaminas y minerales se clasifican como micronutrientes porque sólo se necesitan pequeñas cantidades en nuestra dieta diaria, en contraposición con los macronutrientes, como las proteínas e hidratos de carbono. Las vitaminas y minerales se miden en unidades como microgramos y miligramos.

Arriba: el pescado, la carne roja, las judías y legumbres, las zanahorias y el brócoli son buenas fuentes de potasio.

Resumen

A medida que aumenta el interés de las personas por responsabilizarse de su propia salud, la nutrición se está revelando como una de nuestras bazas. La ciencia y la investigación apoyan los conceptos nutricionales y el papel de la nutrición en la prevención de la enfermedad y el mantenimiento de la buena salud. Actualmente, la principal tendencia consiste en aprender sobre nutrición para el uso personal y para evaluar qué suplemento es el mejor para satisfacer nuestras necesidades individuales. Cada vez hay más médicos y científicos que reconocen el importante papel de una dieta sana y equilibrada para alcanzar y mantener la buena salud. Es muy probable que en un próximo futuro la dieta y los suplementos alimentarios constituyan una parte cada vez más importante de la «medicina» de lo que sin duda ya son en la actualidad.

Señales de deficiencia vitamínica

Vitamina A
- ¿Se resfría con facilidad?
- ¿Tiene predisposición a infecciones en la garganta y los pulmones?
- ¿Sufre infecciones frecuentes de la vejiga o el tracto urinario?
- ¿Padece de sinusitis?
- ¿Tiene con frecuencia abscesos en los oídos?
- ¿Ve mal en la penumbra?
- ¿Tiene una piel áspera, seca y escamosa?
- ¿Se le hinchan los párpados y se le cargan de pus?
- **Mujer:** ¿tiene dificultades para quedar embarazada?
- **Mujer:** ¿ha tenido un aborto espontáneo?

Vitamina D
- ¿Tiene un desarrollo óseo deficiente?
- ¿Ha tenido raquitismo?
- ¿Tiene osteomalacia (huesos blandos)?
- ¿Tiene artritis?
- ¿Sufre de una serie anormal de caries?

Vitamina E
- **Mujer:** ¿ha tenido alguna vez un aborto espontáneo, degeneración uterina o períodos de esterilidad?
- **Hombre:** ¿tiene un bajo impulso sexual?
- ¿Tiene algún problema de tipo muscular?
- ¿Sufre dolores parecidos a las anginas?
- ¿Tuvo algún ataque cardiaco?

Vitamina C
- ¿Tiene pequeñas manchas rosadas en la piel?
- ¿Tiene vasos sanguíneos rotos en alguno de los ojos?
- ¿Tiene las encías inflamadas?
- ¿Se le cae el pelo de una forma anormal?
- ¿Le sangran las encías al cepillarse los dientes?
- ¿Tiene problemas de cartílagos?
- ¿Sufre de cataratas?
- ¿Tiene una piel excesivamente grasa cerca del pliegue de la nariz?

- **En los niños:** ¿hay inquietud e irritabilidad?
- ¿Sufre dolores articulares?

Vitamina B-1
- ¿Sufre palpitaciones cardiacas?
- ¿Tiene dilatado el corazón?
- ¿Tiene una tensión sanguínea diastólica superior a 90?
- ¿Le duele todo el cuerpo, pero no puede indicar una zona concreta?
- ¿Ha perdido el reflejo del codo y/o la rodilla?
- ¿Tiene debilidad muscular?
- ¿Experimenta temores vagos o sensaciones de persecución?
- ¿Se siente excesivamente fatigado?
- ¿Ha perdido el apetito?
- ¿Tiene mala memoria?

Vitamina B-2
- ¿Tiene grietas y úlceras en las comisuras de los labios?
- ¿Tiene una lengua brillante, de color rojo-purpúreo?
- ¿Siente como si tuviese arena en el interior de los párpados?
- ¿Suele tener los ojos como inyectados en sangre?
- ¿Son sus ojos sensibles a la luz brillante?
- ¿Se le cansan los ojos con facilidad, le arden y pican?
- ¿Tiene un número anormal de caries?

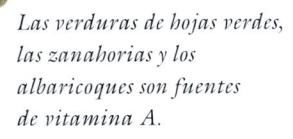

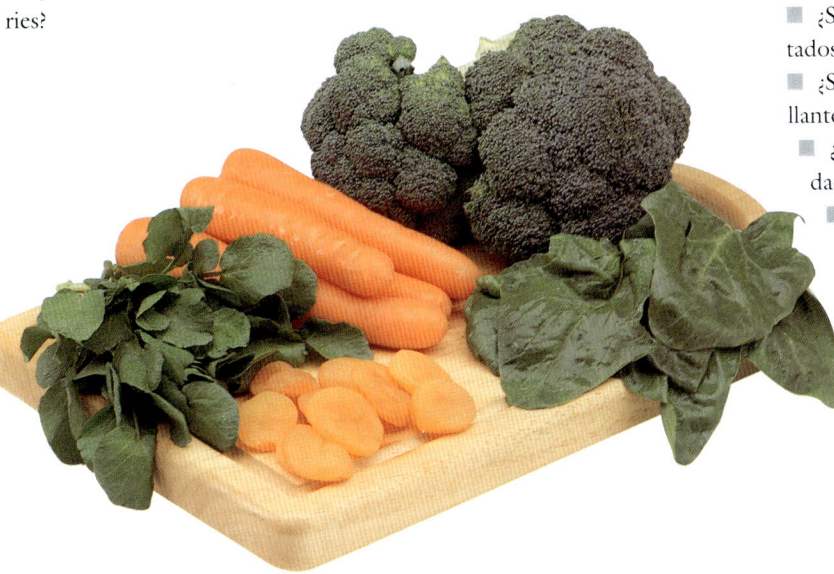

Las verduras de hojas verdes, las zanahorias y los albaricoques son fuentes de vitamina A.

Señales de deficiencia vitamínica

Niacina (niacinamida)
- ¿Sufre de inflamación crónica de la piel?
- ¿Ha perdido el apetito?
- ¿Tiene úlceras en la boca?
- ¿Nota a menudo las manos y/o los pies muy calientes?
- ¿Se le ha diagnosticado alguna vez esquizofrenia?
- ¿Tiene la sensación de que las manos y/o los pies se le quedan insensibles?

Vitamina B-6
- ¿Se marea con frecuencia?
- ¿Sufre más de dos resfriados cada año?
- ¿Sufre náuseas?
- ¿Es fumador?
- ¿Se siente confuso?
- **Mujer:** ¿sufre de síndrome premenstrual?
- ¿Tiene cálculos renales?
- ¿Tiene edema?
- ¿Ha observado alguna vez una tonalidad verdosa en su orina?
- ¿Siente las manos y/o los pies entumecidos?

Vitamina B-12
- ¿Se le llaga la lengua con mucha frecuencia?
- ¿Sufre frecuentes inflamaciones cutáneas?
- ¿Padece de insomnio?
- ¿Nota hormigueo en las extremidades?
- ¿Tiene anemia perniciosa (disminución de reflejos y de la percepción sensorial, ataxia, balbuceos, sacudidas de las extremidades)?

Ácido pantoténico
- ¿Tiene dolores crónicos de cabeza?
- ¿Siente mareos frecuentes y repentinos?
- ¿Se marea al incorporarse cuando está sentado o acostado?
- ¿Le late deprisa el corazón después de un esfuerzo?
- ¿Se le ha diagnosticado artrosis?
- ¿Se le ha diagnosticado hipoglucemia?
- ¿Experimenta ocasionalmente sensación de ardor en las manos y/o los pies?

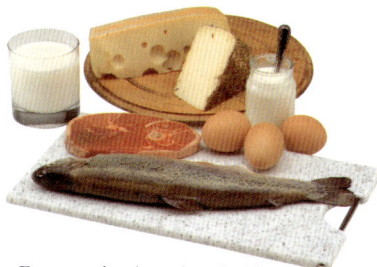

Fuentes de vitamina B-12

- ¿Pasa por períodos de depresión profunda?
- ¿Nota insensibilidad o bien hormigueos en manos y pies?

Biotina
- ¿Tiene llagas en la lengua y dermatitis?
- ¿Ha perdido el apetito y tiene náuseas?
- ¿Le cuesta quedarse dormido?
- ¿Sufre dolor muscular?
- ¿Tiene una anemia de bajo nivel?

Ácido fólico
- ¿Tiene anemia macrocítica?
- ¿Tiene una hendidura palatina?
- ¿Tiene una lengua suave y muy roja?

Ácido paraaminobenzoico
- ¿Sufre trastornos gastrointestinales crónicos?
- ¿Tiene en la piel manchas de pérdida de pigmento (vitiligo)?
- ¿Se siente siempre irritable, con períodos de depresión?
- ¿Tiene eritematosis lupu?
- ¿Tiene escleroderma (endurecimiento de la piel)?

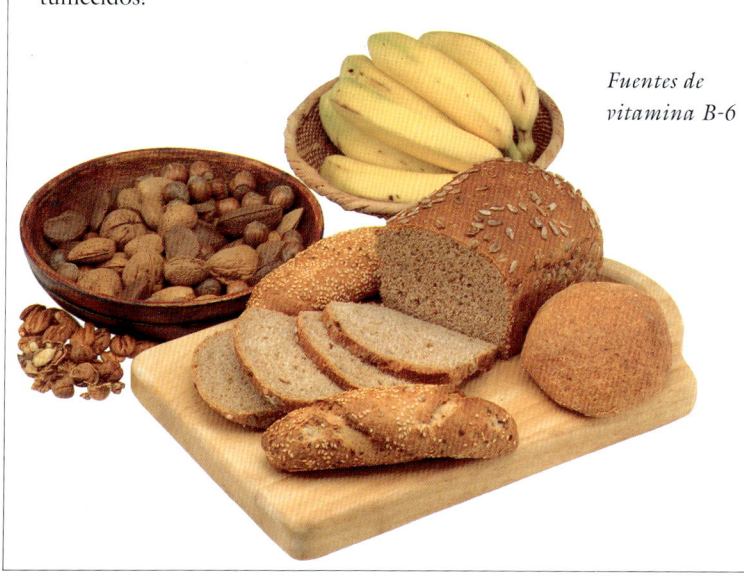

Fuentes de vitamina B-6

Señales de deficiencia mineral

Calcio
- ¿Tuvo problemas de crecimiento?
- ¿Sufre frecuentes calambres en las piernas?
- **Mujer:** ¿tiene una menstruación excesiva?
- ¿Se siente nervioso o irritable?
- ¿Tiene los dientes mal alineados?

Fósforo
- ¿Tiene una estructura ósea y dental deficiente?
- ¿Padece artritis, piorrea o raquitismo?
- ¿Se siente mental y/o físicamente fatigado?
- ¿Tiene una respiración irregular?

Potasio
- ¿Se le hinchan los tobillos?
- ¿Tiene debilidad muscular?
- ¿Tiene latidos cardiacos rápidos?
- ¿Tiene latidos cardiacos irregulares?
- ¿Se considera una persona nerviosa?
- ¿Tiene la piel seca?
- ¿Sufre de insomnio?

Sodio
- ¿Nota la boca reseca y la piel seca?
- ¿Sufre de indigestión crónica?

Magnesio
- ¿Cree usted tener los nervios irritables?
- ¿Cree tener los músculos irritables?
- ¿Sufre de calambres musculares?
- ¿Tiene tics y espasmos nerviosos?
- ¿Suele tener latidos cardiacos irregulares?
- ¿Sufre convulsiones y/o ataques epilépticos?

Hierro
- ¿Sufre de anemia?
- ¿Suele jadear sin motivo aparente?
- ¿Es vegetariano puro?
- ¿Ha perdido el apetito?

Zinc
- ¿Se fatiga con facilidad?
- ¿Es muy susceptible a todas las infecciones?
- ¿Le cicatrizan con demasiada lentitud las heridas cutáneas?
- ¿Tiene poco apetito?
- **Hombre:** ¿tiene dilatada la próstata?

Yodo
- ¿Tiene las manos y los pies fríos?
- ¿Tiene el cabello reseco?
- ¿Le cuesta entrar en actividad por las mañanas?
- ¿Suele aumentar de peso con facilidad?
- ¿Sufre de bocio?

Manganeso
- ¿Tiene ligamentos y tendones débiles?
- ¿Sufre de una enfermedad neuromuscular?

Selenio
- ¿Sufre de cáncer?
- ¿Tiene aterosclerosis (enfermedad cardiaca)?
- ¿Ha envejecido prematuramente?

Vanadio
- ¿Tiene diabetes o tendencia a sufrirla?

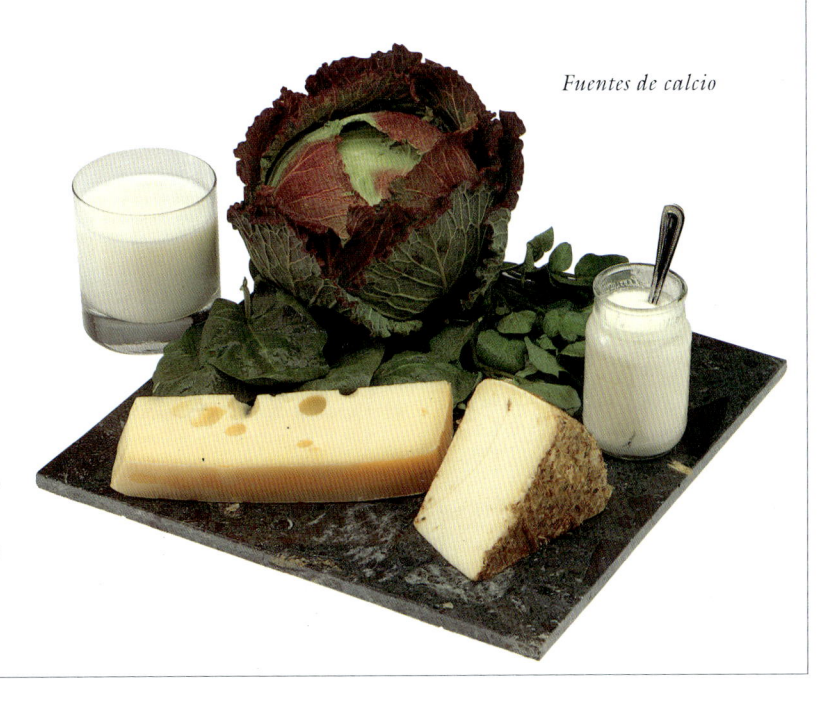

Fuentes de calcio

Dietas especiales

La mayoría de nutricionistas modernos recomendarían seguir una dieta «sana» y variada que aporte todos los nutrientes esenciales necesarios para un funcionamiento adecuado del cuerpo. Defienden que diariamente se deben consumir alimentos de todos los grandes grupos alimentarios.

Es esencial comer frutas, verduras y cereales de grano entero. Este consejo adquirió relevancia tras el informe de la Organización Mundial de la Salud sobre la dieta, la nutrición y la prevención de enfermedades crónicas. Lo más importante es que nuestras dietas nos aporten una cantidad adecuada y constante de todos los nutrientes esenciales.

No obstante, las deficiencias nutritivas de algunos grupos de población son evidentes porque:
■ No consumen alimentos adecuados, como en el caso de los ancianos y algunas personas que siguen dietas de adelgazamiento.
■ Tienden a comer alimentos nocivos, como por ejemplo los adolescentes y las personas que consumen comida muy procesada, con alto contenido en azúcar y grasas.

A continuación se esbozan tres ejemplos de las muchas terapias dietéticas que se han concebido. No recomendamos ninguna de ellas y sólo se indican a modo de ejemplos de la enorme gama de dietas alternativas con que cuenta la dieta «sana» que se perfila en este capítulo.

La dieta Atkins
La dieta Atkins la impulsó el doctor Robert C. Atkins, especializado en bariátrica o tratamiento de los problemas de sobrepeso, que buscaba la dieta ideal. Se basa en la inducción de «quetosis», proceso que consiste en quemar la grasa almacenada para obtener energía. Las observaciones clínicas del doctor Atkins le indujeron a publicar que esta dieta también era eficaz para muchos otros problemas, sobre todo cardiovasculares, artríticos y para distintas enfermedades crónicas degenerativas. La dieta se conoce como «dieta Atkins con bajo contenido de hidratos de carbono». Lo que sigue es un perfil de las normas alimentarias de esa dieta:

■ **Alimentos animales (carne, pescado, aves, marisco)**
Todos están permitidos, a menos que en su preparación se utilicen azúcar, MSG, jarabe de maíz, harina de maíz, harina, escabechados, nitritos u otros conservantes.

■ **Grasas y aceites**
A pesar de la reciente repulsa contra las «dietas con alto contenido en grasas», muchas grasas son esenciales para una buena nutrición, sobre todo los aceites. Tenemos que incluir una fuente de ácido gammalinolenoico y de aceites omega-3 (aceite de salmón, de semilla de lino). El aceite de oliva es muy indicado. Los mejores aceites vegetales son los de nuez, soja, sésamo, girasol y cártamo, especialmente si la etiqueta indica «prensado en frío». La mantequilla siempre es mejor que la margarina. Se permite la mahonesa. Y la grasa que forma parte de la carne o de las aves que se coman. Para aliñar la ensalada se puede utilizar el aceite preferido más vinagre o zumo de limón y especias. Se puede añadir queso gratinado, huevo duro troceado y bacon.

■ **Queso (duro, semiblando, curado, amarillo)**
Los preferibles son el queso suizo, Emmenthal, Cheddar, Brie, Camembert, Blue, Mozzarella, Gruyère, etc., además de quesos de cabra. Quesos frescos: requesón, ricotta y soja (tofu). Debemos evitar los quesos «dietéticos», los que se untan en el pan y los alimentos con queso. Se permiten de 75 a 175 g diarios, según la recomendación del médico.

■ **Huevos**
Permitidos sin restricciones.

■ **Verduras para ensalada**
Verduras de hoja verde (lechuga, perejil, achicoria, endivia, espinacas), setas, pepinos, apio, rábanos, pimientos y judías verdes. De dos a seis tazas diarias, según la recomendación del médico.

■ **Otras verduras permitidas**
Espárragos, brócoli, judías verdes, col, verduras de primavera, coliflor, berenjena, col rizada, setas, tomates, cebollas, espinacas, pimientos, zumos vegetales, calabacín, calabaza, nabos, aguacate, brotes de bambú, castañas de agua, tirabeques, col fermentada. Su consumo viene definido como «verduras de ensalada» y se halla sometido a esas restricciones.

■ **Edulcorantes**
No están permitidos los siguientes: miel, fructosa, lactosa, sucrosa, maltosa y dextrosa.

■ **Líquidos**
Los mejores líquidos son el agua y los tés de hierbas. Son preferibles las aguas minerales y de manantial antes que la corriente del grifo o la soda, aunque todas están permitidas. Las infusiones o tisanas no deben contener cafeína, azúcar o cebada.

■ **Alcohol**
No está permitido.

Nota: aunque el doctor Atkins fue criticado por muchos, se ha mantenido firme gracias a sus miles de historias clínicas de éxito. Algunos recientes estudios documentan que su dieta moderadamente alta en proteínas y grasas no es un mal consejo, mientras que la drástica disminución de azúcares es beneficiosa para todos.

La dieta macrobiótica

La dieta macrobiótica, conocida también como dieta macrobiótica zen, se compone principalmente de productos cereales, de los que el más destacado es el arroz. Quienes siguen esta dieta no deben ingerir azúcar, carne o productos animales y tienen que limitar su ingesta de fluidos. Hay muchas variaciones de esta dieta macrobiótica, que van desde las muy estrictas a las relativamente moderadas.

El principio de la dieta macrobiótica al que se oponen algunos médicos y nutricionistas es la restricción de fluidos en todas sus formas. El cuerpo necesita casi dos litros de fluido diarios para que el metabolismo funcione adecuadamente. La restricción de fluidos provocará graves problemas si se mantiene durante un período de tiempo prolongado.

El concepto de no consumir azúcares, carnes grasas o cualquier alimento artificial se puede aplicar, ciertamente, a todos aquellos que buscan un mejor estilo de alimentación. No obstante, los regímenes macrobióticos más rígidos son claramente deficientes en muchas vitaminas, minerales y aminoácidos.

Es probable que seguir la dieta durante un par de semanas o menos, siempre y cuando se ingieran diariamente, al menos, dos litros de líquidos no sea perjudicial para nadie. Eso podría tener algunos beneficios desintoxicantes y dar al tracto digestivo un menú completamente nuevo para descomponer. Pero seguir esa dieta a largo plazo comportaría importantes deficiencias incluso en una persona sana.

La dieta Gerson

Es una dieta terapéutica para el tratamiento del cáncer y la desarrolló el doctor Max Gerson, un médico alemán que huyó de su país y estableció su consulta en Estados Unidos. Fue uno de los pocos de su época en establecer una correlación entre dieta y enfermedad y particularmente el cáncer. Su concepto original y probablemente más válido fue que se debía aumentar el nivel de potasio en el cuerpo y disminuir el nivel de sodio. También defendió el consumo de alimentos naturales, diciendo: «Es más seguro consumir alimentos naturales, combinados y mezclados por la naturaleza y cultivados, a ser posible, en un proceso agrícola orgánico, obedeciendo así las leyes de la naturaleza».

Estructura de la dieta

El doctor Gerson creía que el 75 % de la dieta de una persona debía incluir lo siguiente:

■ **Toda clase de frutas**, principalmente frescas y algunas preparadas de formas diferentes: ensaladas de frutas, sopas de fruta fresca, plátanos chafados, manzanas rayadas crudas, salsa de manzana, etc. Sin consumir ningún producto enlatado, recomendó las frutas siguientes: manzanas, uvas, cerezas, mangos, melocotones, naranjas, albaricoques, pomelos, plátanos, mandarinas, peras, ciruelas, melones y papayas. Las peras y las ciruelas se digieren más fácilmente cocidas. La fruta seca se puede comer si no ha sido tratada con azufre, como los albaricoques, melocotones, uvas pasas, ciruelas, etc. Están prohibidas las moras, piña, frutos secos, aguacates y pepinos.

■ **Todas las verduras** se recomiendan en preparados frescos, algunas cocidas en su propio jugo y otras crudas o finamente rayadas, como las zanahorias cultivadas orgánicamente, coliflor o apio, ensaladas y sopas de verduras. Están permitidas algunas verduras secas, pero no congeladas. Las patatas se deben cocer con piel, nunca freírse, aunque se pueden hervir. Son preferibles las ensaladas de verduras de hoja verde. Las verduras recomendadas son: zanahorias, guisantes, tomates, espinacas, judías tiernas, coles de Bruselas, alcachofas, remolacha cocida con manzanas, coliflor y col roja, preparadas sin sal y cocidas en sus propios jugos, no hervidas en agua.

■ **Pan sin sal** de harina de centeno entero o de trigo entero, o una combinación de ambos. Se puede consumir harina de avena sin problemas. El alforfón es aceptable.

■ **Azúcar moreno**, miel, jarabe y azúcar de arce son opcionales.

■ **Productos lácteos**, como requesón y otros quesos sin sal, son aceptables, así como la leche de manteca y el yogur.

■ **Carnes conservadas o saladas:** no se deben consumir.

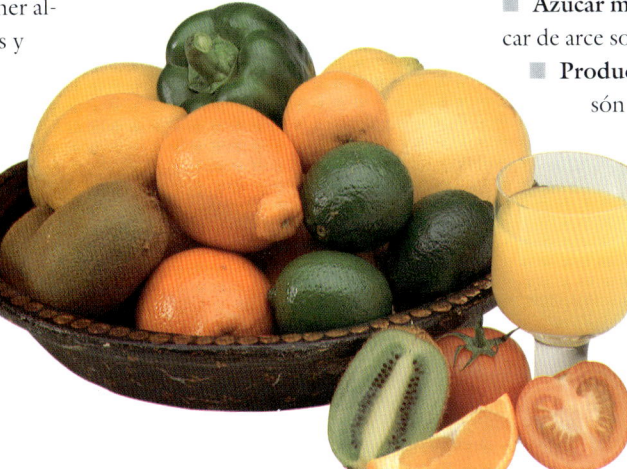

Medicina & Naturópata

CAPÍTULO OCHO

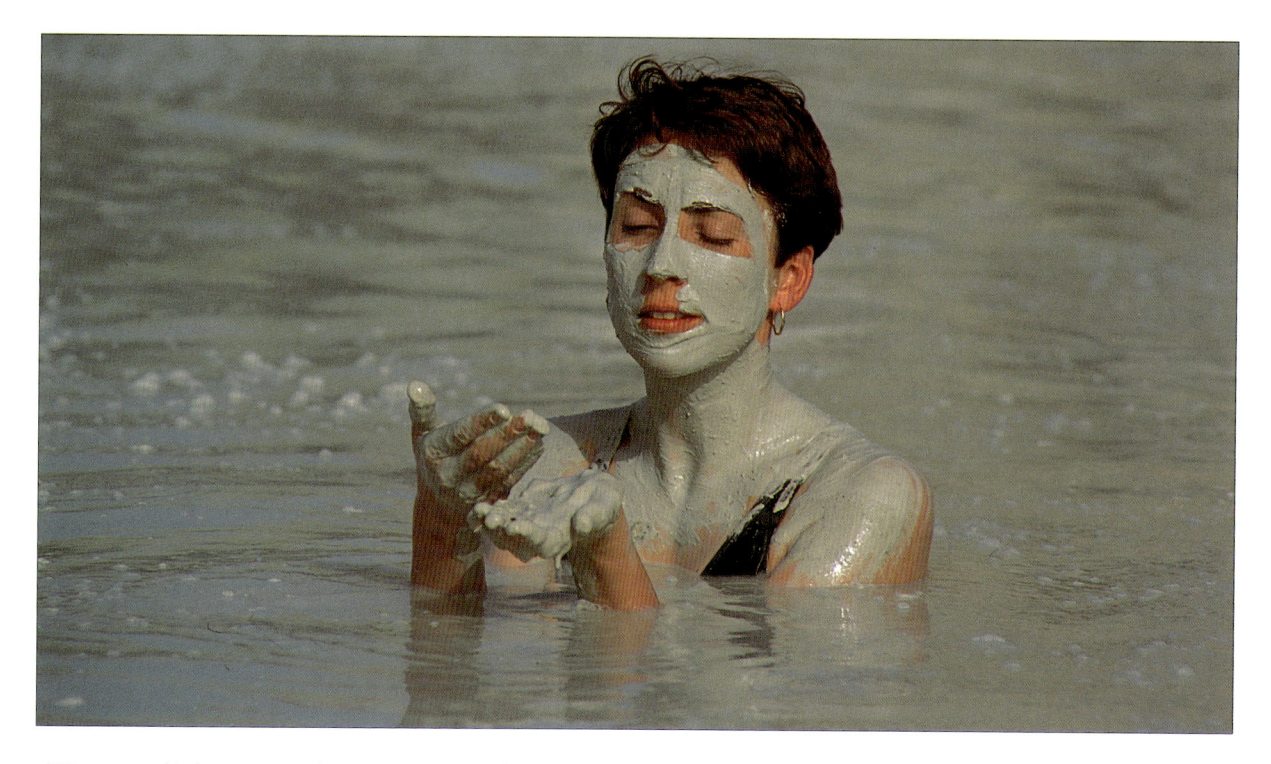

La medicina naturópata es una práctica estadounidense derivada de una tradición europea; ambas se conjuntaron a principios del siglo XX. Sus antecedentes se pierden en los tiempos prehistóricos. De hecho, muchos de los métodos utilizados habitualmente en la medicina naturópata actual los emplean los animales de modo instintivo para tratar de curarse después de sufrir una herida o enfermedad. Entre ellos se incluyen el ayuno, la hidroterapia, la medicina botánica y otras prácticas parecidas.

Los precursores más recientes de la medicina naturópata moderna incluyen el herbalismo europeo y americano nativo, la cultura física y las costumbres hacia la comida sana de finales del siglo XIX, la tradición hidroterapéutica popularizada por Preisnitz y Kneipp en Europa, el surgimiento de la medicina homeopática en Europa y América, el movimiento impulsor de la higiene natural, el movimiento de salud pública y los avances de la mecanoterapia y la fisioterapia del siglo XIX y principios del XX. Los elementos de todas estas tradiciones se conjuntaron hace aproximadamente unos cien años, y eso impulsó una nueva medicina llamada «naturopatía».

MEDICINA NATURÓPATA

DESARROLLO Y EVOLUCIÓN

Este nuevo sistema de curación se expandió con rapidez y se popularizó en Estados Unidos y Alemania; en la década de 1920 ya contaba con 22 colegios en Estados Unidos. Obtuvo su primera licencia en California en 1906 y en 1950 ya era una práctica médica admitida en 26 Estados. En 1955, sin embargo, su práctica se había reducido a 8 Estados, debido principalmente a una gran campaña «anticuáquera» de la Asociación Médica Americana, que no permitió que ninguna facultad concediese un título. La profesión se consideró obsoleta.

Para impedir su desaparición, en 1956 varios profesionales del noroeste crearon un nuevo colegio a través de la legislatura de Oregón: el Colegio Nacional de Medicina Naturópata. A finales de la década de 1960 se incrementó el interés por la medicina «alternativa» y la escuela comenzó a crecer. Una década más tarde, el interés que suscitaba esta medicina permitió crear una segunda escuela en Seattle, seguida por una tercera en Toronto a principios de la década de 1980 y una cuarta que se inauguró en el otoño de 1993 en Arizona. Ahora mismo se proyecta establecer otras en Estados Unidos y se legisla la concesión de títulos para 18 Estados; o incluso más.

La medicina naturópata está resurgiendo de modo espectacular, vigorizada por una sociedad deseosa de aliviar las enfermedades comunes de la modernidad, especialmente los problemas crónicos y degenerativos, y que busca soluciones generadoras de salud, antes que basadas en la receta de medicamentos. En este ambiente, la profesión médica naturópata ha experimentado una renovación.

Abajo: los naturópatas creen que es importante seguir una dieta sana y equilibrada que contenga todos los nutrientes esenciales que necesitamos para mantener la buena salud.

PARADIGMAS DEL PENSAMIENTO MÉDICO

EL PARADIGMA CONVENCIONAL

La práctica de aquello a lo que la prensa popular se refiere cada vez más como medicina alopática, la medicina practicada por la Asociación Médica Americana, se basa en un paradigma sencillo y elegante: «el diagnóstico y tratamiento de la enfermedad». Eso describe, de una forma muy sucinta, lo que se espera que haga el médico: determinar la naturaleza específica y el nombre del proceso morboso que aqueja al paciente (lo que se llama diagnóstico) y luego utilizar las diversas herramientas o armas que le ha proporcionado la ciencia y la experiencia para eliminar la enfermedad del cuerpo (tratamiento).

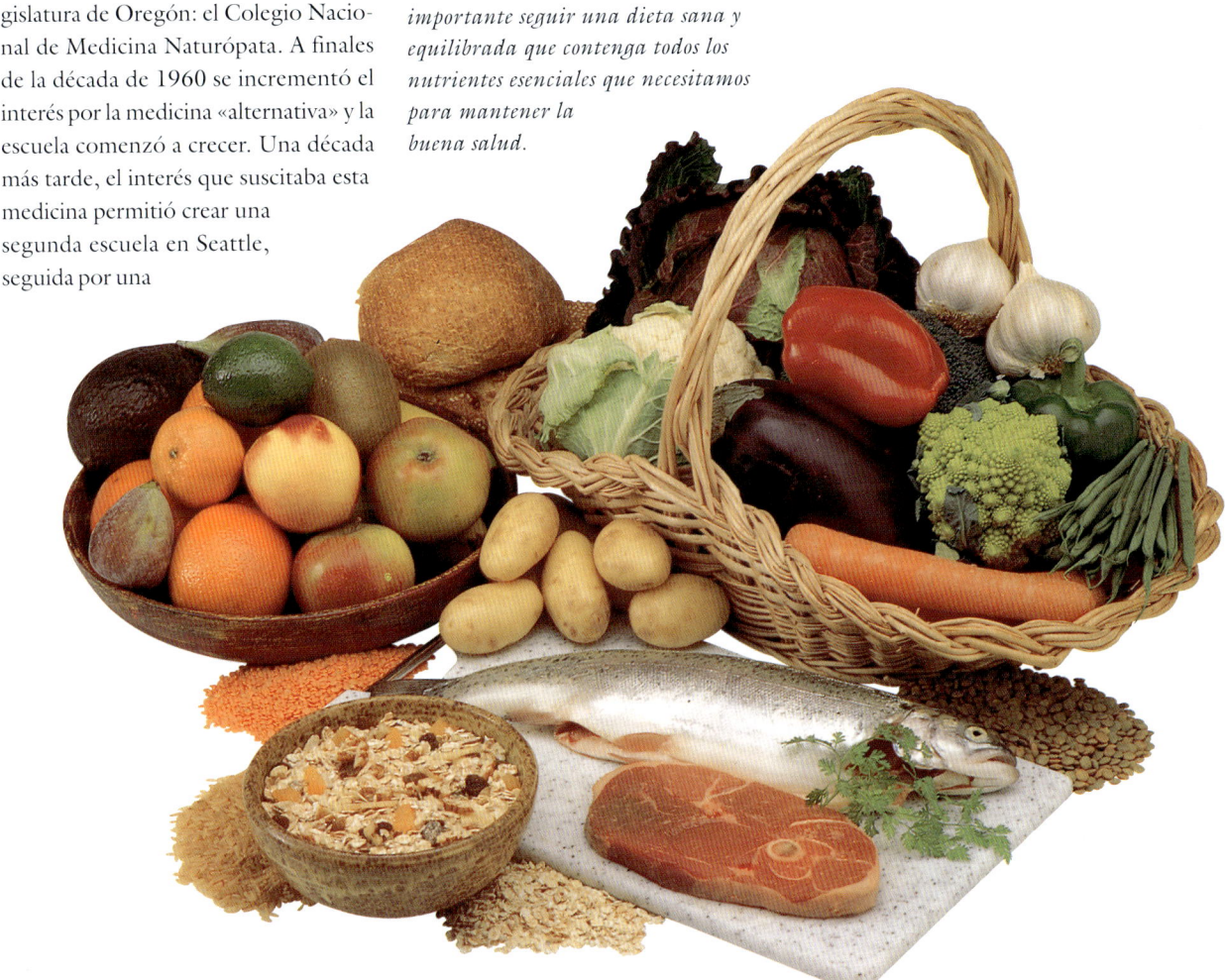

Sabemos que esto es evidente y no lo cuestionamos. Sin embargo, tras un detenido análisis vemos que este principio contiene por lo menos tres suposiciones:

1. Que hay entidades morbosas características, que existen al margen de la individualidad del paciente.
2. Que esas entidades morbosas se pueden identificar.
3. Que se pueden eliminar del paciente mediante un correcto tratamiento.

En este sistema, el médico identifica la enfermedad y luego «inicia la batalla» contra ella, como si el paciente fuese un campo neutral en el que se libra ese combate. Las «armas» empleadas por el médico incluyen medicamentos, cirugía, quimioterapia, radiación y otras técnicas más.

Este sistema de abordar la enfermedad funciona bien en ciertas circunstancias, menos bien en otras y no tan bien en algunas. Por ejemplo, la infección bacteriana aguda ha demostrado la excelencia de la medicina convencional al eliminar algunas de las principales enfermedades mortales del siglo XIX, como la neumonía y la tuberculosis. Mediante un progreso meticuloso de la ciencia microbiológica, se ha descubierto que las causas de esas enfermedades son unos microorganismos específicos.

Nuevas investigaciones y un poco de buena suerte y de intervención providencial permitieron encontrar nuevas herramientas, en forma de antibióticos, capaces de matar a esos microorganismos sin dañar al cuerpo, al menos de una forma significativa. Una inyección de penicilina y en seguida la neumonía desaparece a medida que los bacilos neumocócicos mueren gracias a los efectos del antibiótico. La tuberculosis ya es un poco más difícil de tratar, pero con un régimen a largo plazo de Rifampin, estreptomicina e isoniazida, el azote del siglo XIX desaparece el paciente se libera de la enfermedad.

Izquierda: los naturópatas recomiendan a veces la meditación y el yoga para contribuir a mantener una buena salud y un bienestar general.

No obstante, cada vez surgen más problemas que no responden a este enfoque. El más evidente, quizá, sea el síndrome de fatiga crónica de deficiencia inmunológica. En este fenómeno, cada vez más difundido, la persona, que a menudo actúa con un alto nivel de productividad, pierde de repente toda su energía, es incapaz de levantarse de la cama, sucumbe a la gripe y a los resfriados con mucha mayor frecuencia y desarrolla una pauta de enfermedades que implican hinchazón linfática dolorosa, frecuentes inflamaciones de garganta, dolor de cabeza, fatiga debilitadora crónica y deficiencia inmunológica y que puede durar años.

En este problema, que no todos los médicos son capaces de detectar (debido en parte a que no encaja en el modelo antes descrito), se produce a veces una infección vírica crónica reconoci-

EL PARADIGMA ELEGANTE

La artritis, la esclerosis múltiple y otras enfermedades «autoinmunológicas» similares plantean un problema parecido al paradigma. Aunque el diagnóstico sea mucho más seguro, no sucede así con el tratamiento. Habitualmente no se encuentra nada «que matar», así que el objetivo consiste en suprimir los síntomas. En el caso de la artritis, los medicamentos empleados para eliminar los síntomas provocan consecuencias. El uso prolongado del medicamento más potente, la prednisona, causa osteoporosis, deficiencia inmunológica, lenta cicatrización de las heridas, leve psicosis y otros problemas. Las dosis aplicadas no curan la enfermedad; pueden disminuir la gravedad de los síntomas, aunque sólo de modo temporal. El paradigma elegante se desmorona.

ble, como la de Epstein-Barr o el citomegalovirus, pero con frecuencia no sucede así. Y no existe ningún tratamiento que ayude de una forma consistente. No hay nada que matar. En este problema, la enfermedad es vaga y el diagnóstico incierto. No existe tratamiento reconocido o efectivo. ¿Cómo puede actuar entonces el médico si no es capaz de «diagnosticar y tratar la enfermedad»?

El paradigma naturópata

La medicina naturópata sigue un paradigma diferente y funciona sobre suposiciones distintas. Aquí se hace hincapié en la restauración de la salud, antes que en el tratamiento de la enfermedad.

El médico naturópata no combate contra una entidad morbosa, sino que se basa en la sabiduría curativa, la energía vital y la inteligencia del organismo para restaurar un funcionamiento normal y saludable. La tarea del médico naturópata consiste en lograr la curación ayudando a los pacientes a crear o recrear las condiciones para que disfruten de una buena salud. La salud se dará cuando existan las condiciones adecuadas, y la enfermedad es la consecuencia de las condiciones que permiten su existencia. Para lograr la curación, los médicos naturópatas estudian la salud y sus determinantes, evalúan al paciente en relación con aquello que determina la salud y aconsejan los cambios capaces de crear condiciones más saludables para el organismo. Si es necesario, también estimulan el proceso de restauración mediante un sistema de intervenciones terapéuticas, que se aplican racionalmente y tienen la capacidad para hacerlo así, sin causar por ello más daños al cuerpo.

Todo empieza con una observación del organismo en la naturaleza, que siempre trata de nutrirse y restaurarse, protegerse y curarse a sí mismo. Así lo enseñó Paracelso, el gran médico iconoclasta del siglo XVI, en respuesta a la medicina formalizada y dogmática de su tiempo. Decía que la serpiente es mejor médico que cualquier otro, puesto que todas las serpientes se curan a sí mismas si se les permite hacerlo así. Analizado de una forma diferente, se podría decir que una herida cura por «primera» o por «segunda intención». La herida curará si los bordes se unen con puntos o si se deja abierta.

De la primera forma curará con mayor rapidez y dejará una cicatriz menor.

De la segunda forma se curará desde abajo hacia arriba, dejando bastante más tejido cicatricial. En cualquier caso, la curación se produce. La naturaleza del cuerpo le permite curarse a sí mismo; el médico, en el mejor de los casos, no hace sino que contribuir a ese proceso.

Un modelo de curación

El proceso de curación se detalla de forma muy general mediante un sencillo diagrama (arriba, derecha). A medida que la persona desciende de nivel, en el diagrama aparece una patología reconocible, como si estos acontecimientos patológicos fuesen entidades, en lugar de un organismo en proceso de desafío, reacción y degeneración.

En este modelo, consideraremos el ejemplo de una persona que demuestra tener una salud normal. Puede tener incluso una salud óptima, por encima de lo normal, aunque eso no sea habitual, pues la mayoría de las personas empiezan con un grado de salud normal. Entonces ocurre algo que perturba ese estado normal, algo que habitualmente es una multiplicidad de cosas, como factores dietéticos, traumas, exposiciones de diversos tipos, tensiones, perturbaciones emocionales, etc. Si la perturbación es grave, el tejido se irrita. Cuando el tejido está irritado, se generará un proceso inflamatorio.

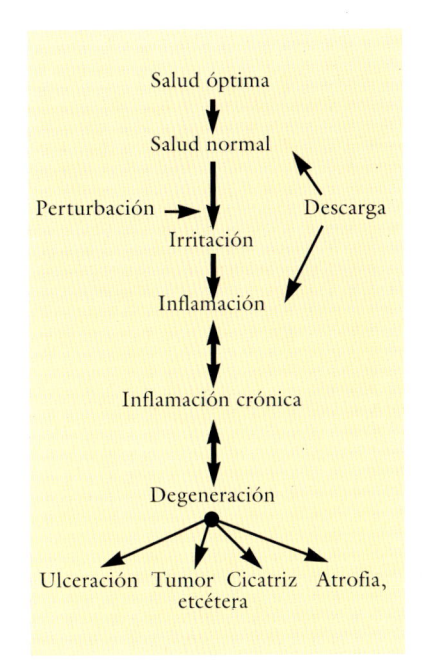

La inflamación está causada por la liberación de varias sustancias químicas de los tejidos lesionados o irritados, como quininas, leukotrienos, prostaglandinas, etc. Estas sustancias químicas provocan varios trastornos. Entre ellos están la vasodilatación, un aumento de la permeabilidad vascular, la quemotaxis, la diapedesis, la estimulación nerviosa, etc. Generalmente, el paciente experimenta estos trastornos con las señales inmediatas y evidentes de inflamación: calor, enrojecimiento, hinchazón y dolor.

Un sencillo análisis nos dice que estos fenómenos son inteligentes y curativos. El aumento del flujo sanguíneo causado por la vasodilatación, el aumento de la permeabilidad vascular, el aumento de la disponibilidad de leucocitos, etc., generan la aparición de los síntomas de la inflamación. El aumento en el flujo sanguíneo permite aportar más oxígeno, más leucocitos y algunos otros elementos curativos hacia la zona perturbada. Son los llamados procesos

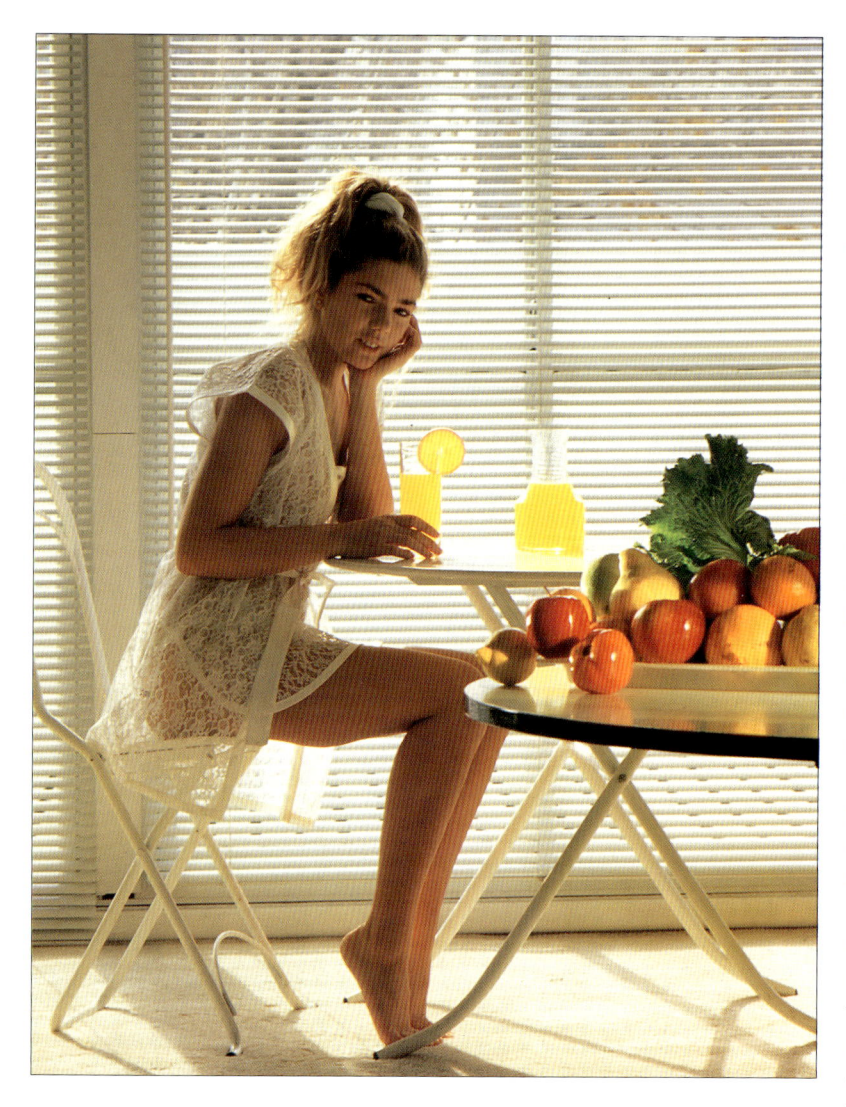

Arriba: los naturópatas recomiendan una dieta sana y muchas de esas dietas proponen un ayuno desintoxicante de 24 horas en las que habitualmente sólo se toman zumos.

curativos de primera línea que emplea el cuerpo. Se trata, evidentemente, de algunas reacciones sabias e inteligentes que nuestro cuerpo aporta para poder curarse a sí mismo.

He aquí un ejemplo de lo que significa naturaleza *vis medicatrix*.

Si la perturbación aparece aislada o dura poco tiempo, los procesos harán que el cuerpo o los tejidos afectados vuelvan a su estado normal. Tras la inflamación se producirá una descarga y luego una resolución. Eso lo podemos observar más fácilmente en el resfriado común.

La mayoría de nosotros hemos experimentado este fenómeno. Se inicia con algo de fatiga y malestar, seguidos por inflamación en la garganta, quizá un poco de fiebre para dar paso a la tos, el moqueo nasal, etc. Todo el proceso se resuelve en una o dos semanas: perturbación, inflamación, descarga, resolución. Se trata de variaciones que pueden afectar a los sinus nasales, provocar dolor de cabeza y diversas implicaciones del sistema respiratorio, etc.

Causas y procesos curativos

En la raíz están las causas. El resfriado común no es una entidad morbosa, sino un proceso curativo. Normalmente, las causas derivan de múltiples factores relacionados con nuestros hábitos de vida. La persona vive de tal modo que acumula perturbaciones físicas y/o emocionales. La dieta y la digestión son también fundamentales como causas básicas de «toxemia», combinadas con estrés, que también perturba la digestión. La persona corre de un lado para otro, se preocupa por las finanzas o las relaciones personales, come inadecuadamente, no digiere bien los alimentos, acumula un nivel de toxinas e irritantes metabólicos debidos a una digestión deficiente que incide en la función orgánica y entonces se ve sometida a otro estrés como por ejemplo un cambio de tiempo.

Aparece entonces el resfriado, que exige al organismo descanso y limpieza de algo de la toxemia. Se reducen los niveles de estrés, aumenta la capacidad digestiva, tiene lugar alguna forma de descarga y se produce la restauración. Lo peor que podríamos hacer entonces sería eliminar el proceso con medicamentos, que interferirían con el proceso de inflamación, descarga y recuperación.

El origen de la enfermedad crónica

Si se elimina, habitualmente mediante medicamentos, cualquier proceso de inflamación restauradora, persisten los factores de perturbación. El nivel de toxemia aumenta. Se perturba la función orgánica y la inflamación se hace más persistente o recurrente. De ahí nace la enfermedad crónica. Si los factores perturbadores persisten y se suprime la respuesta inflamatoria natural, los factores penetran más profundamente en el organismo, de modo que la inflamación crónica es la respuesta más evidente. Qué tejidos se verán afectados es algo que dependerá de las debilidades heredadas, las debilidades adquiridas, las tensiones mecánicas, la naturaleza de las toxinas específicas, etcétera.

Consideremos el ejemplo de la artritis. En términos generales, la artritis es una enfermedad inflamatoria caracterizada por dolor y degeneración. La causa no se diagnostica en profundidad y el tratamiento convencional tiene como objetivo reducir el dolor y la inflamación, lo que se consigue parcialmente, aunque los diversos tratamientos (medicamentos) suelen crear su propia patología, que a veces resulta devastadora, incluida la supresión inmunológica, la osteoporosis, la ulceración intestinal, etc.

Siguiendo el modelo naturópata antes presentado, el profesional trabaja con el paciente para identificar y eliminar o mejorar las causas de la toxemia, que se encuentran principalmente en la dieta y en las tensiones vitales. Se aconseja y se ayuda al paciente a establecer hábitos más saludables y a mejorar la digestión y, estimula el potencial autocurativo o se realizan intervenciones específicas encaminadas a superar los obstáculos que se oponen a éste mediante modalidades terapéuticas de hidroterapia, homeopatía, acupuntura, manipulación, medicina botánica, nutrición específica, etc. Lo normal es que se aprecie una rápida mejora de la inflamación crónica y la disminución del dolor. De hecho, eso es lo que suele suceder. Y ocurre con rapidez y de modo casi inevitable.

Toxemia

La toxemia es la presencia en la sangre de un nivel demasiado elevado de productos metabólicos de desecho y de toxinas exógenas. La mayor parte se debe a la producción bacteriana de tales toxinas, generadas por su metabolismo de elementos alimentarios mal digeridos en el intestino grueso. Un ejemplo sencillo de ello es la degradación bacteriana inapropiada de la fenilalinina en el intestino grueso, en la que se genera fenol. Hay cientos de estas reacciones, lo que genera otras tantas toxinas diferentes. Estos productos son absorbidos en la sangre, se convierten en causa de irritación de los tejidos y, por tanto, en la base física de la mayoría de las inflamaciones crónicas y del aumento de la propia susceptibilidad ante la enfermedad aguda. Ésta es la «perturbación» más común en el modelo antes descrito.

La mala digestión se produce al consumir alimentos que nuestro cuerpo no digiere bien, por la elección o prepara-

Estudio de un caso

Consideremos el caso de una mujer que sufre de una dermatitis recalcitrante y que buscó una cura en lugar de tomar más cortisona. Primero se le recomendó una dieta diseñada para mejorar la digestión y disminuir la toxemia. Cualquier afección cutánea crónica es simplemente una eliminación de toxinas por donde no se debe, a través de la piel, que la irritan y provocan inflamación.

Luego se aplicó hidroterapia constitucional para mejorar la digestión y promover el proceso curativo. En tercer lugar se le recetó un sencillo tónico digestivo con hierbas para que contribuyera a mejorar la función estomacal e intestinal. Después de varios días de tratamiento, la mujer empezó a sentirse mejor en varios aspectos. Informó que tenía más energía, se sentía más ligera y dormía mejor, aunque su piel empeoró un poco. Eso es habitual. Mejoraba desde el centro hacia el exterior, con un aumento de la descarga a través de la piel. Se le recetó un remedio homeopático para ayudarle a superar su incomodidad. Después de unas tres semanas y ante la sorpresa de la mujer, empezó a ver mejor, pues también sufría de retinitis pigmentosa.

Cuando acudió al naturópata, tanto ella como el médico sabían que la retinitis era incurable y la mujer no había acudido a la consulta por eso. Ella buscaba ayuda para su piel. En un principio, el consejo de una amiga lo que la indujo a acudir a la consulta; podía ver lo suficiente como para ir ella sola. Pero ahora empezó a ver mejor. Después de varias semanas, pudo ver los rasgos de la cara del profesional, que hasta entonces habían sido borrosos para ella, empezó a leer libros de letra grande y pudo acudir sola a la consulta.

¿Qué había ocurrido? El tratamiento no estaba dirigido a su afección ocular. No la trataron de ninguna enfermedad *per se*, ya fuese su afección cutánea o su problema ocular. La trataron a ella, intentando mejorar su funcionamiento y restaurar su salud. Su cuerpo pudo mejorar la retinitis e invertir parte de su anterior ceguera. Lo que se hizo fue eliminar las causas de perturbación de la función y estimular el potencial para la autocuración. El resultado fue una mejora del estado general de salud de la paciente, siguiendo el esquema antes expuesto, incluido un aumento de la descarga a través de la piel, seguido por una resolución.

ción inadecuada de los alimentos, por comer en exceso o bien por otras pautas alimentarias inadecuadas o el estrés. El exceso o el descontrol del estrés provocan un aumento de la actividad adrenal, lo que disminuye la circulación hacia el sistema digestivo debido a la mediación del cortisol y la adrenalina. Los procesos digestivos dependen mucho de una circulación libre y apropiada de sangre para que funcionen adecuadamente durante las fases activas. La adrenalina y el cortisol, intrínsecas o extrínsecas, reducirán esa circulación y con ello disminuirá el funcionamiento efectivo de la digestión. A medida que los alimentos deficientemente digeridos pasan por el tracto digestivo, se ven sometidos a la acción bacteriana, es decir, la fermentación y putrefacción antes descritas.

El proceso de la enfermedad

El estrés y nuestras opciones alimentarias determinan la toxemia. La toxemia perturba la función celular, y eso provoca la inflamación. También hay otros factores que pueden perturbar la función normal: toxinas exógenas, exposición climática o de otro tipo, incluidas las bacterias patológicas o los virus, las lesiones físicas, el historial familiar negativo, etc. La irritación celular conduce a la inflamación. Si la perturbación es singular y dura poco tiempo, la inflamación hará que el cuerpo regrese a su estado normal. Pero si la perturbación persiste, la inflamación se hace persistente y, con el transcurso del tiempo, puede causar cambios degenerativos. La eliminación de la inflamación tendrá como resultado una profundización del efecto de los factores perturbadores, lo que produce un desarrollo más profundo de la enfermedad en el organismo, afectando así a sistemas u órganos más importantes.

Para invertir ese proceso hay que eliminar los factores perturbadores o, al menos, mejorarlos; sólo entonces se invertirá el proceso. Si se han suprimido de alguna forma los síntomas o la enfermedad ha penetrado profundamente en el organismo o lo ha dañado, es probable que la inflamación reaparezca a medida que el organismo retorna hacia la salud. Ésa es la «reacción curativa» o «crisis curativa». Este proceso de curación supone la inversión del proceso de la enfermedad. Forma parte de la naturaleza inherente del organismo y hace siglos que se viene constatando su existencia, empezando por Hipócrates, pasando por Galeno, Paracelso, Avicena, Sydenham, Preissnitz, etc. Ese proceso es la base teórica de la medicina naturópata.

La jerarquía de las terapias

Para facilitar el proceso curativo, el naturópata procura utilizar las terapias más efectivas y que impliquen menos riesgo para el paciente. Entre estos riesgos se incluye la supresión de los procesos curativos naturales, como la inflamación y la fiebre. Estos preceptos, en conjunción con una comprensión del proceso curativo, tienen como resultado el establecimiento de una jerarquía terapéutica, que es una consecuencia natural de cómo se cura el organismo. Las modalidades terapéuticas se aplican siguiendo un orden racional, determinado por la naturaleza del proceso curativo.

El proceso curativo

Si se examina el proceso curativo se llega a una comprensión de la intervención terapéutica apropiada y de su orden natural. Ese proceso está definido por los cuatro principios siguientes:

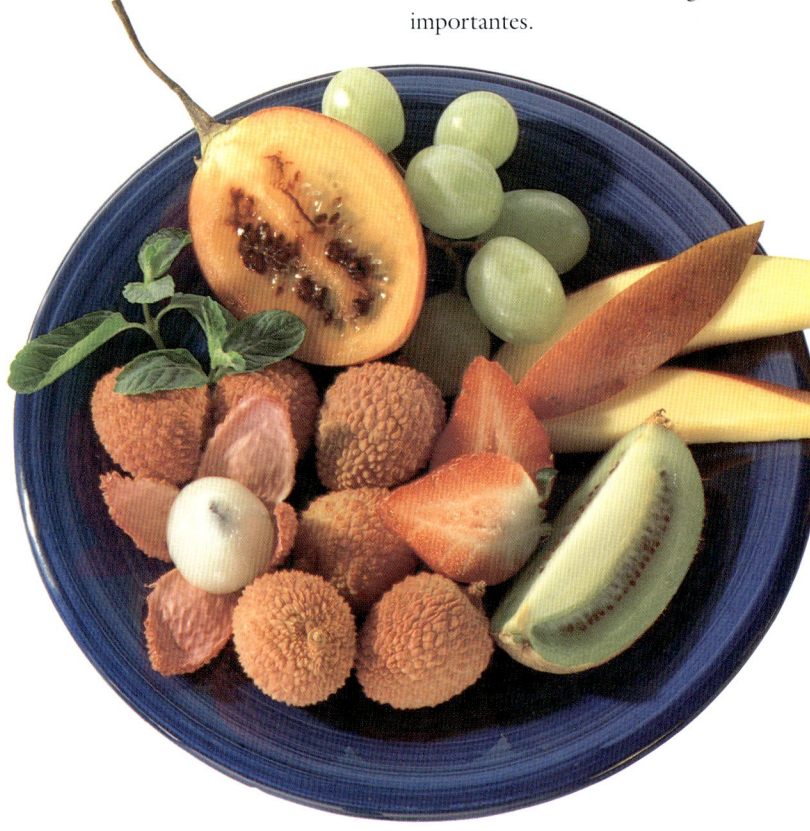

1. Restablecimiento de la base para la salud.
2. Estimulación de la fuerza vital.
3. Tonificación y nutrición de los sistemas debilitados.
4. Corrección de la integridad estructural.

En primer lugar, el profesional tiene que identificar la naturaleza y las causas de lo que esté perturbando al organismo, que es lo que provoca los síntomas observados. A continuación, aconsejará o trabajará de otro modo con el paciente para eliminar o mejorar los factores perturbadores. La primera intervención incluirá, por lo menos, tres elementos terapéuticos:

1. Hablar con el paciente (aconsejarlo).
2. Valoración y modificación dietética y nutritiva.
3. Valoración y modificación del estrés. Generalmente, estos tres elementos se manifiestan como cambios dietéticos y la modificación del estilo de vida, incluido aconsejar la realización de ejercicio habitualmente. También pueden exigir una atención específica a la disfunción psicoespiritual.

La segunda parte de la intervención terapéutica es la que trata de hacer avanzar el proceso «hacia arriba», con terapias diseñadas para estimular el proceso curativo. Esto se iniciaría con las terapias que más general, suave y efectivamente estimulen el proceso curativo para, si fuese necesario, emplear luego aquellas otras más específicas, invasivas, potencialmente nocivas y supresoras,

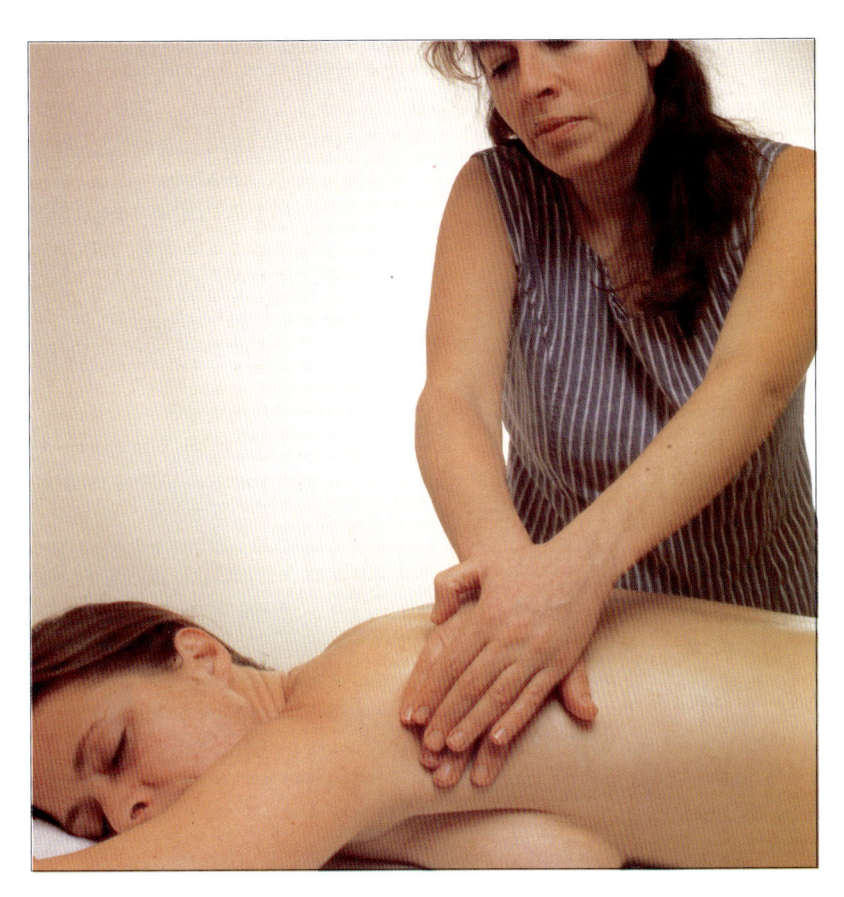

Arriba: la naturopatía se aplica con éxito junto con otras muchas formas de medicina alternativa, incluido el masaje terapéutico.

Estudio de un caso

Una alumna estadounidense de primer año de una facultad estatal consultó a uno de sus profesores debido a una torcedura de tobillo que no se le acababa de curar. Estaba en estado de fatiga crónica y sometida a frecuentes dolores de cabeza. No podía pensar o estudiar bien. Se sentía enferma con frecuencia. Había tomado gran cantidad de hierbas intensificadoras del sistema inmunológico, como la *Echinacea*, lo que, según dijo, no hizo sino empeorar las cosas. Y nada parecía ayudarle a curar su tobillo.

Se le indicó una dieta para mejorar la digestión y eliminar la intolerancia alimentaria. Inició una serie de tratamientos de hidroterapia. Empezó a sentirse mejor y a pensar con mayor claridad. Luego contrajo «la gripe». La temperatura de su cuerpo, que era «normalmente baja», empezó a aumentar. Mientras continuaba con los tratamientos de hidroterapia, tuvo fiebre. Pasó tres días con náuseas, vómitos y diarrea. Al final de ese período de descarga, la temperatura de su cuerpo era de 37 °C y dijo sentirse mejor de lo que era capaz de recordar. Aunque no es habitual pasar por una descarga tan intensa, éste es un ejemplo clásico del modelo presentado antes: enfermedad crónica → inflamación aguda → descarga → normalización.

etc. Se produce entonces una jerarquía terapéutica a partir del examen de las terapias potenciales en relación con los parámetros antes indicados. Según mi experiencia, dicha jerarquía se presenta como sigue:

1. Restablecimiento de la base para la salud

Eso se consigue de la forma más eficiente por medio de la hidroterapia constitucional, un método diseñado para estimular la circulación hacia los órganos digestivos y excretores, estimular el sistema nervioso, la función de los órganos digestivos y de la «fuerza vital». Este tratamiento se aplica de modo similar a todos los pacientes, es decir, no es específico y constituye la forma más pura de estimulación general.

2. Estimulación específica de la fuerza vital

- Homeopatía: sistema de estimulación de la «fuerza vital», específico para cada paciente.
- Acupuntura: es también un sistema específico de estimulación y equilibrio, aunque más invasivo incluso que la homeopatía.

3. Tonificación y nutrición de los sistemas debilitados

- Suplementación glandular y protomorfógena: es un sistema de aporte de nutrición y estimulación específicas a los diferentes órganos y tejidos del cuerpo.
- Medicina botánica: sistema específico de cada órgano para estimular o normalizar la función, con potencial para la supresión o la reacción tóxica.
- Ejercicio terapéutico: se aconsejan ejercicios específicos, diseñados para fortalecer las partes débiles o para intensificar la circulación y la movilidad.
- Fisioterapia: sistema, específico de cada órgano para estimular la función, que aplica fuerzas electromagnéticas o mecánicas al organismo.
- Nutrición específica a través de suplementos de vitaminas y minerales, usada principalmente como una forma de farmacología.
- Farmacología: consumo de medicamentos, naturales o sintéticos, para controlar la función, acompañado generalmente de manifestaciones tóxicas y que tiene un gran potencial supresor.

4. Corrección de la integridad estructural

- Manipulación: sistema específico de fuerza aplicada para reintegrar la estructura, principalmente a las vértebras de la columna.
- Cirugía: es la terapia más invasiva, con el más alto potencial para causar daños irreparables, reservada para casos de reparación, emergencia y como último recurso.

La colocación concreta de las terapias en esta «jerarquía» puede ser discutible, pero se basa en un potencial creciente para causar daño, el nivel al que funciona en el organismo (es decir, desde más general a más específico) y su potencial para la estimulación del *vis medicatrix*.

Se trata de un refinamiento de la filosofía antes presentada. Una de las razones por las que la gente no resuelve sus problemas con un enfoque médico alternativo tiene que ver con el orden de la intervención terapéutica. La medicina naturópata no es una simple sustitución de medicamentos convencionales y cirugía por otros medicamentos «naturales». Se pueden tomar toneladas de *Echinacea* o aplicar otras terapias o remedios apropiados sin abordar lo que se debe solucionar primero: la corrección dietética. Si la causa de la perturbación se sigue introduciendo en el sistema por medio de la alimentación, la intervención terapéutica a un nivel más bajo de la jerarquía difícilmente será curativa y puede incluso exacerbar la respuesta inflamatoria del cuerpo.

En general, se deberían emplear más las terapias indicadas en los primeros puestos de la jerarquía, o al menos saber que se está afectando al organismo con un potencial diferente para lograr el regreso definitivo a la normalidad, mediante la utilización de terapias diferentes. Las terapias que ocupan esos primeros lugares de la jerarquía tienen todo el potencial para lograr que el organismo regrese a la función sana y normal sin necesidad de ningún apoyo y, en consecuencia, hacia el funcionamiento óptimo. Las que ocupan lugares más bajos en la jerarquía tienen menor potencial para lograr una curación permanente.

Además, despedir a un paciente con una montón de suplementos alimenticios, sin haber averiguado antes los elementos provocadores del ámbito dietético, digestivo y de estrés y sin actuar para corregirlos, no suele dar resultados permanentes ni curas eficientes.

Una visita habitual

La mayoría de naturópatas dedican una hora a cada paciente nuevo y unos 30 minutos en cada sucesiva visita. En visita de un paciente nuevo se suele hacer acopio de la información. Se anima al paciente a contar su historia. Esto se facilita mediante un formulario informativo rellenado antes de la visita. Ya sea a través del formulario o en conversación directa con el paciente, el naturópata obtendrá una comprensión del historial médico y del estatus actual del paciente, lo que incluirá una revisión de todos los sistemas del cuerpo y la obtención de un cuadro sintomático de la cabeza a los pies. El naturópata preguntará también por los hábitos dietéticos del paciente y otros aspectos de su estilo de vida: profesión y condiciones de trabajo, familiares y de relaciones personales, pautas de ejercicio, descanso y distracción. A ello le seguirá un examen físico pertinente a la naturaleza del problema.

Una vez obtenida la información apropiada, el naturópata la analizará y comentará con el paciente los descubrimientos y conclusiones a los que haya llegado. A continuación planteará el desarrollo de un plan de tratamiento, en el que introducirá las modificaciones adecuadas para las características concretas del paciente.

Con frecuencia enviará al paciente a casa con un nuevo conocimiento de sus achaques y con un plan destinado a corregirlos, algunos elementos medicinales y una nueva dieta. El paciente volverá a visitar al naturópata a intervalos regulares para realizar los tratamientos de consulta que fuesen necesarios y para reevaluar su estado hasta que haya desaparecido el problema y se haya restaurado su salud.

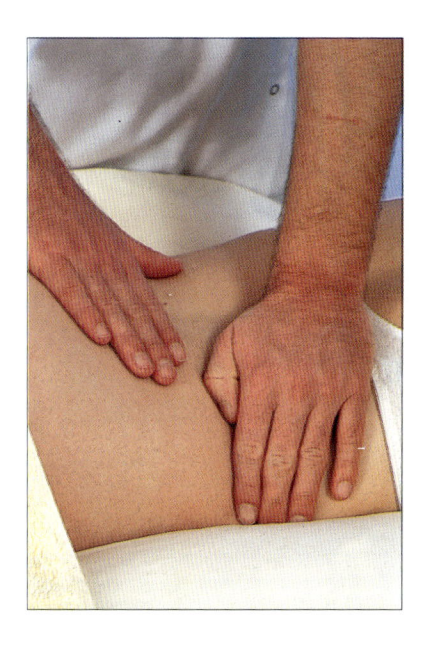

Arriba: la naturopatía interactúa también con otras terapias y muchos naturópatas con también osteópatas profesionales.

Conclusión

La medicina naturópata se define por una filosofía de la curación que se centra en restaurar la salud, antes que en destruir la enfermedad. Eso se logra mediante un sistema de terapias que es a su vez el resultado natural de la filosofía. De acuerdo con esta filosofía de la curación, las terapias funcionan mejor cuando se aplican siguiendo un orden racional, definido por el proceso curativo natural del organismo. Esta jerarquía de terapias es una forma más refinada de la definición y la filosofía de la medicina naturópata. Normalmente, el proceso se divide en dos fases, la primera destinada a crear dentro del organismo las condiciones que permitan alcanzar la salud y que eliminen aquellos elementos que perturban la función normal, y la segunda destinada a la aplicación de las terapias apropiadas, siguiendo un orden natural, que estimule también el proceso curativo.

La medicina naturópata se basa, por lo tanto, en una teoría racional que se puede aplicar de modo coherente en situaciones de cuidado de la salud, y cuyos resultados positivos se pueden prever. Teniendo en cuenta esto, el resultado de la aplicación de la medicina naturópata debería ser predecible, observable y repetible. En consecuencia, se puede comprobar la repetición y predecibilidad de este sistema en situaciones clínicas, y eso conduce a una base científica para la evaluación y la práctica.

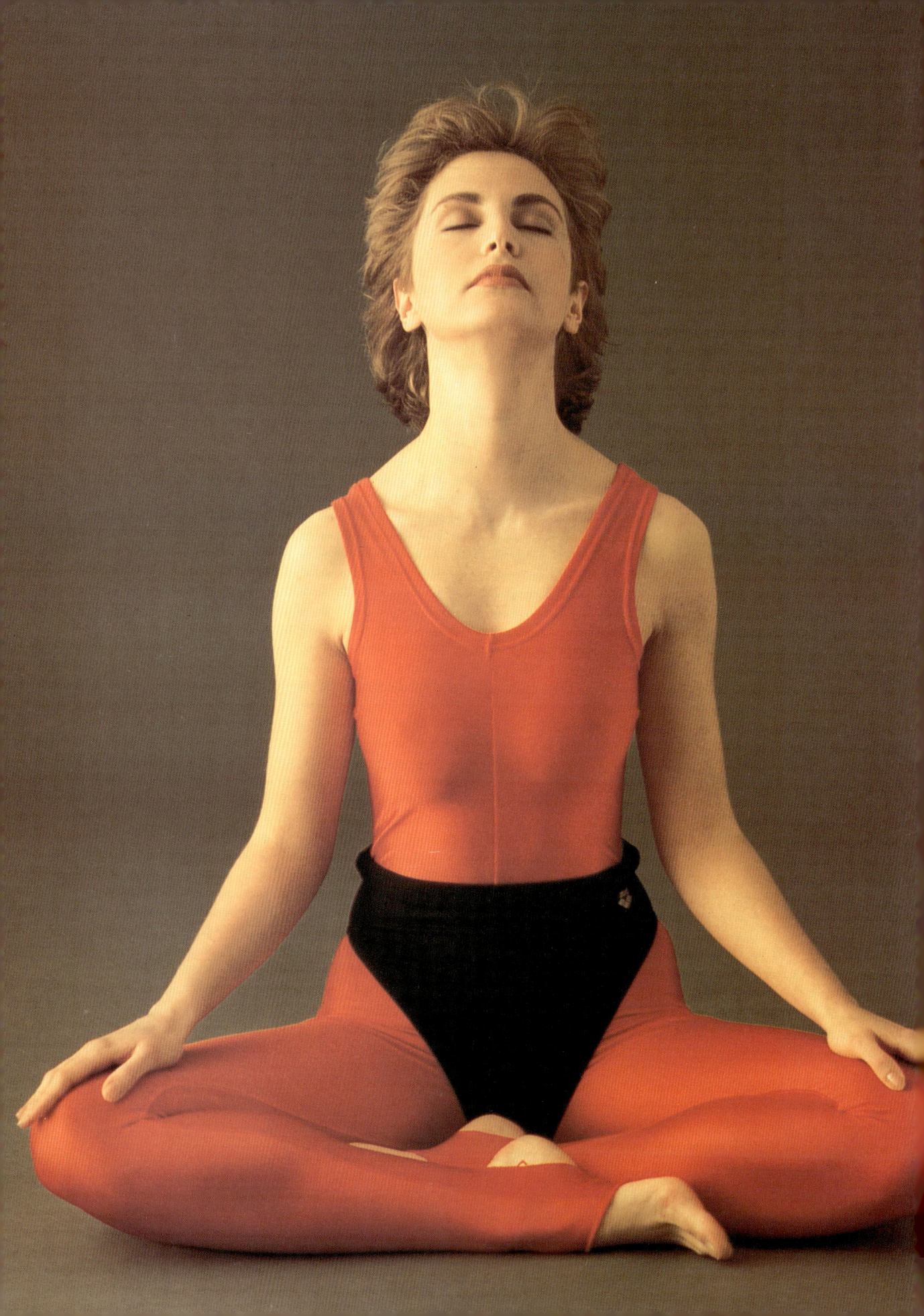

Movilidad y postura

Cuarta parte

Los tratamientos que presentamos incluyen métodos terapéuticos y sistemas de curación como la osteopatía, la quiropráctica y el yoga. La técnica de Alexander hará que aumente usted el conocimiento general de su cuerpo, y que mejore su postura y movilidad. La quiropráctica, la osteopatía y la osteopatía craneal son formas de terapia manipulativa, de corrección de estructuras orgánicas defectuosas y de aumento de la movilidad. El rolfing es una forma de integración estructural, mientras que la terapia de la danza utiliza el movimiento del cuerpo para mejorar la salud. Y el yoga trata de alcanzar un equilibrio entre el cuerpo, el espíritu y la mente.

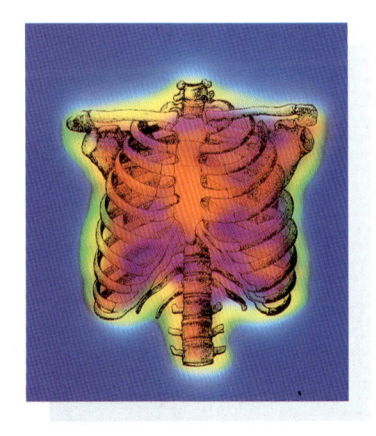

TÉCNICA DE ALEXANDER

CAPÍTULO NUEVE

La técnica F. M. Alexander es un proceso empleado desde hace un siglo para despertar la autoconciencia del movimiento y su relación con la salud y el rendimiento. El proceso es de orientación educativa, antes que terapéutica. El alumno aprende a identificar y controlar los hábitos físicos de exceso de tensión, estrés, postura, respiración y movimiento, así como aquellos hábitos de pensamiento que interfieren el flujo natural de las actividades cotidianas y del rendimiento habilidoso. Al disminuir esa interferencia y quedar restaurado un funcionamiento más natural, mejoran con frecuencia los síntomas específicos y generales de la salud. En la actualidad hay más de 3.000 maestros de la técnica Alexander en todo el mundo, con centros de formación y sociedades profesionales nacionales. Ahora que la comunidad médica y el conjunto de la población está descubriendo los grandes beneficios de dar un enfoque personal, preventivo y educativo de bajo componente tecnológico al cuidado de la salud, la técnica de Alexander se presenta con un gran potencial, tanto en el ámbito privado del individuo como en el ámbito institucional o empresarial.

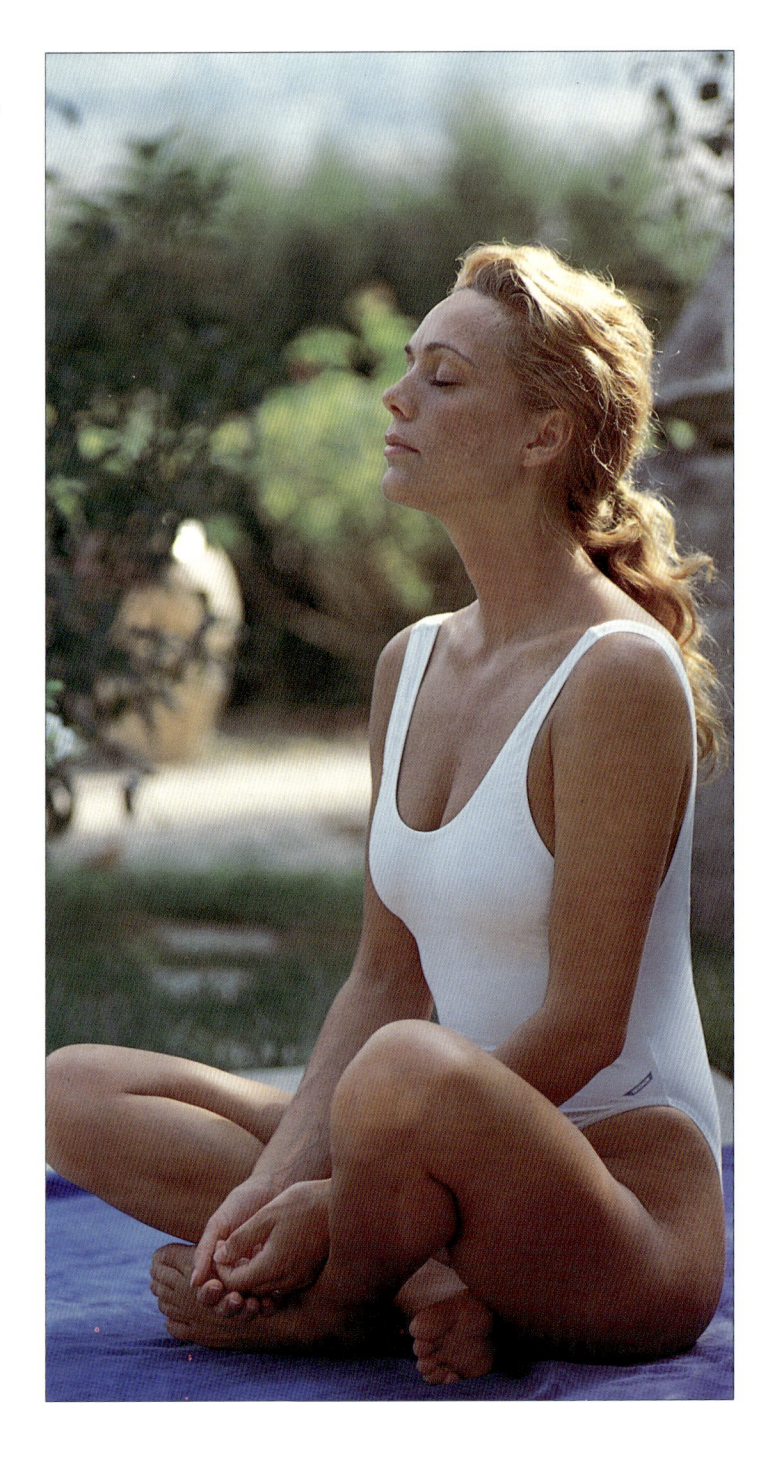

Orígenes

F. M. Alexander (Australia, 1869-1956) fue un orador y actor shakespeariano que, en un momento decisivo de su carrera, sufrió una pérdida crónica de la voz en sus actuaciones. Las recomendaciones paliativas de médicos y logopedas, entre las que se incluía un prolongado descanso vocal, dieron como resultado una breve recuperación entre actuaciones, pero esa pérdida de la voz recurrió tras la reaparición de Alexander en los escenarios.

La persistencia y un proceso de observación que duró una década y en el que se ayudó de espejos, le permitieron desarrollar lo que hoy se conoce como la técnica que lleva su nombre. Alexander consiguió identificar pautas del movimiento de la cabeza de las que hasta entonces no había sido consciente, la tensión del cuello, la compresión de la espalda y la respiración forzada que, en conjunto, impedían que su voz tuviera el suficiente apoyo respiratorio e imponían, una presión destructiva sobre su sistema vocal.

Pero más importante que su propio aprendizaje y eventual enseñanza, fue el hecho de que diese con un medio operativo de romper el ciclo habitual de pautas de respuesta destructiva puesto en marcha por el estímulo de tener que hablar y actuar. Al hacerlo así, Alexander no sólo pudo recuperar el uso de su voz en sus actuaciones, sino que también mejoró mucho su calidad vocal.

La mejora de su voz se correspondió con un cambio evidente y espectacular en su estatura física y en su función respiratoria, en menos tensión y más equilibrio en todo su cuerpo, así como en una mejora inesperada en su estado general de salud. Durante algunos años, Alexander fue reduciendo cada vez más su número de actuaciones para dedicarse más a instruir, primero a los artistas noveles y más tarde los pacientes médicos con diversas molestias respiratorias y físicas que le consultaban acerca de la reeducación vocal, respiratoria y física, o la relativa al movimiento.

Equilibrio y postura

Para conseguir la integración de la función del movimiento se necesita equilibrio. Como animales vertebrados, estamos diseñados para movernos de tal modo que la cabeza dirija nuestros movimientos a lo largo de la columna vertebral, seguidos por el cuerpo. Este movimiento es hacia arriba, una dirección

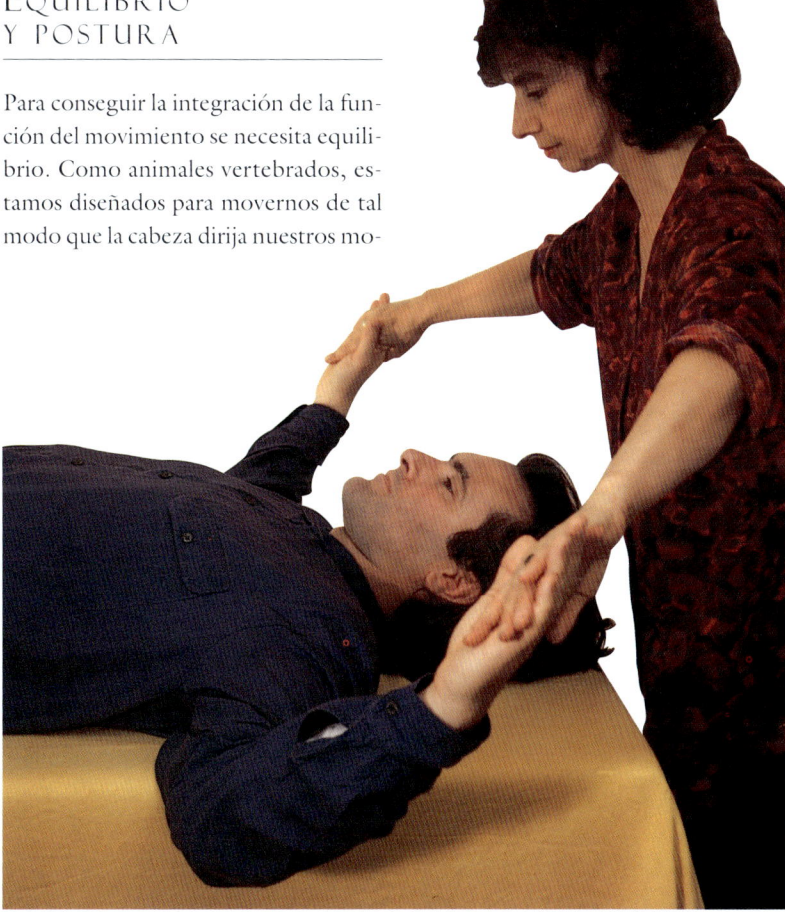

Filosofía y objetivos

Siguiendo una sencilla fórmula, un tanto mecánica, según la cual «el uso afecta a la función», la técnica de Alexander explora la relación entre cómo nos «usamos» o nos coordinamos a nosotros mismos (nuestro pensamiento, conciencia, percepción y estructura física) y cómo actuamos. Al margen de nuestras diferencias y limitaciones anatómicas singulares, el trabajo del maestro consiste en ayudar al alumno a obtener el mayor rendimiento posible de su potencial para el movimiento, la respiración y el funcionamiento en cualquier contexto, restaurando el equilibrio de esa función. Los resultados suelen ser una mejora de la salud y el bienestar y un aumento del rendimiento.

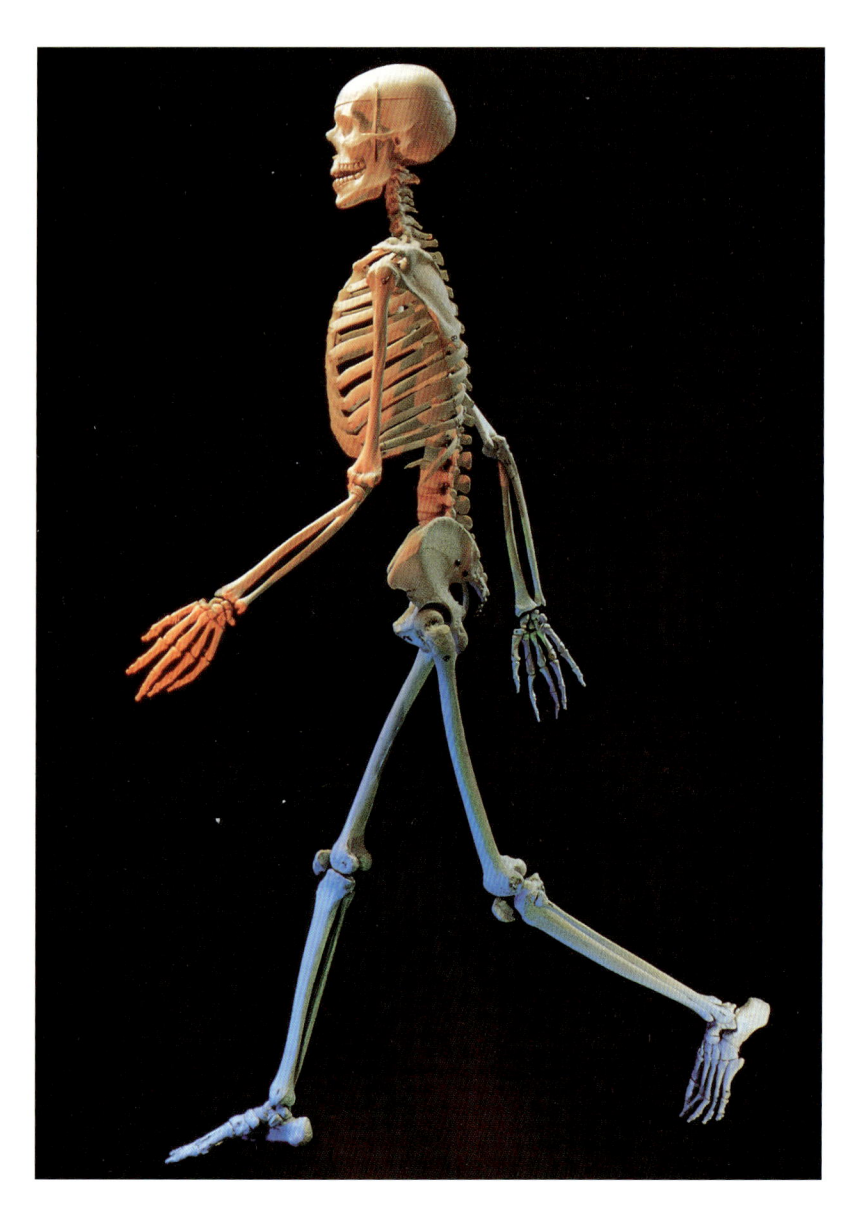

vital en respuesta a la gravedad, diferente a nuestro movimiento en el espacio, que es a menudo horizontal (como por ejemplo caminar o correr sobre la superficie horizontal del suelo).

En los animales es evidente que hay un movimiento horizontal que dirige la cabeza. Se observa claramente que cualquier animal que busque su presa orienta su movimiento mediante la cabeza, donde se encuentran los principales órganos de la vista, el olfato y el oído. Al observar la intensidad de un guepardo en movimiento se ve claramente que la cabeza dirige, el cuerpo sigue y las patas casi no tienen que hacer más que alcanzarlos. Y al contrario, para limitar el movimiento, como cuando queremos detener un caballo, tiramos de las riendas hacia atrás, lo que obliga al animal a retroceder la cabeza y dirige las fuerzas de su cuerpo en la dirección opuesta hacia la que previamente se movía.

En la mayoría de los casos, el equilibrio de nuestra cabeza y columna vertebral es innato. La mayoría de los recién nacidos sanos exploran y mantienen ese equilibrio a medida que crecen. Con el tiempo y bajo una tensión constante y un acomodo mal adaptado a nuestro ambiente, tendemos a perder este delicado equilibrio.

Postura dinámica y equilibrada

La técnica de Alexander se centra en restaurar una postura equilibrada y dinámica, es decir, la coordinación de la cabeza y la columna vertebral. Cuando hablamos de postura, todos pensamos en la forma de sentarnos o permanecer en pie; pero lo cierto es que la postura dinámica es aquella que mantiene una relación equilibrada entre la cabeza, el cuello y el torso en movimiento, cambiando continuamente en respuesta a las exigencias de la actividad, pero manteniendo una integridad o principio subyacente. Esto se caracteriza por:

■ Una relación perceptible y alterada entre cabeza, cuello y espalda.
■ Activación correspondiente de la musculatura postural profunda específica que actúa para contrarrestar la gravedad.
■ Un reequilibrio del tono generalizado de la musculatura externa.
■ Aumento de la longitud de la columna.
■ Libertad y movilidad de las articulaciones.
■ Mayor flexibilidad y facilidad de movimiento.

Esta organización crea una pauta de distribución muscular eficiente del esfuerzo y una tendencia natural a erguirse, característica de niños y animales. Como animales, también estamos diseñados para movernos con libertad, vitalidad y equilibrio. La distorsión de esta coordinación postural dinámica conduce al estrés y el desgaste.

QUÉ ES Y CÓMO SE DESARROLLA

La técnica de Alexander es un proceso de aprendizaje o reaprendizaje del equilibrio. El proceso de reeducación es neuromuscular y está relacionado con el sistema nervioso central, que incluye el cerebro. Este sistema sirve para transmitir señales a través de la médula espinal y los nervios hasta la musculatura, para lograr equilibrio y movimiento.

También sirve para la transmisión en la dirección opuesta en la que se envía información sensorial motriz desde los músculos y las articulaciones hasta el cerebro, en un bucle de retroalimentación que está en permanente funcionamiento.

INTERVENCIÓN CON ÉXITO

En muchos casos de lesión o tensión potencial, la detección precoz es la clave para intervenir con éxito. Una mayor sensibilidad quinestésica permite la percepción inicial de la incomodidad. Eso ofrece la oportunidad de modificar el comportamiento antes de que la afección se agrave. La combinación de conciencia y capacidad para asumir una mayor responsabilidad (en contraposición con la culpa) por un funcionamiento más efectivo, conduce a una mayor seguridad en sí mismo y a una sensación de control cuando las cosas salen mal. Esto puede inducir una sensación de bienestar psicológico y de esperanza, incluso en quienes sufren de dolor crónico.

Estas señales son una forma de pensamiento, aunque habitualmente no pensamos en ellas de ese modo. Virtualmente, cada acción que realizamos como seres humanos se expresa a través del movimiento si es que ese pensamiento se expresa de alguna forma. Para simplificar, algunos ejemplos de todo esto serían el movimiento del aparato respiratorio y vocal, de los labios, la lengua y la mandíbula para cantar o hablar, del movimiento de los brazos y las manos para conducir, escribir, etc.

Aunque cualquier alumno potencial puede probar inicialmente la técnica de Alexander para encontrar alivio a síntomas o problemas físicos (o psicológicos), la tarea del maestro consiste en enseñar, no necesariamente en tratar o diagnosticar, actividades que están fuera del ámbito de aplicación de la práctica y la enseñanza de la técnica de Alexander. Lo que se aborda es la observación y valoración de las pautas de mala coordinación y, en particular, la respuesta postural. Los alumnos aprenden a dejar de hacer aquello que les provoca problemas físicos y estrés excesivo. El aprendizaje se produce durante varias fases.

■ Percepción

Inicialmente, los alumnos obtienen una percepción consciente cada vez mayor sobre los hábitos que generan una tensión innecesaria, posturas deficientes, pensamientos poco efectivos, respiración superficial, pautas de estrés y temor con las que se encuentran y que les causan angustia física (o psicológica), presión, dolor y mal rendimiento, es decir, a la enfermedad o un bajo nivel de actividad.

POSTURA

Desarrollar una buena postura y control es muy importante para evitar ejercer presión y tensión sobre la columna, las articulaciones y la musculatura. No se debería comprimir la columna o dejarla caer al sentarse o estar de pie.

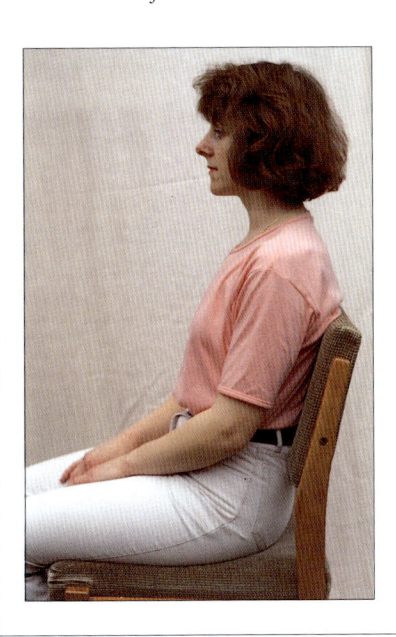

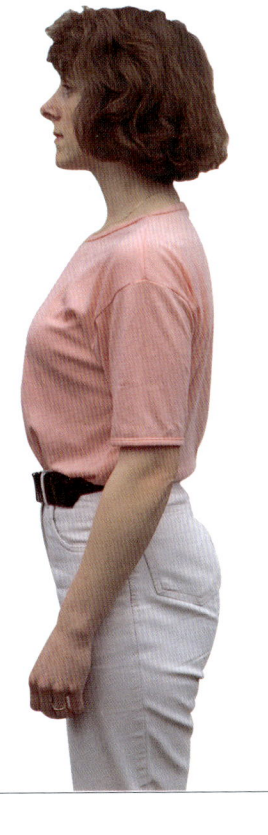

Control

Con la percepción llega el control. Un componente básico de las lecciones es el de experimentar la inmediatez y los resultados del pensamiento y la intención claros y enfocados. Tenemos la intención manifiesta de hacer algo o de no hacerlo. Un alumno puede reconocer, por ejemplo, una tendencia a tensar el cuello, hundir el torso y comprimir la espalda cuando se levanta o se sienta (se desploma). Eso puede ejercer una enorme presión y tensión sobre su columna, articulaciones y musculatura. Del mismo modo, se puede tomar la decisión de no hacerlo así.

Parece más fácil de lo que es en realidad cuando se trata de pautas de movimiento interno en la musculatura (o de pautas emocionales profundas), y a menudo necesitamos una percepción de confrontación y un sistema de creencias. Por eso es tan importante el maestro en la técnica de Alexander. Su tarea consiste en asistir durante el proceso por medio de una compleja guía sensorial con las manos, al tiempo que aporta guía y retroalimentación verbal o demostrativa.

El alumno debe resistir la tentación de hacer aquello que le resulta familiar. Una vez que alcance el éxito, el alumno hará otra cosa y luego otra y casi siempre se sentirá más a gusto y libre, menos estresado y mecánicamente más eficiente.

Cambiar las pautas del hábito

La repetición del movimiento permite, con el transcurso del tiempo, sustituir las pautas neuromotrices menos útiles por otras, logrando una mejora del sentido general de la personalidad del alumno y una actividad superior a la media. Experimentar alivio y libertad es algo que se alcanza pronto bajo la guía de un maestro, pero sólo en una fase posterior del aprendizaje tiende a desaparecer o disminuir espectacularmente la enfermedad, a medida que cambian las pautas de hábitos fundamentales.

Lo más probable es que se haya eliminado el comportamiento que contribuía o agravaba el malestar, y que ahora deja de ser una respuesta dominante. Todo el sistema del alumno ha cambiado su ambiente interno mediante una mejora en las pautas de respiración y circulación, una reducción en la presión espinal y articular, una mejora del control neuromuscular y del tono postural, y una distribución más uniforme del esfuerzo, todo lo cual permite que se produzca la curación e impide la recurrencia de problemas de salud relacionados con la funcionalidad.

La técnica se enseña teniendo en cuenta nuestro sentido interno del sentimiento y el movimiento, nuestro sentido quinestésico. El curso de las lecciones y la velocidad del aprendizaje se verán influidos en gran medida por lo exacta que sea nuestra percepción sensorial (que según Alexander no estaba muy bien desarrollada), por la medida en que estemos «en contacto» con nuestros propios cuerpos y por lo «presentes» o conscientes que seamos.

La lección

La lección tiene el propósito de facilitar el aprendizaje del alumno sobre la coordinación de la cabeza, el cuello y la espalda, como base para todo movimiento, así como de la inseparabilidad del ser humano en partes, ya sean éstas una «mente» y un «cuerpo», una «pierna» y un «brazo», un aspecto «psicológico», «emocional», «intelectual» o «físico».

La técnica se basa en la unidad de cuerpo/mente. En cada actividad interviene todo el sistema. Se hará más o menos hincapié en una dimensión específica de la persona o en un grupo específico de músculos, pero siempre interviene toda la persona. Uno de los dogmas de la técnica es precisamente que cada parte de la personalidad afecta al todo. Lo mismo que Platón antes que él, Alexander insistió en que la distinción entre cuerpo y mente era falsa y que la tendencia científica hacia el reduccionismo no sólo era falsa, sino hasta peligrosa para el bienestar.

Para el observador o estudiante primerizo, es muy probable que una lección normal de 30 a 45 minutos parezca una forma de gimnasia compleja y un proceso de aprendizaje sobre cómo sentarse, permanecer erguido y caminar correctamente. La conducción del movimiento incluye el contacto, lo que supone un uso complejo de las manos del maestro, que también imparte instrucciones verbales. Habitualmente, parte del trabajo también se hace acostado, lo que da al alumno la oportunidad de deshacer las pautas de tensión asociadas con el sostenimiento erecto de su estructura, mientras que el maestro puede mover las extremidades y estimular el alargamiento de la columna.

La técnica de Alexander en la práctica

Un actor puede interesarse directamente por la declamación, el canto, la dirección de escena o por tocar un instrumento musical; un atleta por el movimiento de revés de una raqueta de tenis; un informático por la postura sentada, con el brazo apoyado para manejar el ratón y el teclado del ordenador.

Un alumno puede aprender, por ejemplo, que mientras espera el resto a su servicio de tenis se le presenta una

Derecha: un buen maestro trabajará con el alumno durante un curso de lecciones.

pauta habitual e inconsciente de contracción del cuello, tensión excesiva de los músculos de la pierna y de las articulaciones de la cadera, sujeción demasiado fuerte del mango de la raqueta y hundimiento del torso. Éstas pueden ser manifestaciones de un deseo de concentrarse por completo en la devolución del servicio. Sin quererlo, esas pautas contribuyen a causar problemas físicos y respiratorios permanentes, así como a un déficit de rendimiento. El maestro le conducirá hacia una preparación diferente en cuanto a su organización fundamental (la posición puede ser la misma, pero la calidad será diferente), lo que representa una nueva pauta neuromuscular que es biomecánicamente más eficiente y menos estresante para el cuerpo, al tiempo que eleva la capacidad de alerta. Eso supone tanto un aprendizaje motor como una enseñanza relativa a la atención, desarrolladas ambas a un nivel exquisito y fundamental. La repetición continua sirve para:

▪ Aportar al estudiante una experiencia reforzada.
▪ Establecer una nueva pauta neuromuscular del movimiento y un proceso de atención.
▪ Tomar conciencia del proceso al realizar el movimiento de una forma regular. Así, no sólo se aprende la nueva pauta sino que la conciencia aportada por el proceso al emplearla se convierte en un hábito, y eso tal vez sea lo más importante.

Explorarnos a nosotros mismos

A medida que el alumno avanza, las lecciones representan un paradigma para observar los hábitos de respuesta, en general una oportunidad para aportar conciencia o intencionalidad a nuestras reacciones generalizadas y una mayor conexión entre nosotros mismos y el

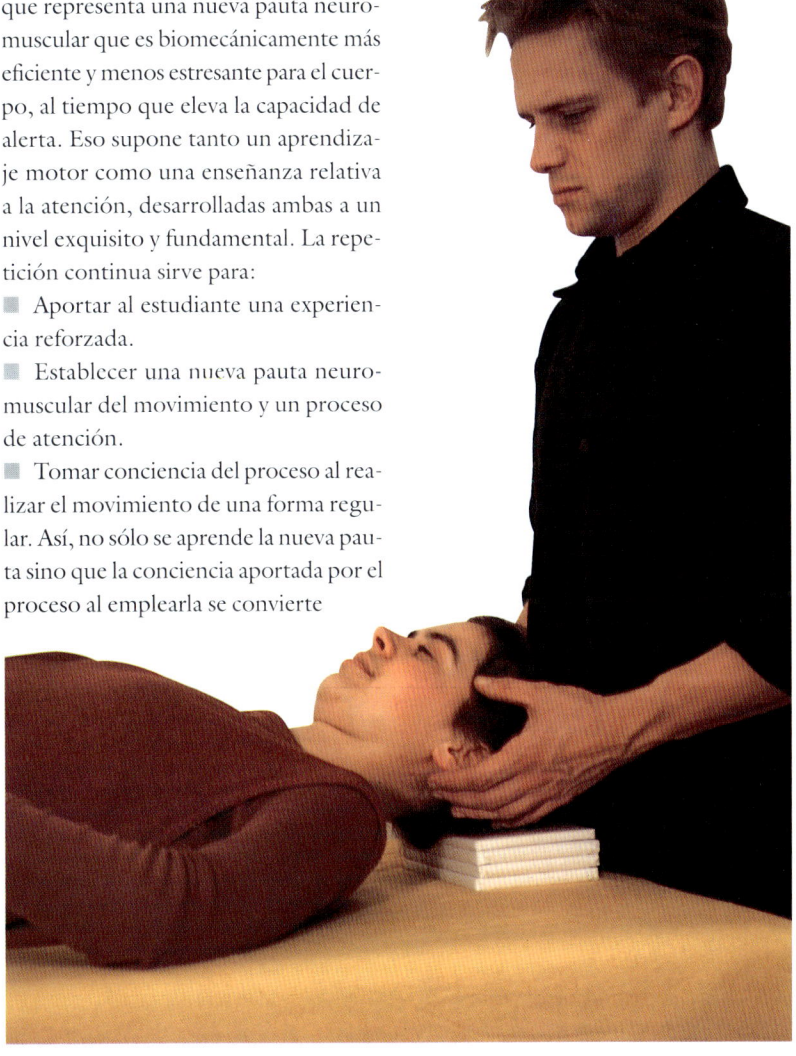

La técnica de Alexander en su estilo de vida

La técnica de Alexander exige tiempo y disciplina. Los hábitos son persistentes y no se cambian con facilidad. Sus principios, sin embargo, antes que expresarse en ejercicios, se deben aplicar al realizar cualquier actividad durante el día.

Los atletas que persiguen el máximo rendimiento se pueden beneficiar de la técnica de Alexander.

como caminar o sentarse y ponerse de pie, se hacen ligeros y se realizan aparentemente sin esfuerzo alguno, aumenta la flexibilidad, la energía, la vitalidad y la sensación de bienestar y son más claras la percepción y la atención. Es como si se estuviera caminando todo el día con unos zapatos pesados, sin que uno sea consciente del peso, hasta que se los quita. Los deportistas más hábiles reducen el estrés, el temor y el riesgo de lesiones a medida que aumentan la expresividad y obtienen una sensación de conexión interior y de totalidad.

Aplicaciones

La técnica de Alexander cuenta con numerosas aplicaciones, ya que aborda varios elementos clave del funcionamiento humano que podemos controlar, entre los que se incluyen: conciencia, atención, estructura de hábitos, aprendizaje, coordinación, flexibilidad, procesamiento neuromuscular, postura, respiración, producción vocal y expresividad física y emocional. Por esta razón, los alumnos de esta técnica son desde actores y músicos hasta pilotos de aviones, atletas

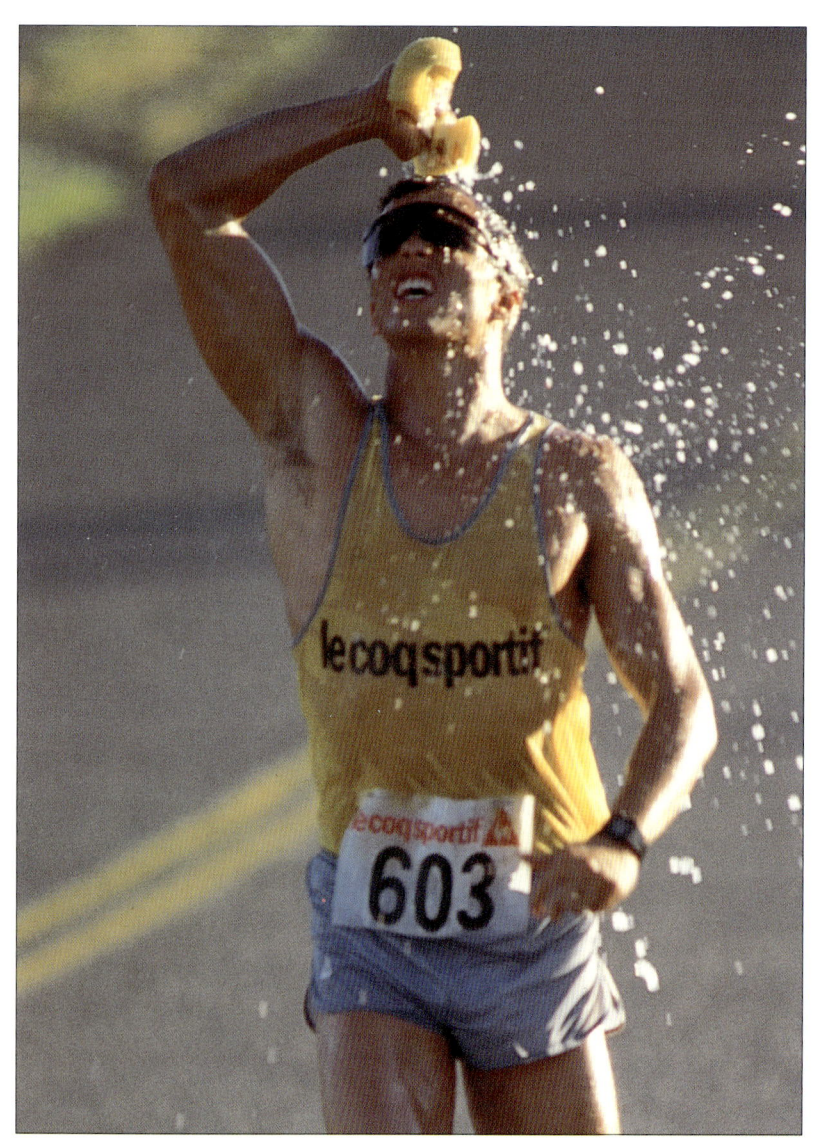

ambiente. Ese modelo se puede transferir después, mediante decisión consciente, a cualquier ámbito de la vida. En este nivel, la lección tiene la misma relación respecto a estar sentado o de pie que la ceremonia japonesa del té respecto a tomar el té, es decir, muy poca. El estudio consiste en explorarnos a nosotros mismos. La actividad se desvanece en el trasfondo, a medida que nuestra conciencia se ve más y más atraída hacia el proceso interno de funcionamiento, enfrentarse en cualquier situación a cualquier actividad, incluida la respuesta emocional. A medida que continúa el estudio, aumenta la sensación generalizada de bienestar, calma, salud, control y seguridad, al tiempo que disminuye la tensión constante, las lesiones, la incomodidad y la sensación de hallarse en el «extremo afectado de...».

Beneficios

El efecto del equilibrio consiste frecuentemente en dejar al alumno con una ausencia de sensación habitual. Los movimientos cotidianos más simples,

Apoyos

Dos de los más destacados fisiólogos ganadores del Premio Nobel, sir Charles Sherrington y Nicholas Tinburgen, han apoyado esta técnica y el segundo dedicó al tema la mitad de su discurso de aceptación del Premio Nobel de 1973. Los ortopedas privados y otros médicos envían a sus pacientes a especialistas en la técnica de Alexander, al igual que instituciones médicas de Estados Unidos como la escuela de medicina del Mount Sinai, el departamento de cirugía columnar del Centro Médico Westchester, el Instituto Miller de Artes Interpretativas, el Hospital St. Luke's/Roosevelt y el centro médico Columbia-Presbyterian. Una selección de instituciones artísticas que representan la técnica en sus planes de estudio de teatro y/o música en Estados Unidos e Inglaterra incluye la Escuela Juilliard, La Universidad de California, Los Ángeles, el Festival de Música de Aspen, el American Conservatory Theatre, el Real Colegio de Música y la Real Academia de Arte Dramático. La fuerza aérea israelí utiliza esta técnica para reducir el estrés y para la rehabilitación de pilotos lesionados.

que tratan de alcanzar un rendimiento máximo, personas que intentan ayudarse a sí mismas y otras que sufren de una postura deficiente, un bajo nivel de autoestima, estrés, dolores de cabeza, tensión muscular, lesiones repetitivas debidas a torceduras, lesiones de la columna, dolor de cuello, dolor de espalda, artritis u otras diversas formas de disfunción articular. El denominador común en todos ellos es el interés por aprender sobre las pautas de hábito que pueden controlar y que obstaculizan el rendimiento y la funcionalidad.

Interacción con otras disciplinas

La técnica de Alexander tiene una naturaleza interdisciplinar. Es más conocida en las artes de actuación. Además, conlleva una alianza natural con médicos, ortopedas, quiroprácticos, psicólogos, fisioterapeutas, terapeutas ocupacionales, ergonomistas, directores de recursos humanos, entrenadores de atletismo y otros profesionales del cuidado holístico de la salud.

Encontrar a un maestro

En general, no es aconsejable tratar de aprender la técnica Alexander sin ayuda de un maestro, a menos que pretenda duplicar el proceso de diez años seguido por Alexander. La retroalimentación externa y la experiencia de las manos de otro dirigiendo el control del cuerpo son elementos esenciales del proceso de aprendizaje.

La mayoría de maestros de la técnica Alexander enseñan a nivel privado, pero muchos también enseñan a pequeños grupos y en ambientes institucionales o universitarios. Generalmente, es recomendable estudiar cada semana y a veces con mayor frecuencia. El alumno interesado en alcanzar un cambio duradero de pautas de hábito y funcionalidad, debería considerar la posibilidad de estudiar durante un mínimo de seis meses o aproximadamente de 30 a 40 lecciones. No obstante, no existen reglas fijas y muchos han experimentado beneficios con sólo 5 lecciones, mientras que otros han estudiado durante años.

Todos los maestros titulados de la técnica de Alexander pasan por una formación especializada. Para localizar a un maestro titulado en la técnica de Alexander, consulte la sección «Direcciones útiles», al final del libro.

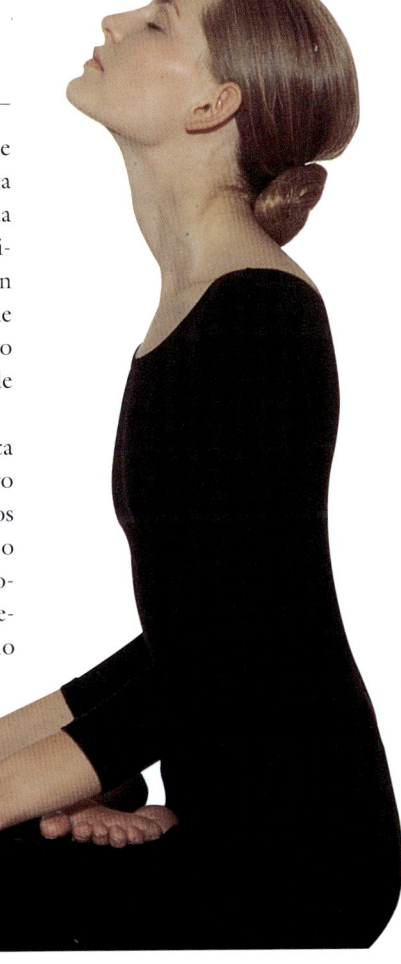

QUIROPRÁCTICA

CAPÍTULO DIEZ

La palabra «quiropráctica» procede de las palabras griegas cheir *y* praktikos, *que significan «hacer con las manos». Los tratamientos quiroprácticos se iniciaron miles de años antes de Cristo. Los primeros misioneros que visitaron China descubrieron un antiguo manuscrito llamado* Documento Cong Fou, *escrito hacia el 2700 a. de C. Este documento chino muestra detalles claros de profesionales que utilizaban la manipulación de los tejidos blandos para tratar diversos problemas.*

También se sabe que los griegos utilizaron las manipulaciones en época tan lejana como el 1500 a. de C. Los escritos recuperados de ese período se han conservado en el papiro antiguo original. Esos manuscritos de la Antigüedad contienen instrucciones acerca de cómo manipular la columna vertebral. En otras civilizaciones antiguas también se trataron las afecciones de la columna vertebral mediante una tosca manipulación. Entre los numerosos pueblos de todo el mundo que han empleado este tratamiento sencillo pero efectivo, se encuentran los babilonios, los egipcios, los japoneses, los indios de Asia y los pueblos de muchas otras civilizaciones antiguas.

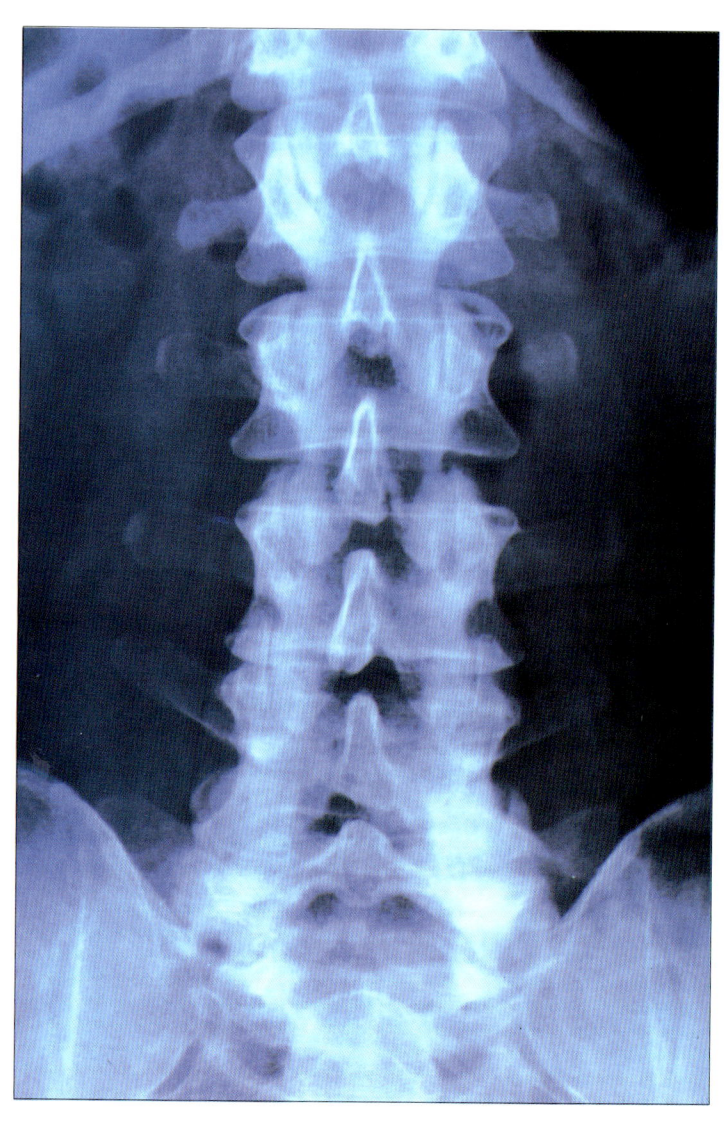

Historia de la quiropráctica

La mayoría de las personas creen que Hipócrates fue el padre de la medicina moderna. Sin embargo, fue un profesional de la manipulación espinal, además de un sabio, escriba y médico. Escribió una serie de libros muy notables e informativos sobre los métodos para la corrección de la columna, y para corregir enfermedades y problemas mecánicos del cuello y de la espalda. Nacido en el 640 a. de C., vivió hasta los 73 años y escribió un libro por casi cada año de su vida. Dos grandes obras de importancia médica, casi tan válidas en la actualidad como lo fueron cuando se escribieron son: *Sobre reducción de articulaciones por apalancamiento* y *Manipulación: su importancia para la buena salud*. Una cita que se atribuye a Hipócrates dice: «Obtened conocimiento de la columna, pues es el requisito para sanar muchas enfermedades».

Aproximadamente 500 años después de que Hipócrates popularizase y legitimase la manipulación, otro médico griego, Galeno, se hizo famoso después de curar una parálisis de la mano derecha de Eudemus, un conocido erudito romano. La historia registra que trabajó el cuello del paciente, causando lo que hoy en día se consideraría como una manipulación quiropráctica. Después, se le concedió el título de «príncipe de los médicos». Galeno siguió validando y expandiendo la teoría de la quiropráctica de Hipócrates cuando dijo: «Observad el sistema nervioso como la clave para alcanzar la máxima salud».

La quiropráctica no se convirtió en una ciencia válida escrita hasta la última parte del siglo XIX. La terapia manipulativa, sin embargo, se siguió desarrollando en diversas formas durante los siglos anteriores. En Europa, el arte de la manipulación lo practicaron personas a las que se llamó «reductores de huesos». La reducción ósea era un arte transmitido entre familias. Finalmente, estos reductores de huesos se hicieron famosos como curanderos, se les concedió un gran respeto y se les consideró como muy dotados en las artes curativas. En 1867, el *British Medical Journal* publicó un artículo del famoso cirujano sir James Pagget titulado «Casos curados por los reductores de huesos». Aunque la quiropráctica, en sus diversas formas de manipulación tosca y reducción de huesos se practicó en Europa y en toda Asia, nunca fue investigada ni formulada hasta convertirse en una ciencia curativa específica. La educación y la práctica eran aleatorias; nadie se adelantó para definir este arte curativo y situarlo en su justo lugar, a la altura de los tratamientos y teorías médicas aceptadas de la época.

Daniel David Palmer

A D. D. Palmer se le considera como el padre de la quiropráctica moderna. Antiguo tendero y maestro, su interés por la curación de los enfermos le condujo a seguir un período de aprendizaje con Paul Caister, que practicaba la curación magnética. Su primer caso documentado de los efectos de la manipulación quiropráctica fue el tratamiento de Harvey Lillet, un hombre sordo desde hacía 17 años. D. D. Palmer observó que la sordera de Lillet parecía causada por una lesión espinal y lo trató ajustándole la columna en la región de la nuca, donde se había producido la lesión original. Tras la corrección del cuello de Lillet, éste recuperó la audición y así se inició la quiropráctica moderna.

Filosofía y objetivos

«Medicina» es un término muy amplio y abarca varias formas de terapias que se utilizan para tratar las afecciones humanas. El médico de cabecera es en realidad uno entre muchos otros profesionales de este campo. Es un facultativo de una rama de la medicina llamada alopatía. Ésta sostiene que la mayoría de enfermedades que afectan a la humanidad se deben a la intrusión de algún agente invasor. El médico alópata trata a sus pacientes con medicamentos elaborados y productos biológicos o con cirugía. Este tipo de tratamiento se po-

Primeros quiroprácticos

Desde hace siglos, en Tahití se utiliza como tratamiento la manipulación suave de la columna. Al examinar los viejos registros, sus diagramas y manuales de tratamiento, da la impresión de que los tipos iniciales de manipulación practicados fueron muy simples y forzados en comparación con el actual enfoque científico, más suave. Lo cierto es que lo que encontramos en el núcleo de la quiropráctica es el concepto de mover los huesos de la columna como una forma física de tratar varios problemas mecánicos del cuello y de la espalda.

Uno de los métodos más toscos de manipulación fue el usado por los indios nativos de América del Norte. Se montaban sobre la espalda de la persona afectada, lo que producía una brusca corrección espinal. Los indios winnebago, sioux y creek fueron algunas de las tribus más notables que participaron en esta actividad de corrección espinal. En América Central y del Sur, los indios mayas e incas también practicaron este antiguo arte de la manipulación.

Quiropráctica

Para situarnos en el nacimiento de lo que consideramos como la quiropráctica moderna, tenemos que remontarnos a 1895, en Estados Unidos. En esa época no había médicos que trataran al enfermo en el sentido en que se hace hoy día. No existía estandarización de la educación para obtener un título de doctor en ciencias curativas. En muchos casos, a una persona que tratara al enfermo o al lesionado se la consideraba como médico o curandero, simplemente porque conocía algunas habilidades básicas y poseía conocimientos de lo que se podía utilizar en la época, ya fuera por aprendizaje o por un proceso de autoformación.

Eso consistía habitualmente en una mezcla de muchos aspectos curativos diferentes, que iban desde la sangría, la purga, la reducción de huesos y la herboterapia medicinal, hasta la curación religiosa y magnética, todas ellas terapias aceptables y populares en la época. Al no haber una educación o conocimientos formales estandarizados, el paciente no podía estar seguro de la eficacia y la seguridad de ninguna práctica ni de ningún «profesional».

En consecuencia, no es nada extraño que la vida media en aquella época se limitara a lo que ahora se considera como una edad mediana. También hay que indicar que entonces la cirugía se practicaba sin anestesia y por supuesto sin ninguna asepsia, ya que en algunas zonas la realizaba el barbero local.

La enfermedad que el mayor asesino de la época, causando una mortalidad muy alta, sobre todo entre los niños. La salubridad pública era casi inexistente. En este estado de cosas surgió un tendero y antiguo maestro convertido en curandero, llamado Daniel David Palmer (véase pág. 111), al que se considera como el padre de la quiropráctica moderna.

dría calificar como terapia de crisis, en cuanto que al paciente se le trata químicamente una vez que se inician los síntomas y se identifican como pertenecientes a una patología específica. La terapia con medicamentos se mantiene hasta que los síntomas desaparecen, o bien indefinidamente, si fuera necesario, desde el punto de vista alopático.

Para tratar cualquier afección, se tiene que establecer un diagnóstico muy específico que indique una causa concreta. Eso supone agrupar ciertos síntomas y luego efectuar la clasificación de un diagnóstico muy específico. Se necesita entonces un agente químico muy concreto para combatir el problema. Hay momentos en que se presentan muchas afecciones capaces de causar síntomas similares o incluso puede que no haya síntomas hasta que la afección se encuentre bastante avanzada y, en algunos casos, sea irreversible. En ocasiones, la similitud de los síntomas puede crear una situación en la que se utiliza un medicamento que no es efectivo y hasta peligroso.

Medicación y efectos secundarios

Es un hecho bien conocido que casi todos los medicamentos tienen efectos secundarios. A veces, un paciente tratado con medicamentos puede desarrollar una nueva afección debido a la toxicidad de esos mismos medicamentos recetados. Eso conduce a menudo a otra medicación para solucionar el daño causado por la primera medicación. Aunque los medicamentos se tienen que probar primero y obtener una licencia gubernamental, habitualmente tienen una lista de posibles reacciones adversas (contraindicaciones). El colosal experimento humano que se lleva a cabo en cada caso es que la medicación que usted toma no se probó específicamente en usted que, como cada persona, tiene sus propias reacciones biológicas. Finalmente, es posible que esas medicaciones ni siquiera se hayan probado y, en todo caso, repetimos, sus compuestos químicos combinados nunca se han probado en usted.

Esto no es, sin embargo, una condena de la medicina alopática, pues numerosas circunstancias hubiesen sido fatales para la humanidad de no haberse producido grandes descubrimientos de medicamentos que salvan vidas, las protegen y prolongan. Los avances de las técnicas quirúrgicas logrados en el último siglo también han ayudado a salvar muchas vidas. No obstante, y a pesar de todos sus avances y beneficios, la medicina alopática carece de los efectos preventivos y curativos de la manipulación, utilizados en el cuidado quiropráctico de la salud.

Restauración del equilibrio biomecánico espinal

Mientras que la medicina acumula sus capacidades de tratamiento para eliminar los síntomas, a los quiroprácticos les preocupa más la restauración del equilibrio biomecánico espinal, que afecta directamente a los sistemas músculo-esqueléticos, neurológicos y vasculares del cuerpo humano. La filosofía quiropráctica consiste en asumir un enfoque físico, permitir que el sistema nervioso del cuerpo funcione a su máximo nivel y restaurar el estado de salud del paciente. La principal vía de tratamiento es la manipulación de la columna vertebral para eliminar las tensiones mecánicas que puedan afectar a los discos, articulaciones, nervios, estructuras de apoyo y conexión e incluso a la propia médula espinal.

Tratamiento quiropráctico

Se basa en ciertos principios científicos y biológicos ampliamente aceptados. El sistema nervioso central está compuesto por el cerebro y la médula espinal; ése es el «sistema maestro» del cuerpo, que controla y gestiona todas las funciones del mismo.

■ Procesos morbosos
Pueden quedar afectados por perturbaciones del sistema nervioso, como falta de ejercicio, nutrición deficiente, obesidad, presencia de sustancias químicas peligrosas en nuestros hábitos alimenticios, en los mismos alimentos, agua y aire contaminados, estrés, lesiones, gérmenes y desequilibrio músculo-esquelético. La filosofía quiropráctica afirma que se necesita una columna vertebral sana, fuerte, flexible y bien alineada que permita una comunicación ininterrumpida entre las diversas partes y sistemas del cuerpo y el cerebro.

■ Mal funcionamiento del sistema nervioso
La causa puede ser un desplazamiento de las vértebras de la columna vertebral, lo que produce algo que se conoce como subluxación clásica. También hay

Derecha: el quiropráctico trabaja para restaurar el equilibrio biomecánico espinal, usando para ello un proceso de manipulación.

otras molestias que afectan a la columna y que pueden calificarse como síndromes de compresión muscular en las que es posible que las vértebras no están mal alineadas, sino más bien comprimidas debido a músculos lesionados o excesivamente utilizados que han experimentado espasmos y sujetan por tanto a las vértebras en un doloroso pinzamiento. Esta afección puede provocar la irritación de uno o varios discos, que causan dolor, e incluso se hinchan ligeramente. Por esos discos pasan fibras nerviosas llamadas sensoriales, que envían una señal dolorosa al cerebro.

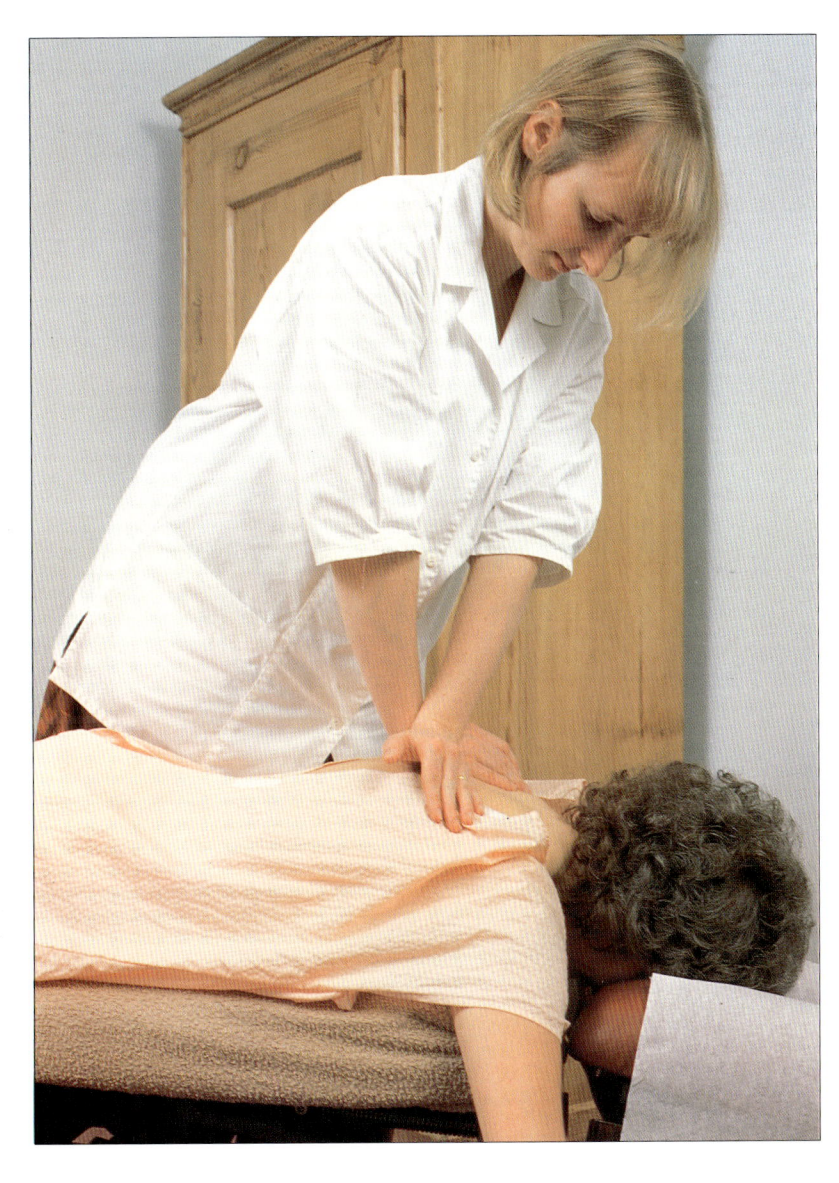

Un disco hinchado también podría provocar presión sobre el nervio cuando éste sale del canal espinal, lo que produciría un pinzamiento nervioso. Estos espasmos musculares también obstruyen e irritan las articulaciones de la parte posterior de la columna. En estos dos casos es posible que no exista un mal alineamiento perceptible de la columna, pero se produce dolor y disfuncionalidad debidos a este síndrome de compresión neuromúsculoesquelético. Eso puede afectar a todas las estructuras de apoyo de la columna, incluida ésta misma. La presión e irritación de estas partes puede aumentar mucho el dolor causado por los músculos locales, hasta el punto de provocar espasmos o contracciones continuas. Si se permite que continúen estos defectos durante un período de tiempo prolongado, podrían acarrear cambios degenerativos irreversibles en todas las estructuras implicadas.

Este caos neurológico es una carga eléctrica destructiva que también podría afectar a los órganos internos y a otros sistemas del cuerpo. Eso crearía a su vez un círculo vicioso en el que el nervio pinzado provoca un espasmo muscular que comprime una vértebra, apretando por lo tanto el disco, que no hace sino pinzar más el nervio, lo que provoca a su vez un nuevo espasmo del músculo. Es un hecho anatómico y neurológico que allí donde un tronco nervioso principal sale de la columna vertebral, ramifica algunos nervios hacia los músculos y otros tejidos conjuntivos, además de enviar algunas de sus fibras hacia los órganos internos.

Es importante comprender que el llamado problema de espalda podría causar en último término un gran problema en los órganos internos. La disfuncionalidad de la columna puede perturbar y crear desequilibrios en diferentes partes del cuerpo, provocando un mal funcionamiento del sistema, que se hace por tanto más susceptible a la enfermedad. Esto puede afectar a otras partes y sistemas del cuerpo. Las personas ancianas saben que una fuerte lumbalgia afecta a su vejiga. Imagine cuál podría ser su estado de salud si no pudiera vaciar la vejiga y expulsar del cuerpo las toxinas y productos de desecho que han filtrado sus riñones. Si no fuese por la intervención sin trabas de los nervios, los riñones no podrían funcionar.

¿CÓMO TRABAJA EL QUIROPRÁCTICO?

La quiropráctica es un enfoque físico para problemas mecánicos de la columna vertebral y estructuras de apoyo y relacionadas, que también podrían causar otros problemas patológicos. El médico quiropráctico trata a su paciente ajustando o manipulando la columna vertebral. Cuando esta estructura se encuentra en su posición adecuada y normal, el sistema nervioso puede enviar señales entre las vértebras, a través de los nervios espinales, hacia todas las partes del cuerpo. Estas señales llegan hasta lo alto de la cabeza y los dedos de los pies. Son las que indican al corazón que tiene que latir unas 100.000 veces al día. Controlarán el movimiento de más de aproximadamente 600 músculos.

Generalmente, cuando un paciente visita a un quiropráctico, presenta tres problemas:

1. DOLOR
Tienen dolor y esa es la principal razón de su visita.

2. TENSIÓN
Hay una tensión que forma parte del cuadro del dolor; se puede localizar en los músculos del cuello o en la zona media o baja de la espalda. También puede pasar a los hombros o descender por las piernas y brazos. Estos espasmos musculares los causa el dolor y se pueden convertir en un problema en sí mismos, ya que agravan y perpetúan el dolor original de la columna.

3. DEBILIDAD
Suele ser el estado que permitió que el problema se presentase. La débil situación de los músculos en la espalda es

TÉCNICAS QUIROPRÁCTICAS

El quiropráctico actúa de una forma muy natural, ya que no intervienen ni medicamentos ni cirugía. El médico quiropráctico utiliza sus manos para mover suavemente la columna vertebral y soltar las vértebras pinzadas. Para ello utiliza muchas técnicas diferentes. Algunos actúan primero sobre los músculos y luego sobre la columna. Otros utilizan diferentes técnicas fisioterapéuticas para liberar la tensión y el espasmo muscular, reducir la hinchazón o aumentar la circulación en las zonas sobre las que está trabajando. Esas terapias pueden preceder o seguir al ajuste.

El quiropráctico tratará la columna y a la persona como un sistema integrado, tratando de liberar posiciones espinales anormales y dejando que el cuerpo regrese a su estado de salud normal. También considerará otros factores de predisposición que puedan haber causado la visita del paciente. Si alguien muestra un claro exceso de peso, eso crea una sobrecarga sobre la columna, construida específicamente para soportar el peso normal y singular del individuo sano.

En muchos casos, el quiropráctico recomendará un programa de pérdida de peso, que el paciente puede seguir junto con el tratamiento y que le ayudará a eliminar una de las probables causas del problema espinal que padece. Una columna sobrecargada se convierte en una columna débil y, en consecuencia, poco sana.

uno de los factores que hacen que éstos se contraigan para sostener a la persona. Es un círculo vicioso: nervios pinzados, discos comprimidos y articulaciones posteriores obstruidas pueden enviar señales de dolor que hacen que los músculos debilitados se contraigan, lo que irrita y comprime la columna pinzando los nervios, cuyas señales de irritación contraen todavía mucho más los músculos.

El objetivo del quiropráctico

Debería ser quitarle el dolor al paciente, rehabilitar la zona lesionada/disfuncional y proporcionarle un adecuado programa de ejercicios que lo mantenga sano y le ayude a evitar que se vuelva a presentar el problema.

En la mayoría de circunstancias en las que hay un dolor agudo, ya sea en la columna vertebral, las caderas o las piernas y brazos, éste lo suele causar alguna clase de inflamación. Ésa es la respuesta del cuerpo a la lesión o proceso patológico; consiste en dolor, hinchazón, calor, a veces enrojecimiento y pérdida de funcionalidad. Mediante la manipulación suave y durante un período de tiempo, el quiropráctico puede desbloquear o destrabar las zonas de la columna y de la pelvis que se han agarrotado.

Es muy importante que el quiropráctico instruya al paciente para que éste no agrave aún más su estado; en muchas ocasiones, el descanso en la cama es una de las mejores herramientas del médico. Cuando una persona sufre una afección grave en la espalda, o descansa y permite que ésta sane, o no descansa y no hace sino empeorarla. El quiropráctico recomendará a menudo el uso de bolsas de hielo sobre las zonas con dolor agudo. Eso ayuda a reducir la hinchazón que puede estar causando la inflamación al disco, articulación o nervio.

A veces se recomienda un baño de agua bien caliente, ya que el calor general del agua que rodea a los grandes músculos de la espalda facilitará la circulación, relajando así los músculos y aliviando aún más el dolor.

Determinadas mesas de tratamiento empleadas por algunos quiroprácticos ayudan en el tratamiento del cuello y los problemas de espalda. Una de esas mesas, llamada anatomotriz, tiene dos rodillos. Mientras el paciente yace tumbado de espaldas sobre ella, los rodillos ascienden y descienden suavemente por la columna, realizando una tracción intermitente e intersegmental. Esa acción mueve la columna muchas veces, de arriba a abajo, con una acción suave, similar a un masaje, que hace que la columna se suelte y realinee suavemente. En ese punto, el quiropráctico puede ajustar al paciente con un mínimo de fuerza y conseguir, no obstante, un máximo de movimiento.

Frecuencia de las visitas

La visita al quiropráctico se podría limitar a pocas sesiones para tratar un problema menor, pero en aquellas circunstancias en que el problema y el dolor son graves, quizá se necesite aplicar el tratamiento tres o más veces a la semana, o a lo largo de un extenso período de tiempo. Un cuello y un hombro rígidos, por ejemplo, resultado del trabajo de jardinería realizado el día anterior, se puede resolver en dos o tres visitas. Pero las migrañas y dolores de cabeza, cuyos síntomas se han ido acumulando durante meses y posiblemente años, debido al estrés emocional o laboral o incluso también a un accidente de circulación ocurrido varios años antes, puede exigir meses de tratamiento para normalizar las condiciones neuromusculoesqueléticas que causan los problemas.

La columna vertebral

Vista desde atrás, se supone que la columna vertebral debe ser recta. Las 24 vértebras y los discos intermedios deben estar adecuadamente alineados unos con otros. Esta estructura ósea, a diferencia de un tubo sólido, debe ser capaz de realizar algún movimiento suave, mientras que los discos aportan un efecto de acolchamiento. Los músculos de la espalda, al estar adheridos a la columna, deberían ofrecer apoyo, movilidad y locomoción. Al observar la columna de lado, se observan cuatro curvas características. Esta disposición permite movilidad y apoyo y una variedad de movimiento mayor. Para una criatura que permanece erguida sobre dos pies también es importante disponer de esta estructura similar a un muelle, capaz de atenuar las sacudidas. La tarea del quiropráctico consiste en mantener la movilidad de la columna, su alineación, flexibilidad y descarga.

Cuando el paciente nota una reducción del dolor, el quiropráctico le aconsejará algunos ejercicios suaves de estiramiento para aumentar la flexibilidad e inducir así a los músculos a relajarse ligeramente. Este aumento en la gama de movimiento también activa la circulación en la columna y los músculos. Una buena analogía para el paciente podría ser imaginar que los músculos de la espalda son como una esponja. Si la esponja no se usa, se secará, arrugará y encogerá. Si se toma esa esponja y se sumerje en agua, se aprieta y se suelta con suavidad, el agua la empapará, aumentará su tamaño y recuperará su estado de utilidad. Lo mismo sucede con los músculos y ligamentos que sostienen a la columna: o se usan o se estropean.

Preguntas de los pacientes

He aquí algunas de las preguntas planteadas con mayor frecuencia por los pacientes al quiropráctico:

- ¿Cuántas visitas?
- ¿Cuántos tratamientos?
- ¿Con qué frecuencia?
- ¿Durante cuánto tiempo?

Aunque no existen fórmulas mágicas para contestar a estas preguntas, se pueden utilizar ciertas guías para valorar el progreso del paciente y, en consecuencia, disminuir la frecuencia de sus visitas.

El médico utilizará cinco criterios útiles para determinar cuándo se puede tratar al paciente con menor frecuencia. Esos criterios están relacionados con la percepción del dolor que tiene el paciente. Son los siguientes:

- Intensidad.
- Duración.
- Frecuencia.
- Localización.
- Naturaleza del dolor.

A medida que el paciente se sigue beneficiando del tratamiento y los ejercicios de estiramiento, se pueden limitar las sesiones en los casos crónicos y graves a dos semanas, al tiempo que se aumentan los ejercicios de estiramiento. Cuando todavía se reducen más la intensidad, frecuencia, duración y localización del dolor, el médico puede introducir ejercicios de fortalecimiento para estabilizar aún más la columna, aumentar la circulación y usar la capacidad autocurativa natural del cuerpo. Finalmente, el paciente sometido a este tratamiento intensivo, que ha seguido un programa de ejercicios de autoayuda, es habitual que se libere casi siempre del dolor.

El corazón y el espíritu del tratamiento quiropráctico no consiste, simplemente, en liberar al paciente del dolor, sino en rehabilitarlo, corregir el problema mecánico si fuera posible y establecer un programa de ejercicios a realizar en casa y prevenir que se vuelva a presentar el problema. En Estados Unidos también se suele visitar a los pacientes una vez al mes, en cuanto han completado su programa de tratamiento inicial. Es un sistema del que se siguen beneficiando 60 millones de estadounidenses al año.

Medicina preventiva

Puesto que la quiropráctica nos enseña que la salud global depende de una columna y de un sistema nervioso central sanos y funcionales, tiene sentido procurar mantener esa columna y sus estructuras de apoyo en el estado más fuerte, flexible y adecuadamente alineado como sea posible. La filosofía quiropráctica consiste en añadir años a su vida y vida a sus años. Los programas mensuales de mantenimiento han demostrado poseer una clara ventaja sobre la terapia de crisis.

Visita a un quiropráctico

Hay diferentes enfoques quiroprácticos respecto al tratamiento que varían según el estado del paciente. En uno de ellos, muy técnico y ortopédico en su examen y evaluación, el quiropráctico, además de realizar una amplia y completa anamnesis del paciente, también utilizará una extensa serie de pruebas ortopédicas y neurológicas, incluidos posiblemente rayos X, para llegar a un diagnóstico.

La otra escuela de pensamiento se preocupa más por el dolor y el problema más acuciantes y es posible que el quiropráctico pida al paciente que le indique exactamente dónde le duele, y le pregunte cómo y cuándo apareció el dolor.

Rayos X

El propósito de los rayos X es descubrir fisuras, fracturas y toscos alineamientos deficientes, aunque la persona media que acude con un problema de espalda o de cuello puede tener un alineamiento deficiente o compresión de la columna que no se detecte con la radiografía. En la mayoría de los casos no hay fisuras o fracturas. Evidentemente, si el paciente ha sufrido una reciente lesión traumática, como una caída o un accidente de circulación, los rayos X están indicados, pero la mayoría de problemas del cuello y la espalda suelen producir un espasmo muscular que comprime la columna y causa dolor en el disco y la articulación, y a veces pinza el nervio. Un quiropráctico experimentado debe poder detectar el problema simplemente hablando con el paciente y pidiéndole que le indique dónde le duele.

Terapias y técnicas de ajuste

Algunos quiroprácticos utilizarán terapias antes de ajustar la columna, mientras que otros se limitarán a ajustarla. Unos emplearán técnicas de ajuste muy suaves y otros más enérgicas. El quiropráctico debe soltar los músculos espinales y mover físicamente la columna para aliviar la presión. No obstante, ese tratamiento no debería ser demasiado doloroso, aunque, ¿cómo definir lo que es demasiado doloroso y lo que verdaderamente no lo es?

Una buena respuesta a esta pregunta podría ser la siguiente analogía. Si una persona que se siente en relativa buena forma trabajara con un entrenador personal, probablemente después se sentiría un tanto dolorida y rígida. Habría realizado una actividad saludable y beneficiosa, pero notaría una ligera incomodidad debido al uso de músculos y articulaciones que no había utilizado físicamente desde hacía tiempo. La manipulación, como el ejercicio, puede mover partes que han permanecido agarrotadas o inmovilizadas durante algún tiempo. En ocasiones eso puede crear un poco de incomodidad, pero no siempre, y nunca de una forma extremada. En la mayoría de los casos, el paciente observará una ligera reducción en el dolor que nota y un aumento de su fluctuación de movimientos.

Un sistema de autocuidado

Aunque la quiropráctica sólo se ha oficializado recientemente en algunos países, en Estados Unidos, donde tuvo su origen y se ha perfeccionado, se la considera como parte de la corriente principal del sistema de atención médica. El Servicio de Salud Pública de los Estados Unidos clasifica a los médicos quiroprácticos entre los «especialistas y profesionales médicos». El sistema legal estadounidense ha reconocido oficialmente al doctor quiropráctico como especialista cualificado en lesiones neuromusculoesqueléticas y los ha designado como testigos expertos en casos de litigio. En Estados Unidos, el quiropráctico obtiene su título del gobierno de cada Estado y tiene que graduarse en una universidad gubernamentalmente acreditada. En la actualidad hay unos 50.000 quiroprácticos ejerciendo en Estados Unidos.

En el Reino Unido, el Consejo de Investigación Médica ha emprendido una serie de proyectos para comprobar la eficacia de la atención médica quiropráctica y compararla con la atención hospitalaria media en el tratamiento de los problemas neuromusculoesqueléticos. Los resultados demostraron que los pacientes no sólo respondieron al cuidado quiropráctico, sino que sus respuestas fueron mejores que las de los tratados con la atención médica estándar. También afirmaron que los resultados beneficiosos del tratamiento quiropráctico duraron bastante más tiempo.

Las grandes empresas privadas de atención médica del Reino Unido cubren ahora la atención quiropráctica para sus clientes, a medida que ésta va siendo generalmente más aceptada en los círculos médicos ortodoxos.

El Instituto para la Medicina Complementaria, en Londres, ha elaborado un registro de todos los quiroprácticos cualificados para el ejercicio de su profesión.

Ropa

Una de las pequeñas diferencias entre la técnica de examen de un quiropráctico británico y otro estadounidense, es que algunos quiroprácticos británicos piden a sus pacientes que se desnuden y se pongan una bata. A sus colegas estadounidense se les enseña a examinar al paciente casi completamente vestido y además no les parece necesario utilizar una bata.

Disco dislocado

En ocasiones, algunas lesiones de disco se describen y diagnostican erróneamente como un «disco dislocado». No obstante, el disco no se puede «dislocar», ya que se mantiene en su lugar mediante fibras que van desde el propio disco a las vértebras, por encima y por debajo. Pero ese acolchamiento flexible se puede hinchar, desgarrar, romper, herniar, prolapsar e incluso desintegrar.

Es importante comprender que como el disco no está simplemente fuera de lugar, la lesión tardará en curar, si es que cura. Por ello, el paciente no debe esperar nunca que un quiropráctico vuelva a «colocarle» el disco en su lugar. En su lugar, hay otros procedimientos terapéuticos bien definidos y, en último término y por desgracia, como ya hemos dicho, hay veces que esa lección se convierte en crónica.

Afecciones que se pueden tratar

La siguiente lista incluye algunas de las afecciones que puede tratar un quiropráctico cualificado y titulado. Las afecciones que se observan con mayor frecuencia son las siguientes:

- Artritis.
- Entumecimiento.
- Agujetas.
- Dolor de espalda, brazo o pierna.
- Lesiones deportivas.
- Contusiones espinales.
- Migraña.
- Torceduras.
- Esguinces.
- Dolor de cuello y hombro.
- Insomnio.
- Pinzamiento de nervios.
- Calambres musculares.
- Rigidez.
- Lesiones laborales.
- Degeneración discal.

Osteopatía

CAPÍTULO ONCE

La medicina osteopática surgió en Estados Unidos como alternativa a muchas de las prácticas médicas de finales del siglo XIX, poco efectivas y hasta peligrosas. Posteriormente, la osteopatía ha alcanzado pleno reconocimiento legal y profesional en Estados Unidos, como una profesión paralela y singular dentro de la atención sanitaria. El enfoque osteopático ha conservado su filosofía característica orientada hacia el paciente, al mismo tiempo que se ha combinado con las ciencias médicas en permanente expansión. Este enfoque de la atención al paciente, basado en la alta tecnología, en el que también interviene mucho el tacto, se ha convertido en la especialidad del sistema de atención sanitaria que crece con mayor rapidez en muchos países.

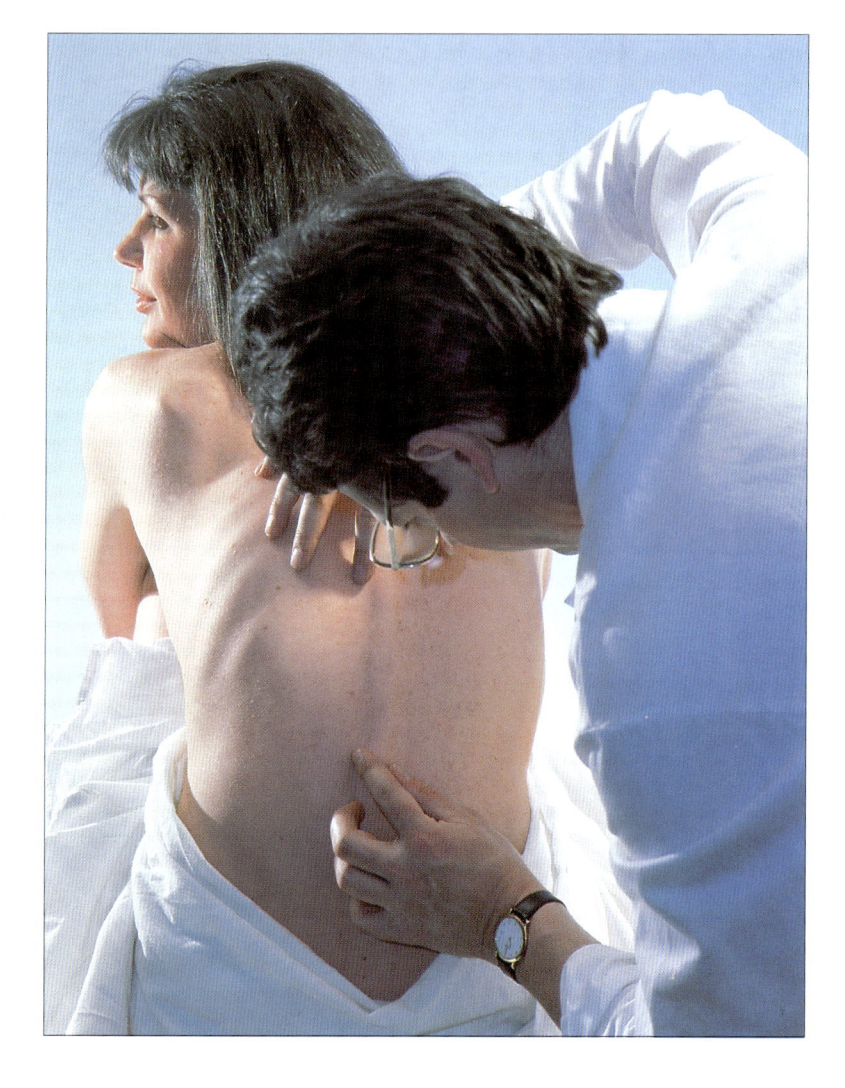

En Estados Unidos, por ejemplo, los médicos osteópatas cubren el 5 % del total de títulos de todos los médicos del país, aunque atienden los problemas de salud de casi el 10 % de la población. Los 39.000 médicos osteópatas estadounidenses, que atienden anualmente la salud de más de 20 millones de personas, ofrecen a los pacientes una alternativa al enfoque médico alopático convencional.

Orígenes de la osteopatía

El fundador de la medicina osteopática fue un médico estadounidense llamado Andrew Taylor Still, que practicó la medicina «regular» en el Medio Oeste de Estados Unidos y sirvió como cirujano durante la guerra de Secesión, para llegar finalmente a la conclusión de que la medicina orientada hacia la enfermedad no era efectiva.

En 1874 empezó a practicar un sistema que anteponía la salud a la enfermedad y desarrolló un enfoque para mejorar los propios mecanismos autocurativos del cuerpo. Su sistema de palpación de la disfunción musculoesquelética fue la diferencia más evidente de su enfoque terapéutico. Para describir su característico y nuevo enfoque, Still eligió al término «osteopatía», que significa literalmente «sufrimiento del hueso».

En 1892, a la edad de sesenta y cuatro años, Still fundó un colegio en Kirksville, Missouri, para «mejorar nuestro sistema actual de cirugía, obstetricia y tratamiento de la enfermedad, en general, y situarlo sobre una base más racional y científica, así como para impartir información a la profesión médica». Aunque podría haber concedido el título de médico alopático, prefirió llamar a sus graduados médicos osteópatas, para diferenciarlos así de los que practicaban la medicina tradicional. Al morir Still, en 1917, ya había más de 5.000 osteópatas en Estados Unidos y también en otros países.

Formación moderna

Actualmente, en la formación de cada médico osteópata se han integrado los principios y prácticas osteopáticas características y el tratamiento manipulativo osteopático. Un sistema paralelo de formación y especialidad educativa posdoctoral asegura que la formación osteo-

Filosofía y objetivos de la medicina osteopática

Los miles de pacientes que acuden a las consultas de los médicos osteópatas son enviados por profesionales de todas las especialidades, que comparten la filosofía común desarrollada por A. T. Still. La formación osteopática resalta cuatro principios básicos, que son los siguientes:

1. El cuerpo es una unidad integrada

El cuerpo físico está compuesto por una serie de órganos y sistemas interrelacionados, que trabajan todos al unísono para el mantenimiento de la salud. Del mismo modo, la mente, el cuerpo y el ser espiritual de cada persona son inseparables e interdependientes. Esta creencia en la totalidad de la persona se integra hasta tal punto en el sistema educativo que todos los médicos osteópatas estadounidenses se forman primero como médicos de cabecera. La postura de la Asociación Osteopática de Estados Unidos es: «El equilibrio adecuado entre las partes significa salud, mientras que el desequilibrio puede significar susceptibilidad a la enfermedad».

2. La estructura y la función están interrelacionadas

Frecuentemente, la disfunción del sistema musculoesquelético contribuye al dolor, a un deficiente flujo sanguíneo y hasta produce cambios en la forma en que funcionan los sistemas orgánicos, lo que provoca estreñimiento, dolores de cabeza, fatiga y aumento de la susceptibilidad a la enfermedad. De modo inverso, los problemas en las diferentes funciones del cuerpo presentarán habitualmente indicios relativos al sistema musculoesquelético que el médico osteópata está preparado para detectar. Este conocimiento adicional permite un diagnóstico precoz, a menudo con menos análisis caros. La comprensión de la interrelación entre la estructura y la función aporta al osteópata opciones adicionales de diagnóstico y de tipo terapéutico. Los osteópatas emplearán a menudo el tratamiento manipulador osteopático como parte de un plan de tratamiento para mejorar las relaciones entre la estructura y la función.

3. El cuerpo dispone de mecanismos autocurativos y autorreguladores

Los osteópatas respetan la sabiduría y experiencia del cuerpo, que continuamente se trata y se cura a sí mismo: al luchar contra las bacterias invasoras, al formar coágulos y finalmente nueva piel sobre los cortes, e incluso al buscar y destruir las células cancerosas. Un osteópata se esfuerza por proteger y ayudar a estos procesos naturales. Así, el tratamiento osteopático resalta las prácticas preventivas, como la nutrición y el ejercicio, pero también incluye tomar cuidadosas decisiones sobre cuándo y cómo recetar la medicación. Como la raíz de «doctor» significa «maestro», los doctores en osteopatía también asumen la responsabilidad de enseñar al paciente a tomar sus propias decisiones sabias para intensificar el proceso autocurativo.

4. El tratamiento osteopático racional se basa en aplicar los tres primeros principios

Es el más definidor de los cuatro principios osteopáticos. Aunque casi todos los profesionales consideran individualmente los tres primeros principios, únicamente el médico osteópata ha decidido aplicar los tres al núcleo de su filosofía educativa y práctica y dispone de los medios para hacerlo y, en consecuencia, para atender a la salud de sus pacientes.

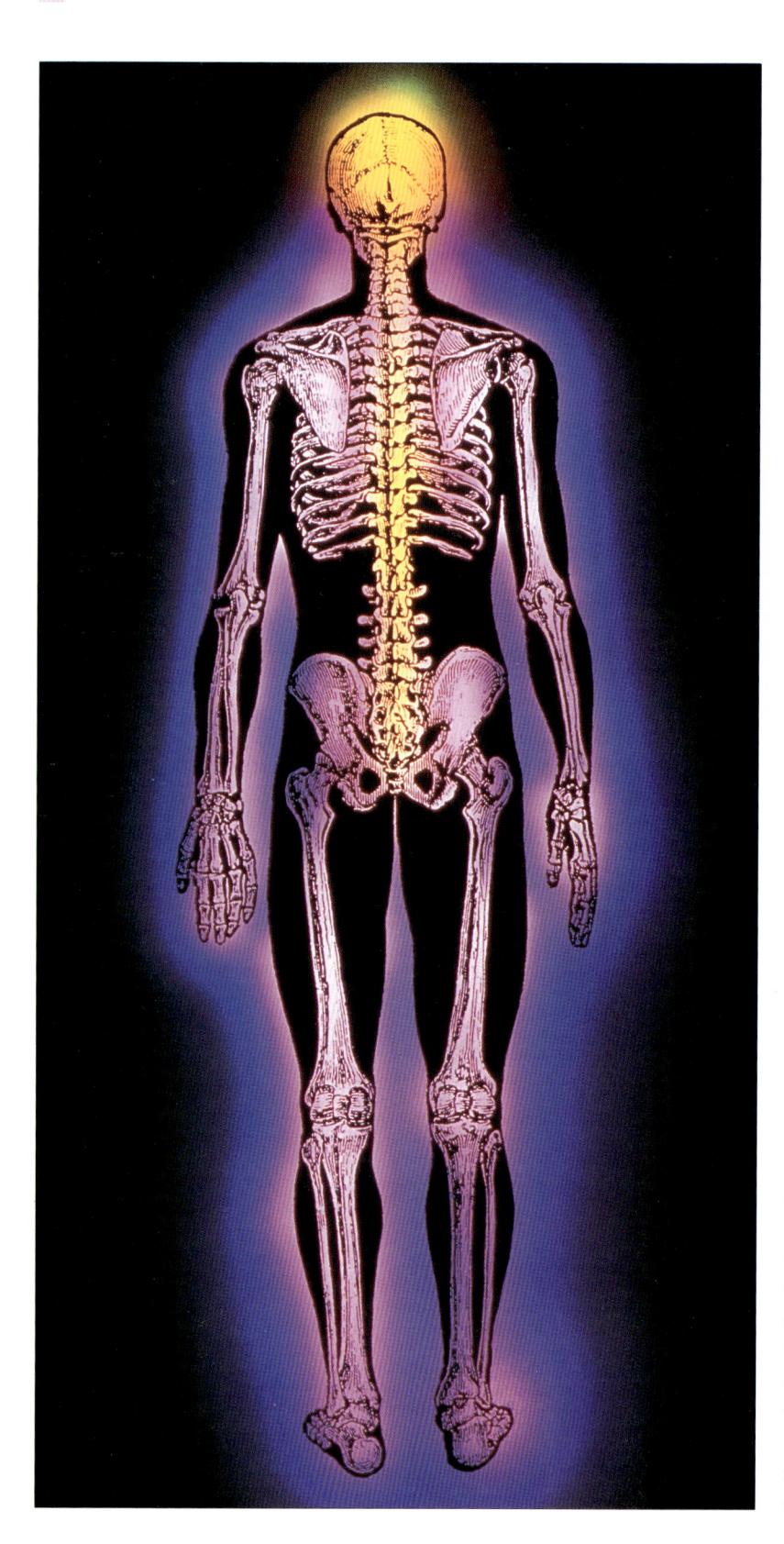

pática impartida en 16 colegios estadounidenses de medicina osteopática (en 1996) obtenga la acreditación estatal, nacional y de los consejos de examen de la especialidad.

Tratamiento centrado en el paciente

La aplicación de la filosofía osteopática da lugar a un tratamiento centrado en el paciente, antes que en la enfermedad. Los médicos osteópatas estadounidenses también utilizan otras modalidades tradicionales de tratamiento, como la medicación, la cirugía, inyecciones, corsés y psicoterapia, pero los distintos componentes de cada tratamiento se adaptan a cada paciente en concreto. No sucede así en el Reino Unido. El tratamiento manipulador osteopático puede formar parte o no del tratamiento de un paciente dado. Cuando se utiliza, también se elige por su papel en la aplicación de los principios osteopáticos. El doctor I. M. Korr lo sintetizó como sigue a continuación:

«La manipulación osteopática es un sistema completo de diagnóstico, valoración y terapia, diseñado para mantener la salud y prevenir la difusión de la enfermedad. Aunque se aplique principalmente para aliviar los síntomas, como dolor de espalda y de cabeza, o para el tratamiento de enfermedades, el tratamiento manipulador sitúa al individuo como un todo en un camino más sano y funcional. Ese camino, singular de cada uno, conduce a la persona sana a un mayor bienestar y una disminución de la susceptibilidad a la enfermedad, en general, y a la persona enferma a la recuperación y la curación que, de producirse, tiene que proceder desde dentro».

Las bases neurológicas y fisiológicas de los principios osteopáticos están bien documentadas (véase pág. siguiente).

Cómo funciona la medicina osteopática y su aplicación práctica

1. El concepto de unidad del cuerpo

La unidad del cuerpo, que ahora se sabe que tiene un mecanismo neuroendocrino, ha quedado demostrada desde hace tiempo por la relación entre el dolor crónico y la depresión. La investigación actual en psiconeuroinmunología demuestra el impacto clínico del estrés y el estatus emocional sobre la capacidad del cuerpo para resistir a la infección y para luchar contra el cáncer. La aplicación de este principio queda ilustrada por el caso que se explica a continuación, presentado por un especialista osteópata en medicina interna:

«Cuando inicié la práctica de la medicina interna, la mayoría de internistas se encontraban en el campo cardiaco, que ocupa del 70 al 80 % de la atención de un internista. Una vez establecida mi consulta, me sentí muy sorprendido al descubrir que un alto porcentaje de mis pacientes acudían enviados por médicos ortodoxos, cuyos pacientes sufrían de toda clase de señales y síntomas de enfermedad coronaria, ataques coronarios agudos o ataques de angina, pero en los que la electrocardiografía y todas las demás pruebas practicadas indicaban que no se trataba de un problema coronario.

»A pesar de todo, los pacientes seguían sufriendo dolores en el pecho. A veces eran persistentes, otras veces intermitentes; en ocasiones aparecían a causa de un esfuerzo, en otras no. Me los enviaron porque los catalogaron como lisiados cardiacos. Experimentaban temor psicológico.

»Un hombre había sufrido un ataque de dolores en el pecho y se sentía demasiado asustado como para ir a trabajar. Temía cortar el césped de su jardín o hacer nada que exigiera esfuerzo físico. Aunque los médicos le habían asegurado que no encontraban pruebas de enfermedad coronaria, él estaba psicológicamente convencido de que era eso lo que padecía».

En estos casos, el examen osteopático espinal revela con frecuencia alguna disfunción somática de las vértebras y costillas superiores. El tratamiento en casos de electrocardiografía y enzimas negativas consiste en la manipulación osteopática para corregir la disfunción y en tranquilizar al paciente. El internista osteópata dijo de este enfoque: «Su dolor desapareció y dejó de sufrir este síndrome».

■ Valoración global de la persona

El osteópata valora al paciente como el ente global que es. Para algunos, utilizar el enfoque de palpación resulta tan tranquilizador para el paciente como el diagnóstico mismo; para otros, la palpación pone al descubierto claves físicas específicas necesarias para iniciar el tratamiento. Al margen del tratamiento que se elija (medicación, manipulación, cirugía o psicoterapia), el osteópata educará y tranquilizará al paciente acerca del enfoque sugerido y lo hará participar más intensamente en el proceso curativo.

2. Disfunción estructural

Se manifiesta, como es lógico, en una serie de trastornos asociados con reflejos neurológicos, incluido el dolor referido. Estos indicios somáticos (estructura del cuerpo) también son pruebas reflejas de problemas viscerales. En el dolor agudo producido por la lumbalgia y en una serie de síndromes de dolor miofacial, el tratamiento de la disfunción somática se propugna mediante la manipulación, y suele ser efectivo. Además,

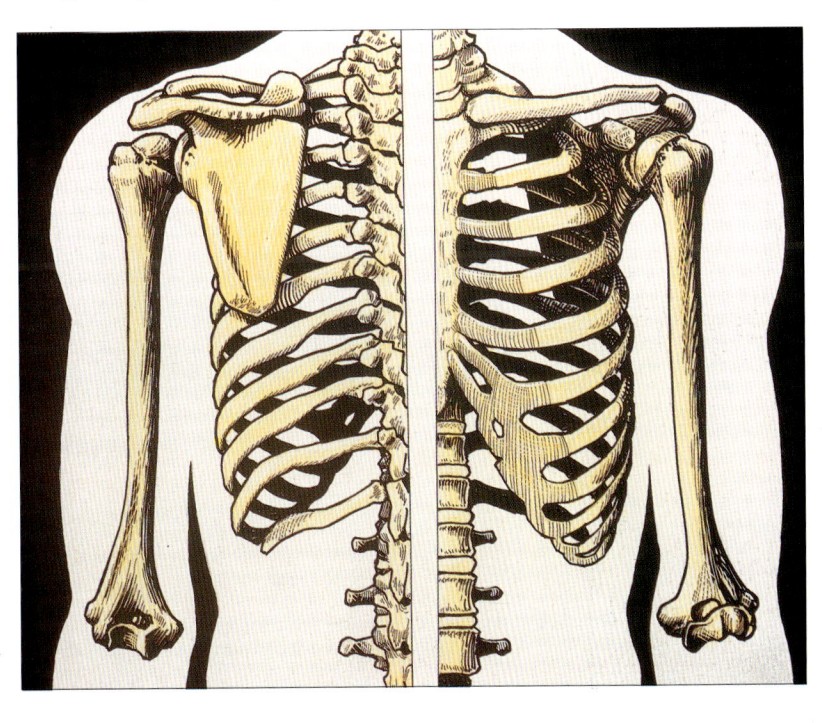

Derecha: esta imagen muestra la vista frontal y de espaldas de la columna vertebral y la caja torácica, la estructura de la parte superior del cuerpo.

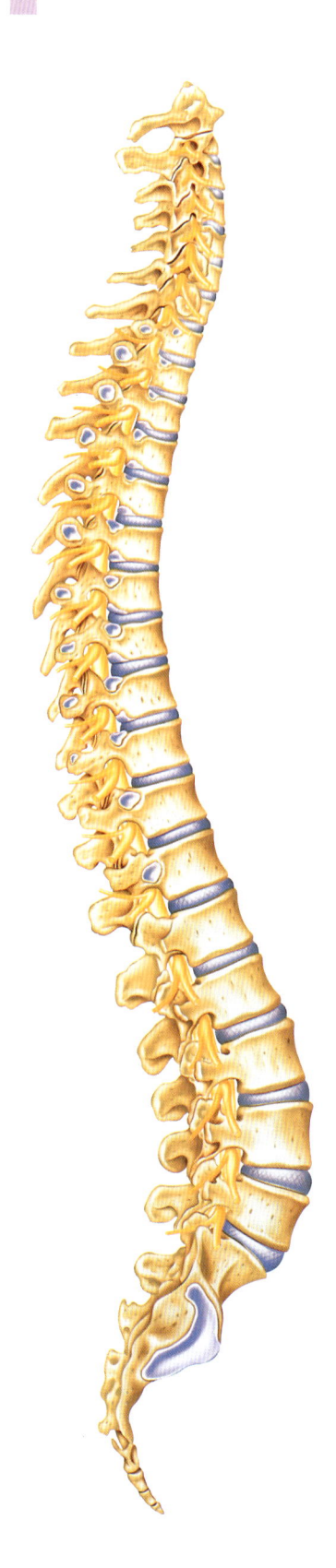

el tratamiento modifica diversos parámetros fisiológicos importantes para la salud de los pacientes, tanto dentro como fuera de los hospitales. La disfunción somática se ha estudiado ampliamente. Además, la profesión osteopática ha celebrado una serie de conferencias internacionales en las que se han estudiado objetivamente la investigación y comprensión de este fenómeno.

El efecto fisiológico ampliado de la disfunción somática se puede comprender mejor si dicha disfunción se concibe como una «lente neurológica». En esencia, los estímulos dolorosos de diversos problemas se transmiten a la médula espinal, donde sensibilizan (o facilitan) a la médula ante cualquier otro estímulo. Estos segmentos sensibilizados concentran neurológicamente los estresantes físicos y emocionales en otras estructuras conectadas con ese segmento, lo que perturba la fisiología y el aporte sanguíneo a esos tejidos. Conocer esas conexiones neurológicas mejora el diagnóstico. Controlarlas mediante manipulación osteopática permite al paciente manejar mejor los estresores al eliminar la lente neurológica.

3. HOMEOSTASIS (AUTOCURACIÓN)

Las estrategias preventivas nutricionales y de otro tipo tienen una limitada base científica, pero la mayoría de profesionales de la salud apoyan la base racional de tales enfoques al propugnar la homeostasis. La investigación parcial también apoya el empleo de la manipulación osteopática en la homeostasis. Varios estudios muestran una reducción en las estancias hospitalarias cuando a la

Izquierda: la columna vertebral está compuesta por 26 huesos separados, con discos de acolchamiento situados entre las vértebras. Los músculos de la espalda aportan apoyo, movilidad y locomoción.

VISITA AL OSTEÓPATA

El centro del examen osteopático es el paciente. El osteópata realizará una meticulosa anamnesis que incluye hacer preguntas sobre la respuesta del paciente al estrés y sobre los efectos de traumatismos anteriores en la estructura ósea del cuerpo. Es muy probable que se utilicen todos los exámenes físicos tradicionales apropiados, que pueden ir desde el examen pélvico hasta el examen neurológico, desde el examen del fondo del ojo hasta los arcos de las plantas de los pies. También incorporará un examen especial, llamado examen estructural osteopático.

atención osteopática total se le añade la manipulación osteopática. También se reduce la mortalidad y la morbilidad cuando se aplica manipulación osteopática en la unidad de atención cardiaca a pacientes que han sufrido ataques al corazón.

En todos estos casos, la manipulación osteopática se añadió a reconocidas intervenciones médicas y quirúrgicas, como un medio de hacer intervenir los mecanismos autocurativos y de reducir el dolor. Otros estudios midieron los efectos fisiológicos de la manipulación osteopática sobre la tensión sanguínea y la función respiratoria, sobre la producción de orina y las contracciones intestinales. Cien años de utilización han convencido a estos profesionales de que la manipulación osteopática es segura y de que probablemente se puede aplicar de forma general en el cuidado del paciente.

El doctor Korr, que fue presidente del Colegio de Médicos Osteópatas de Familia de Estados Unidos, explicó este enfoque a un paciente con neumonía:

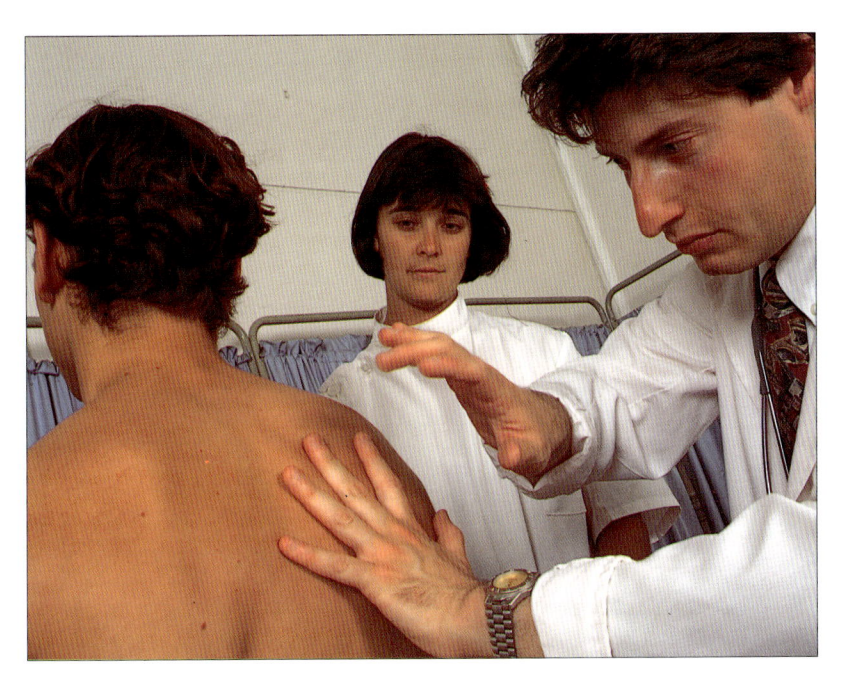

Arriba: el osteópata realizará un meticuloso examen físico, además de explorar el historial médico del paciente.

«Mi primer paso es utilizar el tratamiento manipulador osteopático como una forma de establecer un adecuado suministro sanguíneo y nervioso, así como un buen drenaje linfático. Eso supone una ayuda adicional para cualquier terapia medicamentosa que se decida aplicar, como las apropiadas inyecciones de penicilina. Muchas veces, la manipulación osteopática alcanza un éxito considerable al acelerar el proceso de recuperación».

4. Mantenimiento de la salud

El doctor Korr sintetiza como sigue la aplicación práctica del enfoque osteopático en el actual ámbito de la atención sanitaria:

«Cada vez resulta más evidente que el actual sistema de atención sanitaria es monstruosamente anacrónico. Por muy tecnológicamente avanzada que sea la medicina, su práctica, con sus aspectos sociales, políticos y económicos, enlaza con una época ya superada. Las enfermedades infecciosas agudas y las mortales (especialmente en los más jóvenes), que prevalecían hace medio siglo y más, se han visto en buena medida sustituidas por las enfermedades a largo plazo del adulto, el envejecimiento y la ancianidad. Estas enfermedades lesionan y matan gradualmente. Un sistema que se sigue basando en el tratamiento episódico es absurda y trágicamente inapropiado en nuestra época, que pide a gritos que se pase de las visitas periódicas al médico a un seguimiento continuado de la persona, de actuaciones puntuales sobre el «enfermo» a una medicina preventiva, de la mitigación de la enfermedad al mantenimiento de la salud».

Examen osteopático estructural

■ El osteópata palpará con suavidad la cabeza, el cuello, la espalda, el sacro y las extremidades.

■ Buscará zonas diferentes de las habituales.

■ Comprobará cada una de las articulaciones espinales y de las extremidades para detectar limitaciones de movimiento, dolor al moverse y alineamiento incorrecto.

■ Observará si hay espasmos musculares y acortamiento crónico del músculo.

■ En las zonas de disfunción somática, los cambios del reflejo neurológico provocarán, a su vez, cambios en la textura del tejido.

Los años de formación permitirán al osteópata percibir cambios relativamente pequeños pero clínicamente importantes, que indiquen la existencia de una disfunción somática.

Disfunción somática

Es un diagnóstico previsible. Oficialmente, los criterios para diagnosticar la disfunción somática reciben el nombre de DAMC (dolor a la presión, asimetría, movimiento limitado y cambio en la textura del tejido). Una vez establecido un diagnóstico de disfunción somática, el osteópata decidirá si se trata principalmente de un indicio de problemas musculoesqueléticos o si estamos ante la evidencia de un proceso visceral o sistémico subyacente.

Es importante disponer de un historial completo para realizar una interpretación adecuada de los datos que se obtengan a través de las palpaciones y para aplicar los principios osteopáticos. Además, el análisis del historial del paciente, junto con los reconocimientos físicos pertinentes, permitirá determinar las técnicas manipulativas más efectivas y seguras que se deben emplear para conseguir los objetivos clínicos.

Afecciones tratadas por la medicina osteopática

Hacer hincapié en la globalidad del paciente equivale a la forma en que el osteópata hace hincapié en la atención primaria. Aproximadamente el 60 % de los médicos osteópatas estadounidenses se convierten en médicos de atención primaria que aplican el enfoque osteopático a toda clase de afecciones y enfermedades. Eso significa que el osteópata aplicará los cuatro principios de atención al paciente, al margen de que éste sufra resfriado, neumonía, diabetes o fallo cardiaco congestivo, síntomas de dolor de cabeza, estreñimiento o lumbalgia, por no hablar de un parto inminente o de una operación quirúrgica. Los especialistas osteópatas, que cuentan con la misma formación inicial que los médicos osteópatas generales, pueden limitar sus prácticas a la pediatría o a pacientes con un grupo específico de problemas, pero la mayoría suelen demostrar sin problemas su formación osteopática.

La manipulación osteopática sólo es una herramienta de la que disponen los médicos osteópatas, pero también es un medio activo de apoyar la homeostasis del cuerpo. A menudo es el único tratamiento específico que recibirá un paciente, mientras que en otras situaciones el médico puede decidir que no se necesita su aplicación en una situación concreta.

El uso de la manipulación osteopática puede aliviar las secreciones de los sinus, aliviar el dolor de cabeza y el mareo, disminuir el dolor facial y controlar las infecciones de oído. Ayuda también a estabilizar los ritmos cardiacos, a mejorar los mecanismos respiratorios y a regular las funciones intestinales y de la vejiga. Aporta comodidad al paciente, intensifica la función inmunológica y puede prevenir la necesidad de procedimientos más invasivos. Cada osteópata debe decidir cuándo y cómo integrar la manipulación osteopática con los otros métodos de diagnóstico y tratamiento de que dispone.

El nivel de satisfacción del paciente no sólo es alto, sino que los estudios demuestran que, aplicado a una serie de afecciones, el enfoque osteopático será muy efectivo en cuanto a costes.

Abajo: el tratamiento osteopático consiste en palpar la cabeza, el cuello, la espalda, el sacro o las extremidades del paciente. El osteópata buscará zonas distintas a las que provocan dolor.

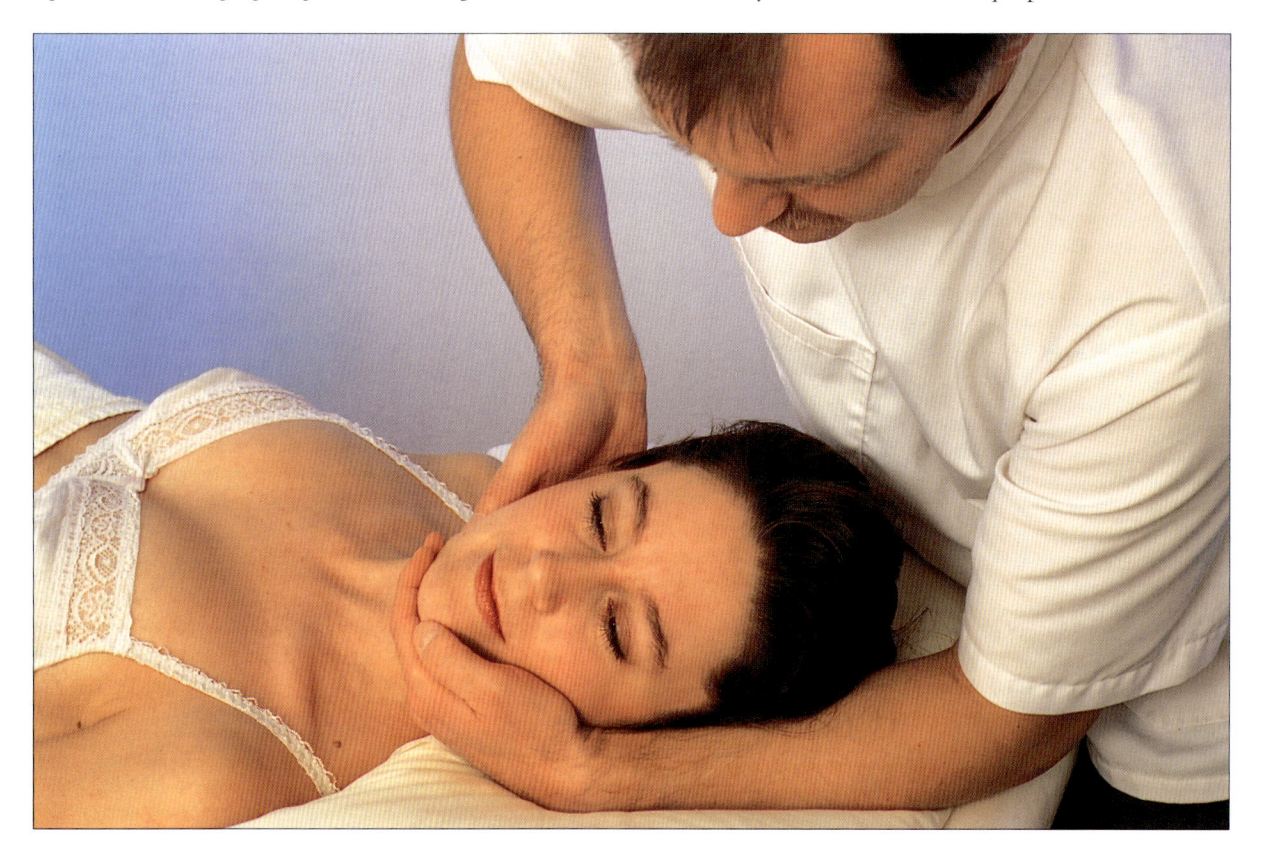

Interacciones con otras terapias

En algunos países todavía no se ha permitido que la práctica de la osteopatía evolucione hasta convertirse en un sistema completo de atención sanitaria. En 1902, médicos osteópatas formados en Estados Unidos abrieron consultas en el Reino Unido, pero no contaron con el mismo apoyo legal conseguido en aquel país. Al no estar autorizados a recetar medicamentos o a practicar la cirugía, la Asociación Osteopática Británica se dividió más tarde a causa de la política educativa. La Asociación quería retrasar el establecimiento de la educación osteopática en Gran Bretaña hasta que el reconocimiento legal abriera el camino para un colegio osteopático que abarcara todo el espectro de la profesión, como se hacía en Estados Unidos. El grupo que se separó, sin embargo, pensó que mientras llegaba el momento era importante crear una escuela que proporcionara educación osteopática, dentro del limitado ámbito de su práctica.

La Escuela Británica de Osteopatía, fundada en 1917, y la Escuela Europea de Osteopatía, fundada en 1951, surgieron a partir de este último punto de vista, mientras que el Colegio Londinense de Medicina Osteopática, activo desde 1946, sólo acepta a médicos titulados que desean aprender el enfoque osteopático.

Los colegios osteopáticos británicos y los de otros países que siguen el modelo británico, continúan resaltando la filosofía osteopática, los métodos de curación natural y la manipulación osteopática, pero todavía no enseñan habilidades quirúrgicas, obstétricas o farmacológicas. Fuera de Estados Unidos se han desarrollado registros de los graduados en las escuelas que mantienen un alto nivel, tanto para las ciencias clínicas osteopáticas como para las ciencias básicas, lo que es una importante medida de protección al paciente en tanto no se acepte una norma osteopática internacional.

Introducir la osteopatía en su vida

Cómo hacer que sea efectiva para usted

Como la atención sanitaria funciona mejor cuando el médico y el paciente trabajan juntos, con objetivos comunes, el primer paso para encajar la osteopatía en su estilo de vida consiste en decidir cuáles son sus objetivos.

■ ¿Desea elevar al máximo su nivel de salud o buscar alivio ante un síntoma concreto?

■ ¿Confía en obtener ayuda para modificar su dieta o está dispuesto a aceptar el consejo que resulte de un examen físico general?

Derecha: la osteopatía es una práctica basada en el «tacto» y la manipulación, que resalta la salud física, mental y espiritual del paciente. El osteópata puede sugerir un amplio programa a poner en práctica, incluido el ejercicio y la dieta.

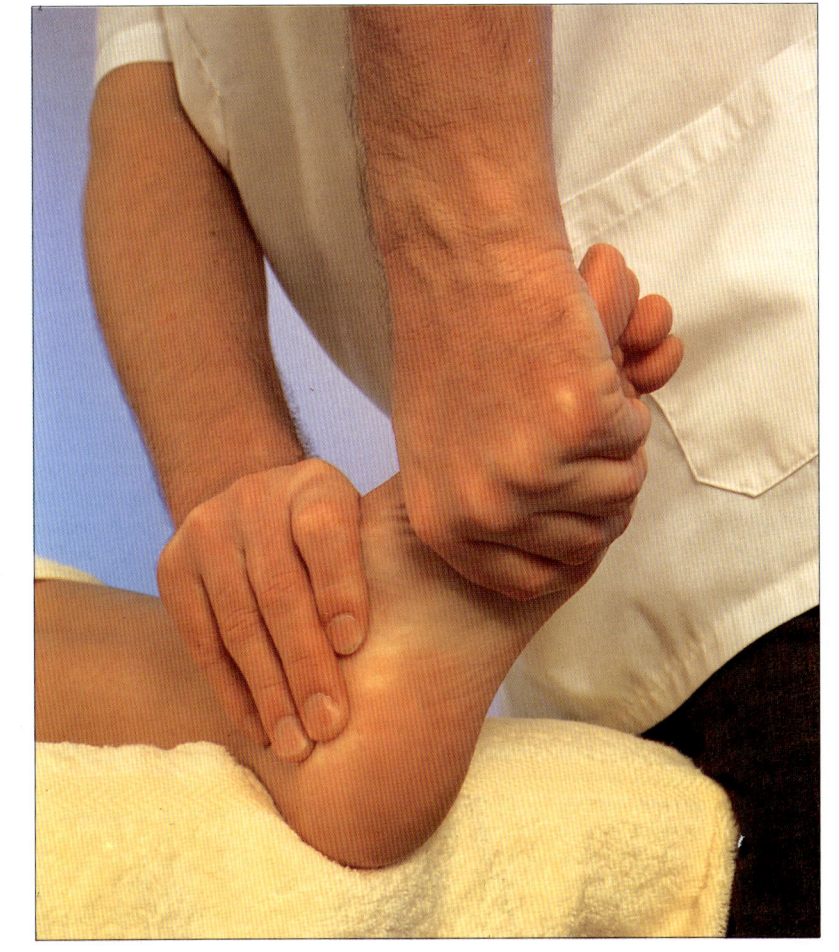

Encontrar un profesional osteópata

Busque a un profesional osteópata que satisfaga sus necesidades y objetivos. Los amigos que hayan tenido contacto con este tipo de medicina podrán recomendarle alguno. Con la sección de Direcciones útiles, al final del libro, esperamos ayudarle a localizar a algún osteópata que ejerza cerca de su domicilio. Algunas preguntas hechas por teléfono a la recepcionista de la consulta le permitirán determinar si el osteópata es un médico de cabecera, un ginecólogo obstetra o un cirujano cardiovascular. Elija el tipo de profesional que necesite y programe una cita. En la visita inicial, analice sus problemas y expectativas. Lo que debe buscar es un «profesional» que le «enseñe» la mejor forma de alcanzar sus objetivos de salud, así que procure encontrar a alguien con quien se sienta cómodo. Recuerde que los profesionales también son personas y tienen diversas personalidades. Facilite al osteópata elegido un historial médico completo y veraz. Algunos puntos que usted quizá considere poco importantes a él le pueden ser de gran utilidad para determinar la orientación del tratamiento.

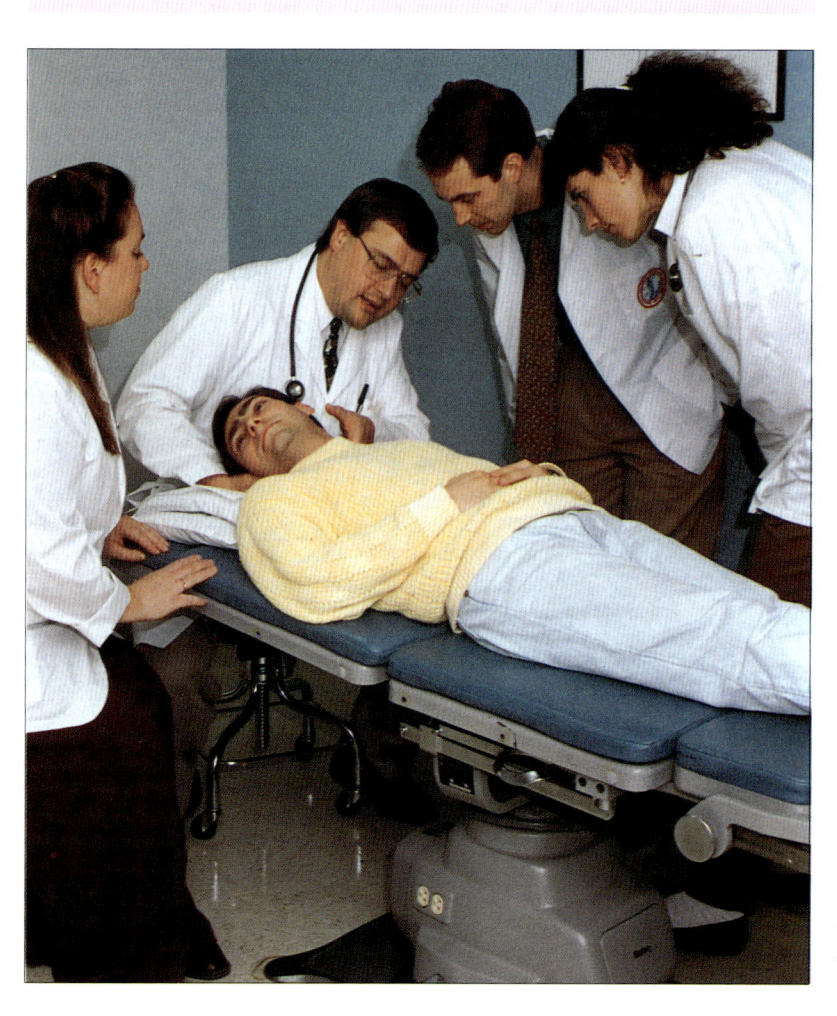

Autoayuda

Medidas prácticas que puede tomar para complementar el tratamiento

El osteópata le animará a tener un papel activo en su protocolo de tratamiento. A menudo resaltará la dieta y el ejercicio, así como las prácticas preventivas relativas a su salud. Le enseñará o le proporcionará materiales educativos que le ayudarán a tomar decisiones inteligentes sobre la salud. Cumplir en la mayor medida de lo posible con el protocolo del tratamiento es la mejor forma de obtener el máximo beneficio de los consejos del osteópata. Si no comprende por qué se le pide que haga algo, pregúnteselo al médico. Ese conocimiento le capacitará para tener un papel mucho más activo y así tener los máximos beneficios para su salud.

Comprender el enfoque osteopático

A medida que comprenda que el cuerpo es un ente global, dedique algún tiempo a realizar actividades diseñadas para mejorar no sólo su salud física, sino también su mente y su espíritu. Tómese algún tiempo para la introspección, la meditación y/o la oración. Procure crear relaciones positivas con sus amigos y familia. Si sufre una afección crónica, pida información sobre grupos de apoyo. Se ha demostrado que la risa, la paz mental y las relaciones de apoyo aumentan la buena salud. El osteópata le hará estas sugerencias, pero de usted depende aceptarlas o no.

Izquierda: los osteópatas reciben una formación muy completa antes de graduarse. En Estados Unidos hay 16 colegios de medicina osteopática.

Saber que su propio cuerpo es responsable de la curación y comprender la relación entre estructura y función, le animarán a realizar ejercicio, comer adecuadamente y evitar las sustancias que son nocivas para su cuerpo. Su «médico» le enseñará y sugerirá, pero la puesta en práctica del programa que preparen entre ambos depende por completo de usted.

Resumen

La medicina osteopática proporciona una alternativa a la medicina alopática practicada por los médicos. El énfasis se pone en la salud y el paciente, al mismo tiempo que posee también todas las modalidades de diagnóstico y de tratamiento necesarias para controlar la enfermedad. Su misión más característica es la atención primaria, su filosofía primordial reconoce la primacía del sistema neuromusculoesquelético y su enfoque sigue siendo holístico. Emplea, simultáneamente, «alta tecnología» y palpación. Al ser tan atractiva por todas estas razones, muchas personas suelen preferir la osteopatía para atender a las necesidades de su salud.

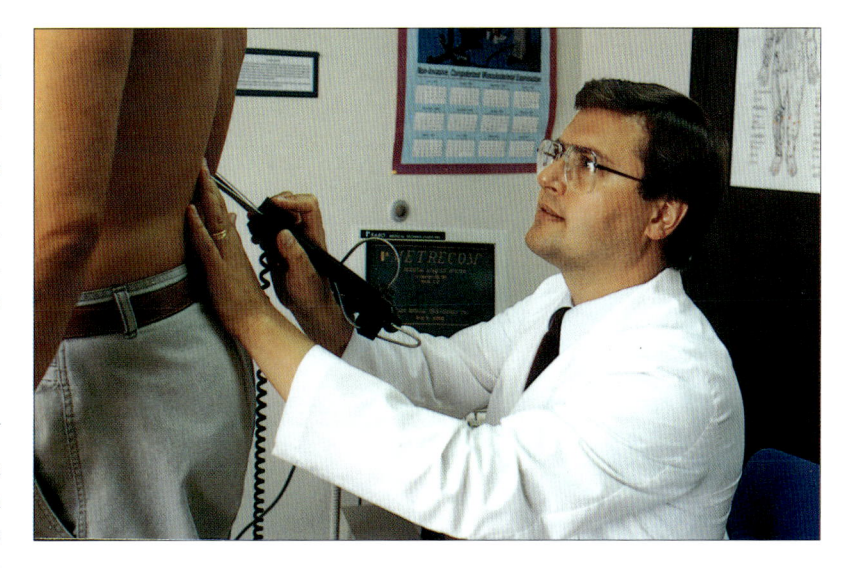

Arriba: es importante examinar meticulosamente al paciente y valorar el problema antes de decidirse por un tratamiento. El osteópata experimentado dectecta cambios relativamente pequeños, pero clínicamente importantes, que indican una disfunción somática.

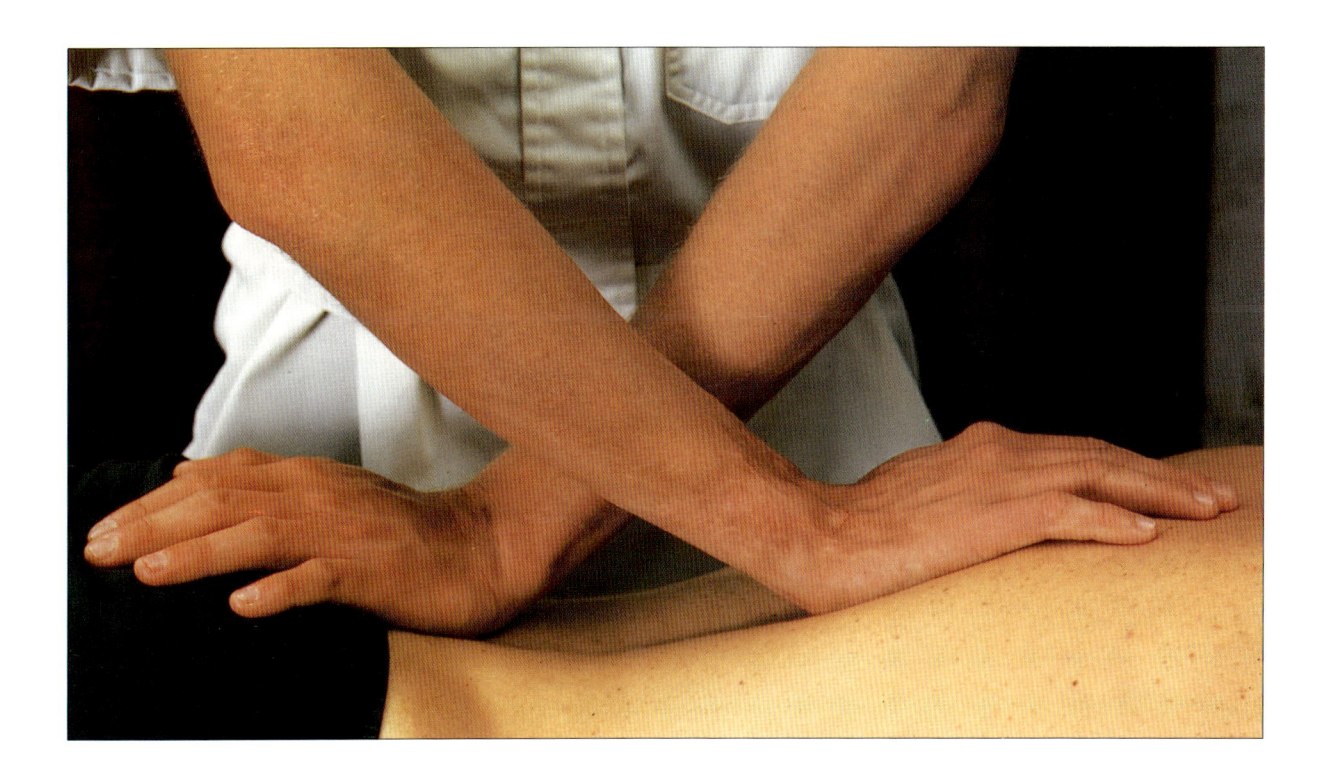

OSTEOPATÍA CRANEAL

CAPÍTULO DOCE

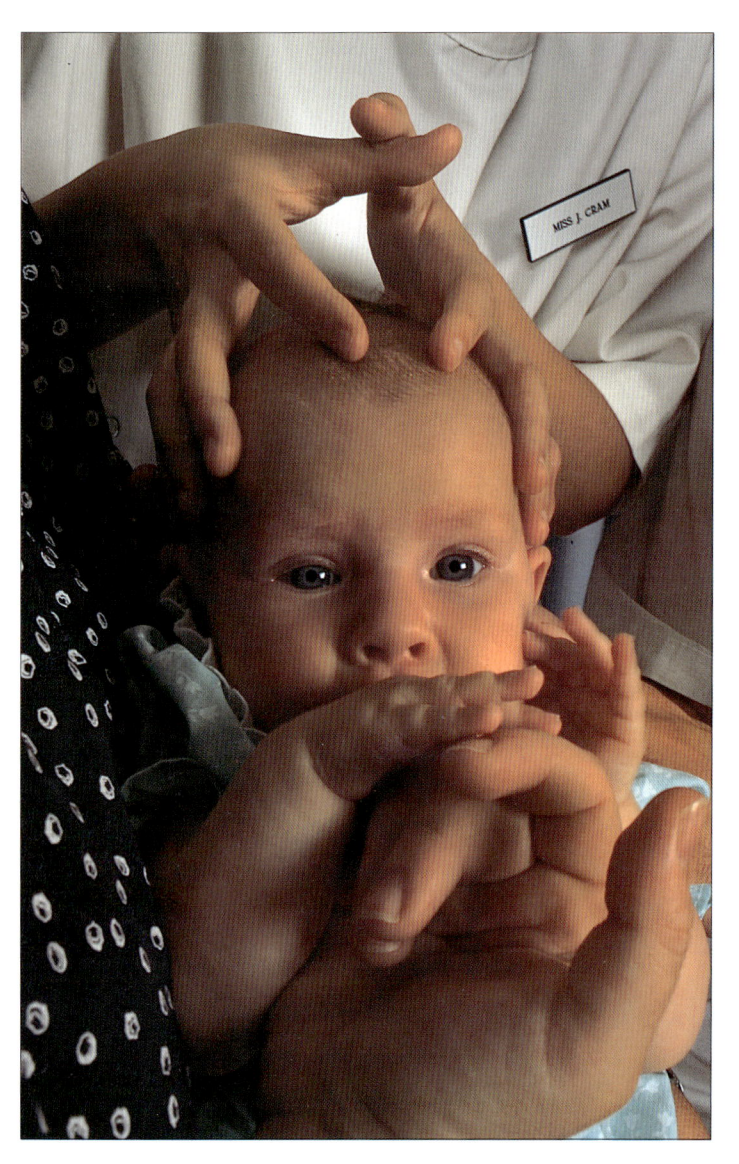

La osteopatía craneal es una forma de tratamiento manipulativo osteopático extremadamente sutil y profundo, que se centra en la fluctuación igualmente sutil y profunda del fluido dentro del cuerpo. Este tratamiento puede beneficiar a muchas personas que padecen diversos problemas comunes de salud y trastornos médicos, que van desde afecciones como cólico del recién nacido, infecciones recurrentes de oído en los niños, dolor de espalda en el embarazo y migrañas, hasta problemas respiratorios y mareos en los ancianos. Puede reducir el coste de la medicina alopática ortodoxa y ayudar a establecer un diagnóstico firme, incluso en aquellos casos en que la medicina convencional no encuentra causa o cura para los síntomas de la persona afectada. Como veremos, la osteopatía craneal libera las restricciones del movimiento y activa el mecanismo de autocuración natural del cuerpo.

Historia y orígenes

La osteopatía craneal nació gracias al médico osteópata William Garner Sutherland (1873-1954). En 1899, cuando estudiaba en la Escuela Americana de Osteopatía en Kirksville, Missouri, examinó con mucho detalle un cráneo especialmente preparado, expuesto por su maestro, el fundador de la medicina osteopática, el doctor Andrew Taylor Still. Este cráneo «desarticulado» revelaba todos los exquisitos detalles de los huesos craneales, tal como coinciden en las uniones, llamadas «suturas».

El doctor Still enseñó a sus alumnos el principio osteopático de que cada una de las funciones del cuerpo determina una estructura concreta y que cada estructura tiene una función. Sutherland se preguntó cuál podría ser la función de estas suturas tan complejas. Un destello de inspiración le hizo pensar que en las suturas se manifiesta un diseño de movimiento respiratorio. Los libros de texto de anatomía afirmaban que las suturas se fusionan y no se pueden mover en la edad adulta. Sutherland se resistió a la idea de que el cráneo se mueve, pero no pudo dejarla de lado y pronto se convirtió en la motivación de su singular, detallado y prolongado estudio de cráneos inanimados y de la experimentación con su propia cabeza.

Como consecuencia de la percepción y detallada investigación de Sutherland, éste descubrió un fenómeno que hasta entonces había pasado desapercibido, el llamado «mecanismo respiratorio primario». Con el tiempo, su descubrimiento se puede considerar como uno de los más importantes en la fisiología. Descubrió que:

1. El sistema nervioso central se mueve inherentemente siguiendo un ciclo organizado de hinchazón y disminución.
2. El fluido que produce (el fluido cerebroespinal) fluctúa siguiendo un ritmo al compás.
3. El cráneo, la columna vertebral, el sacro y las membranas duras (la *dura mater*) que rodean el cerebro y la médula espinal, se acomodan para permitir este movimiento.

La persona debidamente formada puede percibir esta hinchazón y disminución en todas las partes del cuerpo, incluido el cráneo y el sacro.

Mantenimiento y autocuración

En esencia, Sutherland afirmó que este movimiento es la manifestación mecánica del sistema dinámico del cuerpo para su mantenimiento y autocuración. La fluctuación aporta nutrientes, péptidos, hormonas y otras sustancias esenciales a todas las células del cuerpo y retira los productos de desecho. Esta fluctuación de fluido se asocia con la energía electromagnética, que también sigue un ciclo, desde positiva a negativa. Funciona dentro del fluido extracelular que contiene el tejido conjuntivo, la zona final y común.

■ Fluidos (sangre, linfa, cerebroespinal y celular).

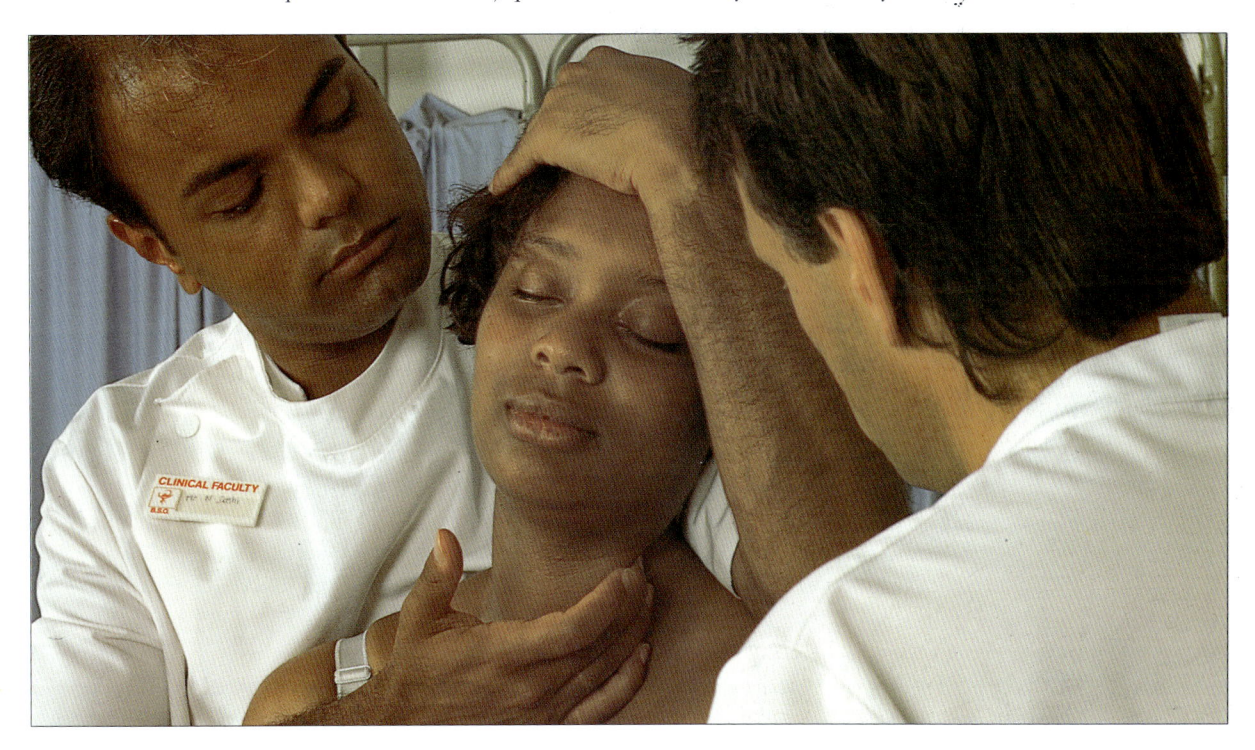

BENEFICIOS DE LA OSTEOPATÍA CRANEAL

Además de aliviar los síntomas del desequilibrio biomecánico y de la disfunción nerviosa, como dolor, entumecimiento, debilidad y hormigueo, se cree que la osteopatía craneal reduce la hinchazón, mejora la visión, agudiza el conocimiento, mejora el funcionamiento de los órganos, intensifica la respiración, aumenta los niveles de energía, permite un sueño reparador y la relajación y aporta una sensación de bienestar, seguridad en sí mismo y autoconciencia. Este tratamiento ofrece curación, a diferencia del objetivo de la medicina convencional, que consiste en luchar contra la enfermedad. La osteopatía craneal estimula a los propios recursos del cuerpo para que generen su autocuración.

■ Sustancias fisiológicamente activas (péptidos, hormonas, reguladores inmunológicos y otros).
■ Terminaciones nerviosas; todas influyen sobre las células.

El tejido conjuntivo toca cada célula y las membranas (fascias) que rodean cada órgano, músculo, nervio y vaso. Dichas membranas conducen esa fluctuación de fluido y energía.

ALIVIAR LAS RESTRICCIONES DE MOVIMIENTO

Se cree que las zonas de restricción mecánica sirven como puntos focales para originar los procesos morbosos, como creía el doctor Still, puesto que obstaculizan el funcionamiento normal de articulaciones, nervios, y el flujo de la sangre y la linfa. Uno de los objetivos del médico osteópata es aliviar el cuerpo del paciente de estas restricciones del movimiento. Para alcanzar ese objetivo se emplean muchas formas de manipulación osteopática.

La osteopatía craneal conduce a una liberación cuando el osteópata identifica mediante palpación la conformación y localización exacta de la restricción y, en consecuencia, recrea la posición de la lesión. El tejido conectivo contiene la fuerza del trauma mediante la forma y la carga (calidad piezoeléctrica) de sus fibras colágenas. Con su tratamiento, el osteópata debe equilibrar la tensión de todas las partes lesionadas con objeto de liberar:
1. La forma y la carga distorsionadas («memoria histológica»).
2. El movimiento restringido.
3. El disminuido potencial curativo que allí existe.

Sucede con frecuencia que para situarse estos tejidos necesitan pocos movimientos enérgicos del osteópata, mientras que en otras ocasiones se tienen que aplicar enormes cantidades de fuerza para conseguir la liberación. Por eso son tan vitales los conocimientos de los detalles de la anatomía por parte del osteópata. Esta práctica representa el arte y la ciencia de la medicina conjuntados en una práctica curativa.

TRATAMIENTO

En una sesión corriente, el paciente, vestido, suele hallarse tumbado en una camilla cómoda, de cara al osteópata, que coloca suave y ligeramente las manos sobre diversas zonas del cuerpo para identificar dónde ha disminuido o se ha visto distorsionada la fluctuación de fluido y para contribuir a su normalización, buscando así la curación. El osteópata presta una particular atención al cráneo, el sacro, la columna vertebral, la pelvis y el diafragma, pero trata cualquier parte del cuerpo donde detecte tal restricción del movimiento. Una vez normalizada la fluctuación en una zona concreta, pasa a la zona siguiente. Habitualmente, un tratamiento dura entre 20 y 60 minutos.

EFECTOS Y RESULTADOS DEL TRATAMIENTO

■ Los efectos de este tratamiento pueden ser inmediatos y/o acumulativos, evitando en ocasiones la necesidad de cirugía y medicamentos. El tratamiento suele ser muy relajante y en ocasiones induce a un estado similar al trance o al sueño. Se puede percibir una cierta incomodidad física cuando se trata una zona que ha sufrido un fuerte traumatismo, pero sólo por poco tiempo. Puede surgir malestar emocional, como temor o dolor por la pérdida de un ser querido. Eso suele suceder cuando el médico recrea la posición en la que estaba el cuerpo en el momento del trauma original. Así se produce la curación de la globalidad de la persona.
■ Los resultados del tratamiento varían según la gravedad e intensidad del problema, así como del estado general de salud del individuo. Generalmente los pacientes más jóvenes responden con mayor rapidez y de forma más completa. En las afecciones agudas, estos pacientes necesitarán de uno a tres tratamientos, con una semana de separación. Las afecciones difíciles y crónicas se pueden tratar semanalmente, quizá durante varios meses.

TRATAMIENTO DE BEBÉS, NIÑOS Y ADOLESCENTES

Este tratamiento se aplica mejor al recién nacido. En contraposición a lo que sucede con los adultos, el tratamiento puede cambiar el estado del bebé de forma permanente, previniendo así la posibilidad de que aparezca la enfermedad en años posteriores. Los indicadores sobre la necesidad de tratamiento en la infancia incluyen factores como parto difícil, prolongado o precipitado (incluida la cesárea en caso de parto difícil), llanto excesivo, sueño deficiente, poca capacidad para chupar, expectoración, rostro, cuello, hombros, etc., que aparezcan distorsionados.

En los años de la infancia y la adolescencia, a menudo se puede controlar muy bien la escoliosis, eliminando con frecuencia cualquier señal de curvatura lateral de la columna. Los niños con dificultades de aprendizaje podrán concentrar mejor su atención gracias a la osteopatía craneal. Las alergias infantiles responden al tratamiento del cráneo, el esternón, el diafragma y las estructuras relacionadas. El asma se puede evitar si se trata cuando el niño es pequeño. Del mismo modo, las infecciones recurrentes de oídos mejoran si el problema lo causa un bloqueo mecánico.

Condiciones para aplicar la osteopatía craneal

Algunos pitidos en los oídos y mareo mejoran con la osteopatía craneal en cualquier edad. También es útil en casos de colitis, incontinencia urinaria y períodos menstruales dolorosos. Puede ser efectiva para muchas afecciones dolorosas, incluido el lumbago, dolor de cuello y de cabeza y hasta migrañas. Ayuda en muchos casos de dolor facial, como la neuralgia trigeminal y la disfunción articular temporomandibular. También contribuye a restaurar la debilidad facial de la parálisis de Bell. El dolor de pecho, el abdominal y el pélvico pueden responder muy favorablemente, sobre todo si existen antecedentes de trauma en la columna, las costillas, la pelvis o las extremidades. Se soluciona con éxito el dolor, el hormigueo o la debilidad en las extremidades, incluidos problemas como el síndrome del túnel carpal, ciática y síndrome del plexo braquial.

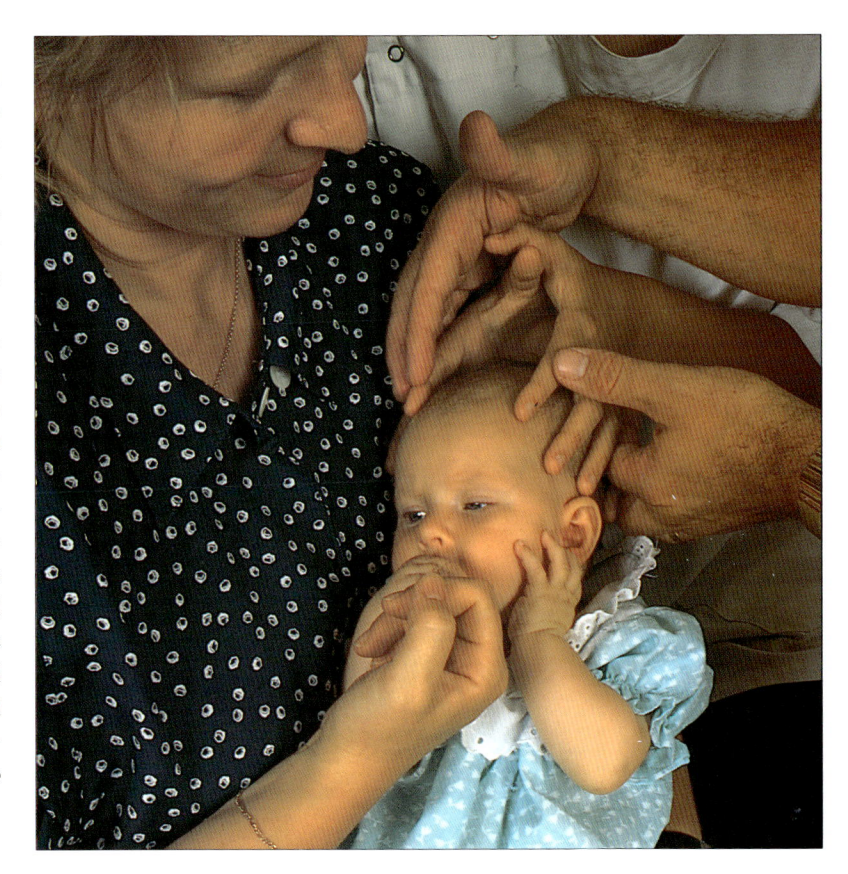

Hay casos en que la osteopatía craneal mejora roturas de discos intervertebrales y lesiones que hayan tenido como resultado fracturas y esguinces.

El tratamiento funciona siempre que se vean afectados los tejidos blandos, aunque exista una fractura ósea o si se necesita cirugía. Será interesante integrar la terapia física o un programa de ejercicios específicos para optimizar el proceso curativo, en conjunción con el tratamiento manipulador.

Elegir a un osteópata

En Estados Unidos, los profesionales paramédicos estudian una versión simplificada de la osteopatía craneal llamada «terapia craneosacral». Se forma a los osteópatas para diagnosticar y tratar a los pacientes, impartiéndoles una educación médica que les aporta una meticulosa comprensión de la funcionalidad y disfuncionalidad del cuerpo humano. Para asegurarse la mejor atención médica posible, elija a un osteópata titulado, doctor en medicina o dentista, cualificado adecuadamente en osteopatía craneal. Para mayor información, consulte la sección de «Direcciones útiles», al final del libro.

ROLFING

CAPÍTULO TRECE

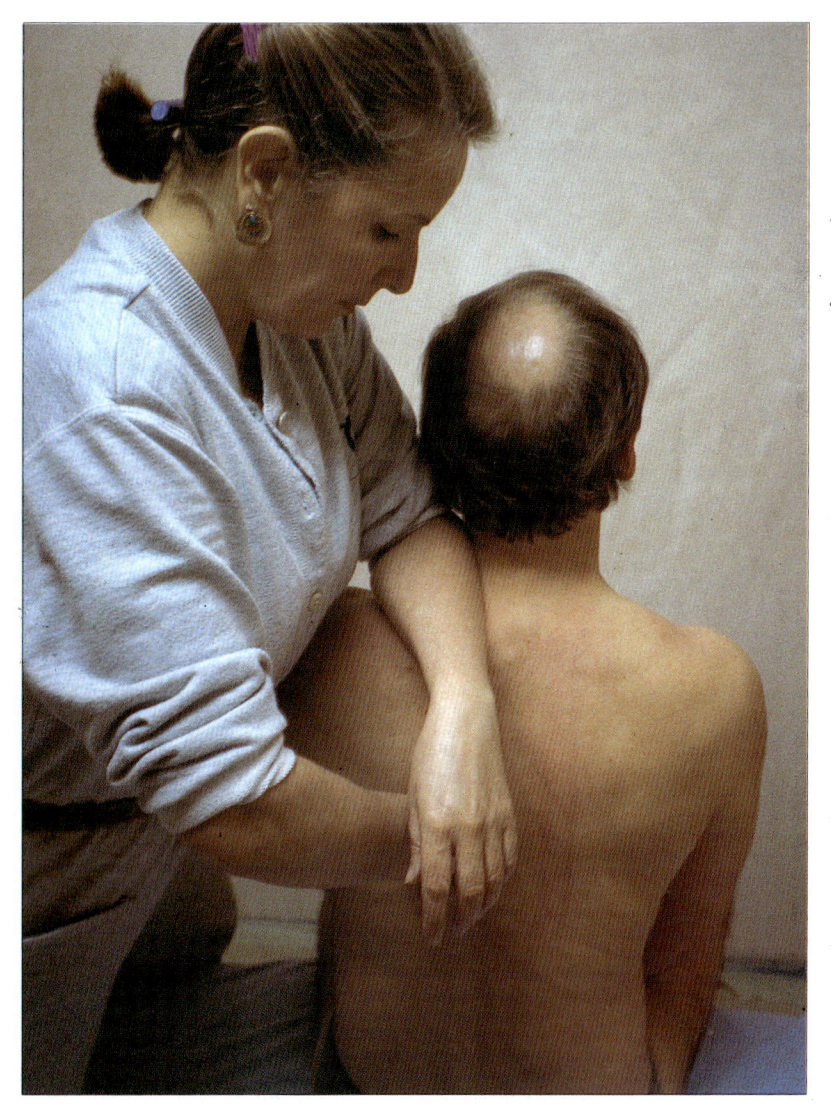

El rolfing *es la filosofía holística, ciencia y arte de liberar, intensificar e integrar la organización estructural, funcional y energética del cuerpo humano en estado de gravedad. Desarrollado por la doctora Ida P. Rolf (1896-1979), el* rolfing *se llamó en un principio integración estructural, pero el público prefirió el epónimo y ése fue el nombre que se mantuvo. No obstante, el nombre oficial, no genérico, de este trabajo es Integración Estructural Rolfing. Es una práctica somática singular diseñada para explorar proactivamente, mejorar y equilibrar el «modelo» estructural/somático de una persona en estado de gravedad.*

Si puede usted imaginar lo que se siente al vivir en un cuerpo fluido, ligero y equilibrado, libre de todo dolor, rigidez y estrés crónico, a gusto consigo mismo y con el campo gravitacional, entonces comprenderá el propósito del rolfing*. Atletas de nivel mundial, músicos, artistas, actores, empresarios y gente de todos los ámbitos de la vida y de todas las edades han buscado los beneficios del* rolfing *y no sólo como una forma de aliviar el dolor y el estrés crónicos, sino también como un modo de mejorar el rendimiento en sus actividades profesionales y cotidianas.*

Filosofía del rolfing

Fotografías de un «antes» y un «después» de clientes que antes estaban encorvados y que después parecen haber crecido incluso hasta un par de centímetros, son buena prueba de que, cuando menos, el *rolfing* mejora la postura y alarga el cuerpo. Pero los resultados más profundos de este enfoque se sitúan dentro de la experiencia «subjetiva» del cliente. Es la «experiencia» de sentirse apoyado en la gravedad y la percepción individual de cambio inminente hacia lo que trabaja el rolfista. El *rolfing* no es una forma de masaje, ni del tejido profundo ni de ningún otro, como tampoco es un tipo de terapia liberadora miofascial u ósea, a pesar de que esos enfoques se basan también en el trabajo pionero de la doctora Rolf. Es una forma completamente holística de educación y manipulación que afecta a la totalidad de la persona en relación con la gravedad.

El *rolfing* es tanto una postura filosófica como una terapia concreta y manual. Por ejemplo, si alguien encontrara una forma de organizar estructuralmente a una persona dentro de la gravedad por el simple procedimiento de mover una mano sobre un cuerpo sin tocar siquiera a la persona, eso se podría considerar como *rolfing*, porque la intención holística era equilibrar a toda la persona en la gravedad. El mismo hecho de facilitar la relajación, el flujo del fluido y/o el alivio sintomático a través de las técnicas aplicadas sobre los tejidos superficiales o profundos, es algo maravilloso, aunque eso no es *rolfing*. La característica del *rolfing* es la visión del impacto de la gravedad sobre la estructura humana, algo que lo distingue de todos los demás tipos de enfoques somáticos, muchos de los cuales se estudian en este mismo libro.

La doctora Ida P. Rolf

La fundadora del *rolfing*, la doctora Ida P. Rolf, nació en Nueva York y se graduó en el Barnard College en 1916 con una licenciatura en ciencias. En 1920 se doctoró en bioquímica por el Colegio de Médicos y Cirujanos de la Universidad de Columbia. En la década de 1950, después de 25 años de desarrollo de su trabajo revolucionario, la doctora Rolf presentó la integración estructural en Estados Unidos, Canadá y Gran Bretaña, principalmente a osteópatas y quiroprácticos. La mayoría de las terapias de «tejido profundo» y muchos otros tipos de manipulación de los tejidos blandos desarrollados en Estados Unidos, se han visto influidos por el trabajo de la doctora Rolf, junto con algunos de los primeros osteópatas, como los doctores Still, Sutherland y Ward. En la década de 1960, la doctora Rolf fue invitada por Fritz Perls, fundador de la terapia de la Gestalt, a enseñar en el Instituto Esalen, en Big Sur, California. Durante esa época, el *rolfing* alcanzó una popularidad sin precedentes, debido posiblemente a que muchos miembros del movimiento Gestalt/humano lo probaron y difundieron numerosas narraciones de profunda transformación, lo que permitió que el *rolfing* adquiriera cierto renombre como forma catártica deseable de procesamiento y liberación emocional. En la actualidad, muchos textos universitarios de psicología incluyen descripciones del *rolfing*.

El rolfing y la ciencia

Empezando por la percepción de que el cuerpo humano es un todo estructural y funcional unificado, que mantiene una relación singular con la inevitable presencia de la gravedad, la doctora Rolf se planteó la pregunta fundamental: «¿Qué condiciones se tienen que cumplir para que el cuerpo humano se organice e integre en la gravedad, de modo que pueda funcionar de la forma más económica posible?».

La ciencia sabe desde hace años que la función fisiológica adecuada y la estructura anatómica están relacionadas. Junto con sus compañeros osteópatas y quiroprácticos, la doctora Rolf estuvo de acuerdo en que el cuerpo, como un todo, funcionaba mejor cuando se resolvían las disfunciones de las zonas locales, cuando los segmentos óseos estaban adecuadamente alineados y cuando las articulaciones tenían una adecuada movilidad. Pero se dio cuenta de que una transformación duradera y profunda de nuestro ser físico, alineamiento y sensación general de bienestar y libertad, exigía una comprensión de más largo alcance del impacto que tiene la gravedad sobre nuestros cuerpos. A la doctora Rolf no sólo le preocupaba crear un sistema de manipulación que pudiera aliviar el dolor y las tensiones de la vida humana mediante un alineamiento adecuado del cuerpo, sino que también se interesó profundamente por crear un sistema que fuese capaz de transformar a la persona completa a todos los niveles.

Rolfing y fascias

El *rolfing* logra sus notables resultados mediante la manipulación del sistema miofascial. El medio tan radicalmente influido por la gravedad es la fascia, una membrana continua y delgada de tejido elástico (conjuntivo) extendida por todo el cuerpo, que une las fibras musculares, adhiere los músculos a los huesos y entre sí, cubre los órganos y los vasos sanguíneos y da la configuración individual de la forma humana. El 80 % de la proteína del cuerpo se utiliza para crear y mantener este intrincado sistema. La fascia se puede distorsionar debido a una lesión, trauma emocional y deficientes hábitos posturales. Se adapta a esas agresiones al contraerse y vincularse, con lo que se acorta y se espesa. Los movimientos físicos básicos se hacen complicados y entonces se necesita mucha energía para llevar a cabo incluso la tarea más simple. El *rolfing* intenta invertir ese proceso al liberar sistemática y sensiblemente las adherencias fasciales, para introducir después opciones de movimientos más eficientes que refuercen el cambio estructural. Esta tarea, de naturaleza proactiva, es otra de las características que distinguen el proceso de otras técnicas que afectan a los tejidos profundos.

El rolfing y el dolor

Nuestros cuerpos tienen que vencer la gravedad, como otras estructuras materiales. Cuando no estamos debidamente alineados, la gravedad nos arrastra hacia abajo, del mismo modo que arrastra a un edificio que haya perdido su integridad arquitectónica. Ya sea a causa de una postura deficiente, de una lesión, enfermedad o tensión emocional, un mal alineamiento o un cuerpo «casual» está en guerra permanente con la gravedad, una guerra que experimentamos en forma de dolor, estrés y reducción de la energía.

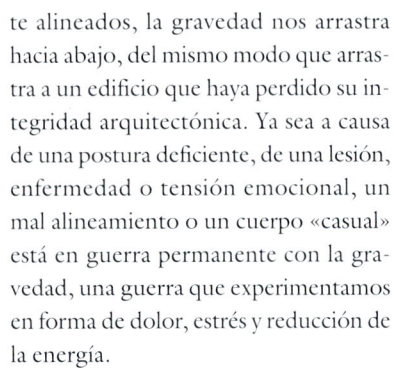

Los rolfistas son como arqueólogos en el sentido de que, al trabajar con el cuerpo, participan en el proceso de «descubrimiento». ¿Acaso tras el descubrimiento de algo antiguo e importante, el arqueólogo toma un martillo neumático y profana el lugar? En lugar de eso, utiliza herramientas precisas y cepillos para extraer pacientemente el material que interesa. Del mismo modo, los rolfistas disponen de la formación necesaria para descubrir con sensibilidad las pautas de apoyo del cuerpo que se puedan –o no– tolerar según la intensidad del dolor producido. Si el cuerpo no ha acumulado traumatismos, no debería existir ningún dolor.

El concepto erróneo más común sobre el *rolfing* es que la técnica sólo se compone de presión gratuitamente dolorosa aplicada al cliente; pero eso no es así. De hecho, el rolfista utiliza sus principales herramientas, los ojos y no las manos, para «ver» las pautas estructurales que han surgido a lo largo de la vida de una persona. Para la mirada capacitada del rolfista, los ejemplos demasiado destacables de trastornos del cuerpo, como las posturas de hombros caídos con la cabeza y el cuello demasiado adelantados, las estructuras hipe-

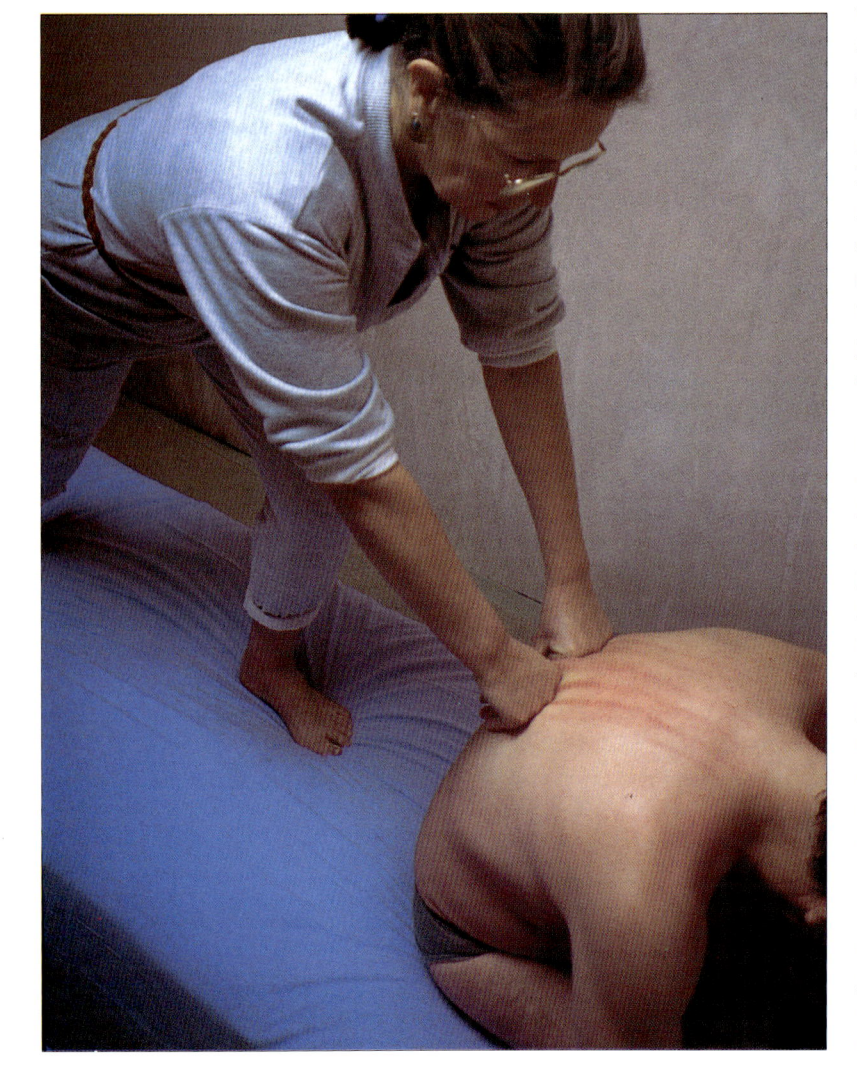

Izquierda: el rolfista utiliza sus experimentadas manos para mejorar y equilibrar el «modelo» estructural/somático de una persona, dentro de la gravedad.

erguidas que se inclinan hacia atrás, las rodillas juntas o las piernas dobladas, los pies planos o demasiado arqueados, o la curvatura excesiva de la columna, no hacen sino desplegar complicados modelos de tensión, rigidez y espesamiento del tejido conjuntivo.

Pero, en lugar de limitarse a hacer algo al cuerpo, sobre todo si no tienen en cuenta las limitaciones del cliente, el rolfista procura introducir con exquisitez las opciones para el cambio. Metafóricamente, como una especie de «diálogo» con el cuerpo, el rolfista se ocupa más de escuchar y sugerir, que de gritar y exigir.

Por medio de una presión refinada e inteligente, aplicada por las manos expertas del rolfista, se ablanda y prolonga capa tras capa de fascia, lo que permite que el cuerpo se corrija a sí mismo, sin esfuerzo alguno, adaptándose a la gravedad. Desde la perspectiva del *rolfing*, si la totalidad del cuerpo no se halla preparada para recibir los efectos de las manipulaciones locales, o bien no se mantendrá el cambio o la tensión reaparecerá en otras zonas. Se pueden tomar fotografías antes y después del trabajo para observar los cambios producidos en el cuerpo. El *rolfing* es un proceso continuo de cambio que puede continuar tras una serie inicial de sesiones. Después de un período de integración se puede pasar en seguida a las sesiones avanzadas.

La integración del movimiento *rolfing* es un sistema de educación del movimiento que continúa con el proceso de cambio al promover un movimiento más armonioso y eficiente dentro de la gravedad, prolongando así el proceso de personificación.

Derecha: el rolfing *consigue sus resultados mediante la manipulación del sistema miofascial del paciente.*

INVESTIGACIÓN RECIENTE

La investigación realizada en la Universidad de California/Los Ángeles por la doctora Valerie Hunt demostró que:
- El *rolfing* impulsa un uso más eficiente de los músculos.
- Permite al cuerpo conservar energía.
- Crea pautas de movimiento más económicas y refinadas.

Investigaciones más recientes realizadas en la Universidad de Maryland demostraron que el *rolfing*:
- Reduce significativamente el estrés crónico y cambia la estructura del cuerpo.
- Reduce significativamente la curvatura espinal de los sujetos con lordosis (curvatura de la espalda).
- Aumenta la funcionalidad neurológica general.

Sorprendentemente, estos cambios en la estructura y la funcionalidad son perdurables y raras veces necesitan sesiones de mantenimiento.

ENCONTRAR A UN *ROLFISTA*

Los profesionales del *rolfing* y los maestros de este movimiento han recibido formación y titulación en el Instituto Internacional Rolf, en Boulder, Colorado, que sigue siendo la institución líder y pionera y la fuente de las formas más avanzadas de manipulación miofascial y de integración del cuerpo que existe actualmente en el mundo.

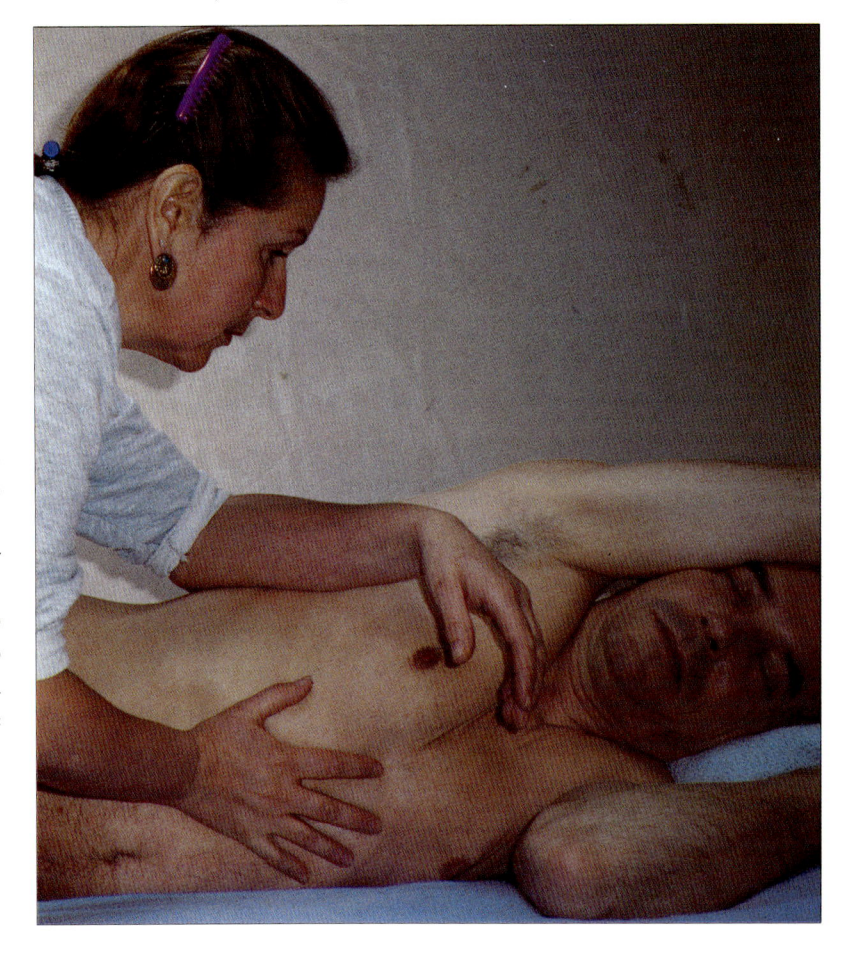

Terapia de la danza

Capítulo catorce

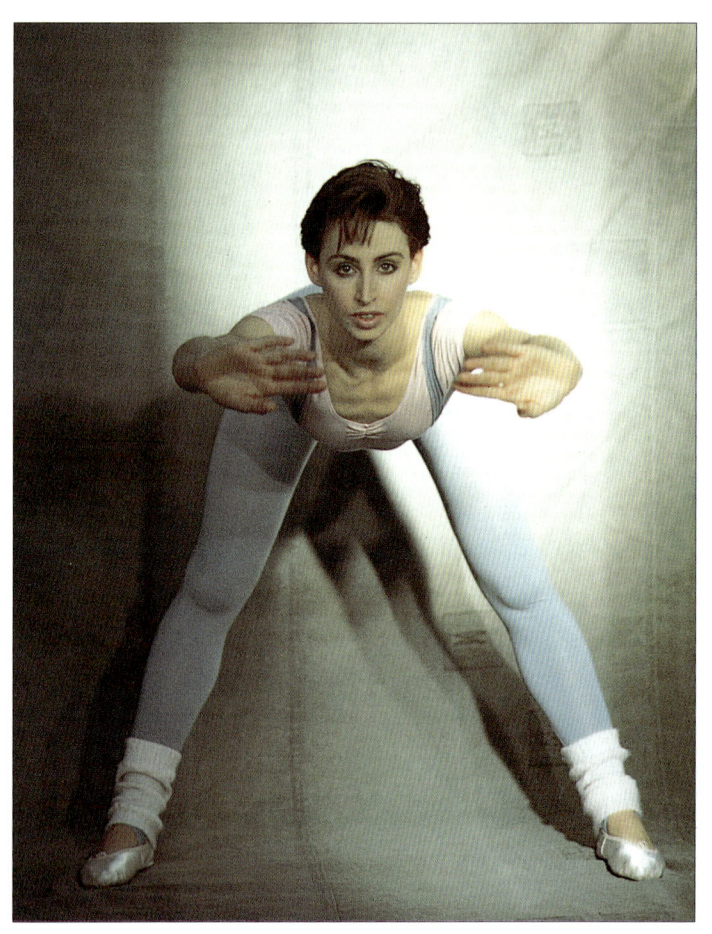

La terapia de la danza y el movimiento es un arte curativo que utiliza el movimiento del cuerpo para promover el desarrollo y la salud. Puesto que, según se cree, la personalidad y las emociones están enraizadas en el cuerpo, los cambios realizados a nivel del mismo pueden afectar al funcionamiento global de la persona. El terapeuta de la danza crea movimientos y coreografías que responden a las necesidades de cada paciente.

En 1942, Marian Chace, que fuera miembro de la compañía de baile Denishawn, trabajaba en Washington, D. C. Los psiquiatras de la zona se dieron cuenta de que sus pacientes obtenían beneficios terapéuticos del estudio de la danza con Chace y le pidieron que «enseñara» a pacientes psicóticos del hospital St. Elizabeth's. El campo de la salud mental se encontraba en fase de cambio y los psiquiatras y administradores de las instituciones mentales buscaban nuevas formas de tratar a gran número de soldados que regresaban del frente, muchos de los cuales eran incapaces de comunicarse, de expresar sus sentimientos o participar en actividades de grupo. Chace solía pedir a sus alumnos que se distendieran física y emocionalmente, y utilizó sus conocimientos para transformar a pacientes discapacitados y traumatizados en seres humanos sociales.

Al mismo tiempo, Trudi Schoop, bailarina y artista del mimo, ofreció voluntariamente sus servicios en el Hospital Estatal Camarillo, en California. Utilizó sus habilidades con pacientes esquizofrénicos y denominó su técnica como «cuerpo ego». Había llegado el momento de desarrollar una terapia de movimiento del cuerpo que pudieran emplear muchas personas disfuncionales. El movimiento moderno de la danza, combinado con las percepciones de la psicología, aportó el ímpetu para la nueva profesión: la terapia de la danza y el movimiento.

El desarrollo de la terapia de la danza

Los grandes ámbitos a partir de los cuales se ha desarrollado la terapia de la danza son tres: la propia danza, la psicología y las técnicas de observación del movimiento.

Danza

La danza se ha utilizado en todas las épocas para conmemorar acontecimientos importantes. La gente siempre se ha expresado moviéndose con un ritmo común. Bailan para celebrar acontecimientos importantes en sus vidas, para compartir sentimientos intensos, e incluso también para curar a los enfermos y a los desafectos y también para mantener lazos comunales. El sentido de comunidad que procede de las personas que bailan juntas a un ritmo común es una característica importante de la terapia de la danza. El componente improvisador y creativo de la danza es una derivación directa de la danza moderna, que se alejó de la estructura pautada del ballet.

Los bailarines modernos expresaban sus sentimientos personales, además de expresar también sus reacciones a los temas y acontecimientos contemporáneos. Expresar, modificar y controlar los sentimientos a través de las acciones de la danza constituyen algunos de los fundamentos básicos del movimiento de la danza.

Psicología

La segunda influencia en el desarrollo de la terapia de la danza fue el creciente interés por la psicología. Los pioneros de la terapia de la danza, como Liljan Espenak, Blanche Evan y Mary Whitehouse, aplicaron teorías psicológicas a su trabajo con personas neuróticas y psicóticas. Marian Chace, por ejemplo, se vio influida por la teoría de la interacción de Harry Stack Sullivan; Evan por la teoría psicodinámica de Sigmund Freud; Whitehouse por el concepto de Jung de la imaginación creativa, y Espenak por la visión de Alfred Adler sobre la inferioridad y la importancia de la agresión.

El trabajo de Wilhelm Reich también causó un gran impacto en el campo de la terapia de la danza. Fue el primer psicoanalista en explorar la relación entre la rigidez muscular (armadura del carácter) y la perturbación psíquica. Eso le permitió analizar la manifestación somática del inconsciente.

Técnicas de observación del movimiento

Estas técnicas, sobre todo las de Rudolf Laban, han permitido a los terapeutas de la danza comprender el significado del comportamiento del movimiento. El análisis Laban, un sistema para observar, registrar y analizar el comportamiento de los individuos, permite idear perfiles de movimiento, investigar el comportamiento del movimiento y controlar los cambios en el nivel del movimiento.

Cuerpo y mente

Los terapeutas de la danza propugnan una relación unitaria entre el cuerpo y la mente. Creen que el cuerpo manifiesta las sutilidades de la mente. Las sensaciones físicas afectan a los estados mentales y, a la inversa, nuestros pensamientos y sentimientos se expresan en forma de tensión muscular y pautas de movimiento. Las emociones, accidentes, malos tratos y lesiones están encerrados en el cuerpo. Cuando una persona se mueve, se puede observar el

Objetivos de la danza

El objetivo general de la terapia de la danza es permitir que los clientes comprendan cómo y por qué funcionan como lo hacen, y ayudarles a explorar y elegir nuevas formas de comportarse. Un aspecto importante de la terapia de la danza es que desarrolla los aspectos más característicos de la persona, al reforzar lo que son capaces de hacer física, psicológica, intelectual y socialmente.

■ A nivel físico, el terapeuta de la danza aspira a disminuir la tensión del cuerpo, reducir el dolor crónico e intensificar la circulación y la respiración.

■ A nivel psicológico, el objetivo es mejorar la depresión, el temor, la ansiedad y los sentimientos suicidas, para expresar cólera, experimentar alegría y aprender autocontrol.

■ A nivel intelectual, el objetivo es aumentar el alcance de la atención, la verbalización y el uso de imágenes mentales.

■ A nivel social, el terapeuta de la danza ayuda a disminuir el aislamiento, fomenta la solidaridad y aumenta las habilidades de comunicación entre los pacientes.

Trabajar simultáneamente en todos estos niveles permite la integración de cuerpo y mente y la conexión del sí mismo con los demás.

estilo de su personalidad, su capacidad para afrontar las situaciones, sus estados emocionales y el funcionamiento de su ego. Los sentimientos inexpresados se manifiestan en la tensión muscular crónica y las pautas de movimientos restringidos. El terapeuta de la danza trata estas manifestaciones físicas del proceso psíquico. Al intervenir con acciones de danza, el terapeuta da forma y significado a esas expresiones emergentes.

ACTIVAR LOS PROCESOS CURATIVOS

Se cree que ciertos aspectos de la terapia de la danza activan el proceso curativo.

■ **Sincronía:** moverse juntos en el tiempo y el espacio crea el vínculo social inicial en el grupo de terapia de la danza. Al moverse al unísono, se expresan los estados emocionales internos, que así se pueden explorar y comprender.

■ **Ritmo:** las pautas recurrentes del movimiento del cuerpo contienen y organizan esas expresiones de los estados emocionales.

Nada de lo anterior podría suceder sin la vitalidad inherente a la danza. La viveza de la danza suelta la rigidez muscular, disminuye la ansiedad, libera el impulso de actuar y proporciona la energía para hacerlo así. A través de su participación en las sesiones de danza y movimiento, los pacientes empiezan a sentirse enteros, a integrar pensamientos y expresión, sentimientos y palabras, pasado y presente. Al compartir la danza, desarrollan un sentido de pertenencia al grupo. Aprenden de sus propias experiencias y de las de los demás, y desarrollan y participan en la expresión simbólica de sus compañeros. El símbolo de la danza compartida ilumina ideas intangibles, sentimientos e impulsos que vinculan al individuo con la sociedad.

VISITA A UN TERAPEUTA DE LA DANZA

Todos los terapeutas de la danza y el movimiento, ya sea en su consulta privada o en la de alguna institución, llevarán a cabo en primer lugar una valoración general de las necesidades del paciente. En una entrevista verbal, el terapeuta obtendrá información sobre los antecedentes y las razones del paciente para buscar tratamiento. A continuación, valorará el comportamiento de movimiento del paciente. Mediante el análisis Laban, el terapeuta de la danza observa, por ejemplo, la configuración del cuerpo, si la persona tiene un porte erguido o hundido, si se extiende hacia el exterior o se retrae hacia su interior, si sus movimientos son fluidos o restringidos, si expresa ternura o fortaleza, etc.

Puesto que la personalidad se expresa en el comportamiento del movimiento, esta valoración también sirve como herramienta de diagnóstico. Cada persona ha sido esculpida por las experiencias de su vida; algunas personas reniegan literalmente de algunas partes de sus cuerpos y de los sentimientos asociados con esas partes. El terapeuta de la danza hace participar al paciente en la sintonización con sus movimientos. La formación recibida le permite replicar los movimientos del paciente en su propio cuerpo. Al moverse igual que el paciente y con él (reflejo de empatía) obtiene una información muy útil, al mismo tiempo que confirma y acepta al paciente tal como es.

Esta sintonía con el estado emocional del paciente establece una relación a nivel de movimiento. El paciente lo percibe así y responde a las intervenciones del terapeuta. La relación entre uno y otro se desarrolla aún más a medida que se mueven juntos. Las intervenciones del terapeuta apoyan los sentimientos, sensaciones e interacciones que surgen a partir de estas interacciones. Las interpretaciones verbales contribuyen a reforzar la experiencia terapéutica, al vincular los pensamientos y sentimientos con las acciones.

La danza y el diálogo verbal se entrelazan para intensificar los movimientos del paciente. Los sentimientos residuales cobran toda su intencionalidad, ayudando así a la persona a explorar las

FORMAS DE TERAPIA DE LA DANZA

El trabajo de terapia de la danza adquiere muchas formas. El progreso de las sesiones depende del historial, las necesidades y el nivel de comodidad del paciente, que se puede mover a solas o con el terapeuta. Se utilizará música o no y las técnicas se adaptan a edades y problemas específicos. Durante las acciones de la danza, o al final de las mismas, se pueden entablar debates e intervenciones verbales.

En las sesiones de grupo, que suelen tener lugar en instalaciones institucionales, el terapeuta de la danza explica lo que sucede durante el transcurso de la sesión. Generalmente se emplea la música y el terapeuta empieza con acciones sencillas y rítmicas que todo el grupo puede seguir. A cada miembro del grupo se le reconoce por lo que es capaz de hacer. A medida que las personas empiezan a expresarse por sí mismas, el terapeuta de la danza anima al grupo a compartir y apoyar las emociones que se despliegan, hasta llegar a una acción común final.

experiencias del pasado y a ser lo bastante valerosa como para probar otras nuevas.

Al entrar en un estudio de danza para la primera sesión individual de terapia de danza, se pide al paciente que analice sus razones para buscar el tratamiento. Quizá se le pida que camine por la sala, a solas, o con el terapeuta de la danza, como más cómodo se sienta. De este modo, el terapeuta obtiene información sobre los movimientos y el estilo interactivo del paciente. Tras realizar la tarea de movimientos, ambos comentan los objetivos del tratamiento y llegan a un acuerdo relacionado con la duración y naturaleza del trabajo. Ese acuerdo se revisa periódicamente para comprobar si se están alcanzando los objetivos. El terapeuta puede sugerir entonces que el paciente traiga ropas más cómodas en sesiones posteriores, de modo que se pueda mover y evolucionar danzando más libremente.

Usos de la terapia de la danza

La terapia de la danza se usa con los discapacitados mentales y físicos en los hospitales, en programas tanto internos como externos, y también en programas educativos, de rehabilitación y bienestar. Los trastornos mentales incluyen psicosis, trastornos límite y múltiples de la personalidad, trastornos alimentarios, depresión, maltrato físico y sexual y dependencia de sustancias químicas.

Los problemas físicos incluyen lesiones cerebrales, sida, artritis, amputaciones, apoplejía y cáncer.

El terapeuta de la danza también trabaja con los encarcelados y los desahuciados. Se ha trabajado bastante con niños y adolescentes, en especial con los emocionalmente perturbados, los que tienen discapacidades para el aprendizaje, los maltratados sexualmente, deprimidos y suicidas, autistas, discapacitados mentales, asmáticos y discapacitados visuales y auditivos.

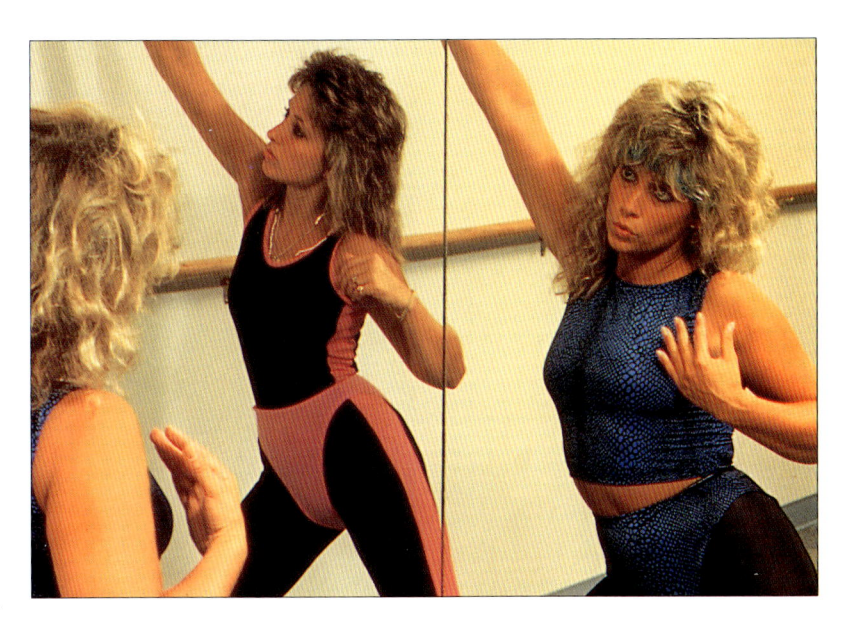

Dada la creciente población de ancianos, ahora se está empleando a los terapeutas de la danza en algunas residencias y centros de atención de ancianos, donde trabajan con los ancianos que se encuentran bien, además de con lo que padecen la enfermedad de Alzheimer y otros pacientes que sufren demencia senil.

Los terapeutas de la danza empiezan a trabajar en instalaciones de atención controlada, abordando problemas de dolor crónico, estrés, hipertensión y enfermedad cardiaca. En las instalaciones internas y externas dirigen a menudo grupos con terapeutas de arte, música y drama, como parte de un equipo de terapias de artes creativas. En algunas instalaciones trabajan en equipo con terapeutas verbales de grupo, mezclando, mediante la danza, el movimiento y las palabras.

Los beneficios de la terapia de la danza

Los principios inherentes de la terapia de la danza y los beneficios derivados de las sesiones son útiles para todas las personas. La sensación de bienestar, espontaneidad y facilidad que se obtienen al moverse a solas y con otros, es algo que la gente se esfuerza en obtener. En la terapia de la danza, la persona se hace consciente de sus pautas habituales de movimiento, el primer paso hacia el cambio. Aprende a reconocer y confiar en sus impulsos iniciales, lo que le da libertad para expresar o contener esas necesidades. Al conocer las reacciones de su cuerpo ante el estrés, pueden aprender técnicas de movimiento para reducir la tensión en sus hombros, estómago y otras partes del cuerpo, para aumentar la circulación y hacer que la respiración sea más profunda. Del mismo modo, al sentirse perezosos se revitalizan al repetir experiencias de movimientos del pasado. En esencia, el proceso creativo implícito en el arte de la danza abre nuevas formas de pensamiento y acción.

YOGA

CAPÍTULO QUINCE

El yoga se comprende como un proceso y un objetivo, como un medio y un fin. El proceso es la utilización coherente e intencionada de un conjunto de prácticas formales e informales; el objetivo es un logro cuya descripción varía. A. G. Mohan aborda estos aspectos duales al decir que el objetivo del yoga es «un estado mental que es un fin en sí mismo» y añade que «tanto si queremos tocarnos los dedos de los pies como conectar con Dios, tiene que haber movimiento. Ese movimiento es el yoga». Joan Borysenko, cofundadora junto con Herbert Benson de la Clínica Mente/Cuerpo del Hospital New England Deaconess, dice que la práctica del yoga «está dirigida al aprendizaje para serenar la mente y dominarla». Habla de las prácticas como una forma de «centrarse» y afirma que el resultado final es un aumento de la conciencia, la honestidad, la seguridad en sí mismo, la competencia y el amor. Al practicar hatha yoga con regularidad y de forma correcta, usted se sentirá mejor, más fuerte, más equilibrado y flexible. La práctica regular conduce al mantenimiento y la restauración de la salud y el bienestar.

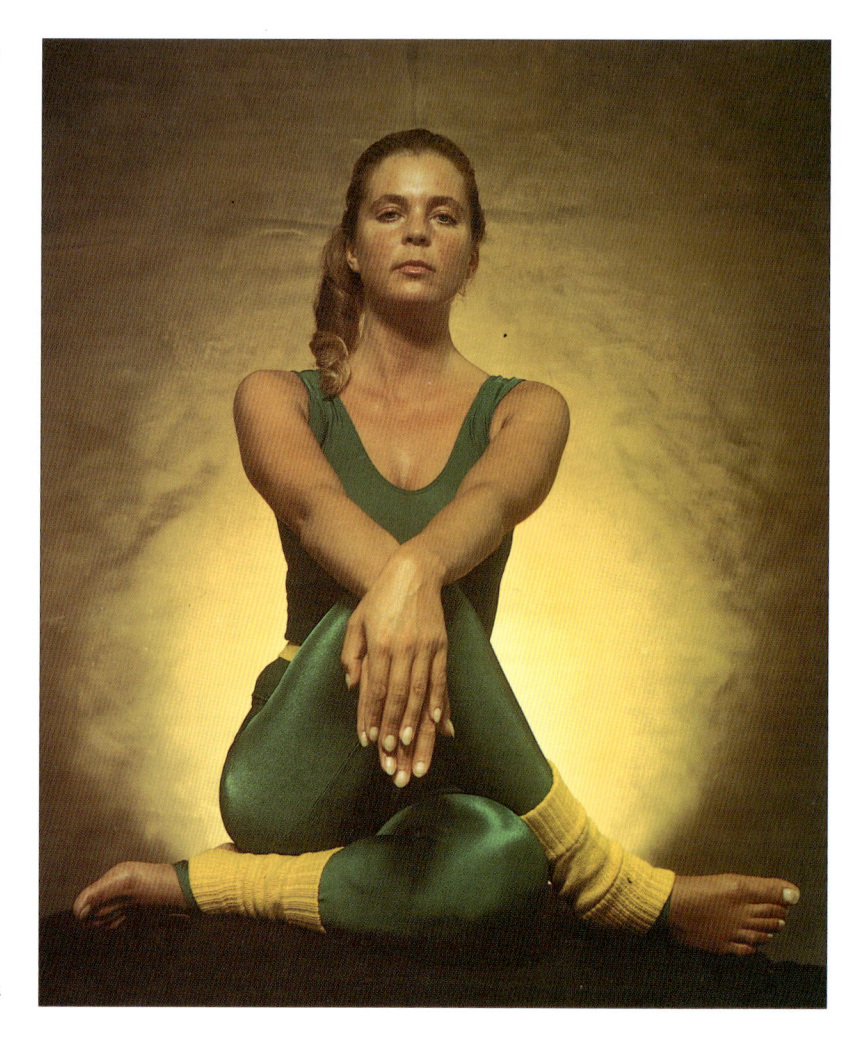

Los orígenes del yoga

El yoga tiene sus orígenes en los antiguos Vedas, escrituras sagradas de los hindúes. Los Vedas se transmitieron oralmente en forma de historias y canciones a lo largo de muchos siglos, hasta que quedaron registrados por primera vez entre el 1000 y el 300 a. de C. En la primera parte de cada uno de los Vedas, los sabios antiguos *(rishis)* expresan enseñanzas en rituales y reglas de conducta.

En la segunda mitad de cada uno de los Vedas (conocidos colectivamente como los *Upanishads*), estos sabios expresan percepciones filosóficas obtenidas por sus experiencias de estados de superconciencia y ofrecen ánimos que ayudan a los lectores a alcanzar estas percepciones por medio de la experiencia directa.

En los Vedas, el yoga es uno de entre seis sistemas igualmente válidos, descritos como caminos que conducen hacia esa experiencia. Más tarde, el *Bhagavad Gita*, que significa «Canción de Dios», se transmitió y se registró por escrito para ayudar mucho más a la gente a comprender y practicar el yoga. Es una sección de la escritura épica sagrada, el *Mahabharata*. En el *Bhagavad Gita* el Señor Krishna, como encarnación de Dios, describe cómo puede uno actuar correctamente en la vida. Krishna muestra algunos de los caminos del yoga que nos ayudan a alcanzar nuestra autorrealización.

Estos caminos incluyen el *jnana yoga*, el *bhakti yoga*, el *karma yoga* y el *raja yoga*. Disponemos de muchas versiones del *Bhagavad Gita*, traducidas del sánscrito, con comentarios de los maestros de las diversas tradiciones del yoga. Los enfoques filosóficos y prácticos pueden variar mucho, según sea el linaje y la formación del traductor.

Enseñanzas del yoga

La riqueza de las enseñanzas expuestas como yoga discurre desde una estructura secular especializada a una estructura religiosa muy ritualizada. Aunque el yoga y el hinduismo comparten raíces comunes, quienes practican el yoga no son necesariamente hindúes, y los hindúes no practican necesariamente el yoga. Según Houston Smith, el hinduismo es único entre la mayoría de las religiones al sostener que las otras religiones «son caminos alternativos y relativamente iguales que conducen al mismo Dios». No obstante, otras autoridades también afirman que el yoga no está vinculado con ninguna tradición religiosa específica, mientras que algunos creen que el yoga ni acepta ni rechaza a Dios. Se ha interpretado el yoga como teísta y ciertamente es similar a la religión en el sentido de que se basa en preceptos éticos, códigos de comportamiento y rituales y prácticas establecidos.

▌ Raja yoga

Los *Yoga Sutra* constituyen otro texto traducido e interpretado por una amplia variedad de maestros de yoga. Un hombre llamado Patanjali los compiló en al-

Karma yoga

El *karma yoga* (*karma* significa acción y reacción) es la forma que tiene el yoga de dedicar las propias acciones a Dios. Cualquier trabajo o actividad se convierte en una oportunidad para servir a un propósito superior, para realizar un servicio desprendido. Todos los pensamientos, palabras y actos se realizan con amor y atención, por la simple alegría de hacerlo así y sin ninguna expectativa de recompensa. Cuando uno se da cuenta de la conexión con toda la vida, las propias acciones expresan una gran atención.

gún momento entre el siglo III a. de C. y el siglo V d. de C. El *raja yoga* es el estudio y la aplicación práctica de los *Yoga Sutras*. El nombre se lo impuso Swami Vivekananda, un prolífico autor que explicó los «caminos» del yoga, exactamente seis: *raja yoga, karma yoga, hatha yoga, bhakti yoga, jnana yoga* y *japa yoga*.

Los *Yoga Sutra* de Patanjali se componen de cuatro capítulos que sirven como guía para la exploración de la naturaleza de la mente. El primer capítulo describe el objetivo del yoga (expe-

Beneficios y práctica del hatha yoga

- Mejora la tolerancia al ejercicio.
- Aumenta la fortaleza de los músculos, que se hacen muchísimo más resistentes.
- Se incrementan la flexibilidad y el alcance de movimiento de todas las articulaciones.
- Los huesos se fortalecen, junto con la integridad estructural de las articulaciones.
- La circulación y la respiración son más eficientes, lo que aumenta la oxigenación sanguínea.
- Se logra un metabolismo más saludable de lípidos y del colesterol.
- Mejora la sensibilidad a la insulina al aumentar el metabolismo de la glucosa.
- La mejora en la función intestinal permite una mayor regularidad.
- Se produce una sustitución de hematíes y leucocitos, lo que estimula el sistema inmunológico.
- Mejoran los órganos reproductores y la función sexual.
- Se equilibran las emociones y se experimenta también una sensación de equilibrio.
- Se agudiza el rendimiento intelectual, y mejora la concentración.

riencia directa de la verdadera esencia). Patanjali define la práctica y la no vinculación como dos elementos esenciales para alcanzar la experiencia de la unidad. Dice que la práctica es la persistencia en realizar esfuerzos coherentes respecto a la firmeza de la mente. Mantenida a lo largo del tiempo y con confianza en el objetivo, la no vinculación es la aceptación de cómo son las cosas en cada momento. No se trata de resignación, y tampoco de desinterés, sino más bien de un esfuerzo activo hacia la ausencia de juicio y la flexibilidad de la mente. El resto de ese capítulo se centra en la naturaleza del *samadhi:* la culminación de la meditación. El *samadhi* es una absorción completa en el estado superconsciente de la unicidad con todo lo que es.

Preparación para la relajación

- Programe para una sesión de 10-20 minutos.
- Elimine las distracciones.
- Busque una postura cómoda.
- Serénese.
- Relaje los músculos.
- Elija un punto focal para concentrar la atención.

■ Kriva yoga

Consiste en aceptar el dolor como una purificación, estudiar los textos espirituales y rendirse por completo a la voluntad divina. El *kriva yoga* es el nombre elegido por Paramahansa Yogananda para describir el conjunto de prácticas que él mismo desarrolló para sus seguidores. La aplicación de cada uno de estos conceptos necesita de toda una vida.

■ Ashtanga yoga

Estos ocho componentes secuenciales fundamentales significan «ocho miembros». *Ashtanga yoga* es el nombre que utiliza Pathabi Jois para sus enseñanzas. Estos ochos miembros son las piedras angulares del *raja yoga*. Empiezan como preceptos éticos (*yama, niyama*), pasan desde la práctica física (*hatha, pranayama*) a prácticas más dirigidas hacia el interior (*pratyahara, dharana*), lo que conduce a la meditación (*dhyana*) y finalmente al número ocho, la absorción (*samadhi*).

■ Hatha yoga

El *hatha yoga* se compone de posturas (*asanas*) y control de la respiración (*pranayama*). «Ha» significa sol y «tha» significa luna, por lo que *hatha yoga* significa los opuestos que se equilibran. El *hatha* equilibra el movimiento y la quietud, la actividad y el descanso. Equilibra la inclinación hacia delante con la inclinación hacia atrás, las posturas de pie con las invertidas, la inhalación con la exhalación. El *hatha* está diseñado para relajar y liberar la tensión profunda del cuerpo. Aporta equilibrio al sistema nervioso y estimula las funciones de los órganos internos. Respirar de modo uniforme, sin tensión, es uno de los aspectos más importantes del *hatha yoga*, tanto en las posturas de estiramiento como en las de apoyo.

■ Pranayama

Pranayama significa control del *prana*, la fuerza de la vida, una energía sutil que se cree que está compuesta por ondas y partículas. En oriente se llama energía *chi, ki* o *qi*. La respiración, como vehículo del prana, tiende un puente entre los ámbitos físico e invisible. Por eso tiene tanta importancia durante la práctica del *hatha yoga*.

Las prácticas respiratorias también se utilizan en solitario o antes de la meditación. Ayudan a controlar la mente. Las prácticas respiratorias del yoga aumentan el volumen de la energía y la capacidad vital y se ha descubierto que son útiles para los asmáticos.

■ JNANA YOGA

Jnana yoga es el camino del yoga que utiliza activamente la mente para ir más allá de sí misma. Algunas personas reconocen vestigios de la filosofía jnana yoga en la psicología humanista y en la psicosíntesis. El *yogi jnana* dirige el intelecto hacia las grandes preguntas: ¿quién soy yo? ¿Qué es la vida? ¿Qué es la realidad? ¿Qué es permanente e inmutable?

Jnana significa sabiduría. Al concentrar la mente en la naturaleza de la propia mente, en la naturaleza de la propia naturaleza, y en la naturaleza de la realidad, se puede alcanzar el conocimiento superior. Los *yoga sutras* recomiendan utilizar la *viveka* o discernimiento discriminador para eliminar la ignorancia y aportar comprensión de la verdad de la unicidad universal. *Viveka* significa distinguir lo que es real, permanente y eterno de lo que es temporal, transitorio y cambiante.

LA CONCIENCIA TESTIGO

Es una forma de separarse uno mismo de la actividad de la mente, de tal modo que se retrocede para observarla en acción.

■ Para practicarla: cultive una actitud y estructura mental vigilante, serénese y dedíquese a observar. Obsérvelo todo: los pensamientos que cruzan por la mente, las sensaciones que experimenta en el cuerpo físico, los sentimientos presentes. Simplemente, observe y siga observando. Si en la mente aparece cualquier juicio, obsérvelo, sin juzgar.

■ *Dharana* significa concentración. Aquí está el principio del proceso de meditación, donde la corriente de la conciencia se dirige hacia el interior desde los sentidos.

■ Muchos maestros de meditación recomiendan a los practicantes que establezcan regularidad en su práctica y que mediten cada día a la misma hora y en el mismo lugar, o incluso dos o tres veces al día.

■ Es importante que el enfoque de la meditación sea positivo, atractivo y que eleve la conciencia.

■ JAPA YOGA

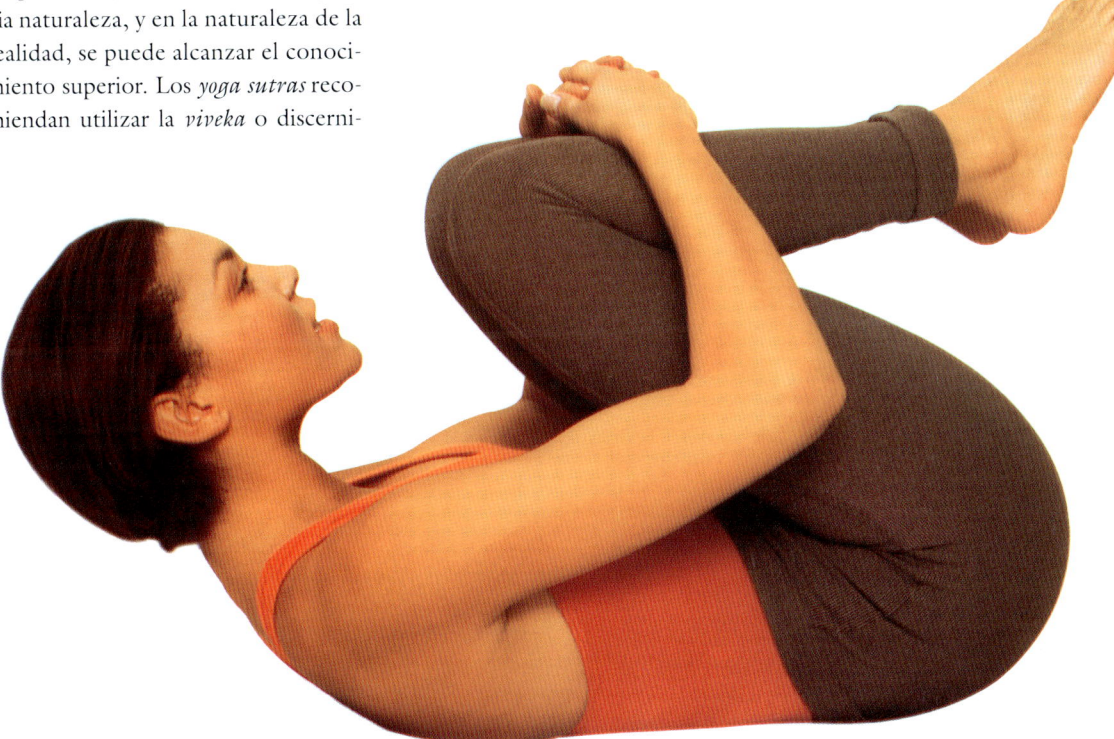

Japa yoga es «comunión con Dios a través de la repetición del nombre de Dios, según Swami Satchidananda, quien dice que un *mantra* es un cordón dorado entre el que canta y la fuerza cósmica, que enlaza una parte de la mente con Dios, hasta que finalmente la mente queda absorbida y se experimenta la comunión con Dios.

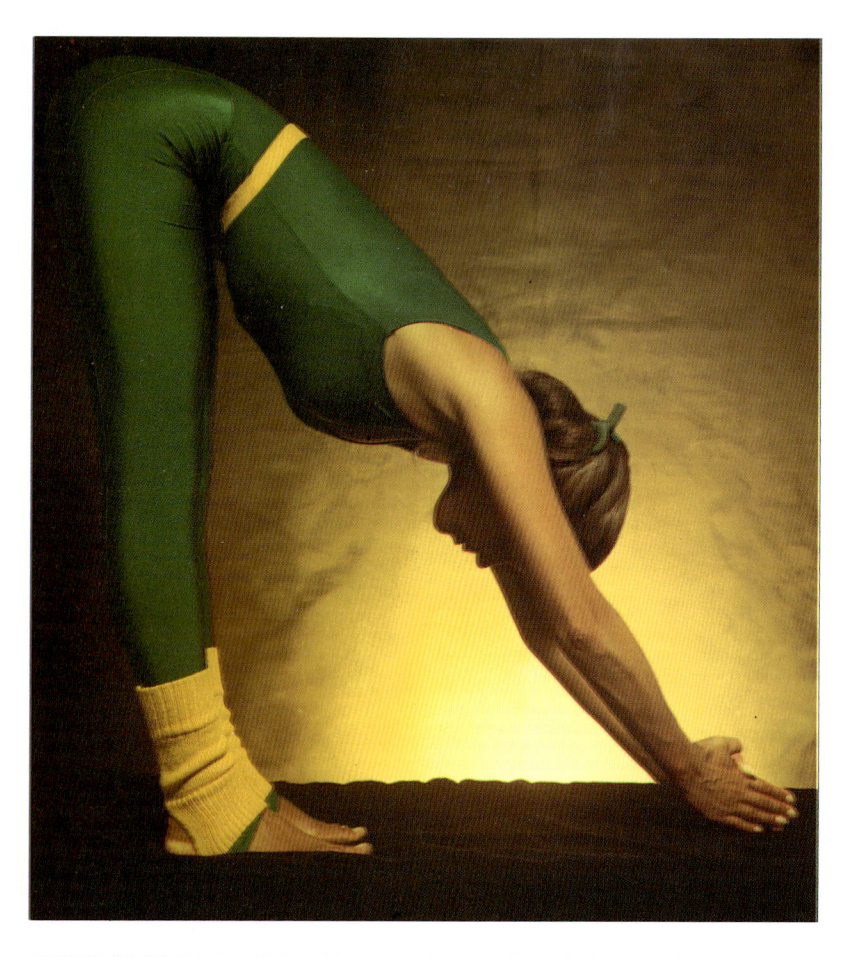

Yoga y medicina

Las prácticas de yoga se están introduciendo en la corriente principal de la medicina como una modalidad complementaria de curación para muchas afecciones y enfermedades, entre las que se incluyen: asma, artritis, enfermedad cardiaca, cáncer, sida, adicciones y envejecimiento. Los pacientes con enfermedad de la arteria coronaria practican el yoga como una técnica de control del estrés (una variable de un ajuste completo de estilo de vida que tiene cuatro partes), en el programa de inversión de la enfermedad cardiaca del doctor Dean Ornish, en el Instituto de Investigación de Medicina Preventiva de Sausalito, California. Los ensayos clínicos emprendidos por el doctor Ornish y sus colegas (el ensayo del estilo de vida relacionado con el corazón) demostraron que cuan-

Netra vyaayamam (ejercicios oculares)

Es una aplicación práctica del yoga para el control del estrés. Quítese las lentes de contacto antes de practicarlo.

■ Siéntese con la cabeza, el cuello y la columna alineados, los hombros relajados y el pecho cómodo y expandido. Relájese.

■ Respire permitiendo que el abdomen se libere, de modo que los pulmones puedan inspirar profundamente.

■ Exhale y contraiga el abdomen a medida que el aire sale por las aletas de la nariz. Relaje la respiración y la cara.

1. Movimientos perpendiculares: con los ojos abiertos, los párpados relajados y la mirada suelta, mantenga quieta la cabeza y mueva los ojos hacia arriba y hacia abajo, siguiendo una línea perpendicular imaginaria. Hágalo varias veces, sin tensar los ojos.
2. Cierre los ojos durante el tiempo suficiente para que se relajen.
3. Movimientos horizontales: abra los ojos, céntrelos y luego muévalos hacia la extrema derecha, procurando mover únicamente los ojos y mantener la cabeza relajada y centrada. Luego, pasando directamente por el centro de visión, mire hacia el extremo izquierdo. Evite inclinar los ojos hacia abajo. Hágalo varias veces, sin tensarlos.
4. Cierre y relaje los ojos.
5. Movimientos circulares: abra los ojos, déjelos sueltos y luego mire hacia la lejanía, manteniendo la cabeza centrada; trace una línea imaginaria con la mirada, moviendo los ojos suavemente hacia la derecha y luego abajo, para seguir a la izquierda y finalmente arriba, hasta completar el círculo. Procure que el movimiento sea deliberado y cuidadoso, extendiéndolo cuanto pueda hacia la periferia de la visión.
6. Repita los movimientos circulares, empezando por la izquierda.
7. Cierre y relaje los ojos hasta que los note descansados.
8. Antes de abrir los ojos, intente otra práctica de yoga llamada «palmas». Frótese las manos con energía, hasta que las note calientes. Luego, con los ojos cerrados, colóquelas sobre ellos, sin presionar los globos oculares. Deje que el calor de las manos y la oscuridad suavicen y relajen los ojos.

Suuya namaskar (saludo al sol)

La postura Sol o Ciclo solar es una serie de 12 posturas de yoga *(asanas)* que fluyen de una posición a la siguiente en una sucesión de movimientos *(vinyasa)*, que supone una minipráctica de yoga y que incluye posturas erguidas, doblarse hacia delante, doblarse hacia atrás, ligera inversión (tener la cabeza más baja que el corazón). El órgano recibe así un suave masaje interno. El saludo al sol se puede utilizar como preparación o calentamiento para *asanas* y otras prácticas de yoga.

Existen muchas variantes: la serie se puede realizar lentamente para calmar el cuerpo o rápidamente, para proporcionarle un beneficio aeróbico, como por ejemplo al saltar de una postura a la siguiente. Para empezar intente hacer tres repeticiones y aumente gradualmente el número a medida que se acostumbre a los movimientos.

1. Colóquese de pie, con los pies rectos, las piernas fuertes (evite cerrar las rodillas), el torso relajado y erguido, los hombros anchos, el cuello alargado, la cabeza cómodamente equilibrada, la cara y los ojos relajados. Coloque juntas las palmas de las manos delante del centro del corazón. Respire de modo uniforme: aspirar y espire, con lentitud, suavidad y conciencia.

2. Entrelace los pulgares y extienda los brazos rectos hacia delante, elevándolos después sobre la cabeza. Relaje los hombros desde las orejas. Inhale. Mire hacia arriba y levante el centro del corazón, inclinándose ligeramente hacia atrás.

3. Exhale al inclinarse hacia delante desde las caderas, manteniendo la espalda recta. Puede doblar ligeramente las rodillas para adaptarse a esta inclinación hacia delante y para mantener la espalda correctamente alineada, evitando tensión en la zona lumbar. Relájese y respire cómodamente.

4. Coloque las palmas de las manos planas sobre el suelo (si fuese necesario, doble las rodillas para conseguirlo) y luego estire la pierna izquierda de modo que el pie izquierdo se extienda recto hacia atrás, hasta dejar la rodilla izquierda apoyada en el suelo. La rodilla derecha se dobla con la parte inferior de la pierna perpendicular al suelo. Mire hacia arriba e inspire.

5. Desplace la pierna derecha hacia atrás, paralela a la izquierda. Las caderas pueden estar altas, de modo que el cuerpo forme un ángulo, o en línea con los hombros y los talones, formando una línea diagonal, con la cabeza hacia los pies. Aspire y espire de modo uniforme.

6. Baje las rodillas, el pecho y la barbilla hacia el suelo. El cuerpo está en un zig-zag, con la parte baja de los dedos de los pies, las rodillas, el pecho, las palmas de las manos y la barbilla en el suelo. Las caderas están ligeramente elevadas. Aspire.

7. Presionando sobre las palmas de las manos, empuje el cuerpo de regreso a la posición 5, con las caderas altas, sosteniendo el cuerpo sobre las plantas de los pies y las palmas de las manos. Respire de modo uniforme.

8. Adelante la pierna derecha a la posición original de partida, con el pie derecho entre las manos, la rodilla izquierda en el suelo y elevando el centro del corazón. Mire hacia arriba e inspire.

9. Adelante la pierna izquierda hasta colocarla junto al pie derecho. Ahora está de pie, inclinado hacia delante, como en la posición 3. Aspire.

10. Manteniendo las piernas fuertes (con las rodillas ligeramente dobladas si fuera necesario), extienda los brazos hacia delante. La parte superior de los brazos se extenderán a lo largo de las orejas. Relaje los hombros. Inspire y levante los brazos para incorporar el torso, con la espalda recta y cómoda, como si los brazos y las piernas fuesen las manecillas de un reloj.

11. Estire todo el cuerpo hacia arriba, eleve el centro del corazón, levante la mirada y complete la inhalación, como en la posición 2.

12. Termine el ciclo juntando las palmas de las manos por delante del pecho. Deje que la respiración se desarrolle por sí sola. Sea consciente del efecto que causan estos movimientos sobre su cuerpo, respiración y mente.

---

to más se practica el yoga, mayor es la inversión en el bloqueo de la arteria coronaria, al margen de la edad u otros factores. El yoga practicado en el Instituto incluye estiramientos suaves y posturas, prácticas respiratorias, relajación, formación de imágenes mentales y meditación.

El doctor Herbert Benson, profesor asociado de medicina en la Escuela Médica de Harvard, junto con sus colaboradores, ha investigado desde 1967 los beneficios fisiológicos de la meditación (una de las prácticas del yoga). Él y sus colaboradores revisaron los escritos seculares y religiosos y llegaron a la conclusión de que la mayoría de las culturas y religiones enseñan de hecho el uso de alguna forma de concentración de la atención, junto con la prescripción de desechar pasivamente los pensamientos intrusos. Denominaron «respuesta de la relajación» a la constelación de efectos producidos por su investigación sobre la meditación. Los sujetos de Benson han demostrado una reducción en las sustancias químicas presentes en la sangre y asociadas con la ansiedad. Además, disminuye el índice metabólico basal (la cantidad de energía gastada por el cuerpo en descanso), es decir, se hacen más lentos los latidos cardiacos, disminuye la tensión muscular y, en algunas personas, desciende la tensión sanguínea. La investigación también observa pautas de ondas cerebrales semejantes a las asociadas con la relajación. Benson descubrió que muchas de estas respuestas fisiológicas de relajación se podían activar con otras prácticas de yoga, algo que él describe como formas activas de meditación.

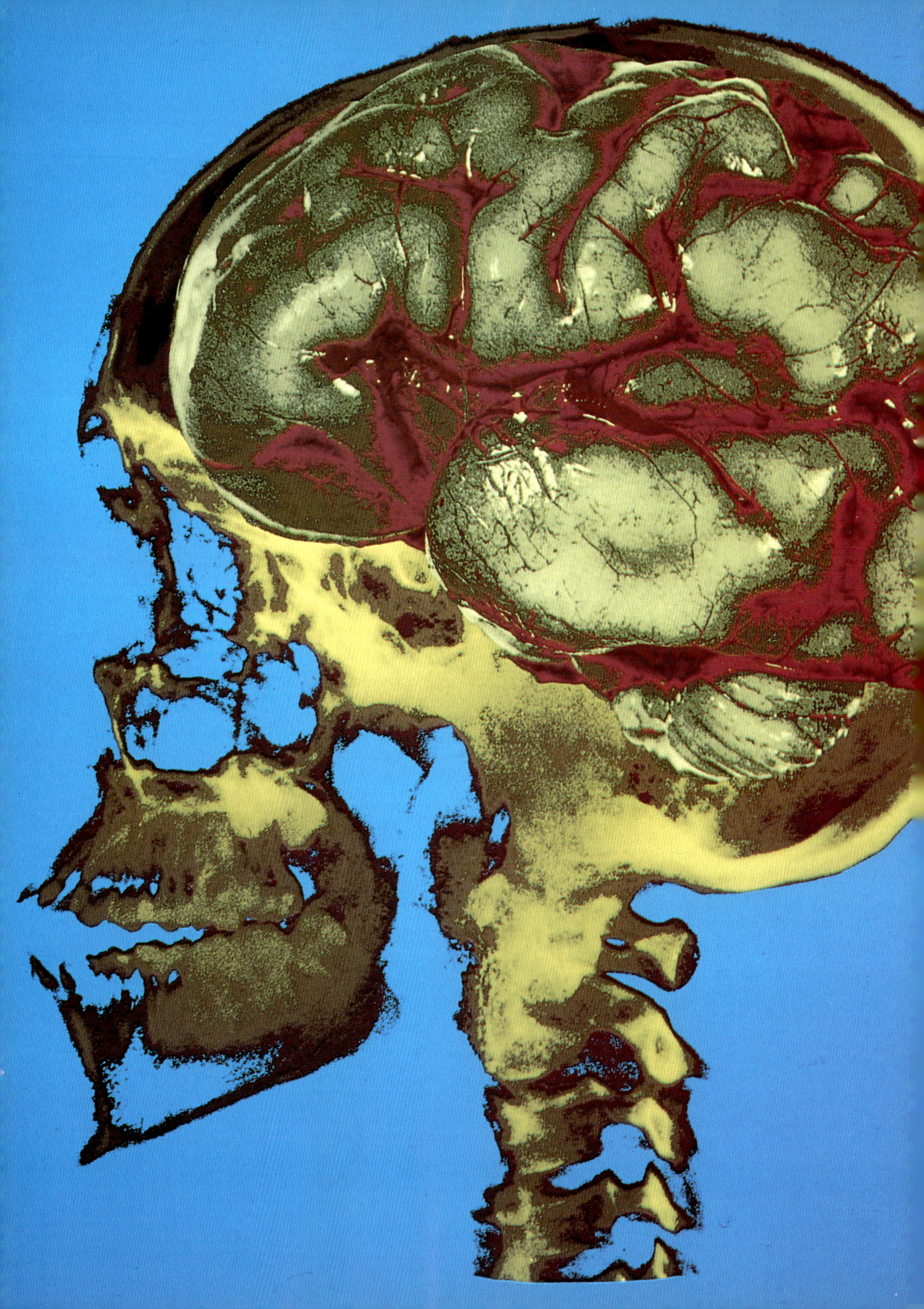

LA MENTE

QUINTA PARTE

La medicina alternativa es un enfoque holístico del cuidado de la salud, que aspira a tratar no sólo el cuerpo, sino también la mente y el espíritu. Los síntomas de una enfermedad o afección se perciben como las señales exteriores de un desequilibrio existente entre los niveles físico, mental y emocional, así como en la vitalidad o espíritu del paciente. En esta parte del libro se presentan algunas de las terapias y prácticas que se ocupan de la mente. Entre ellas se incluye la psicoterapia, la hipnoterapia, el entrenamiento autógeno, la terapia de visualización, la meditación y la musicoterapia.

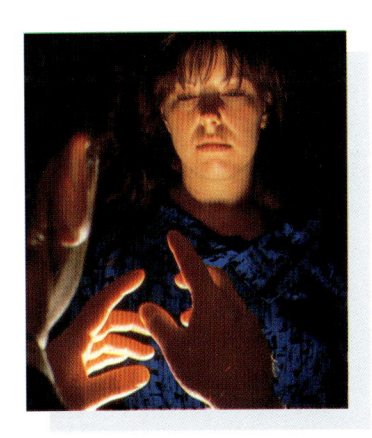

PSICOTERAPIA

CAPÍTULO DIECISÉIS

La psicoterapia es la aplicación disciplinada y ética del conocimiento y las técnicas psicológicas que han demostrado su efectividad para cambiar el estado de ánimo, el comportamiento y la conciencia.

Cualquiera que haya intentado calmar a un niño agitado, ayudar a un amigo a superar un duelo, o simplemente distraerse de pensamientos desagradables, ha practicado una forma de psicoterapia. Como práctica curativa organizada, el árbol familiar de la psicoterapia hunde sus raíces en el siglo XVIII y principios del siglo XIX, cuando Anton Mesmer descubrió el antiquísimo conocimiento chamánico de que, cuando las personas sufren diversas enfermedades mentales, sus síntomas desaparecen cuando se someten a un trance hipnótico o a un «magnetismo animal». Aunque finalmente despreciado como «charlatanería», el descubrimiento de Mesmer fue redescubierto más tarde por Sigmund Freud, quien demostró que se pueden curar los síntomas neuróticos, e incluso psicóticos, en presencia de alguien que escucha con cuidado, atención y confianza cuando la gente se centra en su experiencia, recuerda acontecimientos traumáticos olvidados desde hace tiempo y vuelve a experimentar los estados mentales que acompañaron a los traumas originales. Gracias a esta sencilla pero profundamente significativa observación, nació la «cura por el habla» o psicoterapia.

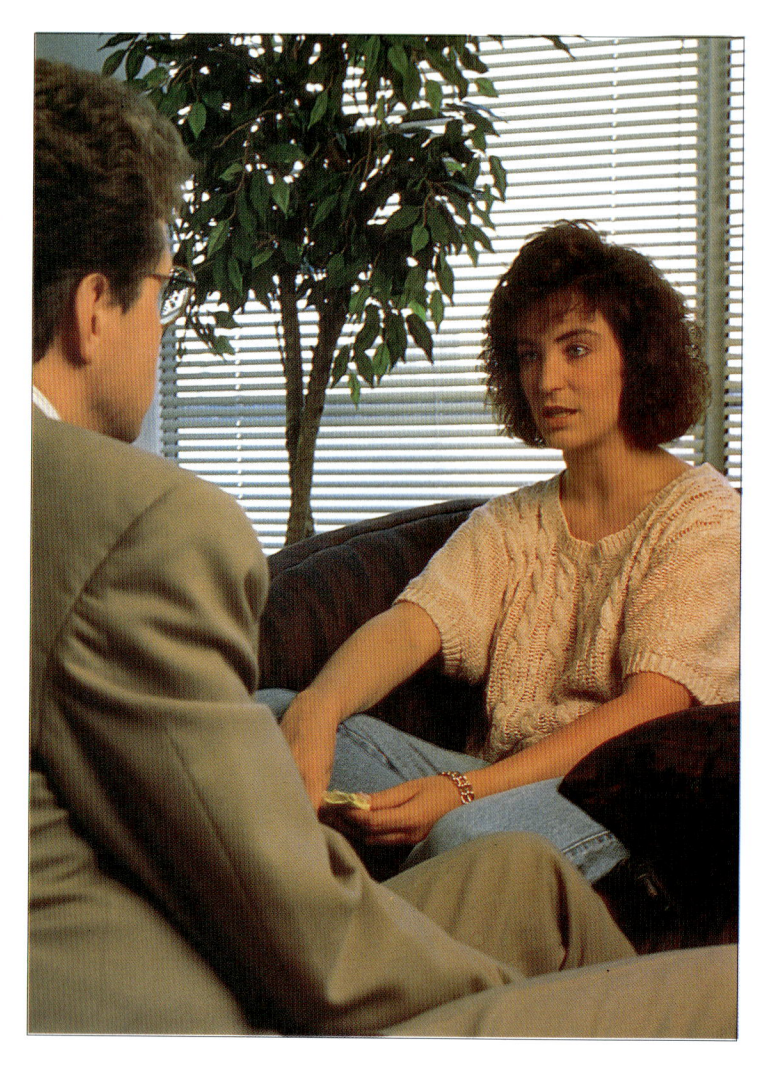

PSICOTERAPIA MÉDICA

En sus primeros tiempos la psicoterapia se consideró como un tratamiento médico para el cerebro/mente y fue practicada por médicos y psiquiatras, algunos de ellos muy autoritarios y poco respetuosos con el potencial curativo natural propio de cada persona.

Los primeros psiquiatras tuvieron a su disposición el control del comportamiento, el desaprendizaje de comportamientos mal adaptados y el reaprendizaje de otros más adaptados, así como tratamientos biológicos que perseguían el objetivo de alterar directamente el cerebro. Entre ellos se incluyeron: cirugía, electroshock, medicamentos y psicoterapia dirigida a identificar los impulsos inconscientes y a cambiar las respuestas emocionales.

La psicoterapia médica se basó originalmente en la teoría psicoanalítica de Freud, que plantea que las fuerzas impulsoras básicas de la psique humana están centradas en la personalidad y en los impulsos antisociales del sexo y la agresión. Mal controladas, estas poderosas fuerzas, en buena medida inconscientes, producen ansiedad o dolor psíquico, lo que conduce a síntomas neuróticos y hasta psicóticos. El trauma en la infancia, como el maltrato físico y sexual, la negligencia, la enfermedad grave, la pérdida o el abandono, son razones comunes por las que algunos niños no llegan a desarrollar mecanismos sanos de autocontrol.

La curación exige que el paciente reconozca los traumas pasados y las necesidades reprimidas, para poder experimentar una liberación o catarsis de los sentimientos acumulados. A través de un proceso de relación paterno-maternal, con el psicoterapeuta que actúa en el papel de padre-madre, se pueden desarrollar mecanismos saludables para afrontar el estrés y la ansiedad. Para facilitar la creación de un fuerte vínculo entre padre-madre e hijo, pero esta vez entre el analista y el paciente, los pacientes psicoanalíticos se suelen tumbar en un diván, con el terapeuta situado tras ellos, fuera de su vista. En los primeros tiempos de la psicoterapia médica, los pacientes psiquiátricos se veían frecuentemente sometidos a tratamientos invasivos, como terapia de la aversión, terapia de choque, tratamientos de insulina, lobotomías y limitaciones físicas, y se les administraban rutinariamente grandes cantidades de tranquilizantes que entumecían su mente. Debido a ello, en la década de 1940 el público en general tenía una imagen claramente negativa de la psicoterapia médica. La gente la consideraba como una forma paternalista y a veces opresiva de control social sobre personas cuyas necesidades inconscientes eran reprimidas neuróticamente o bien se hallaban psicóticamente descontroladas.

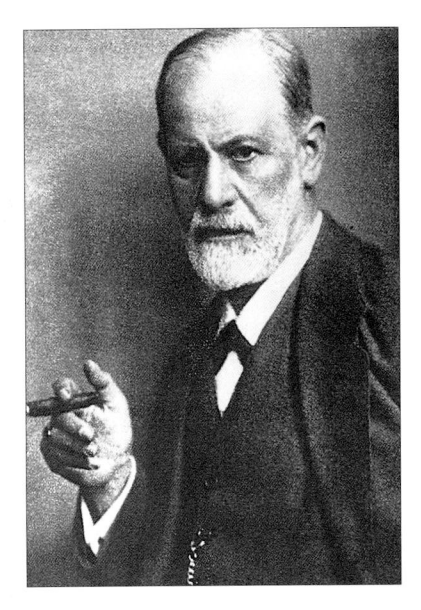

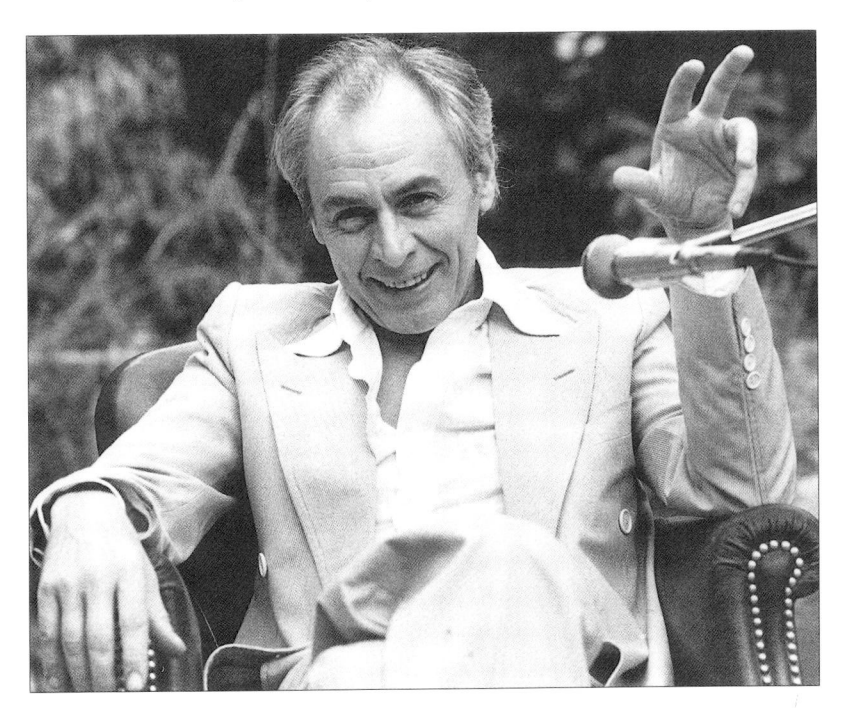

Arriba: Sigmund Freud fue el creador del psicoanálisis. Gracias a su trabajo nació la psicoterapia.

Izquierda: R. D. Laing fue un destacado exponente de la psiquiatría radical, que reflejó el modelo curativo de la psicología humanista.

Psicología humanista

La psicología humanista se inicia con tres suposiciones básicas:

■ Desde la infancia hasta la vejez, los seres humanos se esfuerzan por alcanzar sus más altos potenciales y establecer y mantener estrechas conexiones mutuas con los demás.

■ Las personas, incluidos los pacientes de la psicoterapia, poseen enormes recursos internos de autorregulación y autocuración, a los que se puede acceder para ponerlos al servicio de la recuperación, el crecimiento y la autotrascendencia.

■ La curación y la autorrealización se ven facilitadas por la participación en relaciones caracterizadas por algunas condiciones interpersonales clave, como respeto mutuo, calor, aceptación, autenticidad y empatía.

Con estas ideas sencillas pero profundamente radicales y controvertidas, se creó una nueva psicología revolucionaria que, en el curso de una década, había cambiado la imagen de la psicología y también del asesoramiento psicológico.

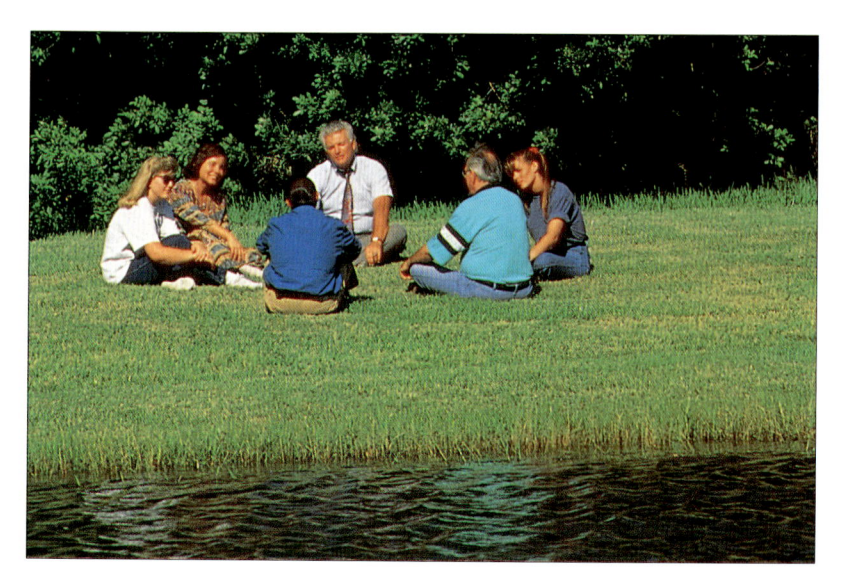

El movimiento se expandió con rapidez y adquirió casi inmediatamente una ramificación psicoespiritual que incorporó las ideas del psicólogo estadounidense William James sobre los estados alterados de conciencia, la parapsicología y la experiencia religiosa. Concentró sus intereses en los ámbitos superiores de la conciencia, asociados con el misticismo, el ritual, las disciplinas del Lejano Oriente como el yoga, el zen, el budismo, el taoísmo y otras vías no occidentales que conducían a la totalidad y a la trascendencia, basándose en la psicología más mística de Carl Jung. Este movimiento se convirtió en la psicología transpersonal.

En la década de 1970, la psicología radical estableció la conexión entre los temas sociopolíticos y la angustia psico-

Arriba: las sesiones de terapia de grupo se pueden celebrar a puerta cerrada, en un ambiente formal, o al aire libre, como se muestra aquí, a orillas de un río.

Psicoterapias alternativas

En la década de 1950, Abraham Maslow, profesor de psicología de la Universidad Brandeis, inició una correspondencia con un grupo de compañeros psicólogos, entre los que destacan George Kelley, Rollo May, Clark Moustakas, Kurt Lewin, Henry Murray y Carl R. Rogers, que sostenían puntos de vista más positivos y afirmativos para la vida sobre la naturaleza de la psique y sobre psicoterapia. Un nuevo movimiento que revolucionaría la psicoterapia se empezaba a gestar en la psicología estadounidense.

Al principio se debatió cómo habría de llamarse esta nueva psicología. Maslow prefirió el término «eupsicología», para indicar que se centraba en la salud, antes que en la patología.

Otros quisieron llamarlo «análisis existencial» para reflejar la influencia del existencialismo europeo. Finalmente se eligió el nombre de «psicología humanista» para reconocer la deuda contraída tanto con el humanismo clásico de la antigua Grecia, como con los grandes eruditos humanistas del Renacimiento.

La psicología humanista rechazó el modelo de enfermedad médica y propugnó un modelo curativo basado en el crecimiento y la emancipación. Estas ideas encontraron eco en la psiquiatría radical de R. D. Laing y en el movimiento antipsiquiátrico encabezado por David Cooper en el Reino Unido y por Thomas Szaz en Estados Unidos.

lógica, y aportó al componente de la psicoterapia nuevas perspectivas sobre mujeres, gentes de color, clases trabajadoras y minorías sexuales. Estas tres alternativas a la psicoterapia médica comparten una perspectiva que sitúa el crecimiento y la transformación en el centro, y aunque hay importantes diferencias entre ellas, existen tantas coincidencias en la práctica de la psicoterapia, que resulta útil pensar en ellas como los enfoques humanistas.

Un nuevo paradigma

Las psicoterapias humanistas se distinguen del freudianismo y el conductismo por sus creencias filosóficas subyacentes sobre la naturaleza de la realidad y la naturaleza del conocimiento humano. Influido tanto por la física del siglo XX como por las tradiciones filosóficas orientales, el paradigma de la psicología humanista es holístico y relacional, antes que mecanicista y causal. Las psicologías humanistas reconocen múltiples visiones del mundo y aceptan que la verdad siempre es personal y, en parte, una construcción social, al menos en los asuntos humanos.

¿Qué hace el terapeuta humanista?

Una relación terapéutica

El psicoterapeuta humanista no cura o sana a sus pacientes, sino que ellos se curan a sí mismos. Por eso, no se necesita ninguna dependencia padre-hijo o doctor-paciente. En consecuencia, la consulta del psicólogo humanista es muy probable que sea informal y relajada, y no se necesita diván alguno. Terapeutas y pacientes se encuentran frente a frente, como se reunirían en cualquier otro lugar para mantener una conversación importante. Los psicólogos humanistas se han formado para facilitar

Del concepto del «sí mismo»

La psicología humanista no ve la mente o el sí mismo como una estructura permanente, como una máquina que llevamos en nuestras cabezas, sino como una «creación holográfica» fluida, siempre en proceso, que cambia continuamente como resultado de millones de interacciones entre una conciencia organísmica interior profunda y el casi infinito número de contextos posibles en los que participamos. El psicólogo humanista cree, por tanto, que no tiene ningún sentido plantear generalizaciones sobre los seres humanos.

Hay que comprender a cada persona en el aquí y el ahora, en sus propios términos y sus propias circunstancias personales.

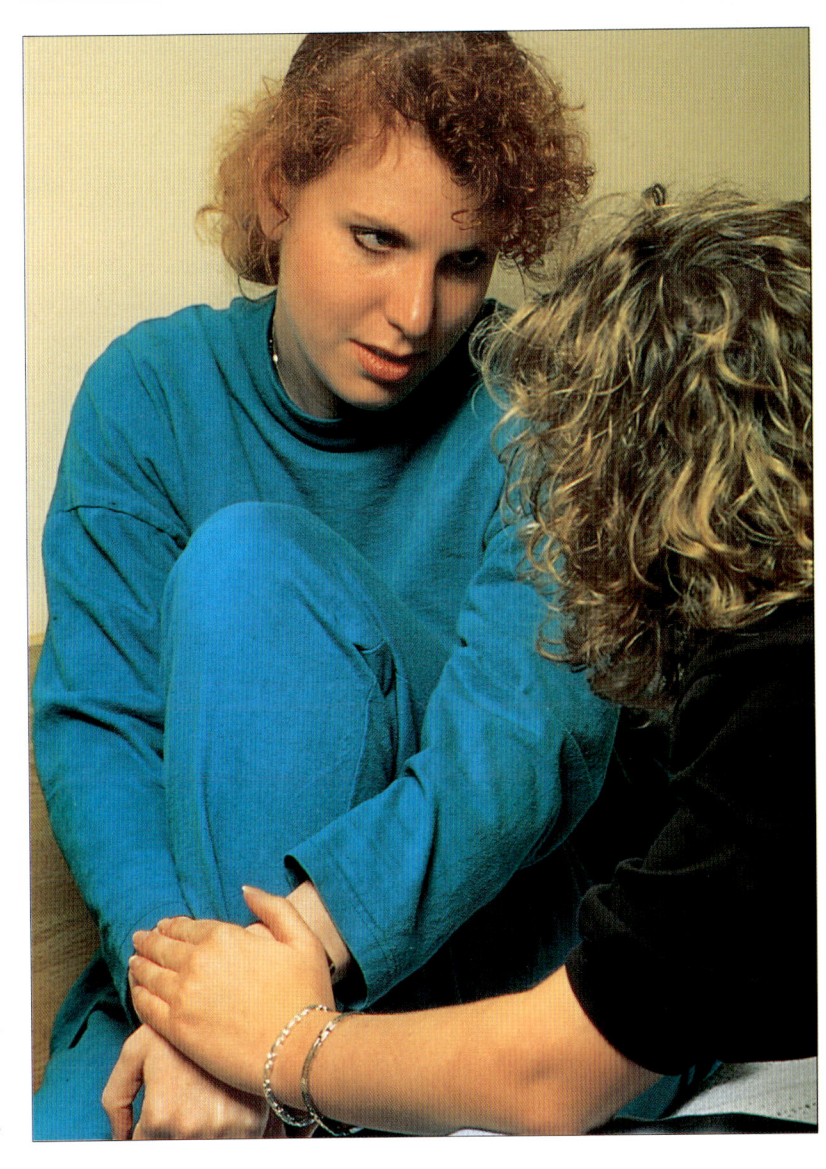

la creación de relaciones en las que los pacientes se sientan seguros de acceder a su propia conciencia, poderes de autorregulación, y potenciales de crecimiento y autocuración, para utilizarlos al servicio de sus propias aspiraciones autodeterminadas (dentro de límites razonables).

Las relaciones terapéuticas se caracterizan por ciertas condiciones, que Carl Rogers identificó hace sesenta años y que son esenciales para toda curación. Dichas condiciones son:

- La relación no es autoritaria y el terapeuta y el paciente se reúnen en una relación de colaboración, de tú-yo.
- Al paciente se le considera como esencialmente competente.
- El paciente es el que establece la agenda terapéutica, y se buscan soluciones a los problemas que sean coherentes con su más profundo sentido de la realidad y sus valores.
- El paciente se da cuenta que el terapeuta es auténtico y respetuoso, que le transmite aceptación, empatía, calor y compromiso.
- El psicoterapeuta se sitúa como un aliado con la fuerza básica de la vida o con tendencia a la realización.

Para muchos pacientes, la relación psicoterapéutica puede ser la primera ocasión en sus vidas en la que sientan que alguien les escucha verdaderamente sin emitir ningún tipo de juicio.

El proceso de la psicoterapia

Los psicoterapeutas y asesores psicológicos humanistas no suelen ofrecer consejo, sino que tratan de ayudar a los pacientes a encontrar sus propias soluciones a los problemas.

Un proceso psicoterapéutico corriente, que corresponda a cualquier tipo de enfoque, tiene cinco fases más o menos claras:

ORÍGENES DE LA ANGUSTIA PSICOLÓGICA

Todas las escuelas de psicoterapia tienen sus propios puntos de vista sobre qué es lo que crea la enfermedad y el dolor. El punto de vista humanista es que la gente experimenta dolor cuando un movimiento espontáneo hacia la autorrealización y el establecimiento con éxito de conexiones con otras personas significativas queda cortado, bloqueado, violado o es explotado. Si esas desconexiones o violaciones ocurren pronto en la vida, o persisten durante prolongados períodos de tiempo, la gente desarrolla rutinas psicológicas defensivas o mecanismos para afrontar las situaciones que no hacen sino separarlos todavía más del flujo organísmico profundo de la vida.

La autoconciencia queda interrumpida y es imposible establecer auténticas interacciones con los demás. Cuando eso sucede, las satisfacciones vitales se nos antojan inalcanzables, lo que provoca mayor angustia y alienación y hace que entremos en una espiral de crecientes y más profundas dificultades que frecuentemente terminan en una crisis.

1. Establecer contacto

Una de las mejores formas de elegir un profesional es pedirle a alguien que conozca y respete (idealmente un profesional de la salud mental) el nombre de alguien a quien recomendaría. También se pueden obtener referencias en la sección de Direcciones útiles, al final del libro. No obstante, es posible realizar por teléfono algunas indagaciones preliminares sobre el calor personal del profesional, su orientación terapéutica, su formación y titulación, experiencia con la clase de problema que usted tiene y honorarios.

2. Identificación del problema y formación de una alianza terapéutica

La terapia se inicia con la identificación del problema. El profesional quizá le pregunte: «¿Puede decirme, con sus propias palabras, qué le ha traído aquí?». A medida que el paciente cuenta su historia, el profesional le ayuda a centrarse, haciéndole preguntas clarificadoras, tomando nota de vagas referencias que parecen invitar a una mayor exploración, etc. En esta fase, la propia caracterización que el paciente presenta sobre sus problemas es la que tiene el mayor potencial para indicar el camino hacia una solución.

En esta fase inicial, ambas partes se están tanteando mutuamente. El profesional busca la mejor forma de ayudar y el paciente de ver si se siente cómodo con el terapeuta y el proceso. Se pone el énfasis en establecer las reglas fundamentales de la terapia y de la creación de confianza. Esas reglas fundamentales incluyen el coste, la frecuencia y programación de las visitas, y la explicación por parte del terapeuta de qué puede esperar el paciente en cuanto a técnicas.

Durante todo este proceso, el profesional intentará establecer un vínculo de empatía con el paciente y crear una relación estrecha y respetuosa con el potencial terapéutico.

3. La fase de trabajo

El profesional ayuda al paciente a explorar los aspectos conscientes e incons-

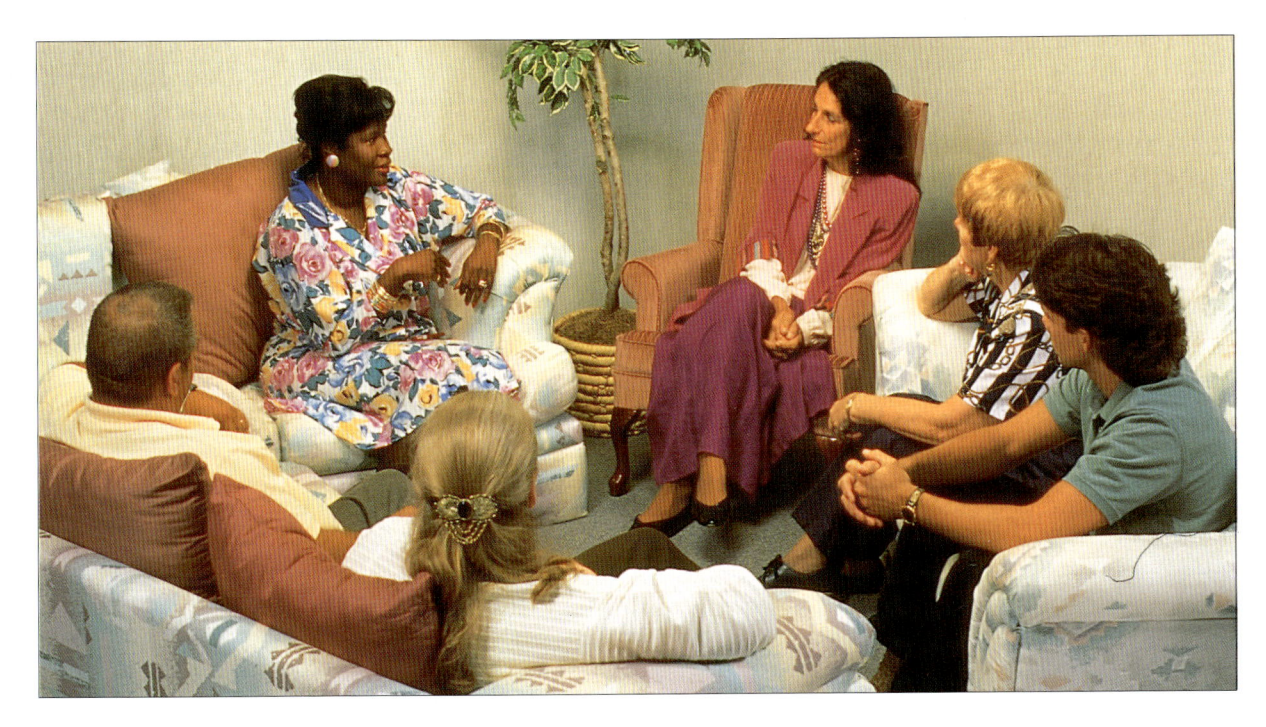

Arriba: la terapia de grupo es ahora una forma aceptada de psicoterapia. En esta sesión intervienen cinco pacientes.

cientes del problema, a resolver los conflictos internos, a acceder a su propia verdad subjetiva y a aprender a actuar de una forma nueva, saludable y capacitada. Las técnicas terapéuticas quizá no incluyan nada más complicado que una conversación honesta, pero más probablemente se concentrarán en la experiencia, y en trabajar con los símbolos, las representaciones de rol, el trabajo con los sueños, el psicodrama (representación de escenas importantes y problemáticas), la formación guiada de imágenes, la relajación, la fantasía activa, la terapia cognitiva (aprender a interrumpir los pensamientos problemáticos y sustituirlos por pensamientos e imágenes positivas), el trabajo con el cuerpo, como bioenergética, artes expresivas, danza y movimiento, meditación, ejercicios de conciencia, ensayo de nuevas opciones expresivas, como habilidades afirmativas, aprendizaje de resolución de problemas y habilidades negociadoras.

4. *Praxis*

A medida que progresa la terapia, el profesional animará al paciente a poner en práctica en el resto de su vida todo aquello que haya podido aprender en la terapia. Los profesionales seguramente ofrecerán sugerencias para realizar el trabajo en casa, como llevar un diario en el que se anoten los sentimientos, meditar, anotar los sueños, y asistir a talleres o seminarios sobre temas psicológicos. Se evalúan las conexiones entre las lecciones aprendidas en la terapia y las situaciones que se presentan en el ajetreo de la vida cotidiana. A veces los profesionales sugerirán en esta fase que el paciente asista a un grupo de psicoterapia, para aumentar así el círculo de personas con las que puedan ser su emergente personalidad saludable. Lo que se persigue en esta fase es arriesgarse a probar

OBJETIVOS TERAPÉUTICOS

Los objetivos gemelos de la psicoterapia son aliviar el sufrimiento y optimizar la alegría. Esto se consigue al:

■ Ayudar a los pacientes a ser más conscientes de su propia experiencia, a identificar sus bloqueos psicoespirituales y liberar sus propios potenciales curativos.

■ Facilitar acceso renovado a la propia sabiduría organísmica más profunda de los pacientes.

■ Ayudar a los pacientes a tomar decisiones existenciales que respeten su verdad interior.

■ Ayudar a los pacientes a moverse hacia formas de ser en el mundo que sitúen el flujo de la vida en su centro y permitan expandir las posibilidades de «acción correcta» en cooperación con los más amplios mundos interpersonales, culturales y ecológicos.

una nueva «forma de ser», como lo denominó Carl Rogers, que sea más consistente y congruente con el propio sentido de la realidad, para luego valorar las consecuencias de una forma realista.

5. Revisión del progreso, consolidación y cierre

Finalmente, la preocupación original que indujo a la persona a acudir a la consulta del terapeuta terminará por resolverse, o bien la persona decidirá no seguir trabajando en su resolución. Entonces el centro de la terapia se desplaza hacia la terminación, hacia el final de la relación y la consecución del cierre. Bien manejada, esta fase permite efectuar una revisión, terminar las cuestiones inacabadas y consolidar las lecciones aprendidas. También proporciona una oportunidad importante para afrontar una de las más desafiantes experiencias humanas: la pérdida.

La terminación insatisfactoria o prematura puede ser muy perturbadora, incluso hasta mucho después de terminar la terapia. Para los pacientes es importante encontrar a otro terapeuta con quien afrontar los temas no resueltos de la psicoterapia que acabó demasiado bruscamente.

PREOCUPACIONES QUE ABORDA LA PSICOTERAPIA

Las personas de todas las edades se benefician de la psicoterapia para muchos temas. Los más corrientes son:

■ **Relaciones**
Enriquecimiento y terapia matrimonial, creación de relaciones, problemas sexuales, paternidad y maternidad, relaciones de trabajo.

■ **Trauma y pérdida**
Muerte, divorcio, pérdida de un amor, enfermedad grave, recuperación de un trauma, violencia, maltrato, violación, maltrato sexual infantil.

■ **Identidad**
Cuestiones existenciales: ¿quién soy? ¿Qué significa mi vida? ¿Estoy loco? ¿Cómo debería vivir? Identidad sexual, cuestiones vocacionales y motivacionales.

■ **Dolor psicológico**
Depresión, ansiedad, compulsividad, fobias, impulsividad, estrés, adicción, cólera, engaños y alucinaciones.

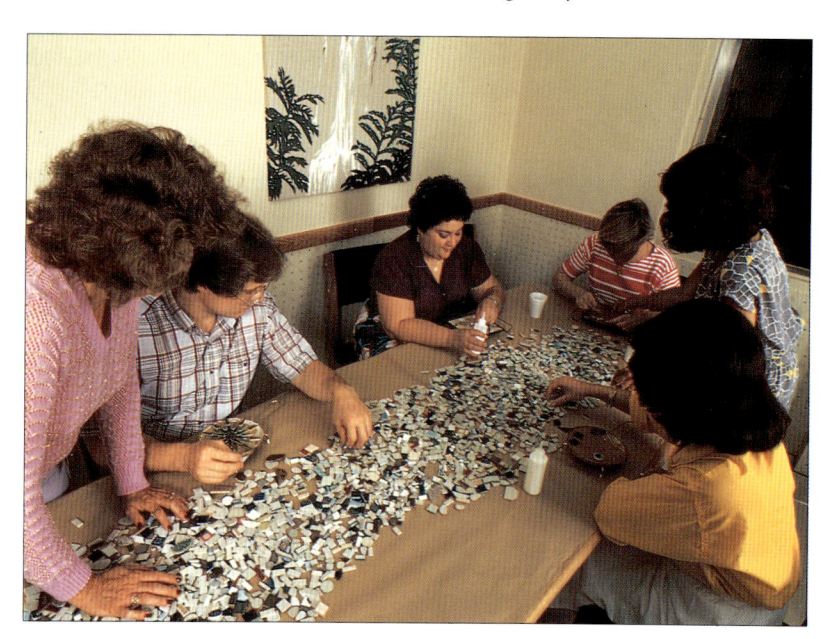

■ **Desarrollo personal**
Amor, intimidad, creatividad, autotrascendencia, espiritualidad y totalidad.

■ **Psicología del deporte**
Rendimiento, trabajo en equipo, motivación.

■ **Enfermedad física**
Enfermedad cardiaca, cáncer, fatiga crónica, enfermedad que está relacionada con el estrés, úlceras, artritis, angustia premenstrual, diabetes, dolores de cabeza, alergias, asma o lumbalgia tienen todas dimensiones psicológicas y la psicoterapia puede ayudar a lograr la recuperación.

RECURSOS NECESARIOS

Ocasionalmente, la resolución se logra en una o dos sesiones o en un taller intensivo de crecimiento, durante un fin de semana. Más habitualmente, la psicoterapia necesita varias visitas semanales para un problema sencillo o superficial. Los temas más profundos y duraderos, o un serio compromiso con un proceso de crecimiento personal pueden tardar meses o incluso años. Generalmente, los psicólogos humanistas confían en que los pacientes sean los mejores jueces acerca de cuánta terapia necesitan, aunque les harán sugerencias, basándose en su propia experiencia con otros pacientes.

El coste de la psicoterapia varía, dependiendo de la región geográfica y el nivel de formación y experiencia del terapeuta. A menudo muchos profesionales trabajarán según una escala variable de honorarios que refleje las realidades financieras, tanto del paciente como del profesional. No tema preguntar. La mayoría de las veces el trabajo en grupo es menos caro.

Izquierda: hay muchas formas de psicoterapia y asesoramiento psicológico, incluida la terapia artística de grupo, como se muestra aquí.

Interacción con otras terapias

Las psicoterapias humanistas se practican con frecuencia en conjunción con la medicina tradicional y con terapias alternativas, especialmente las terapias somáticas y nutricionales. Cuando el sufrimiento psicológico es grave, puede interferir en la capacidad de la persona para participar plenamente en la psicoterapia, en cuyo caso puede ser útil la medicación antidepresiva o ansiolítica, recetada por un psiquiatra psicológicamente consciente; también serán útiles los cambios nutricionales, el ejercicio y la meditación.

Formación y titulación

Para dominar la psicoterapia, sea cual fuere la tradición que se siga, se necesitan varios años de formación intensiva. En Estados Unidos, la mayoría de terapeutas tienen un título o doctorado en asesoramiento, psicología pastoral o asistencia social. La práctica legal de la psicoterapia se limita a los profesionales que han obtenido su licencia en cada uno de los Estados del país. Para conseguir una licencia, los profesionales tienen que haber realizado al menos 3.000 horas de formación supervisada, aparte de su titulación, y presentarse a un examen de obtención de licencia.

La situación es diferente en el Reino Unido. A veces los psicoterapeutas tienen títulos de licenciatura en psicología, asesoramiento psicológico o asistencia social y formación de posgraduado o titulación en un enfoque psicoterapéutico concreto. Los programas de formación están acreditados por el Consejo de Psicoterapia del Reino Unido. La Asociación de Profesionales de Psicología Humanista también acredita a los psicoterapeutas. A diferencia de los psiquiatras, que son médicos formados como tales, los psicoterapeutas no tienen por qué poseer una formación médica ortodoxa. Tampoco pueden recetar a sus pacientes tratamientos médicos como medicamentos ortodoxos.

Todas las organizaciones profesionales tienen normas de ética y práctica, que guían las actividades de sus miembros. Si cualquier consumidor cree haber recibido una atención inferior a la normal por parte de un psicoterapeuta titulado o acreditado, puede presentar una queja ante las organizaciones profesionales.

Hagamos finalmente un comentario sobre los psicoterapeutas «eclécticos», los «aprendices de todos los enfoques terapéuticos y maestros de ninguno». El término «ecléctico» suele referirse a la terapia en que se combinan técnicas tomadas de diferentes enfoques. Cuando esa integración la realiza un terapeuta que ha profundizado en un enfoque sistemático y luego, con el transcurso del tiempo, ha introducido sabiduría derivada de otros sistemas, eso representa probablemente lo mejor de los mundos posibles. Pero sucede con demasiada frecuencia que hay terapeutas poco formados, que toman y eligen elementos de entre los diferentes sistemas, sin dominar ninguno de ellos y que se autodenominan «eclécticos».

Los consumidores deben ser precavidos a la hora de trabajar con psicoterapeutas que no se hayan afiliado a alguna de las organizaciones profesionales para psicoterapeutas. La psicoterapia es una intervención compleja, sutil y potente cuando la practican personas que han recibido una buena formación impartida por un instituto reconocido. Pero al ser tan poderosa también puede causar daño cuando se practica de forma ingenua por parte de terapeutas sin la debida formación. Para establecer los títulos de un psicoterapeuta, póngase en contacto con las organizaciones de la sección Direcciones útiles, y con los colegios profesionales correspondientes.

PSICOTERAPIAS HUMANISTAS MÁS CONOCIDAS

Hay cientos de psicoterapias con «nombre de marca». Las más conocidas son:

- Centrada en el paciente o en la persona.
- Gestalt.
- Análisis transaccional.
- Transpersonal.
- Existencial.
- Autopsicología.
- Feminista.
- Narrativa.
- Constructivista.
- El sí mismo en relación.
- Experiencial/centrada
- Mitopoética/junguiana
- Psicodrama.
- Artes expresivas.
- Eriksoniana.
- Integración primigenia.
- Proceso familiar.
- Bioenergética.
- Etnocultural.

Todas se pueden practicar individualmente, con parejas y familias o bien en grupos.

HIPNOTERAPIA

CAPÍTULO DIECISIETE

La hipnoterapia es una técnica cada vez más aceptada, en la que se utiliza la hipnosis como herramienta para tratar una gran variedad de problemas psicológicos, del comportamiento y médicos.

Aunque el hipnotismo a veces se ha malinterpretado e incluso se le ha temido, la mayor comprensión alcanzada en los tiempos modernos acerca de esta valiosa herramienta ha conducido a una receptividad de la hipnoterapia por parte del público en general y a una mayor difusión de su uso por parte de médicos y otros profesionales de la sanidad.

Hoy, la hipnoterapia se utiliza extensamente en las consultas de profesionales de la medicina, dentistas y terapeutas que tratan problemas psicológicos. Ahora, quienes practican la técnica pueden citar numerosos casos o ejemplos que han valorizado su aceptación en situaciones tan distintas como aliviar el dolor en operaciones quirúrgicas o ayudar a la gente a dejar de fumar o perder peso.

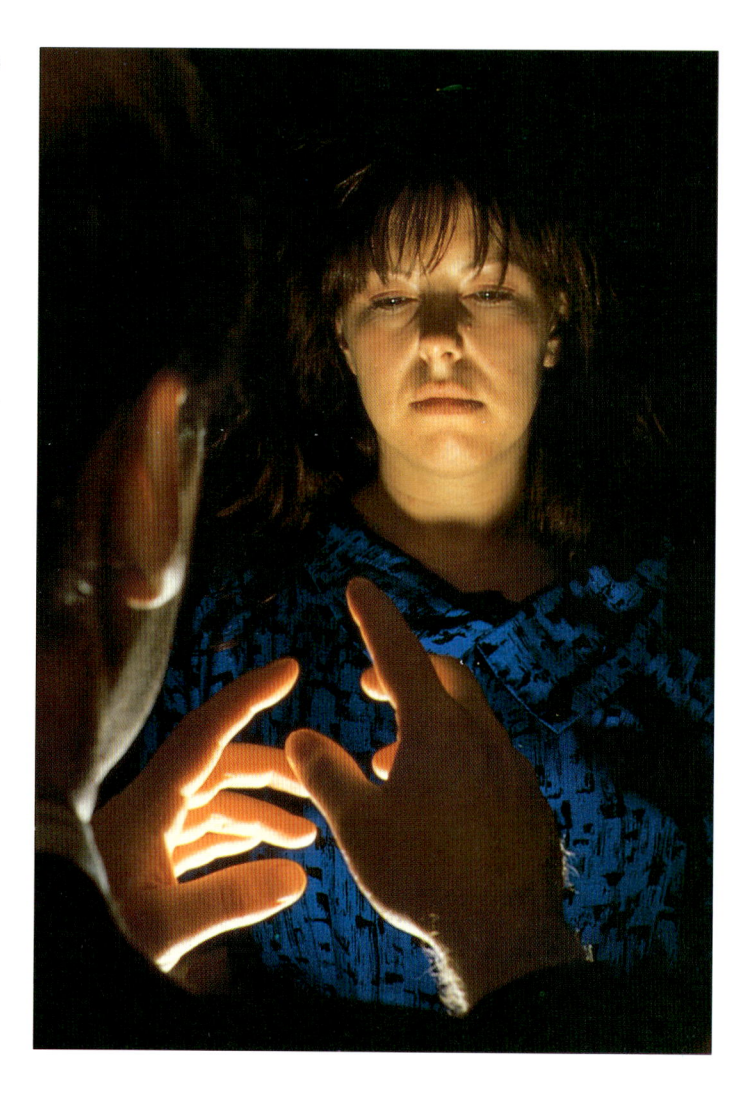

En muchos países el hipnotismo ha sido ampliamente aceptado como una modalidad de tratamiento y la hipnoterapia ya se aplica para tratar muchas afecciones médicas comunes, que van desde el asma y las alergias hasta la enfermedad cardiaca, además de ser utilizada como anestésico en odontología y como herramienta para lograr la modificación del comportamiento. Se ha empleado incluso como técnica experimental para el tratamiento del cáncer.

Hipnotismo

Para comprender la historia de la hipnoterapia, tenemos que comprender antes el hipnotismo y sus orígenes. En términos sencillos, la hipnosis es un estado similar al sueño, inducido artificialmente, en el que el individuo alcanza una gran concentración y se muestra extremadamente sensible a las sugerencias hechas por el hipnotizador.

Estar hipnotizado supone hallarse en un estado alfa, en el que se pueden evitar los aspectos básicos de la mente y en el que la persona es más receptiva a la sugestión. El estado hipnótico se puede inducir mediante diversas técnicas, que van desde la simple sugestión verbal hasta un método de fascinación ocular, inducido quizá por un objeto en movimiento.

Orígenes de la hipnosis

La hipnosis, en sí misma, es una técnica antigua. Diversas representaciones visuales y jeroglíficos han llevado a los historiadores a la conclusión de que los antiguos chinos y egipcios utilizaron el hipnotismo en los rituales religiosos y el tratamiento médico. Se cree que los egipcios lo utilizaron como anestésico en las prácticas quirúrgicas.

En épocas más recientes, hay varias personas que tuvieron un papel fundamental en el progreso de la hipnosis, al establecer los cimientos para el surgimiento de la hipnoterapia moderna.

Entre los más notables destacan los siguientes:

■ **Franz Anton Mesmer** (1734-1815), un médico austriaco, padre de la moderna psiquiatría e hipnotismo, que él llamó «magnetismo animal». Mesmer estaba convencido de que de sus manos emanaba un fluido magnético que hacía posible el proceso.

■ **James Braid** (1795-1860), notable médico británico que acuñó el término «hipnotismo» en 1842. Braid utilizó el hipnotismo para aliviar el dolor durante las operaciones quirúrgicas. No sólo tuvo éxito en ello, sino que también redujo las hemorragias y aceleró la curación en muchos de sus pacientes. Gracias al uso de la hipnoterapia, Braid registró un índice de mortalidad drásticamente reducido en las operaciones quirúrgicas practicadas en sus pacientes, que no se superó hasta muchos años más tarde, cuando los cirujanos pudieron disponer de técnicas más modernas.

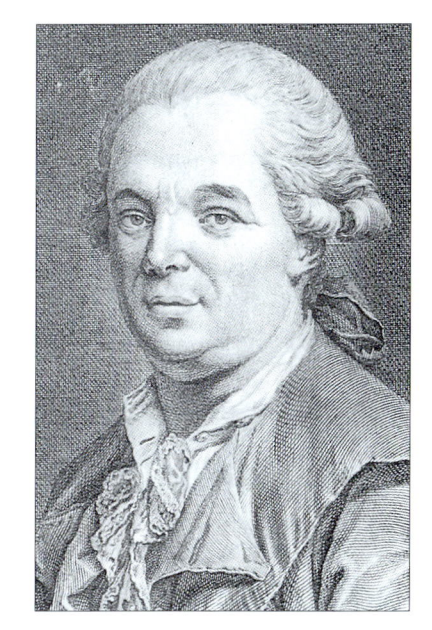

Arriba: Franz Anton Mesmer es el padre del hipnotismo.

■ **Ambrose-Auguste Liebeault** (1823-1904), médico francés y fundador de la Escuela de Terapéuticas de Sugestión de Nancy.

■ **James Esdaile** (1808-1859), médico escocés que realizó 300 grandes operaciones y más de 2.000 menores utilizando el principio hipnótico.

■ **Sigmund Freud** (1856-1939). Aunque más tarde optó por el psicoanálisis tradicional, Freud pasó un tiempo en la Escuela de Nancy y contribuyó mucho al estudio científico del hipnotismo. Tenía dificultades para inducir el estado hipnótico en sus sujetos, pero siempre creyó que la técnica sería extremadamente valiosa si la utilizaban profesionales más hábiles que él.

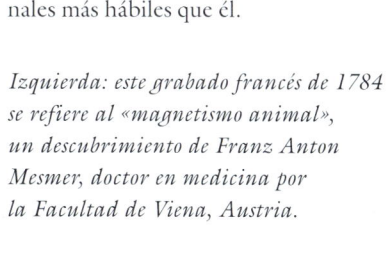

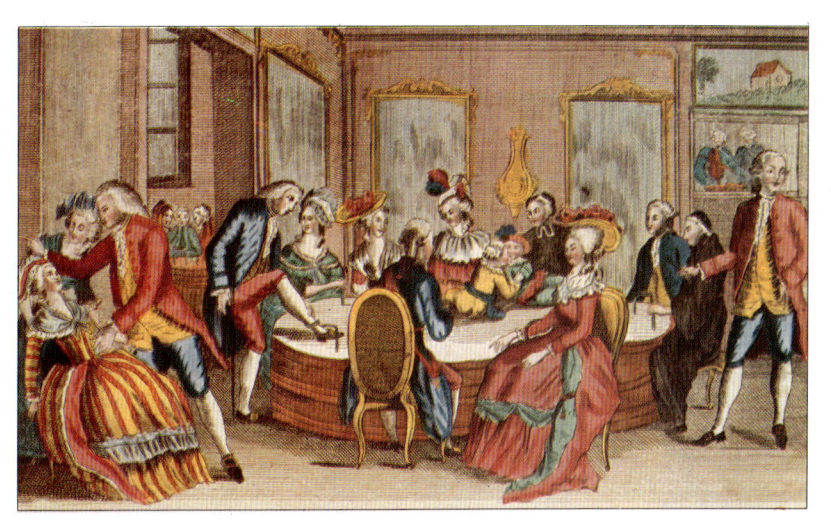

Izquierda: este grabado francés de 1784 se refiere al «magnetismo animal», un descubrimiento de Franz Anton Mesmer, doctor en medicina por la Facultad de Viena, Austria.

Filosofía y objetivos

Comprender el hipnotismo es comprender que hay estados diferentes de conciencia humana. En el hipnotismo se induce el nivel alfa, un estado de alta concentración entre el sueño y la vigilia. En este estado relajado se evitan los estados básicos de la mente y la persona se hace más receptiva a las sugerencias, como la reducción del dolor o comer menos.

En este estado, una persona también puede ser más receptiva y recordar acontecimientos anteriores de su vida que puedan haber dejado en ella un impacto traumático. Esos acontecimientos se abordan entonces en la terapia. El hipnoterapeuta puede ayudar al paciente a sustituir los procesos de pensamiento negativos por otros mucho más positivos.

En esencia: cuando en la hipnosis se evitan los factores generales de la mente, los pacientes pueden aceptar más fácilmente su propia capacidad para alcanzar comportamientos deseables y positivos. Entonces, el «no puedo» se convierte en «puedo». La hipnoterapia es un testamento del poder de la mente para generar un comportamiento positivo y ayudar a curar el cuerpo.

■ **Karl A. Menninger** (1893-1990), destacado psiquiatra estadounidense y fundador de la famosa Clínica Menninger, donde se practica el hipnotismo, tanto clínica como experimentalmente.

■ **Milton Erickson** (1901-1980), considerado a menudo como el hipnoterapeuta más influyente de los tiempos modernos. Utilizó el hipnotismo en numerosos pacientes como técnica de modificación del comportamiento.

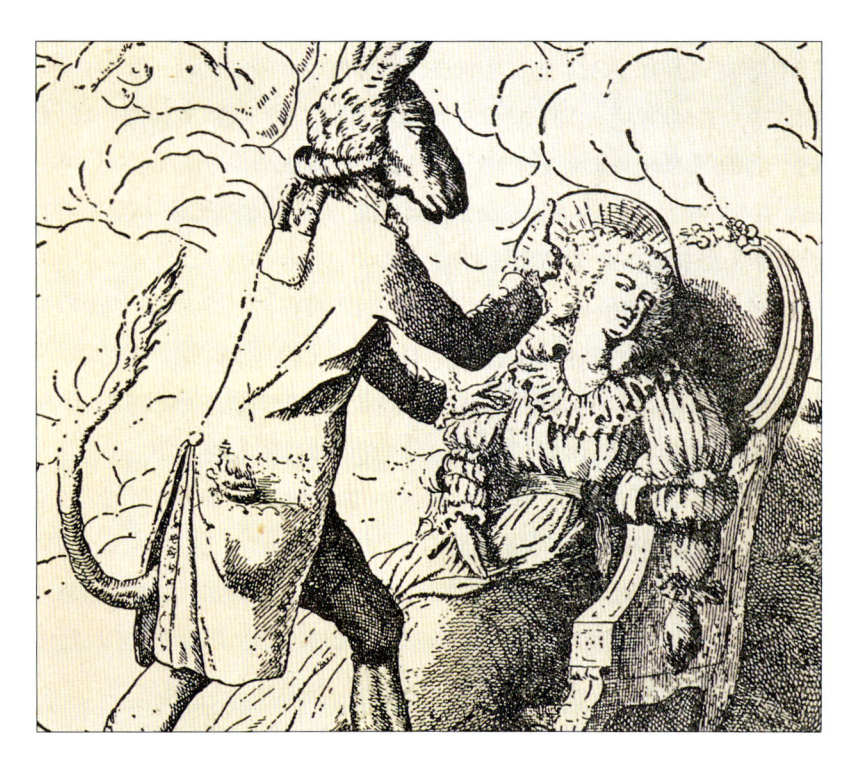

Nota: como señal del gran progreso alcanzado por el hipnotismo desde los tiempos en que estaba rodeado de superstición y se veía como un entretenimiento escénico, en 1958 la Asociación Médica de Estados Unidos aceptó el hipnotismo como una modalidad de tratamiento.

Afecciones que trata la hipnoterapia

La hipnoterapia se puede emplear para tratar muchas afecciones, incluidas: depresión, personalidades múltiples, ansiedad, trastorno bipolar, problemas de concentración, impotencia, anorexia, insomnio, pánico, temor a volar, estrés y neurosis.

■ Los médicos utilizan la hipnoterapia para tratar diversas afecciones, entre las que se incluyen: alergias, dolor artrítico, enfermedad cardiaca, hipertensión, nerviosismo, dolores de cabeza, colitis y asma. Una vez, un hipnoterapeuta pudo hacer regresar a un paciente al momento de su nacimiento, en el que estuvo a punto de ser estrangulado por el cordón umbilical. Esa experiencia le provocó más tarde síntomas similares al asma, que desaparecieron después de la hipnoterapia.

■ Algunos oncólogos, incluido Carl Simonton, han utilizado el hipnotismo como técnica experimental en el tratamiento del cáncer. Eso supone emplear técnicas de visualización en el estado hipnótico, en el que se pide a los pacientes que imagine que sus cuerpos combaten y con éxito contra las células cancerosas.

Izquierda: esta caricatura muestra a un asno mesmerizando a una mujer. Esta forma de hipnotismo fue desarrollada por Mesmer, que la llamó «magnetismo animal».

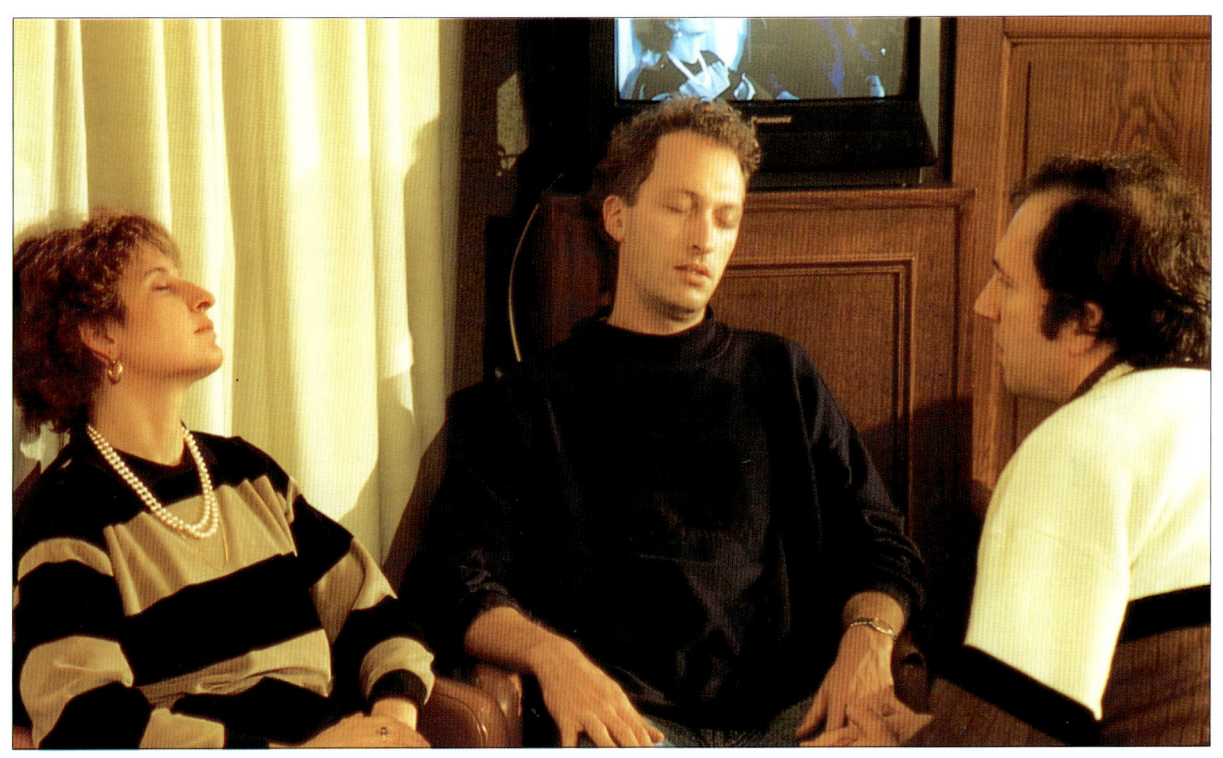

Arriba: estos terapeutas en formación se someten a una sesión de instrucción en hipnotismo.
Derecha: los hipnoterapeutas utilizan la hipnosis como una herramienta aceptada para tratar una amplia gama de problemas psicológicos, médicos y del comportamiento. El hipnoterapeuta induce en un estado de gran concentración al paciente, el llamado nivel alfa.

■ Muchos dentistas utilizan el hipnotismo como complemento de la anestesia tradicional y para ayudar a controlar la hemorragia y la salivación. También lo emplean para que sus pacientes se relajen.

■ El empleo de la hipnoterapia como herramienta de modificación del comportamiento, para ayudar a la gente a dejar de fumar o bien a perder peso, se halla muy extendido y es extraordinariamente útil.

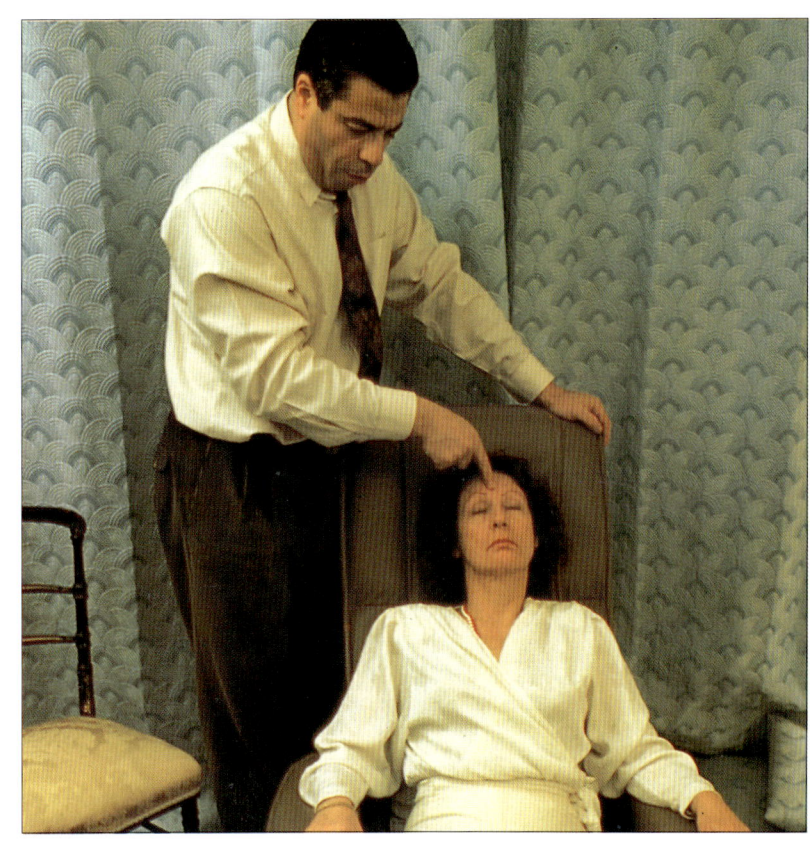

Elegir a un hipnoterapeuta

Al elegir a un hipnoterapeuta buscaremos siempre a un profesional que posea licencia en artes curativas o que trabaje bajo la supervisión de alguien que la tenga. Tenga cuidado con supuestos profesionales que hacen afirmaciones exageradas. Aunque la hipnoterapia actúa más rápidamente que muchas otras especialidades, no es una cura milagrosa.

Un hipnoterapeuta acreditado hablará primero con el paciente para determinar qué experiencia ha tenido previamente con la hipnosis, si es que ha tenido alguna. Le preguntará qué sabe sobre esta técnica, querrá saber si ha visto alguna vez a una persona hipnotizada y cuáles son sus temores en relación con la hipnosis, si ha leído algún libro o artículo sobre el tema o si ha sido hipnotizado antes.

Es posible que, inicialmente, el hipnoterapeuta decida demostrar una inducción hipnótica en una tercera persona, para que el paciente se sienta cómodo. Al paciente se le debe decir que, mientras esté bajo los efectos de la hipnosis, no se hará nada en contra de su voluntad. También habrá que explicarle las sensaciones que experimentará mientras esté hipnotizado, para alejar cualquier temor o recelo que pueda llegar a tener.

Un hipnoterapeuta puede decir a sus pacientes, por ejemplo, que les ayudará a conseguir algo que desean mucho, pero que son incapaces de hacer por sí mismos. Les explicará la diferencia entre los estados delta (sueño profundo), theta, alfa y beta (niveles de conciencia normal, de vigilia y medio). Posiblemente entregue un gráfico al paciente que muestre las diferentes frecuencias de las ondas cerebrales y se le explicará en qué parte del gráfico tendrá lugar la hipnosis.

El estado alfa es muy similar al que experimentamos cuando empezamos a despertar por la mañana. No acabamos de poder abrir los ojos, a pesar de lo cual estamos conscientes. Escuchamos el canto de los pájaros en el exterior o los sonidos que nos llegan desde fuera de la casa. Nuestros ojos permanecen cerrados y nos sentimos como si no pudiéramos o no quisiéramos despertarnos y abrir los ojos. Este es el estado alfa y lo experimentan muchas personas cuando entran en estado hipnótico, es decir, un estado de conciencia muy sugerente

Medidas de autoayuda

A diferencias de muchas otras técnicas de tratamiento, a los pacientes se les puede enseñar fácilmente la práctica de la autohipnosis, de modo que puedan experimentar los beneficios posteriores del tratamiento. Pueden aprender así a situarse en un estado hipnótico para asumir sugerencias positivas y abandonar después ese estado hipnótico.

Un hipnoterapeuta puede darle al paciente material que le autoinducirá a un estado de hipnosis. Un ejemplo de ese tipo de material es el siguiente:

«Para su primera experiencia, elija un momento en el que no haya posibilidad de ser molestado y en el que su entorno esté absolutamente tranquilo. Colóquese en su posición habitual y más cómoda y, sin prisas, concéntrese en sí mismo, para producir el estado físico y mental más completamente relajado que sea capaz de crear.

»Una vez que esté perfectamente seguro de haber alcanzado ese estado, dirija la atención hacia uno de sus brazos, concéntrese en él y proceda a pensar para sí mismo:

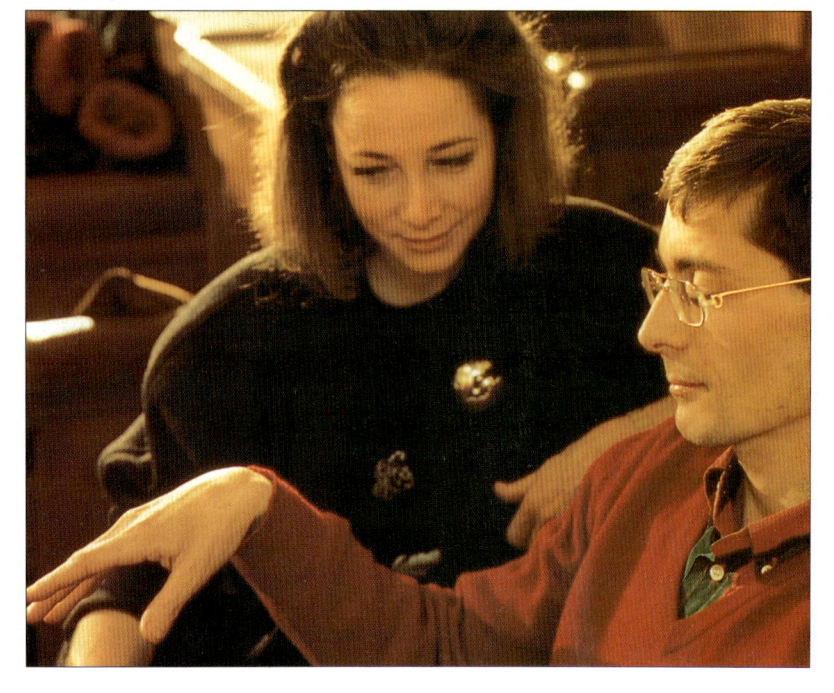

Izquierda: los hipnoterapeutas cualificados reciben una formación completa. La hipnoterapia es utilizada ampliamente por médicos, dentistas y terapeutas para tratar muchas afecciones médicas y psicológicas.

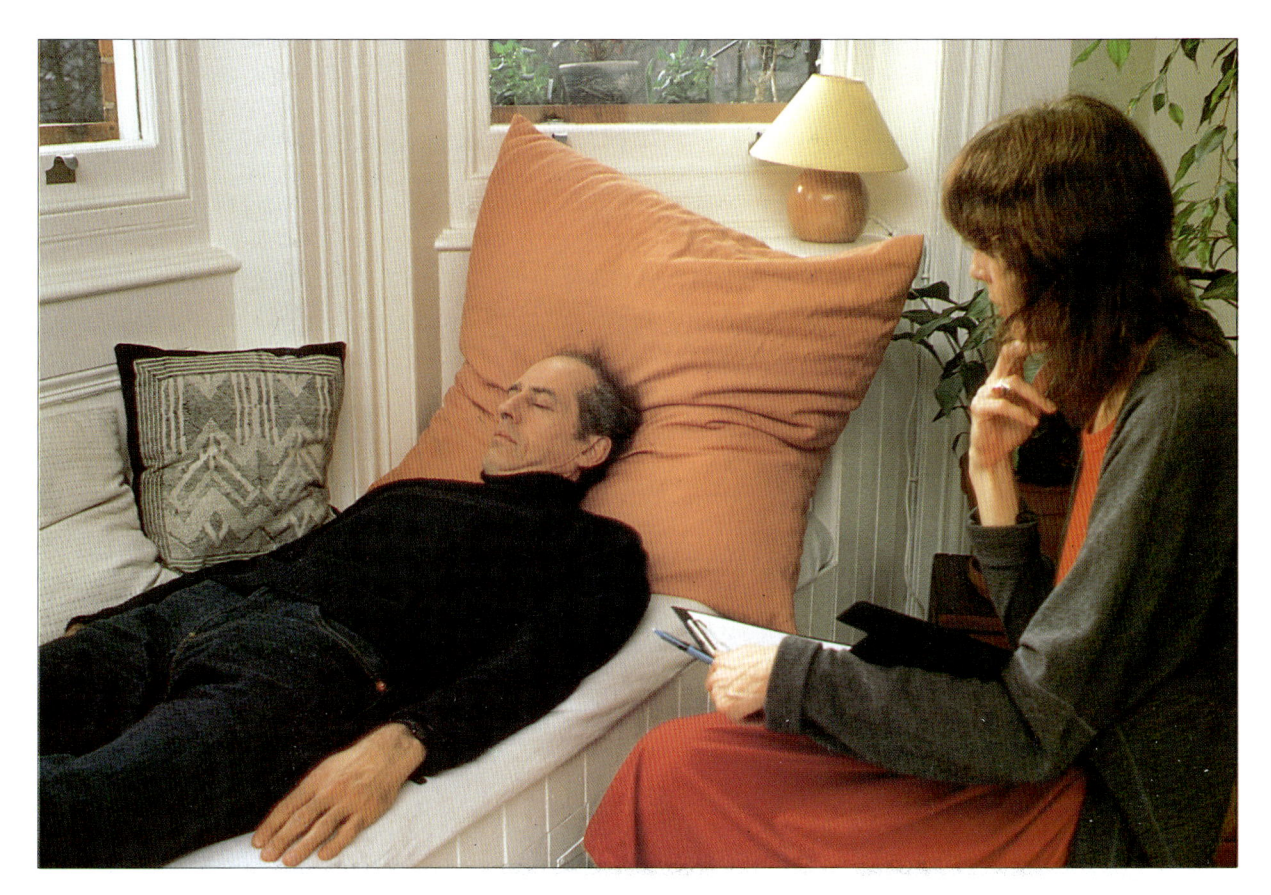

»"Estoy completamente relajado. Me siento más relajado cada segundo que pasa. Ahora la parte inferior del brazo izquierdo o derecho (según el que haya elegido), desde el codo hasta los dedos, está tan relajada que la siento ligera e ingrávida. Tras cada inspiración, noto la parte inferior del brazo más y más ligera. La ligereza llena mis dedos, asciende desde la mano hacia la muñeca y, sin ningún esfuerzo consciente, se eleva desde lo alto del diván o sillón, etc. Mientras sigo relajándome cada vez más profundamente, mi brazo se eleva más y más alto, más y más ligero, elevándose más y más, La parte inferior de mi brazo izquierdo está flotando. Tras cada movimiento que hace se vuelve más y más ligera y me induce a relajarme más profundamente, por completo, sin ningún esfuerzo consciente".

»Procure no dar a su brazo ninguna instrucción consciente para que se eleve, y asegúrese de que los pensamientos se dirigen exclusivamente a la mente inconsciente. Una vez que haya establecido contacto con la mente inconsciente, el brazo se elevará automática e involuntariamente, y la velocidad y seguridad de la elevación dependerá de la calidad del contacto.

»Habitualmente y de un modo muy lento, los músculos del brazo parecerán contraerse por sí solos, tirando del mismo con una sacudida hacia arriba. Recuerde que, tan pronto el brazo empiece a elevarse, existe un probable estado de hipnosis, ya que el inconsciente está obedeciendo las sugerencias que se le dirigen».

El individuo se encuentra por tanto en un estado hipnótico, en el que se le pueden dar sugerencias positivas para crear, por ejemplo, un comportamiento más deseable.

EL FUTURO DE LA HIPNOTERAPIA

Aunque la hipnosis es una técnica antigua, el uso científico de la hipnoterapia todavía es relativamente reciente. Ya ha empezado a ser muy utilizada y aceptada por mucha gente que antes se mostraba escéptica, incluidos muchos médicos y profesionales de la medicina ortodoxa.

A medida que pasa el tiempo y se conocen más historias de éxito de la hipnoterapia, la modalidad irá siendo más aceptada y difundida y muchas más personas se beneficiarán de su gran valor curativo.

No hace falta insistir en que debemos ser prudentes y saber distinguir entre el profesional y el embaucador.

MEDITACIÓN

CAPÍTULO DIECIOCHO

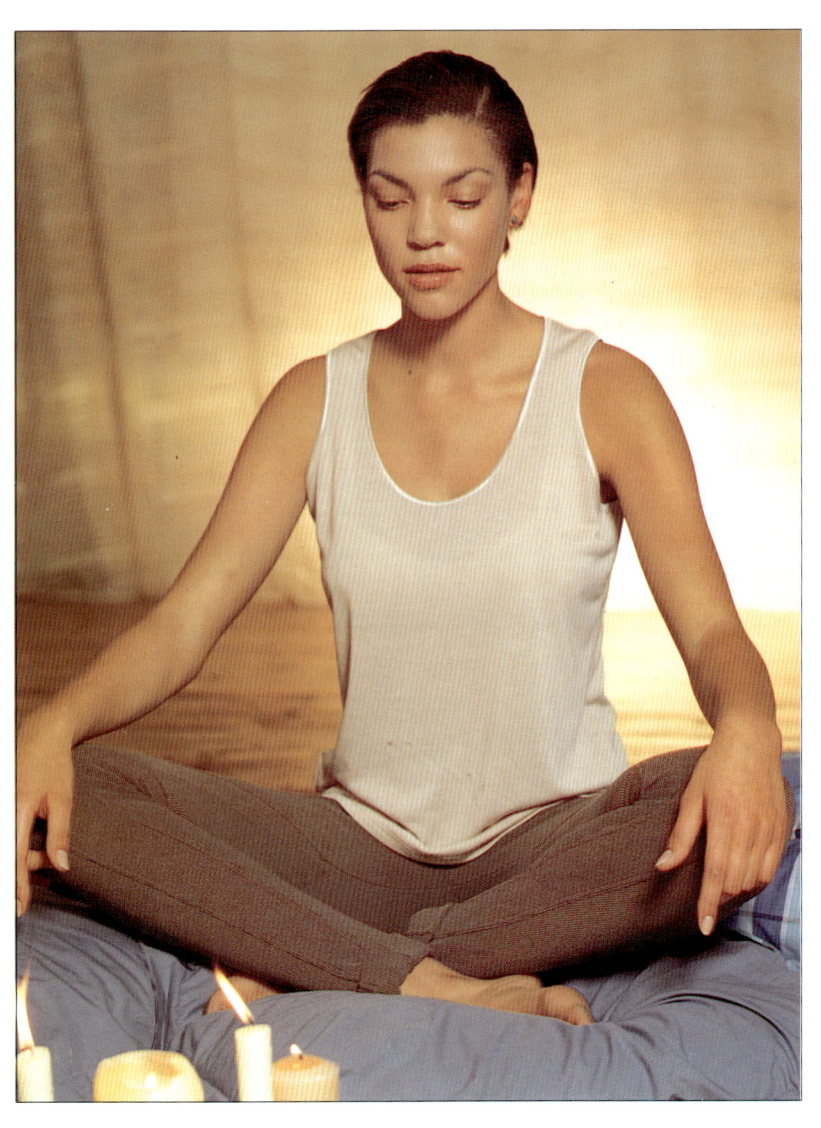

La palabra «meditación» se utiliza muy a menudo, aunque muchas veces de forma errónea. La meditación es un estado del ser en el mismo sentido en que lo es el sueño. No se puede practicar la meditación más de lo que se practica el sueño; o se está dormido o no, como sabe bien todo insomne. Cuando una persona practica la meditación, lo que hace en realidad es practicar la concentración. Participa en la actividad continua de dirigir la mente hacia un solo centro de atención. Al dirigir la atención hacia un solo punto, de una forma suave pero persistente, la mente se vacía de pensamientos y la persona puede caer en un estado de meditación. Esta práctica exige un esfuerzo consciente por volver a centrar la atención cada vez que la mente se haya distraído. No es insólito que los principiantes se sientan frustrados por el proceso, al ver que las otras personas tienen mentes sumisas y cooperadoras, y están dispuestas a guardar silencio en cuanto se lo pidan.

Por el bien de la exactitud, algunos maestros se refieren a la meditación como «estar sentado»: «Estoy sentado durante una hora cada día». Al decir «estoy sentado», en lugar de «medito», se alivian las expectativas de logro que pudieran interferir en el proceso. La práctica regular actúa para reforzar el objetivo y una preparación para la quietud, que es el terreno más fértil para la meditación.

La historia de la meditación

La historia de la meditación coincide con el desarrollo de la mente en la evolución humana. La percepción de la propia conciencia permitió a los seres humanos aprender a controlar los pensamientos, la respiración y el cuerpo físico, a percibir a Dios, a experimentar la Verdad pura, a conocer la luz clara, a distinguir el Ser, etc. La meditación es natural, fácil de aprender y segura. Sus beneficios se encuentran registrados en todas las grandes tradiciones espirituales del mundo y tenemos ejemplos de técnicas de meditación en ámbitos transculturales. En la literatura de la tradición del yoga se ofrecen muchos detalles para la instrucción e inspiración de la meditación. Existen variedades de prácticas meditativas en el zen, el budismo tibetano, el taoísmo, el cristianismo y el islamismo.

Hacer participar a los sentidos

A veces resulta útil hacer participar a uno de los sentidos en el proceso de la meditación. Para una persona visualmente orientada, sostener en la mente la imagen de alguien o de algo que evoque sentimientos positivos puede ser ha mejor herramienta para concentrar la atención. La imagen se considerará como una sola unidad y no como una escena. Ello se debe a que la mente podría tomar la escena y utilizarla para distraer su imaginación y su fantasía.

Los que tienen imaginación visual se pueden concentrar en un objeto como una luz, vela, dibujo específico, el rostro de alguien muy querido o alguna imagen de la naturaleza, como una flor, una piedra, el cielo o el océano. Un centro de atención común para la meditación consiste, simplemente, en percibir el fluir natural de la propia respiración.

Mantras

Las personas más orientadas hacia el sonido elegirán un sonido para concentrarse, como los que proceden de la naturaleza: el viento en los árboles o el chapoteo del mar en la playa. En sánscrito, la palabra *mantra* significa «vibración sonora». Muchos meditadores recitan *mantras* para generar frecuencias vibratorias.

Los *mantras* más corrientes son: *Om, hari om, om shanti, ram, hari ram, om namah shivaya*. Muchas personas prefieren utilizar palabras de su propio idioma como «paz», «amor» o «gozo». Incluso una sílaba sin significado alguno puede ser útil como herramienta de meditación si ayuda a concentrar la mente. Las personas con orientación quinestésica pueden preferir concentrar la atención en una sensación, como el contacto del viento sobre la piel, la sensación de movimiento a medida que la respiración fluye al inspirar y exhalar o la sensación de altura que se experimenta al hallarse en la cumbre de una montaña.

Una sencilla experiencia de meditación

La experiencia de meditación puede concentrar y calmar la mente.

■ Preparación
Al reservar algunos momentos para prepararse, la práctica de la meditación será más cómoda y la persona descubrirá gradualmente cómo aumenta el tiempo que permanece sentada, su capacidad para concentrarse.

■ Para empezar
Reserve unos 20 minutos en los que no le moleste nadie. Desconecte el teléfono, si tiene animales de compañía déjelos en otra habitación y abra una ventana para facilitar la ventilación. Vaya al cuarto de baño y vacíe la vejiga y los intestinos. Lávese las manos y la cara. Póngase ropa suelta, que no le oprima. Siéntese en una silla firme, con los pies planos sobre el suelo. También se puede sentar

---

Precauciones necesarias

A continuación se indican algunos consejos que debería usted considerar antes de meditar:
1. Evite siempre meditar inmediatamente después de una comida.
2. No se obligue nunca a meditar o a prolongar la práctica de modo incómodo. Eso puede ser peligroso y desagradable.
3. Si se producen visiones, sonidos u otras percepciones extrasensoriales, procure que no le distraigan o le induzcan a error en sus esfuerzos. A menudo, lo que muchas personas consideran como poderes psíquicos pueden presentarse por sí solos y eso puede inducir a error.
4. Manténgase alerta durante la meditación. No medite cuando se sienta cansado o fatigado. A veces las personas se quedan dormidas en lugar de meditar. Este hábito es muy difícil de romper una vez establecido.
5. No se desanime. El sabio yogui Patanjali, el primero en codificar las prácticas del yoga en los *Yoga Sutras*, explica que «la práctica se fundamenta con firmeza cuando se ha aspirado a ella durante mucho tiempo, sin interrupción y con toda seriedad».

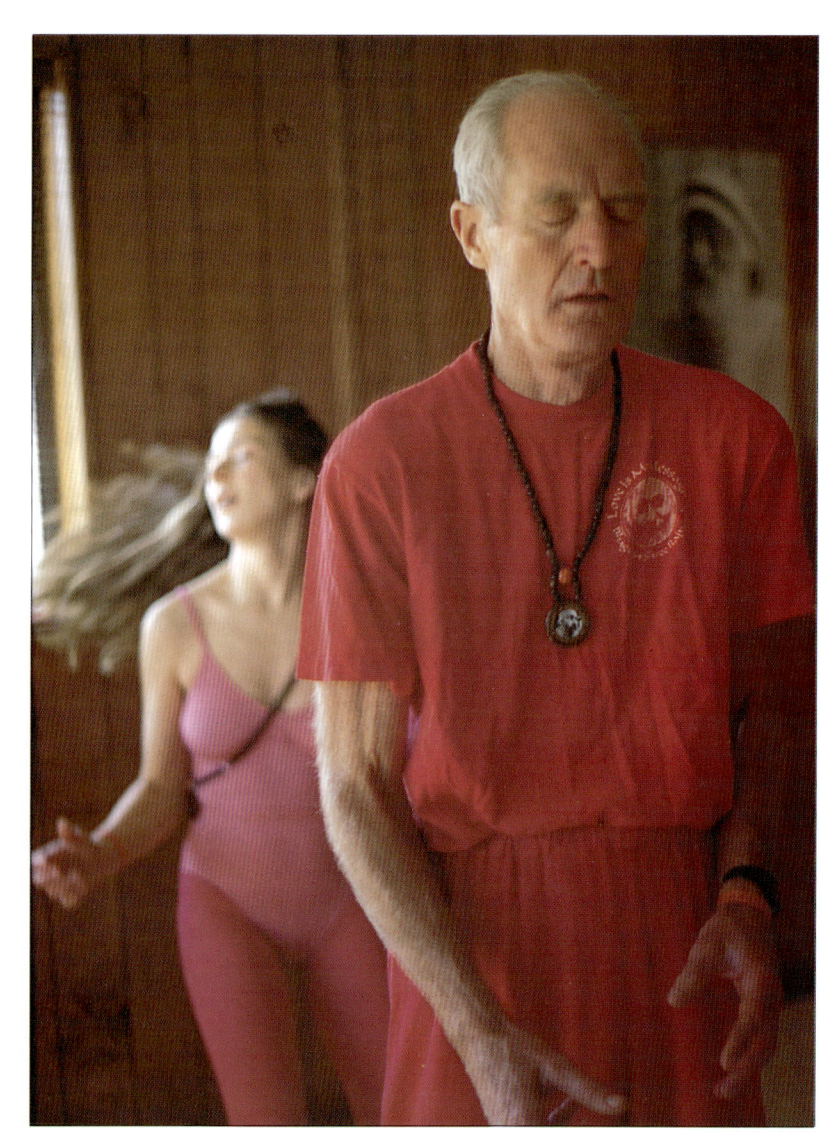

en el suelo, en la tradicional postura de piernas cruzadas, siempre y cuando su cuerpo se sienta cómodo. Relájese por completo.

■ El proceso

Coloque la cabeza, el cuello y la columna vertebral rectas y alineadas. Relaje los hombros. Descanse los brazos sobre el regazo, con las manos quietas. Dirija la conciencia hacia el «lugar» que ocupa su cuerpo. Observe su ambiente, considere dónde está y luego cierre los ojos.

■ La respiración

Sea consciente del «espacio» que ocupa su cuerpo. Dirija la atención hacia su respiración, espirando por la nariz. Al inspirar, llénese los pulmones por completo, evitando siempre cualquier tensión o esfuerzo. Concéntrese en el flujo de aire que discurre por la nariz y sienta la temperatura de la respiración: el calor de la espiración, el frío de la inspiración. Deje que el ritmo de la respiración sea uniforme, suave y continuo, sin sacudidas ni rupturas en el flujo del aire. Recuerde: debe evitar toda tensión e incomodidad. Finalmente, se dará cuenta de que la respiración se regulariza por sí misma.

■ Concéntrese en el flujo de la respiración

Concentre la mente en la observación del flujo de la respiración. A medida que aparecen los pensamientos, sentimientos y cualquier otra actividad mental, obsérvelos. Permita que le recuerden que debe concentrar la atención de nuevo en su respiración. Sienta el contacto del aire en la nariz, el suave fluir de la espiración y la inspiración y mantenga la conciencia sobre la experiencia de la respiración.

■ Silencio interno

Se dará cuenta de que siente el cuerpo cada vez más sereno, la mente concentrada y de que mantiene una sensación de tranquila vigilancia. Se producirá entonces un silencio interno, a medida que usted se familiariza más con el proceso de la meditación.

Posturas de meditación

Para la meditación se pueden adoptar muchas posturas, que van desde la posición yóguica del loto hasta la posición del *shavasana*. Puede emplear casi cualquier postura con la que se sienta cómodo y en la que mantenga el cuerpo y la mente en calma. Dos de las posturas utilizadas más habitualmente son el semiloto y el *shavasana*.

■ Semiloto

Es una sencilla posición de piernas cruzadas, que permite alcanzar equilibrio y estabilidad y se utiliza también para meditar.

1. Siéntese en el suelo, con las rodillas dobladas y las plantas de los pies juntas.

Presione suavemente las rodillas hacia el suelo y luego suéltelas.

2. Sosteniéndose los tobillos, presione hacia delante, tratando de acercar cuanto pueda la cara a los pies. Vuelva a la posición de sentado con la espalda erguida.

3. Ahora, entre en el semiloto propiamente dicho. Siéntese en el suelo, con las dos piernas extendidas hacia delante. Doble la pierna izquierda y coloque el pie izquierdo por debajo del muslo derecho. Doble la pierna derecha y lleve el pie derecho sobre el muslo izquierdo. Las dos rodillas tienen que tocar el suelo y debe mantener la espalda recta.

Shavasana

1. Túmbese de espaldas sobre el suelo, con las piernas separadas y relajadas y los brazos relajados, extendidos a ambos costados de su cuerpo.

2. Mantenga el cuerpo relajado y sin sentirse rígido por la tensión. Si a pesar de todo siente tensión, deténgase de inmediato e inténtelo de nuevo más tarde. Empiece por tratar de permanecer quieto durante 3 minutos y luego amplíe gradualmente el tiempo, a medida que mejora con la práctica.

Meditación y conciencia de la respiración

Estas técnicas le servirán como introducción a la meditación que incluye conciencia de la respiración.

Ejercicio 1

Siéntese cómodamente en su posición preferida, con los párpados bajos o los ojos cerrados. Respire con naturalidad, contando las respiraciones, ya sea al inspirar o espirar, desde uno a diez. Concéntrese en las cifras y no permita que sus pensamientos le distraigan. Siga manteniendo centrada la atención en las cifras y en su respiración. Eso le ayudará a concentrarse y también a mantenerse alerta.

Ejercicio 2

Sentado en la misma posición, respire con naturalidad. Centre la atención en las puntas de las aletas de la nariz, por donde fluye el aire que entra y sale del cuerpo. Experimente esa sensación y concéntrese en ella. No se permita ninguna distracción.

Ejercicio 3

Sentado como antes y respirando con naturalidad, concéntrese en el intervalo que media entre las respiraciones, el espacio situado fuera del cuerpo donde termina la espiración y el espacio dentro del cuerpo donde termina la inspiración. Observe la quietud de la respiración. Siga practicando esta meditación; sea consciente de su respiración y de esta forma serenará su mente. Descubrirá que el espacio entre inspiración y espiración aumenta con la práctica.

Nota: quizá prefiera combinar estas técnicas de respiración con la postura del semiloto.

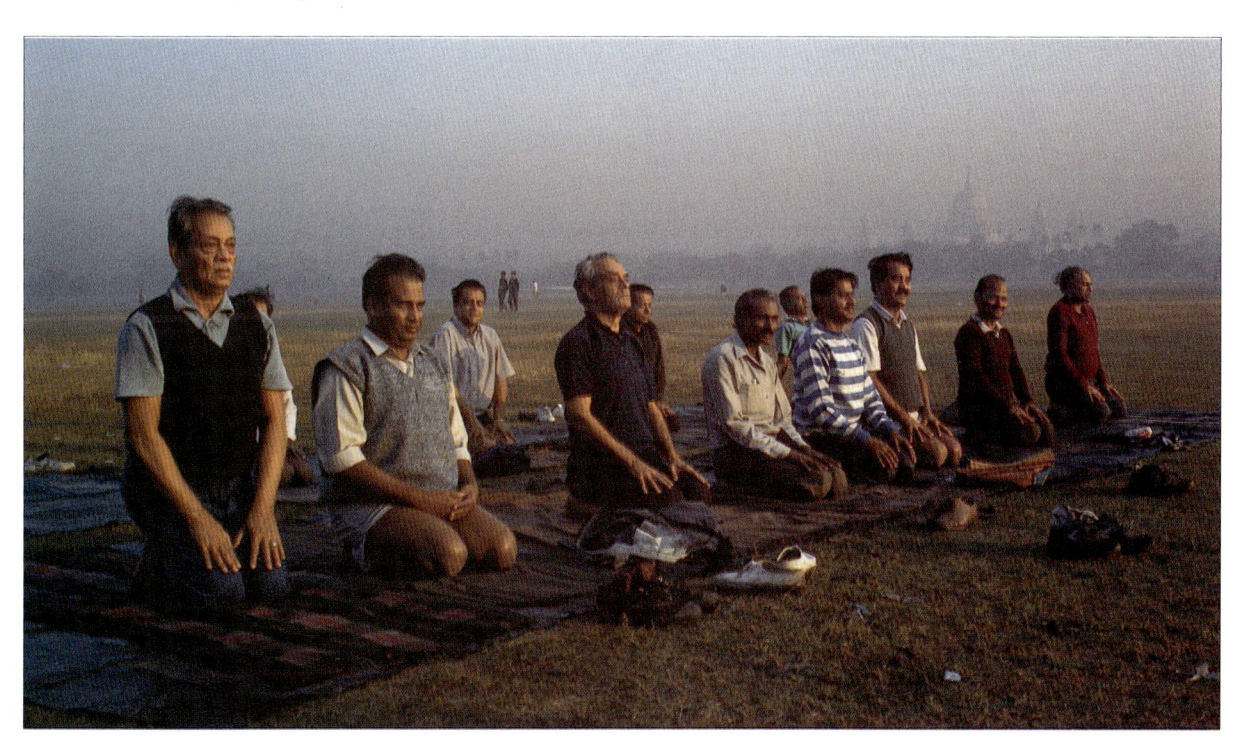

Meditación trascendental

¿Qué es exactamente la meditación trascendental?

La meditación trascendental es una técnica muy sencilla y natural, que se realiza sin esfuerzo y se practica durante 15 a 20 minutos dos veces al día, sentado cómodamente, con los ojos cerrados. Durante esa práctica, la mente se serena y experimenta niveles más exquisitos de pensamiento, hasta que se trasciende al nivel más refindo y se experimenta la fuente del pensamiento, la conciencia pura, la fuente de la creatividad y la inteligencia ilimitadas, tanto del hombre como de la naturaleza. La técnica de la meditación trascendental no supone concentración o control de la mente y tampoco es una religión, filosofía o cambio del estilo de vida.

¿Qué hace la meditación trascendental?

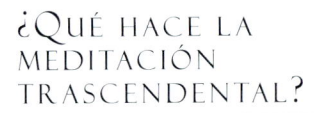

La mente influye profundamente sobre el cuerpo y viceversa. A medida que la mente se serena durante la práctica de la meditación trascendental, el cuerpo alcanza de modo natural un estado de relajación singular y muy profundo, que llega mucho más lejos y es mucho más profundo que el descanso habitual con los ojos cerrados.

Durante los últimos 25 años se han llevado a cabo más de 500 estudios de investigación científica sobre los efectos de la técnica de la meditación trascendental en 210 universidades independientes e instituciones de investigación en 33 países. Los estudios, cuyos resultados se han publicado en destacadas revistas científicas, han demostrado que la meditación trascendental puede:

- Reducir el estrés.
- Aumentar tanto la creatividad como la inteligencia.
- Mejorar la memoria y la capacidad de aprendizaje.
- Aumentar la energía.
- Aumentar la calma interior.
- Reducir el insomnio.
- Aumentar la felicidad y la autoestima.
- Reducir la ansiedad y la depresión.
- Mejorar las relaciones.
- Mejorar la salud.
- Preparar y conseguir una edad biológica más joven.

Estudio de un caso: hipertensión

La alta tensión sanguínea o hipertensión es es casi una «epidemia» en todos los países industrializados (en Estados Unidos, por ejemplo, más de 43 millones de personas sufren por este «asesino silencioso»). El tratamiento principal para combatirla son los medicamentos que, sin embargo, no curan la hipertensión. De hecho, producen graves efectos secundarios en muchas personas, como diarrea, fatiga, mareo, depresión e insomnio.

Hypertension, la revista de la Asociación Cardiaca de Estados Unidos, publicó en noviembre de 1995 un estudio en el que se demostraba que el programa de meditación trascendental puede ser a veces tan efectivo como la medicación para reducir la hipertensión, pero sin tener sus peligrosos efectos secundarios. El estudio también demostró que 20 minutos de meditación trascendental pueden ser hasta siete veces más efectivos para reducir la hipertensión en comparación con cambios en la dieta y el ejercicio.

Estudio de un caso: costes de atención sanitaria

Los costes de la atención sanitaria experimentan un crecimiento constante, se descontrolan y amenazan con provocar la bancarrota en muchos negocios e incluso gobiernos. Los expertos reconocen cada vez más que la solución no consiste en encontrar formas de reducir los costes de los procedimientos médicos caros, como una cirugía de *bypass* coronario, sino más bien en lograr que la gente sea más sana.

Un gran estudio de las estadísticas de compañías de seguros de 2.000 participantes en un programa de meditación trascendental durante un período de cinco años descubrió que este grupo utilizaba la atención sanitaria, tanto interna como externa, un 50 % menos en comparación con grupos de control de edad, género y ocupación similares. El grupo de meditación trascendental tuvo menores índices de enfermedad en todas las categorías citadas, incluido un 87 % menos de hospitalización por enfermedad cardiaca y un 55 % menos de cáncer. La diferencia entre quienes practicaban la meditación trascendental y los que no, fue mayor para individuos mayores de 40 años de edad.

¿Son iguales todas las técnicas de meditación trascendental?

Ésta es la pregunta que se plantea con mayor frecuencia sobre la meditación, ahora que se ha difundido el interés por esta práctica. Durante años, la respuesta parecía ser: «Sí, todas las técnicas de meditación son básicamente iguales». Pero durante los últimos años los científicos han llegado a otra conclusión. Cuatro estudios compararon los descubrimientos de la investigación sobre diferentes técnicas de meditación y relajación. A esos estudios se les llama «metaanálisis».

■ Reducción de la ansiedad

Este metaanálisis de 146 estudios indicó que, en comparación con otras técnicas de meditación y relajación comprobadas hasta la fecha, la meditación trascendental puede ser más efectiva para reducir la ansiedad, la señal más habitual de estrés psicológico.

■ Aumento de la autorrealización

Este metaanálisis de 42 estudios descubrió que, en comparación con otras técnicas de meditación y relajación, la meditación trascendental era más efectiva para aumentar la autorrealización.

■ Reducción en la adicción a sustancias

Este metaanálisis de 198 estudios descubrió que, en comparación con el tratamiento estándar y los programas de prevención, incluida la relajación, la meditación trascendental era más efectiva para reducir la adicción a las drogas, el alcohol y el tabaco.

■ Mejora de la salud psicológica

Este metaanálisis de 51 estudios demostró que, en comparación con cada una de las otras técnicas de meditación y relajación comprobadas hasta la fecha, la meditación trascendental era más efectiva para intensificar la salud y la madurez psicológica. Los estudios demostraron que la meditación trascendental promueve una mayor autorrealización general, como queda indicado por el aumento de autoconsideración, espontaneidad, dirección interna y capacidad para buenas relaciones interpersonales.

¿En qué difieren las técnicas?

Las técnicas de meditación se han dividido tradicionalmente en dos grupos: los que afectan a la concentración y los que afectan a la contemplación. La concentración intenta controlar o dominar los pensamientos, mientras que la contemplación aporta inspiración a la mente en el nivel del significado de los pensamientos. La meditación trascendental no implica ni concentración ni contemplación. Es un procedimiento que se realiza sin esfuerzo y que utiliza la tendencia natural de la mente a buscar siempre un campo de mayor felicidad o dicha.

La meditación trascendental conduce sistemáticamente a la mente hacia niveles más profundos, serenos y gozosos del proceso del pensamiento, hasta que se trasciende el nivel más exquisito de todos y se experimenta la fuente del pensamiento, la conciencia de la dicha pura, y, en definitiva, nuestro yo más profundo.

¿Cómo realizar la meditación trascendental?

El proceso de trascender el pensamiento es simple, gozoso y se realiza sin esfuerzo, pero el verdadero aprendizaje del proceso es muy preciso e individual. Por ello y a lo largo del tiempo, el hecho de aprender a meditar siempre ha supuesto una enseñanza personal por parte de un maestro cualificado. En consecuencia, quienes se interesan por meditar deberían tener acceso a un programa completo de seguimiento que les proporcione guía adecuada a lo largo de toda la vida.

El programa de meditación trascendental se enseña a través de un curso de instrucción de siete pasos ofrecido a través de cientos de universidades y escuelas Maharishi Védicas repartidas por todo el mundo.

Entrenamiento Autógeno

CAPÍTULO DIECINUEVE

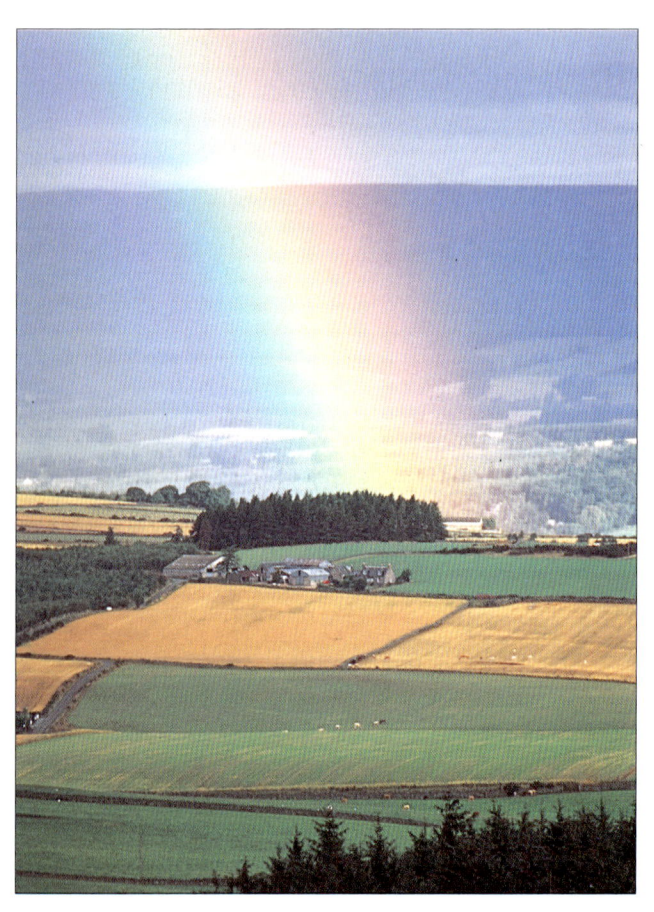

*E*l estrés es una de las más grandes pesadillas de la era moderna, afecta negativamente a nuestra salud y provoca muchísimas enfermedades crónicas e incluso muertes. Aunque de hecho no se trata de un fenómeno moderno, el estrés muestra tendencia a descontrolarse, siguiendo una peligrosa espiral ascendente si no se controla mediante alguna forma de relajación. La razón probable de este enorme aumento del estrés está sin duda en el hecho de vernos bombardeados simultáneamente por diversos elementos estresantes.

Es importante, sin embargo, recordar que las principales sustancias químicas que se liberan en el cuerpo cuando estamos estresados, la adrenalina y la noradrenalina, también se producen en situaciones asociadas con la agitación, el placer y el disfrute, como el deporte, las competiciones o la actividad sexual. En consecuencia, la vida sin ninguna forma de estrés o situaciones estresantes sería extremadamente aburrida. Sólo cuando el nivel de estrés sobrepasa ciertos límites, que varían según los diferentes individuos, se vuelve problemático y afecta al bienestar físico, emocional, mental e incluso espiritual del individuo. Es entonces cuando aparecen los síntomas asociados con la ansiedad, la depresión o los trastornos de sueño, así como los de otras enfermedades psicosomáticas (relacionadas con el estrés), y se hace necesario que la persona afectada busque ayuda.

Además, el estrés también tiene un papel muy importante en la progresión y exacerbación de cualquier enfermedad grave que podamos sufrir. Por ejemplo, en los individuos que sufren de esclerosis múltiple, síndrome de fatiga crónica, cáncer o sida, por citar sólo algunas enfermedades, la progresión y difusión es más rápida porque son incapaces de controlar su nivel de estrés.

¿CÓMO NOS AFECTA EL ESTRÉS?

A pesar de la conciencia que tienen muchas personas de ser más susceptibles a las enfermedades, incluidas las simples, como el resfriado y la gripe, cuando están estresadas, cansadas o cuando se sienten presionadas por cualquier razón, hasta principios de la década de 1970 no se empezó a tomar el tema en serio, tras la publicación de ciertos informes científicos de la NASA, la agencia espacial estadounidense. Se descubrió que el sistema inmunológico de los astronautas, incluso de los que tenían una excelente forma física, se veía gravemente afectado por el estrés de lo que estaban haciendo, y que su sistema inmunológico sólo recuperaba la normalidad tras un período determinado, al concluir los acontecimientos estresantes. El sistema inmunológico se compone de un complejo sistema de células, tejidos, órganos y sustancias químicas repartidas por todo el cuerpo. Su integridad y funcionamiento adecuado es absolutamente esencial para mantener una salud y un bienestar perfectos.

Tras la publicación de los datos científicos de la NASA y la confirmación de sus resultados mediante experimentos con muchos grupos de individuos sanos, nació la ciencia de la psiconeuroinmunología o inmunidad de la mente-cuerpo.

Además de la correlación entre el estado inmunológico alterado, el inicio de muchas enfermedades graves y potencialmente fatales y diversos tipos de estrés, como el del duelo, la pérdida del trabajo o cualquier otra situación importante o amenazadora para la vida, ahora bien documentadas, también se ha descubierto que un individuo sometido a estrés tiene muchas más probabilidades de sucumbir a la enfermedad si su personalidad le hace incapaz de afrontar de forma adecuada, efectiva y satisfactoria las llamadas emociones negativas, como la cólera, la rabia, la depresión, el sentimiento de culpabilidad y la frustración, y no puede reaccionar de una forma que no sea reprimiéndolas o negándolas.

Las privaciones sufridas en la infancia también son importantes, al igual que la soledad, la falta de apoyo social y los sentimientos de desesperanza e impotencia. El inicio de la enfermedad no sólo es más común en aquellas personas que presentan una combinación de estos factores, sino que el pronóstico, por lo que se refiere a su progresión o deterioro, también es mucho peor en quienes aceptan su diagnóstico estoicamente, sin expresar ningún sentimiento o emoción fuerte, o sin plantear ninguna lucha contra el diagnóstico, una vez elaborada la conmoción inicial y la fase de negación. Por otro lado, también se ha demostrado que el uso de emociones

REDUCCIÓN DEL ESTRÉS Y RELAJACIÓN

El primer paso para reducir los niveles de estrés en nuestras vidas consiste en identificar su posible fuente para nosotros, como individuos, ya que éstas son diferentes para cada persona. Y no sólo eso, sino que suelen variar de vez en cuando, dependiendo de la combinación de los estresantes. Por ejemplo, a un conductor de carreras le entusiasma lo que hace mientras que esa actividad sería extremadamente estresante para la mayoría de nosotros. En términos generales, los estresantes se agrupan bajo las etiquetas de «ambientales», «sociales», que incluyen la falta de amor y apoyo cariñoso, lo que conduce a la soledad y a sentimientos de desesperanza e impotencia, «hogareños», «personales», que incluyen la relación con los miembros de la familia y los amigos, «sexuales», «laborales y de desempleo». Puede haber, claro está, otros estresantes que sean específicos de su propia y singular situación. Inclúyalos también en su lista. Al identificar nuestros estresantes, podemos empezar a eliminar al menos algunos de ellos y reducir así nuestros niveles de estrés.

No obstante, incluso haciéndolo así la mayoría de individuos sometidos a estrés necesitan aprender una técnica para controlar y gestionar sus niveles de estrés. Existen formas diferentes de relajación, desde relajación muscular progresiva de Jacobsen, diversas formas de meditación (desde sencillas técnicas respiratorias hasta la trascendental y el zen), yoga, hipnosis, retroalimentación, curación y entrenamiento autógeno. Aquí nos limitaremos a explicar el entrenamiento autógeno, que se cuenta entre las más efectivas y que satisface los criterios de relajación, a saber, afrontar las emociones negativas y estimular la creatividad de los individuos para intensificar su buena salud. Como veremos, esto va mucho más allá que cualquier otra técnica de relajación.

El entrenamiento autógeno ayuda a instituir el cambio en todos los niveles del cuerpo, la mente, las emociones y el espíritu, que es la verdadera esencia de un enfoque holístico. Una de sus funciones más importantes y que a menudo se pasa por alto y se subestima sería probablemente su capacidad para convertirse en una herramienta preventiva excepcionalmente efectiva, que puede mitigar el inicio de muchas enfermedades relacionadas con el estrés.

positivas, como amor, diversión, humor, risa y creatividad, permite y capacita al individuo para afrontar y combatir la enfermedad y la discapacidad con mayor efectividad.

Por importantes que sean los efectos del estrés y de las emociones negativas y otros factores ya enumerados en el debilitamiento del sistema inmunológico, debemos recordar que hay otros factores que también contribuyen a provocar el inicio de la enfermedad y los sentimientos de malestar. Entre ellos se incluyen: falta de ejercicio, consumo de alimentos poco sanos y de suplementos nutricionales inadecuados, así como muchos medicamentos y sustancias químicas, especialmente de antibióticos de forma injustificada, de estimulantes recreativos como alcohol y bebidas que contengan cafeína, de drogas más potentes y, finalmente de compañeros sexuales múltiples sin utilizar las prácticas de sexo seguro. Resulta mucho más fácil prevenir la enfermedad que tratar de combatirla una vez que se ha detectado. En consecuencia, merece la pena examinar de una forma regular todos los aspectos de su cuerpo, mente, emociones y espíritu con esta técnica holística.

Advertencia

Al ser una técnica tan enérgica, el entrenamiento autógeno no es adecuado para todos. Las personas que sufren de epilepsia, de diabetes (insulino dependientes), de alcoholismo activo, drogadicción y cualquier enfermedad psicótica, como esquizofrenia, no deberían iniciar el entrenamiento autógeno, a menos que lo hagan bajo la supervisión de un profesional cualificado y especializado en estas enfermedades.

Los tranquilizantes pueden tener un efecto inmediato, espectacular y notable sobre el control de los síntomas del estrés. No obstante, no ayudan a controlar o erradicar las causas subyacentes de lo que en realidad precipita la crisis relacionada con el estrés. El hecho de que cada año se consuman en todo el mundo toneladas de tranquilizantes indica que su uso no es la respuesta, sobre todo porque pueden producir sus propios problemas, como habituación, adicción, cólera aguda y otros síntomas de abstinencia.

Por eso muchas personas, incluidos los miembros de la profesión médica, se sienten muy alarmadas ante el aumento espectacular del consumo de tranquilizantes, y han empezado a buscar métodos alternativos para tratar de controlar el estrés y beneficiar en todo lo posible al afectado.

¿Qué es el entrenamiento autógeno?

El entrenamiento autógeno es un método de relajación mental sencillo, potente y efectivo que encauza la fisiología del cuerpo y su funcionamiento interno hacia la normalización y la curación. Es particularmente atractivo para la mentalidad occidental porque, a diferencia de muchas formas de meditación y yoga, no tiene connotaciones religiosas o culturales y no exige indumentaria especial, posturas o posiciones insólitas. Pero lo más importante es que la relajación física y mental, así como las sensaciones de paz y tranquilidad, se generan en el interior de uno mismo y no dependen de ningún valor externo, filosofía o terapeuta. Todos los efectos beneficiosos que se derivan de esta práctica se siguen obteniendo mientras la persona continúe practicando la técnica. Además, se puede utilizar en cualquier parte y momento, a diferencia de otras formas de relajación que también se incluyen en este mismo libro.

Historia y filosofía

Esta técnica fue creada por el neuropsicólogo alemán doctor J. Schultz en 1932, y perfeccionada más tarde por uno de sus colaboradores, el doctor Luthe, en Canadá, antes del inicio de la Segunda Guerra Mundial. Consiste en una serie de sencillos ejercicios mentales diseñados para desconectar el estresante mecanismo de «lucha-huida» del cuerpo, que provoca la liberación de adrenalina y regresar a los ritmos restauradores y recuperadores asociados con la relajación psicofísica profunda y la curación. Es un método que, practicado diariamente, produce resultados comparables con los alcanzados por las formas orientales de meditación a nivel mental y con los cambios químicos y fisiológicos del cuerpo asociados con las personas que se entrenan duro para realizar actividades físicas o deportivas a nivel físico. También permite, a quienes se entrenan, entrar en contacto con sus sentimientos más profundos de emociones reprimidas si eso fuera importante y afrontarlas con efectividad mediante ejercicios prácticos adicionales y específicos, de modo que se puedan mantener de manera prolongada los estados profundos de paz y tranquilidad alcanzados.

La concentración pasiva es el concepto más importante y sencillo del entrenamiento autógeno, pero para algunas personas particularmente estresadas o acostumbradas a una concentración activa, a veces puede ser la parte más difícil de realizar, aunque finalmente todos consiguen hacerlo. Durante la mayor parte del tiempo nos concentramos activamente, es decir nuestra concentración se centra en la consecución de un objetivo. En la concentración pasiva, sin embargo, el individuo se sienta o se tumba sólo para observar lo que le está ocurriendo a su mente, cuerpo y emociones y no trata de hacer nada al respecto. En consecuencia, acepta y reconoce cualquier pensamiento que surja en su mente y le distraiga. Así, la conciencia, por razones que sólo ella conoce, trata de bloquear el proceso de relajación. No obstante, el alumno aprende finalmente a disociarse de esos pensamientos. Estos pensamientos intrusos, resultado frecuente de la concentración activa en otras técnicas, contribuyen a hacerlas menos efectivas, al crear en la persona la sensación de que no actúa correctamente y, se convierten, por tanto, en la fuente intrínseca de la distracción.

Las sencillas órdenes utilizadas en el entrenamiento autógeno consisten en concentrarse en una serie de sensaciones fisiológicas y físicas normales, como pesadez, calentamiento y enfriamiento, empezando a partir de las extremidades para subir gradualmente hacia la parte más profunda de uno mismo, pasando por la respiración, el corazón y la circulación hasta llegar al plexo solar, situado por debajo de la zona blanda donde se une la caja torácica. Éste es el centro nervioso de todas las llamadas funciones automáticas del cuerpo, como la tensión sanguínea, los movimientos intestinales, la velocidad del pulso, la respiración, etc.

Al aprender a percibir y controlar el plexo solar, la persona empieza a controlar indirectamente las funciones del cerebro, a través de las diversas conexiones nerviosas existentes entre ambos. Así, se puede aprender a controlar indirectamente las funciones del cerebro, que incluyen los sistemas inmunológico, glandular y reproductor, por citar sólo algunos.

En ello no hay ninguna magia. Lo único que se tiene que hacer es aprender a utilizar los propios mecanismos y sensaciones normales del cuerpo para soslayar el consciente y tratar de evitar el inconsciente y las llamadas partes silenciosas del cerebro. Así, podemos utilizar sus enormes poderes y energías siempre en beneficio de nuestra propia salud.

Aunque el entrenamiento autógeno sea una técnica particularmente efectiva, no nos da la respuesta a todo, aunque se puede combinar conveniente y armónicamente con otras muchas técnicas y terapias, tanto convencionales como complementarias, y formar parte de un enfoque holístico de la salud y la

¿QUÉ OCURRE DURANTE EL ENTRENAMIENTO?

El entrenamiento autógeno se puede aprender con un entrenador cualificado. Con la ayuda de un entrenador, se suele enseñar de forma individualizada o, preferiblemente, en pequeños grupos de seis a ocho personas, durante un período de ocho semanas consecutivas. Cada sesión suele durar entre una hora y media y dos horas y media. En la primera sesión se demuestran y practican las tres posiciones principales de sentado, así como la de tumbado. Luego, en las sesiones siguientes, se enseñan los ejercicios progresivos, durante los cuales se enseña al alumno a concentrarse pasivamente en sensaciones físicas normales, como pesadez, calor y enfriamiento en los ejercicios mentales. Se empieza por concentrar la atención en las extremidades, para desplazarla gradual y suavemente hacia el corazón y la circulación, la respiración y el sistema nervioso a través del plexo solar. También se enseña a los alumnos a realizar ejercicios de descarga, que se pueden utilizar para afrontar problemas emocionales.

Todo el proceso conduce a un profundo estado de relajación. La capacidad para hacerlo y conseguir la «concentración pasiva» a voluntad, rompe el círculo vicioso del estrés y la tensión excesivas, sea cual fuere su origen. La motivación es de gran importancia para realizar los ejercicios con regularidad diaria, ya que sólo así se obtienen los máximos beneficios del curso de entrenamiento.

enfermedad. Se puede utilizar como punto de partida y situarse en el marco mental adecuado para recibir el tratamiento, o bien para ayudar a intensificar sus efectos potenciales y beneficiosos.

¿QUÉ TRATA ESTE ENTRENAMIENTO?

El entrenamiento autógeno se puede utilizar como parte de un control, prevención y tratamiento holístico de numerosas afecciones (se trata de cuidar el cuerpo, la mente, las emociones y el espíritu), entre las que se incluyen las siguientes: sida e infección por VIH, angina, ansiedad, artritis, asma, miedo al avión y a volar, dolor de espalda y de cuello, control de la tensión sanguínea, rubores, cáncer, colesterol y lípidos, problemas circulatorios, colitis, mejora de la concentración, estreñimiento, depresión, dieta, educación, eczema, dolor de

Beneficios clave

Se pueden dividir en clínicos (relacionados con la salud) y no clínicos. Aunque el entrenamiento autógeno produce beneficios específicos en cada situación no clínica, los beneficios se sintetizan conjuntamente.

Beneficios en la educación, el deporte, los negocios y la industria
1. Mejora en la concentración y capacidad para aprender nuevos conceptos y habilidades.
2. Mejora en la autodisciplina y también en la calidad del trabajo realizado en casa.
3. Mejora en la capacidad para estudiar durante períodos mucho más prolongados sin sentirse cansado, ya que los estudiantes se pueden vigorizar regularmente con el entrenamiento autógeno.
4. Notable estabilización de la personalidad y reducción de problemas emocionales innecesarios que interfieran en los estudios.
5. Mejora en las pautas de sueño y capacidad para afrontar situaciones.
6. Reducción de los niveles de ansiedad, incluidos los asociados con los exámenes.
7. Mejores y más amistosas relaciones con otros estudiantes, sus padres y profesores.
8. Aumento de la flexibilidad.
9. Reducción de los síntomas psicosomáticos, como dolores de cabeza, dolores estomacales, tics nerviosos, etc.
10. Mejora en la capacidad para rendir. Incluso los que rendían poco empezaron a rendir mejor y a conseguir notas más altas de las esperadas, en comparación con sus notas anteriores.

para mejorar la concentración y el rendimiento de los estudiantes.

Beneficios clínicos y para la salud

A continuación se indican algunos de los muchos beneficios clínicos y para la salud que tiene el entrenamiento autógeno:

■ Es un método enérgico y efectivo de relajación mental.

■ La premisa básica y esencial de la «concentración pasiva» elimina la ansiedad y el temor de no estar practicando adecuadamente esta técnica.

■ Conduce la fisiología del cuerpo hacia la normalización y la curación.

■ Se puede utilizar en cualquier parte y momento y cuanto más se emplea, tanto más efectivo se muestra.

■ Se puede utilizar en conjunción con terapias ortodoxas o complementarias, tanto para intensificar sus efectos como para reducir la posibilidad de efectos secundarios.

■ Utilizado durante el día, puede ser muy vigorizante. Pero cuando se emplea por la noche ayuda a quedarse dormido rápida y tranquilamente.

■ No tiene connotaciones místicas, aunque pueda conducir al despertar religioso.

■ El poder, la paz y la tranquilidad se autogeneran y no dependen de ninguna terapia, filosofía o valores externos.

■ Permite al individuo tomar conciencia de los sentimientos, las emociones y las pautas de comportamiento negativo que le hayan podido aquejar.

■ Los ejercicios prácticos adicionales permiten al individuo afrontar esas pautas negativas, para convertirlas, con seguridad y efectividad, en pautas de comportamiento positivo.

■ Permite al individuo afrontar las con-

cabeza, infección por herpes, hernia de hiato, síndrome del colon irritable, indigestión, diligencia, infertilidad, insomnio, síndrome de fatiga crónica, problemas menstruales, menopausia, migraña, esclerosis múltiple, problemas musculares, obesidad, control del dolor, palpitaciones, síndrome de Parkinson, síndrome premenstrual, embarazo y parto, recuperación de un accidente, enfermedad u operación quirúrgica, ciática, problemas sexuales, enfermedades cutáneas, problemas de sueño, tartamudeo, aftas, problemas tiroideos, tortícolis, tratamiento para la adicción a tranquilizantes, úlceras estomacales y duodenales y también problemas urinarios.

■ **Adicciones**
El entrenamiento autógeno también se puede emplear en muchos casos para ayudar a la persona a perder peso, dejar de fumar, deshabituación de tranquilizantes adictivos y pastillas para dormir.

■ **Rendimiento deportivo y *jet lag***
El entrenamiento autógeno también se enseña a deportistas que tratan de mejorar su rendimiento y al personal de las líneas aéreas, para ayudarles a luchar contra los efectos del *jet lag* y del insomnio en ambientes extraños.

■ **Trabajo y diligencia**
También se está utilizando el entrenamiento autógeno en algunas industrias para permitir, tanto a la dirección como a la mano de obra, afrontar las exigencias cada vez mayores que les impone la vida moderna.

■ **Educación**
También se emplea en la educación,

secuencias del estrés y de las emociones no resueltas.

■ Equilibra las dos mitades del cerebro y permite así que el individuo sea consciente de todo su potencial para la creatividad y los atributos positivos, que se pueden utilizar como herramientas adicionales para la curación.

■ El entrenamiento autógeno avanza las afirmaciones y visualizaciones positivas y la meditación autógena permite a la persona dirigir del modo más efectivo sus energías curativas hacia los lugares afectados.

■ Permite al individuo ser consciente de su propio e inmenso poder y potencial curativo innato.

■ Permite al individuo ser consciente de sus alternativas, decisiones y posibilidades.

■ Ayuda a la persona a ser consciente de las pautas de comportamiento de impotencia/víctima/perdedor, permitiéndole transformar sus actitudes para capacitarla y, en el caso de graves enfermedades o discapacidades, posibilitarle la mejora de su estado y de su calidad global de vida.

Meditación autógena

El ejercicio de relajación que se indica a continuación es una versión abreviada y simplificada de una de las meditaciones autógenas. Es muy fácil y cualquiera puede hacerlo para tratar de relajarse y percibir de qué se trata. Es importante darse cuenta de que al hacerlo por primera vez es posible que no se sienta o vea nada, sobre todo si nunca ha realizado nada similar. La persona puede ser consciente de más pensamientos que le distraen. No se preocupe por eso. Es común. Limítese a reconocer las distracciones y continúe con su meditación.

Nota: si le interesa obtener más información sobre el entrenamiento autógeno, puede leer uno de los numerosos libros disponibles sobre el tema.

Meditación de luz curativa

Siéntese en una silla cómoda, sin cruzar las piernas y los brazos y procurando que los pies estén firmemente apoyados en el suelo. Inspire y espire profundamente algunas veces. Al inspirar, trate de hacerlo envuelto en paz, luz y amor, y al espirar deje salir tanta tensión, estrés o dolor como le sea posible. También puede realizar esta meditación mientras está tumbado, aunque es posible que se quede dormido, sobre todo si está cansado.

Al inspirar y espirar imagine que se forman unas grandes raíces en sus pies y en la base de su columna (cóccix), se van introduciendo más profundamente en el suelo hasta que encuentran una fuente de energía. Imagine entonces que las energías de la Tierra ascienden por sus raíces, penetran en sus piernas e inundan gradualmente todo su cuerpo, hasta lo alto de la cabeza. A medida que asciende la energía, imagine que se producen los siguientes cambios de luz y color, comprobando que el color o la luz aparezcan a través de toda la parte indicada de su cuerpo.

■ La luz asciende roja por sus piernas y hasta la parte baja del abdomen (región de la vejiga).
■ Luego se vuelve anaranjada en la región del vientre y las nalgas.
■ Imagínela de color amarillo dorado en lo alto del vientre (región del plexo solar).
■ Se vuelve verde en su pecho y brazos.
■ Luego se vuelve azulada en la región de la garganta.
■ Se vuelve púrpura en la frente.
■ Finalmente, se vuelve blanca en lo alto de la cabeza (la zona de la coronilla).

Ahora, imagine una enorme fuente de luz plateada/blanca situada por encima de usted, que conecta con la luz blanca de lo alto de su cabeza. Introduzca dentro de usted esta luz curativa blanca, de alta energía, desde lo alto de su cabeza, hasta que vaya sustituyendo las otras luces y colores hasta sus pies y penetrando en sus raíces. Así se completa el ciclo de la energía. Desde la Tierra al cielo, y del cielo a la Tierra.

Al introducir la luz blanca en usted, concentre más cantidad de la misma en aquellas partes de su ser que se encuentren en un estado de angustia, dolor, incomodidad o enfermedad. Puede emplear todo el tiempo que quiera para realizar este ejercicio. No obstante, debería practicarlo por lo menos durante 5 minutos dos veces al día; cuanto más, mejor. A medida que sea más eficiente, puede prolongar la duración.

Una vez que haya dominado esta técnica, también puede incorporar afirmaciones positivas en ella en el momento en que se sienta más relajado. Puede preparar sus afirmaciones de modo que se adapten a sus necesidades. Un ejemplo sería: «Me siento más sereno y seguro de mí mismo», o «Me siento sereno, seguro y sin dolor». Tienen que ser afirmaciones breves, escuetas y positivas.

Siga con esta práctica y mejorará su calidad de vida y la de quienes le rodean; pronto podrá alcanzar lo que desea.

Terapia de Visualización

CAPÍTULO VEINTE

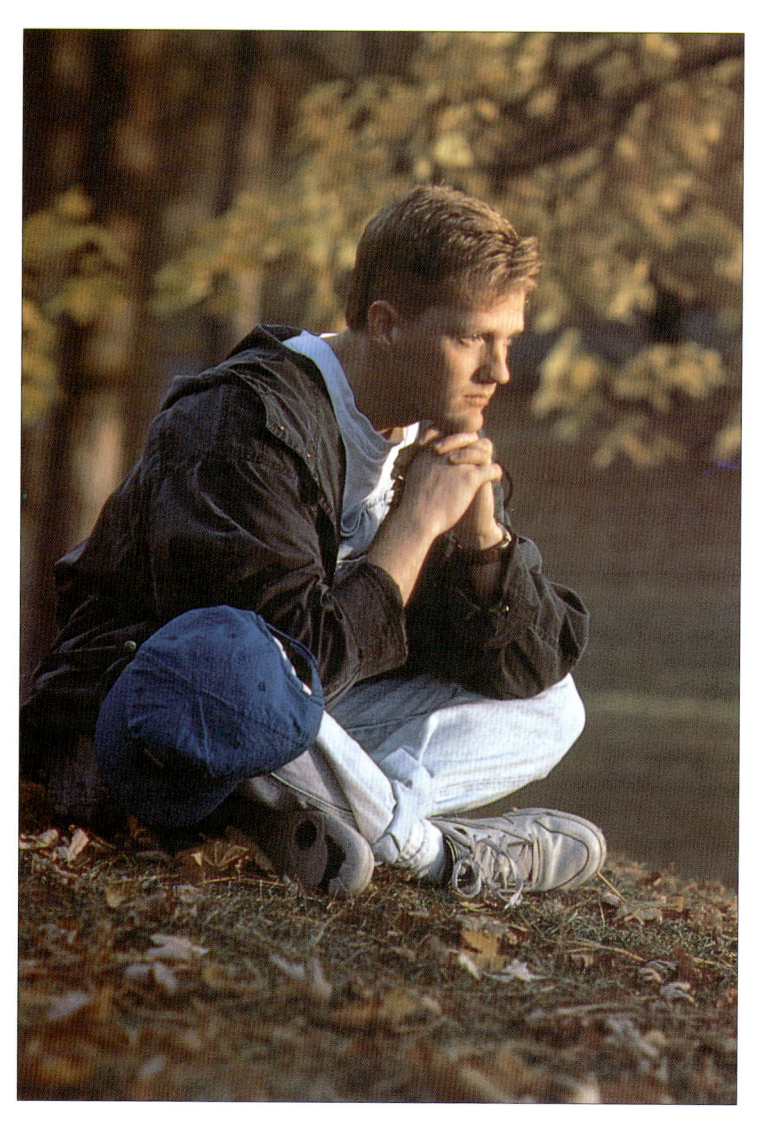

La visualización o formación de imágenes mentales es el proceso de pensamiento que invoca una imagen mental interior, habitualmente con intervención de todos los sentidos, que incluyen: vista, oído, olfato, tacto, gusto, posición y movimiento. No obstante, en la mayoría de las formas de visualización parece ser que el sentido de la vista es el que más se utiliza. Esta práctica puede estar dirigida por uno mismo y realizada con ayuda de un profesional. Uno de sus mayores beneficios y ventajas es el hecho de que una vez que la persona aprende a utilizar la técnica, se puede utilizar de forma regular con grandes ventajas. El límite es, literalmente, infinito, ya que las fronteras de la imaginación son ilimitadas en la mayoría de las personas.

Alterar o cambiar pasivamente una imagen en el interior de nuestras mentes altera nuestras expectativas y percepción de una enfermedad o discapacidad que pueda afligirnos y probablemente ésa sea la principal razón de que la visualización se haya convertido en una herramienta tan eficaz para alterar el curso y el resultado de cualquier enfermedad. Las imágenes positivas que percibimos pueden causar un impacto poderoso y fundamental sobre nuestro cuerpo físico, hasta el nivel de los tejidos e incluso de cada una de nuestras células.

Historia

El uso de imágenes y de la imaginación en el cuidado de la salud es casi tan antiguo como la propia medicina occidental. Aunque en los últimos 200 años ha perdido su popularidad en la práctica médica tradicional, los chamanes (curanderos populares tradicionales que también fueron asesores políticos y sociales de las tribus y comunidades locales) han seguido utilizándola en las diversas culturas del mundo. Sorprendentemente, la forma de trabajar de los chamanes era muy similar en todas partes, al margen de que estuvieran en América, Australia o Europa. Afortunadamente, los efectos beneficiosos de la visualización y del trabajo con las imágenes se han redescubierto hace poco tiempo y se han empezado a utilizar de nuevo en ambientes médicos convencionales para conseguir una mejora de la salud y del bienestar de la población.

Durante la antigua civilización griega que configuró la base de la medicina moderna, tal como la conocemos, Asclepio, Hipócrates, Aristóteles y Galeno fueron grandes defensores del uso del arte de la formación mental de imágenes y de la imaginación como parte del control holístico de la enfermedad (atender el cuerpo, la mente, las emociones y el espíritu como un conjunto), tal como se conocía en aquellos tiempos. Su legado fue plenamente utilizado por los médicos cristianos creativos del Renacimiento.

Se cree que Asclepio (alrededor de 1000 a. de C.) fue un médico, guerrero, curandero e hijo del dios Apolo, cuya esposa era un simple ser terrenal. Se le atribuyó por tanto ser el dios de la medicina y la curación. Sus poderes curativos, ejercidos sobre todo a través del uso de la «terapia del sueño y la imaginación», eran tan conocidos que tras su muerte se erigieron más de 200 templos de curación en toda Grecia, Italia y Turquía, en los que se utilizaban sus principios. Esos templos, eran conocidos como «Asclepia», fueron los primeros ejemplos ideales de centros de tratamiento holístico, la clase de centros que nos esforzamos por crear en la actualidad.

Los templos se situaron en hermosos paisajes y contenían baños, balnearios, teatros y lugares de culto y recreación. Todo aquel que acudía en busca de tratamiento era aceptado, al margen de que pudiera pagar o no. El uso de la terapia del sueño o la imaginación durante el «sueño divino», como se conocía en aquella época (más tarde, los profesionales cristianos lo llamaron «sueño de incubación») alcanzó un estado de perfección del arte como herramienta curativa.

A los pacientes, que solían estar muy enfermos y que no habían logrado responder a otras formas de tratamientos conocidos, se les hacía ayunar durante un día y dejar de beber vino durante tres días, de modo que estuvieran en perfecto estado de conciencia espiritual para aceptar la curación que les sería impartida durante las sesiones. Luego, eran llevados al templo o edificios interiores, para esperar allí la llegada del dios Asclepio y, tras su muerte, la de sus representantes sobre la tierra.

La curación tenía lugar durante ese estado especial de conciencia que se alcanza antes del sueño, cuando la imaginación es particularmente activa. En ese período sensible y susceptible, se tocaba una música muy suave y se quemaba incienso. El médico/sacerdote/curandero aparecía entonces vestido de blanco, a imitación de Asclepio, acompañado por un séquito de otros curanderos, parientes de pacientes e incluso animales, como gansos y serpientes que tenían supuestas dotes y propiedades curativas. Pasaban de un paciente a otro y el médico/curandero impartía entonces la curación directa o propugnaba un tratamiento que incluía el uso de las prácticas médicas conocidas de la época, como mezclas de herboterapia, intervenciones quirúrgicas y algunos ritos mágicos.

De ese modo se estimulaba e intensificaba mucho la capacidad curativa innata del paciente, rodeado por santuarios magníficos y mágicos, sumido en la penumbra, escuchando una suave música de fondo y en presencia de los representantes terrenales de las divinidades curativas. Era la oportunidad perfecta para que la imaginación se pusiera a trabajar y, aparentemente, así lo hacía con resultados positivos, a juzgar por el número de «curas» registradas. Las afecciones que se trataban con éxito variaban desde impotencia, dolores de cabeza, diviesos y venas varicosas hasta la recuperación del ciego, el sordo y el cojo. Éstas y la curación de una variedad de otras enfermedades quedaron registradas en los muros del templo y se atri-

Investigación

Existe actualmente un gran cuerpo de investigación científica que demuestra los efectos de la visualización y la formación mental de imágenes sobre el cuerpo, la mente y las emociones. Algunos de sus aspectos negativos ya se han tratado en la sección sobre el «estrés», en el capítulo sobre relajación de entrenamiento autógeno. Parte de la investigación más reciente no sólo ha demostrado que los individuos pueden aprender a incidir positivamente en su estado general de salud mediante la visualización, sino también a influir sobre partes específicas de sus cuerpos, tejidos, el sistema inmunológico e incluso las células individuales de ese sistema.

buyeron a las técnicas curativas de Asclepio.

Aristóteles, Hipócrates y hasta Galeno se formaron en las tradiciones de Asclepio y creyeron en el poder y el uso de la imaginación. Aristóteles estaba convencido de que las emociones no existían en ausencia de imágenes y de que esas imágenes provocaban cambios en las funciones del cuerpo, lo que afectaba a su vez a la generación de la enfermedad, así como a su curación. Hipócrates, considerado como el padre de la medicina, creía que el papel del médico debía limitarse a ayudar a la naturaleza en la curación, siguiendo un espíritu de amor, preocupación, suavidad y dignidad, siendo consciente de la relación de la persona con los alimentos, la bebida y el trabajo y cómo cada uno de ellos interactuaba con los demás. Galeno (131-200 d. de C.) fue el primero en registrar y describir completamente los efectos de la imaginación sobre la salud y la relación entre el cuerpo y la mente en el contexto en que nosotros la consideramos actualmente.

¿QUÉ OCURRE DURANTE UNA SESIÓN?

Se han utilizado muchas formas de técnicas de relajación para inducir en el individuo un estado de preparación para el viaje de fantasía de la imaginación, pues eso es en realidad la visualización. Entre ellas se incluyen: sencillas técnicas respiratorias, autohipnosis, retroalimentación, meditación y entrenamiento autógeno. Esta última técnica quizá sea de todas la más efectiva, por lo que se refiere al funcionamiento de la visualización, ya que quienes la utilizan entran en un estado profundo y pasivo de relajación, así como de alteración de la conciencia. Se encuentran por lo tanto en el estado ideal de preparación para llevar a cabo la visualización o trabajo de formación de imágenes mentales.

Como ya se ha dicho, la visualización puede estar autodirigida o guiada por un profesional. A menudo se ha comprobado que las imágenes espontáneas autodirigidas son más efectivas como herramientas curativas. Apare de su utilización como agente curativo, la visualización también se puede emplear para la representación de los deseos que el individuo quiere alcanzar o hacer, sean éstos cuales fueren. Esta forma de utilización resulta particularmente útil en la actuación teatral, la práctica del deporte y las actividades educativas, la preparación para entrevistas, dar conferencias, etc. Se ha demostrado, por ejemplo, que cuando un golfista visualiza su acción al golpear la pelota, se le activan todos los músculos que intervienen, siguiendo la misma secuencia que seguirían si el golfista empleara realmente su cuerpo en el campo de golf. Los movimientos de los músculos durante la visualización son casi imperceptibles para el individuo, pero se pueden detectar mediante el empleo de instrumentos sensibles.

La efectividad de la formación mental de imágenes para esta clase de propósitos se intensifica si se combina con las afirmaciones autógenas positivas. Al adoptar esta técnica, los deportistas no sólo ayudan a sus mentes a permanecer atentas y centradas, sino que también les permite practicar su deporte y mantenerse en óptimas condiciones de entrenamiento en aquellas situaciones en las que el deporte se tiene que interrumpir por causas de fuerza mayor. Un excelente ejemplo de ello lo tenemos durante un partido de tenis de un campeonato, que se tiene que interrumpir debido a las inclemencias del tiempo.

VISUALIZACIÓN AUTODIRIGIDA

En la versión autodirigida, el individuo entra en un profundo estado de relajación en el que utiliza la técnica que conozca o se adapte mejor a él. Entonces se pueden utilizar algunas de las imágenes más comunes, o bien concentrarse en los temas, como por ejemplo las zonas enfermas o problemáticas, para permitir que la imaginación vague libremente hasta que encuentre una imagen curativa apropiada.

Es posible que eso no suceda inmediatamente y en ocasiones pueden transcurrir muchas sesiones antes de que aparezca una imagen útil. Quizá valga la pena utilizar entonces una imagen estándar, que haya sido sugerida por el profesional o sobre la que el individuo haya leído algo, mientras espera a que surjan las imágenes espontáneas. Una vez que suceda eso, el individuo puede

RELAJACIÓN PROFUNDA

El prerrequisito esencial para que cualquier forma de visualización funcione con efectividad es alcanzar un estado completo de relajación profunda, que preferiblemente conduzca a un estado alterado de conciencia, lo que se puede conseguir con técnicas como el entrenamiento autógeno. El otro factor importante sobre el tipo de relajación usado es que apenas se hable para que el pensamiento consciente y las partes activas del proceso mental se transmitan y accedan al inconsciente. Hablar en exceso o el mismo contenido verbal de la relajación o la meditación mantiene a la persona en el plano consciente, lo que reduce e incluso inhibe o bloquea la creación de las imágenes beneficiosas en la mente.

cambiarla por la imagen anterior. Naturalmente, también se pueden emplear ambas imágenes conjuntamente, si eso fuese apropiado.

Una de las imágenes estándar más comunes es la de imaginar los leucocitos, responsables de la defensa del cuerpo, como tiburones que vagan por el cuerpo y devoran todas las células infectadas o cancerosas. Aunque este modo de formación de imágenes mentales resulta útil para personas con infecciones y cáncer, puede ser contraproducente e incluso peligrosa en otras enfermedades. Un ejemplo concreto de ello es la infección por el VIH y el sida. Puesto que la infección se encuentra en una de las fracciones de leucocitos responsables del sistema inmunológico (CD4), si se utilizara el mismo sistema para formar imágenes mentales se podría provocar la destrucción y la peligrosa disminución de estas células.

En un caso documentado, en que una afección ocular original conducía inevitablemente a la ceguera, el problema principal era la destrucción de la retina (la capa del fondo del ojo, sensible a la visión). Eso dejaba cicatrices negras que interferían en la visión. El paciente tuvo muchas imágenes espontáneas que le ayudaron a recuperarse a lo largo de los años, pero una de las más útiles y gozosas fue la de imaginar que las cicatrices negras burbujeaban alejándose de la retina y eran absorbidas en el fluido del ojo, para que posteriormente las retiraran los vasos sanguíneos. El efecto del burbujeo era un poco como el de las burbujas de champán, que surgen del fondo de la copa y luego desaparecen una vez que llegan a lo alto.

ESTUDIO DE UN CASO

Durante una sesión de relajación en entrenamiento autógeno, un paciente con esclerosis múltiple tuvo la imagen espontánea de un decorador que recorría su sistema nervioso e iba rellenando los huecos cerebrales formados por los aspectos destructivos de la enfermedad, que luego se encargaba de pintar con un pincel para que los nervios se suavizaran de nuevo. Descubrió que esa imagen tenía un tremendo valor para él.

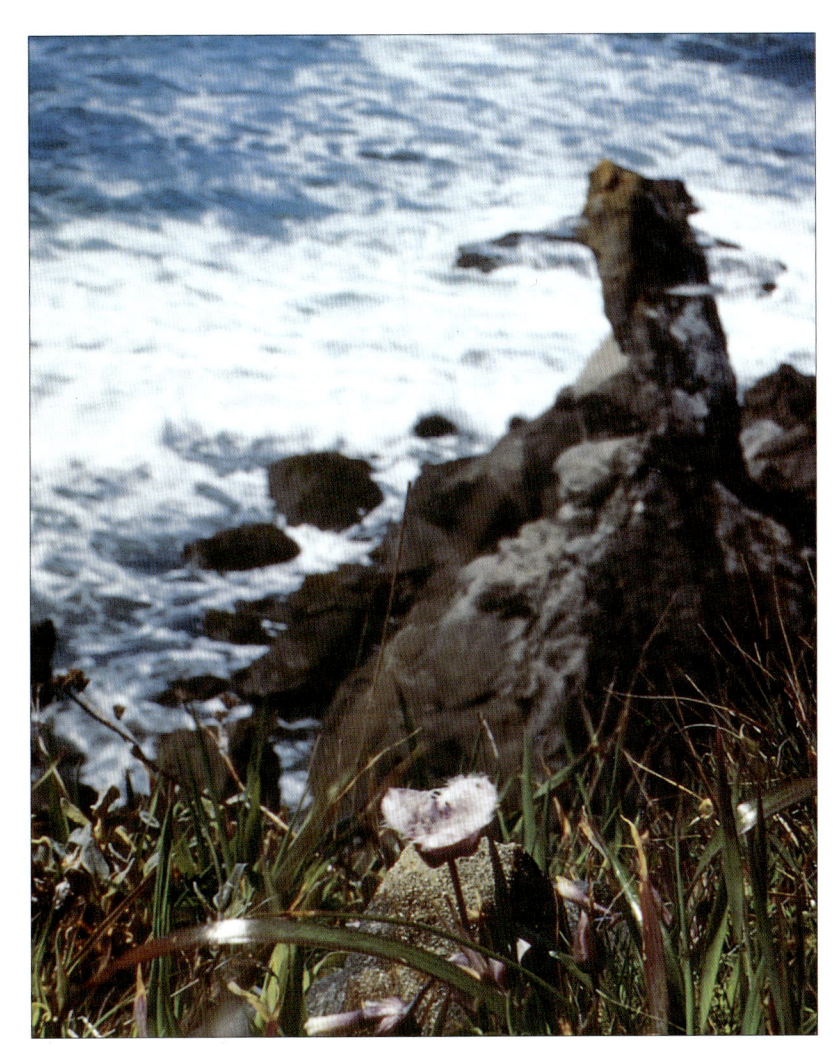

Al utilizar la visualización para probar una actividad o acontecimiento concreto, el individuo entra en un estado de profunda relajación y luego visualiza con gran detalle la actividad o el resultado que desea alcanzar, exactamente como si lo estuviese haciendo en la realidad. Eso es algo que debería repetir varias veces para alcanzar los máximos beneficios, del mismo modo que cual-

Arriba: concentrarse en una imagen de belleza natural puede ser positivo y beneficioso cuando se practica la terapia de visualización.

quier otra forma de visualización o trabajo de configuración de imágenes mentales.

CORTAR LOS LAZOS

Además de la autocuración, la visualización autodirigida también es muy útil para liberarse, desprenderse y tratar con otras personas, situaciones o recuerdos, presentes o pasados, que estén causando problemas en el individuo y le impidan por tanto seguir adelante, cambiar y curar. A eso se le llama cortar los lazos utilizando la visualización. Hay muchas formas de llevarlo a cabo.

■ Entre en un estado de relajación profunda, utilizando para ello el método que suele emplear. Imagine una figura de un ocho que puede ser de luz, color o cualquier otro material ligero de peso y que acuda a su mente con facilidad.

■ A continuación, imagínese a sí mismo en una sección, y a la persona, recuerdo o situación ofensiva en la otra. Cúbrase por completo con luz rosada o de cualquier otro color que se le ocurra con facilidad. Luego, cubra lo que haya en la otra mitad de la figura del ocho con la misma luz, pero por separado.

■ Consciente y deliberadamente, corte la cintura o estrechamiento de la figura del ocho e imagine que la sección que no le contiene a usted se aleja hacia el cielo hasta que termina por desaparecer.

■ Mientras esté sucediendo todo eso, repítase a sí mismo una frase como «Me libero y me desprendo de...» (la persona o lo que sea). Es importante nombrar aquello con lo que esté trabajando, sobre todo si se trata de una persona. A veces es suficiente con hacer esto una sola vez. En otras ocasiones, quizá tenga que repetir el ejercicio varias veces antes de que funcione, sobre todo si el daño causado o la vinculación con esa persona son muy profundas.

Visualización dirigida por un profesional

Existen diversas formas, según sean las necesidades del paciente. A continuación se indican tres de las que suelen ser más habituales:

1. El profesional hace pasar al paciente (paciente) por una sencilla pero potente técnica de relajación y luego le formula una serie de preguntas para intentar elucidar la percepción individual de su enfermedad. Las preguntas dependerán hasta cierto punto de la enfermedad misma y del conocimiento que el profesional tenga de esa persona. Los siguientes son algunos ejemplos:

■ ¿Qué aspecto tiene? ¿Y de qué color es?
■ ¿Cómo se siente? ¿Es algo duro o blando? ¿Es sólido o no?
■ ¿Cómo huele?
■ ¿Cómo suena?
■ ¿Qué sabor tiene?

Una vez que el paciente ha contestado las preguntas, algunos profesionales le piden que dibuje la enfermedad como la ha descrito. Eso, sin embargo, no es esencial.

Al paciente se le relaja una vez más y luego se le pregunta, paso a paso, cómo se pueden alterar las diversas propiedades de la enfermedad que se han elucidado de ese modo, para que ésta desaparezca y el tejido dañado vuelva a la normalidad. El profesional anota las respuestas del paciente y, una vez concluida la visualización, analiza las preguntas y respuestas con el paciente, por si acaso este último quisiera añadir algún comentario adicional. Luego se le pide al paciente que elabore la visualización cada día, utilizando la enfermedad ya visualizada y las respuestas para tratar de desembarazarse de ella y lograr de este modo que los tejidos dañados recuperen la normalidad. Eso resulta particularmente útil en pacientes con cáncer.

2. El siguiente es una variación del ejercicio anterior. Se hace pasar al paciente por un proceso de relajación. A continuación se le pide que imagine que está tumbado a los pies de un árbol. Luego que imagine cómo otra parte de él, citada a menudo como «el yo superior», trepa por el árbol y se contempla a sí mismo tumbado debajo de éste. Mientras mira hacia abajo, se pide al paciente que observe dónde está la enfermedad y se le hacen una variedad de preguntas similares a las del primer método. Una vez obtenidas las respuestas, se le pregunta al paciente qué herramientas se necesitan para eliminar la enfermedad o discapacidad. Cuando esto se ha establecido, el «yo superior» desciende del árbol y entra de nuevo en el cuerpo. Al terminar esta visualización se le dan al paciente las herramientas necesarias con las que puede trabajar y se le pide que siga trabajando durante algún tiempo con ellas en casa por medio de la visualización diaria.

3. La visualización dirigida con afirmaciones positivas se puede preparar y utilizar individualmente, aunque la mayoría de profesionales suelen utilizar este método para sesiones de grupo, durante las cuales se lleva a los pacientes a un viaje imaginario de fantasía después de haberles inducido a un estado de relajación. Durante el viaje se incorporan afirmaciones e imágenes positivas, que se absorben directamente en el inconsciente y que ayudan a liberar los condicionamientos negativos de los pacientes, al tiempo que refuerzan sus atributos positivos y curativos. Lo ideal sería que al final de la visualización dirigida, una vez que los pacientes han regresado a la realidad, analicen sus propias experiencias por parejas o pequeños grupos, dependiendo del tiempo de que se disponga.

Curación en grupo

La verdadera visualización puede ser extremadamente variada, ya que depende

Ejercicio de visualización

A continuación se detalla un sencillo ejercicio que se puede hacer sentado o acostado. Imagínese en algún lugar exterior, en un día hermosamente soleado y cálido. Puede ser un lugar imaginario o real, en un jardín o en un prado, por ejemplo.

■ Una vez elegido el lugar, concédase unos momentos para fijar bien la escena en su mente. Cuando haya hecho eso, mire lenta y deliberadamente a su alrededor. ¿Hay plantas, arbustos, árboles, flores? Fíjese en los colores y en las texturas. Si así lo desea, toque las plantas o cualquier cosa que encuentre en las cercanías. ¿Hay olores, sonidos? ¿Quizá el sonido del canto de los pájaros, o del fluir del agua, o el suave susurro de las hojas mecidas por el viento? ¿Hay algún otro sonido?

■ Puede percibir el calor del sol sobre su cuerpo y eso hace que se sienta más y más relajado, satisfecho y feliz. Deje que los rayos del sol le penetren y, a medida que eso suceda, sienta cómo todo temor, ansiedad o recelo que pueda haber experimentado se quema bajo el calor y el brillo de los rayos del sol.

■ Ahora se siente extremadamente relajado y cómodo, sereno y seguro de sí mismo.

■ Mientras camina por el jardín o el prado, se encuentra con un pequeño estanque con una fuente en el centro. Es increíblemente hermosa. El estanque está lleno del agua curativa más pura y limpia. Toma con la mano y bebe un sorbo de este agua curativa celestial.

■ Sienta cómo el agua se introduce profundamente en usted, dirigiéndose sobre todo hacia esas zonas de su ser que mayor necesidad de curación tienen. Tómese todo el tiempo que quiera y experimente cómo la energía curativa le beneficia y cura su enfermedad o discapacidad.

■ Ahora, aléjese del estanque y encuentre un lugar cómodo donde sentarse.

■ Mientras se sienta, experimente la energía curativa que se difunde por lo más profundo de su ser y llena todo su cuerpo, mente, emociones y espíritu. Imagine esa energía convertida en luz e irradiando desde usted, formando un círculo de luz frente a usted. Imagine que dentro de ese círculo de luz se encuentra cualquier otra persona o personas, animales, plantas o situaciones que tenga la sensación de que necesitan curación. Concéntrese en ellos durante todo el tiempo que pueda. Se beneficiarán tanto como usted de esa distante energía curativa dirigida hacia ellos.

■ Cuando esté preparado, permita suavemente que su círculo de luz se vacíe. Incorpórese y regrese a la parte del jardín o prado donde inició este viaje.

■ Tras llegar al final de este breve viaje imaginario, dirija la atención hacia el presente y tome conciencia de dónde está sentado, de su presencia en la habitación donde inició la visualización.

■ Apriete los puños con fuerza. Estire los brazos. Respire profundamente y abra los ojos. Ahora ha llegado al final de este corto viaje.

■ Es importante que piense en cualquier otra imagen que haya tenido durante la visualización, ya que pueden ser símbolos o guías que le conduzcan a otras cosas que quizá necesite hacer para completar su proceso de curación.

---

por completo de la vívida imaginación del profesional o del material que se utilice. Algunos también incorporan una suave y relajante música de fondo al proceso de visualización, además de quemar incienso o velas perfumadas para tratar de estimular así tantos sentidos como puedan.

Algunas sesiones son cortas y sencillas, mientras que otras son más prolongadas y complejas, dependiendo del tiempo de que se disponga y también de los propósitos para los que se emprende el viaje de fantasía. En el mercado podemos encontrar numerosas cintas de visualización fáciles de adquirir en librerías o tiendas de discos especializadas o también es posible pedir por correo a partir de varios catálogos especializados.

A los miembros del grupo se les puede ofrecer una curación continua a través de la duración de la visualización. En consecuencia, el poder y los efectos beneficiosos para cada uno de los miembros del grupo son mucho más profundos.

¿Adónde ir?

No hay centros especializados que se limiten a utilizar la visualización. Esta técnica la suelen emplear la mayoría de profesionales de la relajación, sobre todo los que trabajan con pacientes que sufren enfermedades graves, incluido el cáncer y el sida, como parte de su reserva general de herramientas curativas. Algunos profesionales organizan regularmente talleres diarios sobre control del estrés y curación, en los que hacen un amplio uso de la visualización dirigida.

Musicoterapia

CAPÍTULO VEINTIUNO

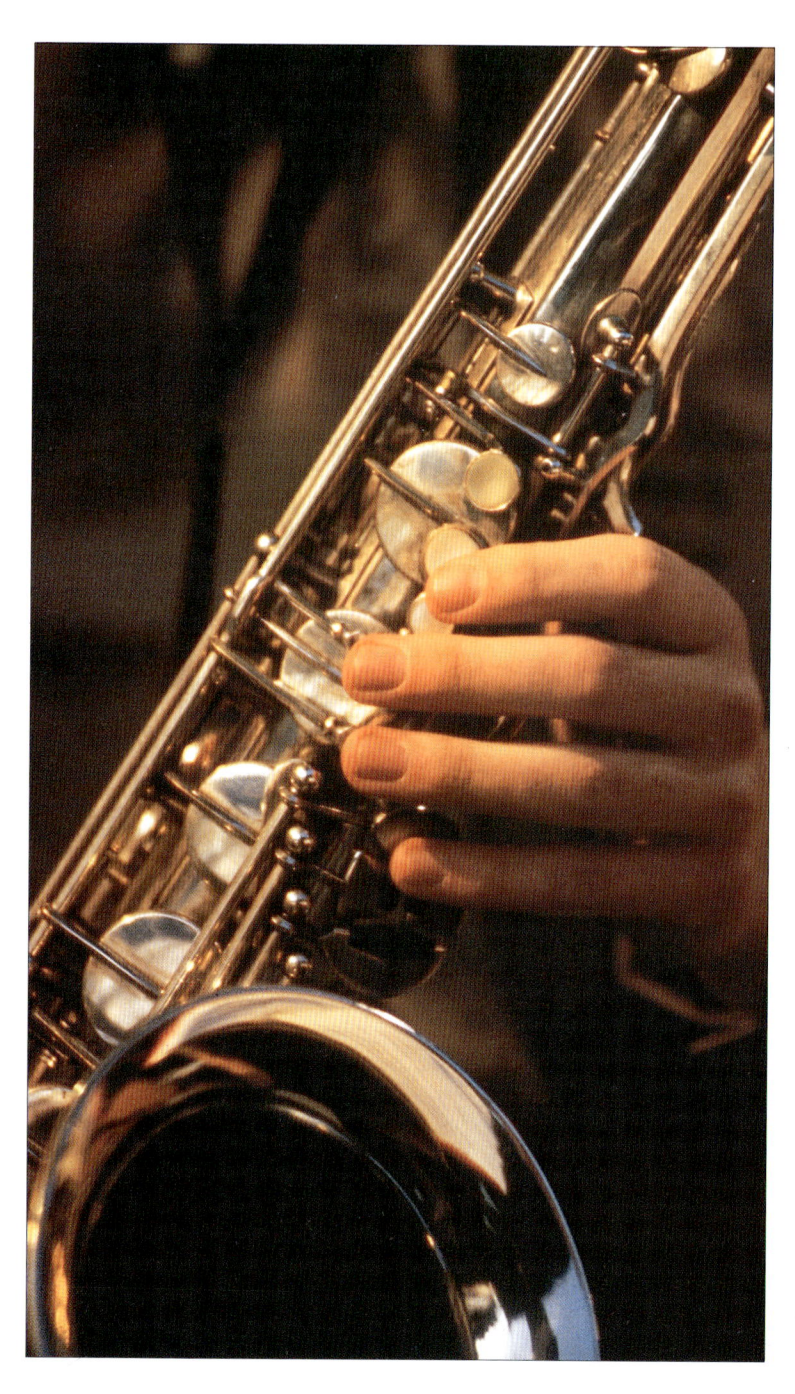

La musicoterapia es el uso planificado de la música para conseguir objetivos terapéuticos. Los musicoterapeutas realizan una gran variedad de actividades relacionadas con la música y utilizan elementos musicales al diseñar programas destinados a clientes específicos. Los objetivos de la musicoterapia abordan necesidades asociadas con los ámbitos de funcionamiento motor, cognitivo, comunicativo, social o afectivo. La relación dinámica entre el terapeuta, el cliente y la música forma parte integral de la musicoterapia. El cambio terapéutico se produce dentro de esa relación, incluido el potencial para la generalización fuera del ambiente de la musicoterapia.

Ya existen más de cincuenta organizaciones profesionales de musicoterapia en todo el mundo. Estas organizaciones siguen trabajando para el progreso de la musicoterapia, incluido el establecimiento de guías para la educación, la formación, investigación, desarrollo de programas y conocimiento público relacionados con la musicoterapia.

Orígenes de la musicoterapia

La musicoterapia tuvo su origen y continúa evolucionando en la actualidad gracias a cuatro circunstancias enraizadas en la historia.

Primero, tal y como se ha informado en disciplinas como la antropología y la etnomusicología, la música y la curación se consideran uno de los muchos usos que encontró la música en todas las sociedades, históricas o actuales. Por ejemplo, en las culturas preliterarias o indígenas, la música facilitó los estados de trance experimentados por el profesional de la medicina y por el paciente que participaba en rituales curativos.

Segundo, con el surgimiento de las civilizaciones, los registros escritos filosóficos, mágicos o religiosos de la música y la curación indican que se percibía el valor terapéutico general y la influencia de la música sobre la propia alma, emociones, pensamientos o estado físico. Los antiguos textos chinos, por ejemplo, asignaron a la música atributos tales como virtud moralista, medio de expresión espiritual y una forma de vincular a los antepasados con los descendientes (DeWoskin, 1982).

Tercero, a medida que las civilizaciones adoptaron el pensamiento racional, la música se asoció cada vez más con la influencia sobre determinadas afecciones médicas y estados de la mente, ya fuese como poder curativo o preventivo. Durante la Antigüedad, la Edad media y el Renacimiento, se creyó que la música era capaz de curar plagas, aliviar trastornos mentales, equilibrar los cuatro humores cardinales, mejorar la respiración y reducir la melancolía y la depresión (Davis y Gfeller, 1992).

Cuarto, el movimiento hacia ámbitos especializados de la práctica médica producido en la historia reciente contribuyó al surgimiento de la musicoterapia moderna. Desde finales del siglo XIX aparecieron en las revistas médicas tratados y artículos sobre musicoterapia. Se emprendieron esfuerzos por investigar empíricamente su efectividad, por identificar métodos de práctica según clases específicas de discapacidades y por definir su papel como auxiliar de otras formas de tratamiento médico.

Durante toda la primera mitad del siglo XX se establecieron, sobre todo en Estados Unidos, programas de música hospitalaria, organizaciones profesionales y programas de formación educativa destinados a fomentar el crecimiento de la musicoterapia como disciplina propia.

Filosofía y objetivos de la musicoterapia

Habitualmente, la orientación filosófica de cualquier musicoterapeuta depende de su formación, de la valoración de las necesidades del cliente y de la misión de la institución en la que preste sus servicios. De ahí que los métodos de la musicoterapia sean muy amplios. Al determinar los objetivos de la musicoterapia, se ofrecen dos estructuras, ya se trate de rehabilitar, restaurar, mantener o mejorar el estado de un cliente.

Esas dos estructuras no pretenden ser mutuamente excluyentes y ambas perspectivas han contribuido a los esfuerzos por crear constructos teóricos específicos de la musicoterapia, en términos de explicación de la naturaleza de la práctica y como base para la investigación.

■ **Fundamentos basados en el principio de la normalización:** se utilizan normas de comportamiento establecidas por el conjunto de la sociedad como puntos de referencia para establecer objetivos. El musicoterapeuta puede utilizar la música, por ejemplo, como una forma de enseñar habilidades útiles para la vida cotidiana, incluidas capacidades de autoayuda o de interacción social. La normalización también puede incluir el establecimiento de objetivos en el contexto de la comprensión actual de la teoría del desarrollo, ya se trate de trabajar con niños o con adultos. Los objetivos para los niños se pueden establecer basándose en las expectativas de desarrollo, según la edad cronológica y afectando a los ámbitos de las funciones de comunicación, cognición, motriz, social o emocional. Para los adultos, los objetivos se pueden establecer basándose en las expectativas de comportamiento a lo largo de la vida.

■ **Fundamentos basados en la integración con una psicoterapia concreta:** los musicoterapeutas pueden tomar la extensa lista de formas de psicoterapia, los constructos teóricos y métodos prácticos utilizados actualmente por los psicólogos y otras disciplinas relacionadas, para adaptarlos a la práctica musicoterapéutica. La literatura sobre musicoterapia incluye, por ejemplo, los

---

La musicoterapia en el mundo

La psicoterapia continúa su progreso por el mundo, como consecuencia del esfuerzo individual y colectivo, así como de su aceptación gradual entre los diversos sistemas de atención sanitaria. En general, la musicoterapia está adoptando un enfoque cada vez más científico, con investigación tanto cuantitativa como cualitativa reflejada en su literatura. Los fundamentos de la práctica de la musicoterapia siguen evolucionando, no sólo en relación con perspectivas naturalistas, culturas y sociales, sino también en relación con los avances realizados en la ciencia médica.

esfuerzos por combinarla con enfoques como la terapia de la Gestalt, la terapia emotiva racional y el análisis transaccional. En algunos casos, la integración con una perspectiva previamente establecida tiene como resultado formas altamente especializadas y hasta singulares de práctica musicoterapéutica. Un ejemplo de ello es la musicoterapia creativa, un tipo de musicoterapia de improvisación bien fundamentada en la psicología humanista.

Cómo funciona la musicoterapia

Para comprender cómo funciona la musicoterapia, consideraremos a continuación tres de sus principales ámbitos: neurología y música, naturaleza de la experiencia musical y el papel del musicoterapeuta.

La actividad musical hace participar simultáneamente varios sentidos. Al tocar un instrumento musical, por ejemplo, se activan varios sentidos, incluidos el oído, la visión, el tacto, el equilibrio y el movimiento. Al aprovechar la naturaleza multisensorial de la música es muy probable que se intensifiquen las respuestas neurológicas. Eso es de particular importancia si existe algún daño en alguna zona específica del cerebro. Los procesos neurológicos se intensifican aún más al evaluar la información sensorial en relación con las funciones cognitivas, incluidos el pensamiento y la memoria. La suma de toda esta actividad hace participar al sistema límbico y las respuestas fisiológicas relacionadas, lo que tiene como resultado alcanzar estados en los que predomina el sentimiento de cambio de humor. La suposición subyacente para el musicoterapeuta es que la música proporciona un acceso directo al estado emocional del paciente, y que ese estado tiene que intervenir positivamente para que se produzca el cambio terapéutico.

Según Sears (1968), la música ofrece tres clases de experiencias características que los musicoterapeutas pueden utilizar en su trabajo. Primera, las estructuras musicales, incluido el ritmo, la melodía y la forma, ofrecen puntos de referencia para las respuestas del comportamiento. Por ejemplo, el comportamiento de balanceo de un niño autista lo puede imitar rítmicamente el musicoterapeuta. Una vez establecida una relación en términos de pulsación, el terapeuta se detiene, inicia o varía el ritmo, modelando alternativas adicionales para el paciente, como formas de interactuar musicalmente con él.

Segundo, la música sirve como estímulo para respuestas que no se pueden observar con facilidad, incluidos pensamientos o sentimientos sobre temas relacionados con uno mismo, otras personas, cosas o acontecimientos. Un programa de musicoterapia cuidadosamente construido ofrece los medios mediante los cuales se hace posible la realización, comprensión, expresión y resolución de tales temas.

Tercero, el ambiente musical ofrece a los participantes la oportunidad de

Visita al terapeuta

Qué cabe esperar y tipos de diagnóstico
Para los pacientes enviados a sesiones de musicoterapia, el musicoterapeuta realiza primero una valoración para determinar la necesidad de sus servicios. Es habitual que observe comportamientos positivos no advertidos en otras clases de valoraciones, gracias al atractivo general de la música. Generalmente, la decisión final de impartir musicoterapia se suele tomar en colaboración con otros miembros del equipo de tratamiento. Se prepara entonces un plan o programa escrito de musicoterapia, en el que se indica lo que se debe hacer a lo largo de un prolongado período de tiempo. Dependiendo de la orientación filosófica del musicoterapeuta y de sus instalaciones, se documentan los objetivos para el progreso del tratamiento, que se evalúan periódicamente para determinar si se están alcanzando, si deberían revisarse o si se debe interrumpir la prestación de los servicios.

Dependiendo de las necesidades valoradas y de la disponibilidad del personal, los pacientes pueden recibir los servicios de musicoterapia en sesiones individuales o de pequeños grupos una o dos veces por semana. Cada sesión dura aproximadamente entre media hora y una hora. En cada sesión, el terapeuta prepara un objetivo específico, a la vista de los objetivos a largo plazo previamente establecidos. Las sesiones se inician con una actividad sencilla, basada en la música, con el propósito de hacer participar al paciente, tanto física como mentalmente, en la estructura musical. A ello sigue la parte principal de la sesión, de la que se derivan resultados terapéuticos específicos. La principal preocupación es que se aborden las necesidades extramusicales mientras se mantiene una vinculación con la música, incluidos aquellos valores anestésicos o relacionados con el rendimiento que también puedan ser evidentes. Finalmente, se añadiría una actividad basada en la música, para dar luego por terminada la sesión.

Afecciones que se pueden tratar

Los musicoterapeutas tratan diversas afecciones discapacitadoras. Se han especializado cada vez más según el tipo de discapacidad que tratan. A continuación se describen varios ámbitos amplios, incluida la aplicación de la musicoterapia en la educación especial, la gerontología, la atención sanitaria a largo plazo y los cuidados intensivos de naturaleza médica. A los musicoterapeutas se les utiliza en todos los ámbitos de la educación especial, para tratar a «niños en riesgo» y jóvenes, estudiantes con discapacidades de desarrollo, de aprendizaje, autismo, trastornos del lenguaje, discapacidades físicas, problemas de comportamiento y dificultades visuales y auditivas. En cada uno de los casos, el musicoterapeuta ayuda a obtener los objetivos de la educación especial. Para algunos alumnos, como los que tienen retraso mental o discapacidades físicas, los talleres protegidos y los programas de rehabilitación vocacional ofrecen empleo y oportunidades de formación que van más allá del ambiente escolar. Aquí los musicoterapeutas también son de gran ayuda, intensificando las habilidades relacionadas con la interacción social y la concentración.

Podemos emplear a musicoterapeutas en todos los niveles de atención a los ancianos, incluidos los programas diurnos, los residenciales y los hogares de acogida. La música se utiliza para evocar recuerdos, para la orientación hacia la realidad, la actividad física y la interacción social.

Los musicoterapeutas se hallan a menudo bien establecidos en ambientes de atención a largo plazo, incluidas las instituciones para el tratamiento de afecciones psiquiátricas y de los adultos con retraso mental. El papel principal de la musicoterapia es el de intensificar la calidad de vida de los residentes en dichas instituciones. Los objetivos de la musicoterapia se centran en el uso apropiado del tiempo de ocio, la intensificación de la autoestima a través de las actividades musicales orientadas hacia el éxito y la interacción positiva de grupo a través de experiencias de conjuntos musicales. También pueden facilitar la participación de los residentes en experiencias musicales comunes al conjunto de la sociedad, contribuyendo así en último término a desarrollar su sentido de la identidad.

Asimismo, se ofrecen servicios individuales que ayudan a mantener un comportamiento apropiado. En el caso de pacientes psiquiátricos se puede utilizar la música en conjunción con los medicamentos para reducir la depresión o los comportamientos psicóticos.

participar en relaciones que son de apoyo mutuo y que conducen al crecimiento terapéutico. Las expresiones de buena voluntad y cooperación en el logro de una tarea musical relacionada con un grupo suelen fomentar también el sentido positivo del sí mismo por parte del paciente.

En último término, los musicoterapeutas tienen un papel fundamental en la construcción y mantenimiento de situaciones musicales y extramusicales en las que es muy probable que se produzcan progresos. Los musicoterapeutas aprovechan plenamente la gama de posibles caminos hacia lo musical, desde el simple tañido de un instrumento hasta la interpretación virtuosa, desde la identificación del título de una melodía hasta la autoexpresión por medio de la escritura lírica, como forma de conectar con los pacientes y guiarlos según sus necesidades.

Aplicación práctica

La gama de actividades musicales utilizadas por los musicoterapeutas incluyen escuchar, moverse, interpretar, cantar, análisis lírico, escritura lírica, formación y mejora guiada de imágenes mentales. Las preferencias del paciente son muy importantes en la elección de la música o de los estilos musicales que se deben utilizar. Los instrumentos musicales utilizados suelen ser aquellos que promueven la interacción social, como la guitarra, el piano y los instrumentos rítmicos. La manera de usarlos por parte del paciente facilita a menudo la rápida expresión musical, sin necesidad de un ensayo o práctica extensos. Al margen del método o el instrumento que se utilice, el musicoterapeuta tiene que estar preparado para aplicar las técnicas usadas habitualmente en psicoterapia o educación especial, para facilitar así las respuestas deseadas en cada momento.

Aumentan cada vez más las publicaciones con informaciones que ayudan al musicoterapeuta en su trabajo. No obstante, los musicoterapeutas suelen ser creativos y llenos de recursos en el diseño de sus programas y en la forma de utilizar los materiales. Al utilizar la forma artística de la música de una manera sistemática para satisfacer necesidades relacionadas con la discapacidad, la expresión musical será, necesariamente, diferente de un paciente a otro.

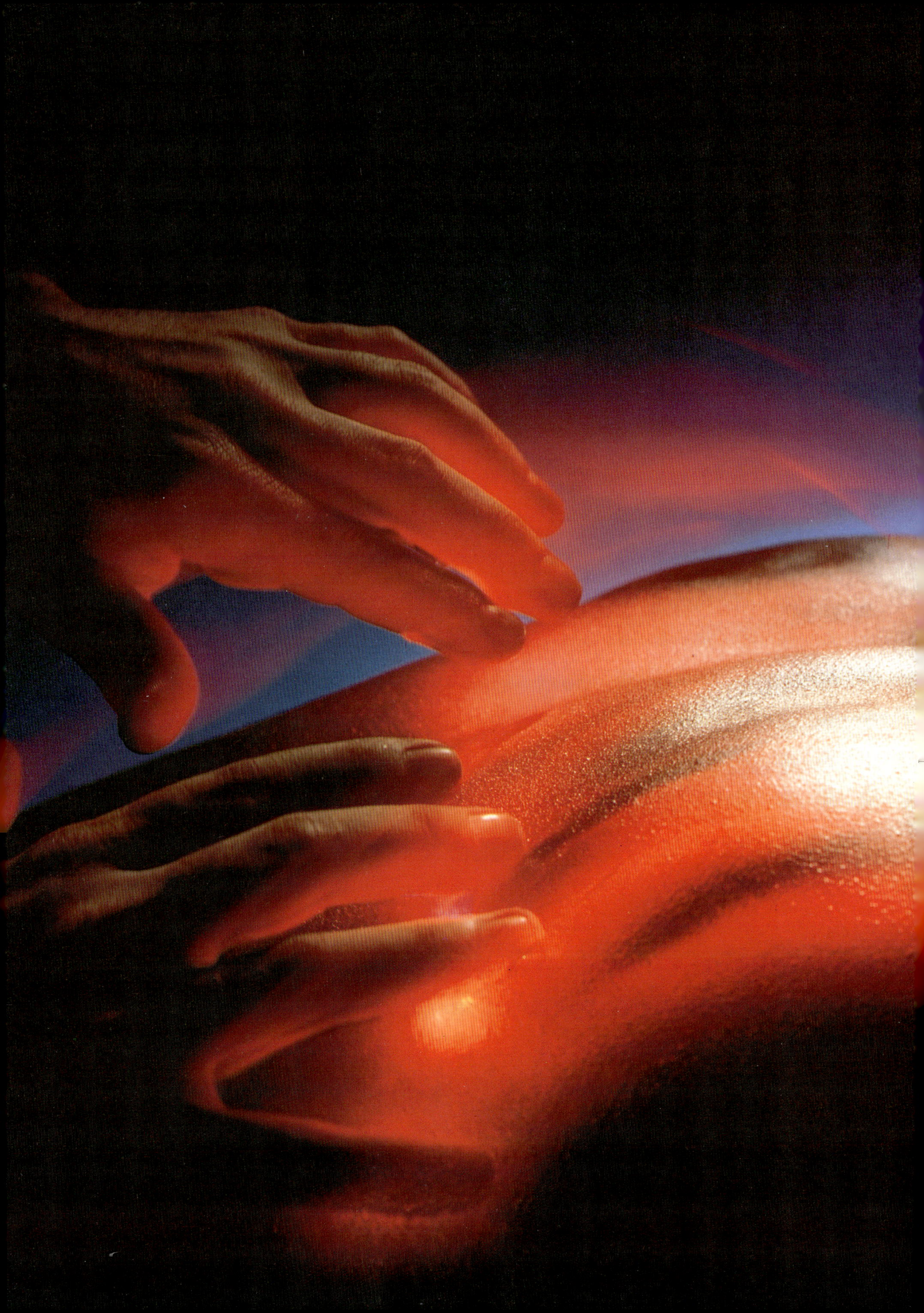

Masaje y Contacto

SEXTA PARTE

Hace tiempo que la imposición de manos ha sido aceptada por muchas culturas como un poderoso medio de curación. La medicina alternativa emplea muchas terapias y modalidades «manuales», incluida la masoterapia, la aromaterapia y la reflexología. Estas antiguas terapias se vienen utilizando desde hace miles de años y pueden ayudar a mejorar la salud, aliviar el estrés, promover la relajación y prevenir la enfermedad. Al final de cada capítulo de esta parte encontrará prácticas guías fotográficas ilustradas que demuestran paso a paso las técnicas empleadas.

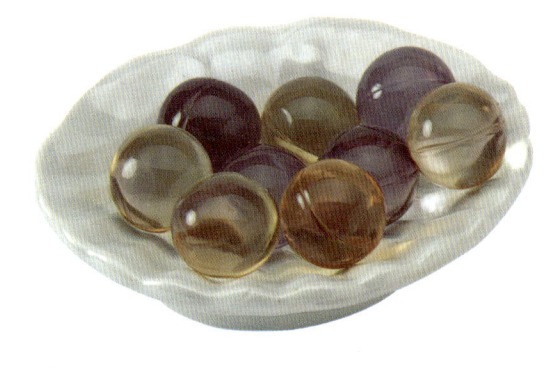

MASOTERAPIA

CAPÍTULO VEINTIDÓS

La masoterapia es una de las disciplinas más antiguas que existen en el panteón de las prácticas de atención sanitaria. Las referencias al masaje se encuentran en los textos médicos chinos que tienen más de 4.000 años de antigüedad. En las prácticas de la atención sanitaria occidental, el masaje se ha utilizado casi ininterrumpidamente desde los tiempos de Hipócrates, el «padre de la medicina». En el siglo IV a. de C., Hipócrates escribió: «El médico tiene que familiarizarse con muchas cosas y entre ellas la frotación» (los antiguos griegos y romanos llamaban frotación al masaje).

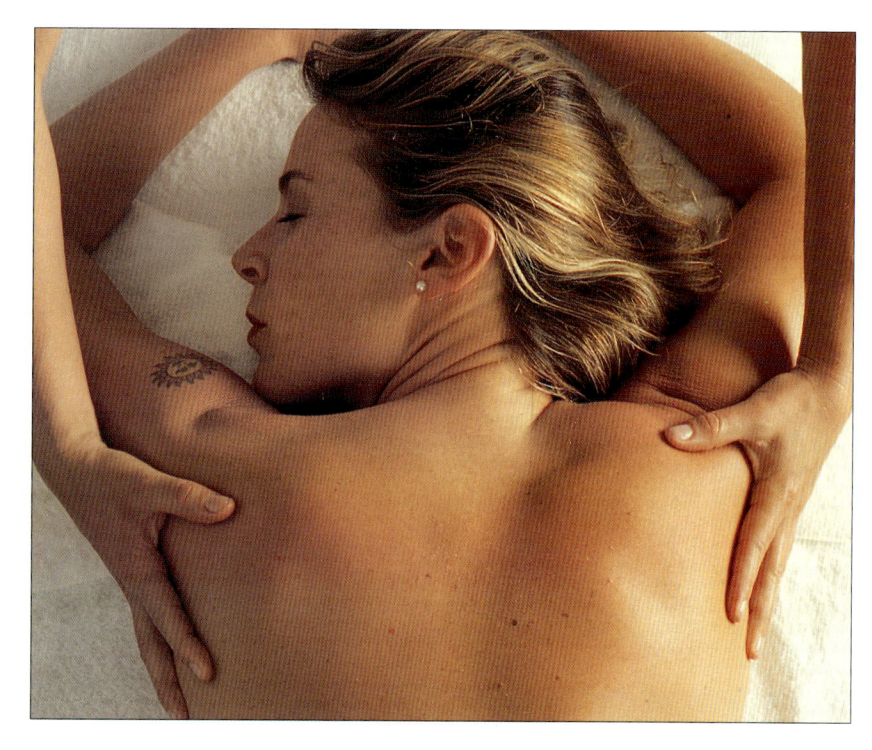

Algunos de los más grandes médicos de la historia recomendaron el masaje, incluido Celso (25 a. de C.-50 d. de C.), que escribió De Medicina, *una enciclopedia del conocimiento médico romano que trata extensamente sobre la prevención y usos terapéuticos del masaje; Galeno (131-200 d. de C.), el médico más influyente en los mundos antiguo, medieval y renacentista que abordó técnicas e indicaciones sobre el masaje en su libro* De Sanitate Tuenda *(traducido como* La higiene, *en el sentido de prevención), y Avicena (980-1037 d. de C.), un médico persa que escribió extensamente sobre masaje en su obra* Canon de la medicina, *que durante varios siglos se consideró en Europa como el texto médico investido de mayor autoridad. Entre otros defensores notables de la masoterapia se incluyen Ambrose Pare, que escribió el primer libro de texto moderno sobre cirugía; William Harvey, que descubrió la circulación de la sangre y Herman Boerhaave, que introdujo el método clínico de enseñanza de la medicina.*

Métodos modernos

La masoterapia moderna y científica se introdujo en Estados Unidos en la década de 1950, a cargo de dos médicos de Nueva York, los hermanos George y Charles Taylor, que habían estudiado en Suecia. Las primeras clínicas de masoterapia en Estados Unidos las inauguraron dos suecos después de la guerra civil. El barón Nils Posse dirigió el Instituto Posse en Boston y Hartwig Nissen inauguró el Instituto Sueco de Salud cerca del Capitolio, en Washington, D. C. Varios miembros del Congreso y presidentes de Estados Unidos, como Benjamin Harrison y Ulysses Grant, se encontraron entre la clientela de la masoterapia.

En la primera parte del siglo XX, a medida que el sistema de atención sanitaria de Estados Unidos empezó a estar más influido por la biomedicina y la tecnología, los médicos comenzaron a asignar a auxiliares y enfermeras (que fueron conjuntamente las predecesoras de la fisioterapia) las tareas de masaje, intensivas en mano de obra, que exigían estar mucho tiempo con los pacientes. En las décadas de 1930 y 1940 las enfermeras y fisioterapeutas perdieron a su vez interés por la masoterapia, que prácticamente abandonaron por completo. No obstante, un pequeño número de masoterapeutas continuaron la práctica, alejada ya del campo médico, hasta la década de 1960, cuando surgió una nueva oleada de interés por la masoterapia, que continúa hasta la actualidad, lo que permitió revitalizar el campo, aunque ya en el ámbito de la atención sanitaria complementaria.

A finales de la década de 1960 surgió el movimiento del crecimiento humano y de la psicología humanista. Una ramificación importante de ese movimiento fue la idea de que cualquiera podía beneficiarse de participar en un proceso terapéutico, aunque no se le considerase

> ## Descripción de la masoterapia
>
> La masoterapia es la manipulación científica de los tejidos blandos del cuerpo con el propósito de normalizar esos tejidos; se compone de una serie de técnicas manuales en las que se utilizan principalmente las manos y en ocasiones otras zonas como antebrazos, codos o pies. Esas técnicas incluyen aplicar presión fija o móvil, sostener y/o causar movimiento del cuerpo, y afectan al sistema musculoesquelético, circulatorio/linfático, nervioso y a otros sistemas del cuerpo. La filosofía básica de la masoterapia comprende el concepto de *vis Medicatrix nature*, consistente en activar a la capacidad del cuerpo para curarse a sí mismo, y persigue el objetivo de alcanzar o incrementar la salud y el bienestar.
>
> El contacto es el medio fundamental de la masoterapia. Aunque sus métodos se pueden describir en términos de una serie de técnicas aplicadas, es importante comprender que el contacto no se usa únicamente de una forma mecanicista. El el masaje también hay un componente artístico. Como habitualmente supone aplicar contacto con diversos grados de presión, el masoterapeuta debe utilizarlo con sensibilidad para determinar la cantidad óptima de presión que utiliza en cada persona. El contacto utilizado con sensibilidad también permite al masoterapeuta recibir información útil sobre el cuerpo, como localizar zonas de tensión muscular y otros problemas de los tejidos blandos. Puesto que el contacto también es una forma de comunicación, el masaje sensible transmite una sensación de atención que, para la persona que lo recibe, constituye un elemento esencial de la relación terapéutica. Utilizar la clase errónea de contacto, considerada a veces como «contacto tóxico», resulta contraproducente y hará ineficaz cualquier técnica empleada y/o que el cuerpo se defienda o proteja contra ella, lo que no hace sino añadir una mayor tensión.

como enfermo o se sintiera «normal». En otras palabras, no había que estar enfermo para beneficiarse de la terapia. El masaje representaba muchos de los valores ensalzados por el movimiento del crecimiento, que infundió nuevo interés a este campo.

En la década de 1970 surgió el término «estilo de vida». El masaje encaja bien en la búsqueda de una mejoría en la calidad de vida. La oleada de interés todavía creció más en la década de 1980, a medida que enraizó la popularidad de la noción de buena forma física y de asumir la responsabilidad sobre la propia salud. Se reconoció el masaje por sus efectos para reducir el estrés y conseguir la relajación. Quienes mantenían un programa de buena forma física descubrieron que el masaje era un complemento excelente para seguir un estilo de vida activo.

En la década de 1990, el resurgimiento del interés por las formas de la atención sanitaria complementaria permitió que el masaje experimentara un nuevo aldabonazo en la atención pública. Ahora la masoterapia se utiliza de diversas formas, que van desde la simple relajación a la reducción del estrés, pasando por la práctica deportiva y el tratamiento de enfermedades concretas. La masoterapia se practica en ambientes que van desde la consulta del médico hasta las clínicas de masaje en los balnearios de salud.

Beneficios clave y efectos de la masoterapia

La masoterapia puede ser una parte importante del programa de salud personal y buena forma física. El masaje tiene grandes cualidades curativas que, al movilizar los recursos del cuerpo, ayudan a contrarrestar los efectos debilitadores de las dos némesis gemelas de la vida moderna: el uso excesivo y el poco uso que hacemos del cuerpo. Al mismo tiempo que ayuda a restaurar la salud y a recuperarse de las lesiones, el masaje también es la medicina perfecta del bienestar, puesto que no se tiene que estar enfermo o lesionado para recibirlo. El masaje regular, en combinación con el ejercicio y la buena nutrición, puede ser una buena forma de mantener la salud.

El masaje aumenta la circulación de la sangre y el movimiento de la linfa. El efecto mecánico directo de una presión aplicada rítmicamente, junto con el estímulo de los receptores nerviosos, puede aumentar el índice del flujo sanguíneo.

La linfa es un fluido blanco y lechoso que drena las impurezas y desechos recogidos de las células de los tejidos. Esto es vital ya que uno de los componentes de esos desechos son las toxinas, que son los residuos del metabolismo. La contracción muscular tiene un efecto de bombeo que hace mover la linfa, de modo que hacer ejercicio es lo que más ayuda. El masaje es la siguiente forma más efectiva de mover la linfa.

Para que todo el cuerpo esté sano, la suma de sus partes, las células, también tienen que estar sanas. Las células individuales del cuerpo dependen de un suministro abundante de sangre en circulación y de una linfa en movimiento, porque estos fluidos aportan los nutrientes y el oxígeno necesarios, y retiran el anhídrido carbónico y los productos de desecho.

El masaje afecta a los músculos y a otros tejidos blandos de todo el cuerpo. Afloja los músculos contraídos, acortados y endurecidos y puede estimular los débiles y flácidos. Los músculos tensos o con espasmos no sólo pueden provocar molestias, sino que también consumen mucha energía y conducen a otros muchos problemas, como desequilibrios posturales y musculares capaces de provocar lesiones. La tensión muscular crónica también reduce la circulación de la sangre y el movimiento de la linfa en la zona.

El masaje no aumenta la fortaleza muscular, pero puede promover la recuperación de la fatiga y de los dolores menores que aparecen con el ejercicio. De este modo es posible hacer más ejercicio, lo que a largo plazo sí puede fortalecer los músculos. Todos los sistemas del cuerpo se beneficiarán a su vez de una mejor circulación y funcionamiento eficiente de la musculatura y de otros tejidos blandos.

Otro efecto del masaje es que suaviza o estimula el sistema nervioso, según cuáles sean las necesidades de la perso-

Arriba: el masaje es una poderosa herramienta curativa, que ayuda al cuerpo a curarse a sí mismo y aumenta la salud y el bienestar.

EFECTOS CLAVE

El masaje afecta principalmente al cuerpo como un todo. Repasar los efectos clave del masaje permite comprender cómo funciona y cuáles son sus beneficios:

- Reduce la tensión muscular.
- Mejora la circulación sanguínea.
- Mejora el movimiento linfático.
- Aumenta la movilidad y alcance del movimiento de todas las articulaciones.
- Estimula o suaviza el sistema nervioso.
- Realza el estado de la piel.
- Mejora la digestión y la función intestinal.
- Alivia el dolor agudo y crónico.
- Reduce la hinchazón.
- Reduce el estrés.
- Produce relajación general.

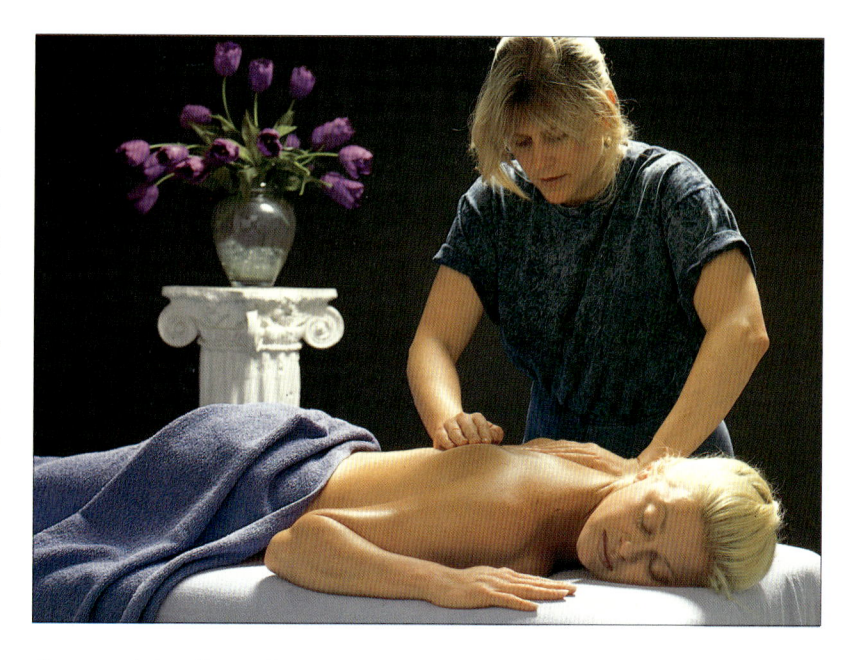

na que lo reciba en ese momento dado. Si alguien se siente demasiado agitado, el masaje puede producirle un efecto calmante. Por el contrario, si alguien se siente apático, el masaje puede ser estimulante y elevar su nivel de energía. También realza el estado de la piel al mejorar el funcionamiento de las glándulas sebáceas y sudoríparas, que mantienen la piel lubricada, limpia y fresca, y se benefician los órganos internos y el sistema inmunológico. Como consecuencia de todo ello se generaría una mejoría general de la salud física y de la calidad de vida.

Otra de las razones por las que la masoterapia puede causar un efecto tan amplio sobre el cuerpo es la interrelación entre la estructura y la función en este último. La estructura musculoesquelética afecta a la función y la función afecta a su vez a esa misma estructura. La masoterapia actúa sobre ambos aspectos. Por ejemplo, los profesionales del masaje trabajarán con la estructura aliviando el trauma o el estrés e influyendo sobre las pautas musculares que afecten a la postura. Eso permitirá a su vez una mayor facilidad de movimiento, un ámbito de movimiento más amplio y una mayor flexibilidad.

La relación entre estrés y enfermedad tiene un gran interés para todo aquel que quiera mantener su salud. En nuestras vidas cotidianas experimentamos estrés relacionado con el trabajo, la familia, el ambiente y las exigencias y presiones sociales. Las tensiones mentales, frustraciones e inseguridad se cuentan entre los factores más nocivos. El estrés provoca la liberación de hormonas que estrechan y contraen los vasos sanguíneos, lo que tiene como resultado un menor flujo de la sangre. Afectado por el estrés, el corazón funciona más trabajosamente, la respiración se hace más rápida y superficial y la digestión más lenta. Así se va degradando cada uno de los procesos del cuerpo. Los estudios demuestran que los factores estresantes pueden provocar dolores de cabeza, hipertensión, depresión, etc. Ahora se calcula que del 80 al 90 % de las enfermedades pueden estar inducidas por el estrés. El masaje es una intervención no medicamentosa que ayuda a contrarrestar los efectos del estrés y aumenta la relajación. Así se reduce el riesgo de que el estrés provoque la enfermedad.

El masaje también puede tener un efecto psicológico basado en la interacción o interconexión de la mente y el cuerpo. Dicho de modo sencillo, la mente afecta al cuerpo y el cuerpo afecta a la mente. En este caso, las tensiones mentales se pueden manifestar físicamente en forma de tensión muscular u otras afecciones físicas. De modo similar, las tensiones físicas podrían tener un impacto sobre los estados mentales y emo-

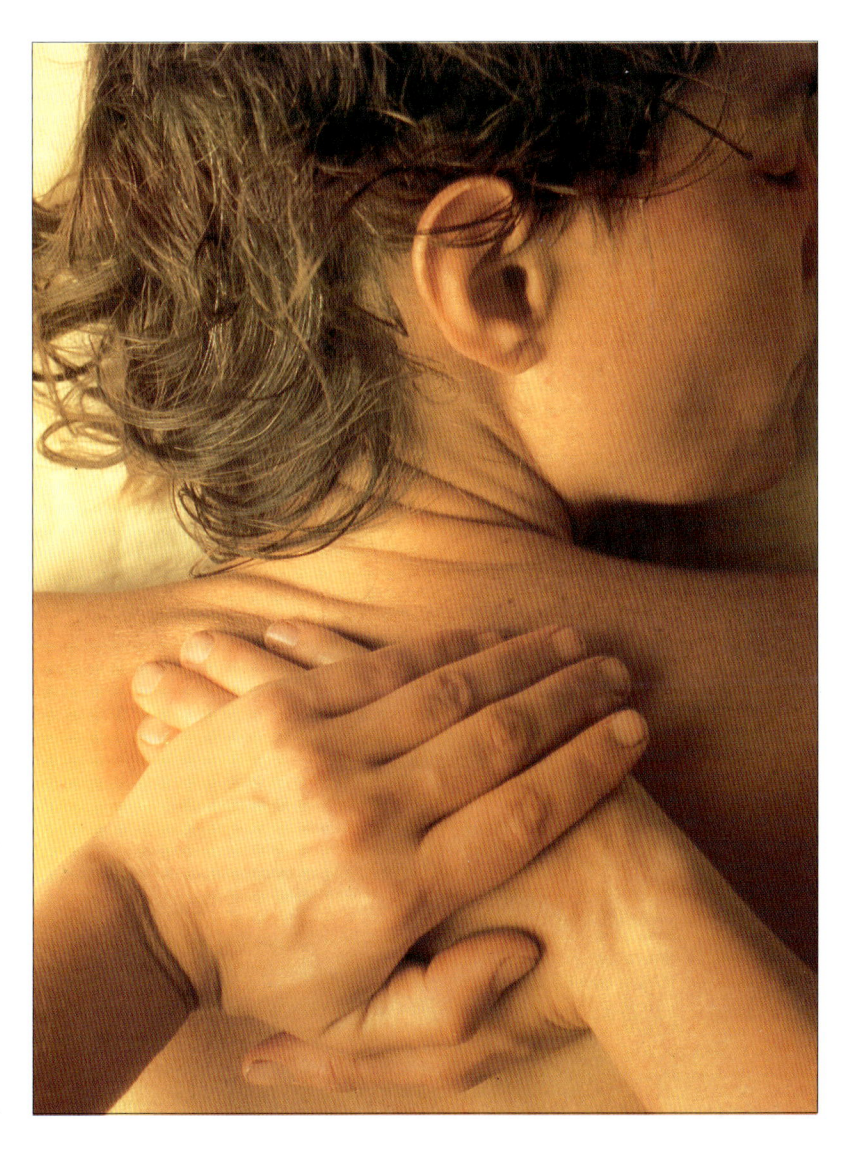

Derecha: un tranquilizador masaje terapéutico puede ser extremadamente efectivo para relajar los tensos músculos de los hombros y aliviar el dolor de espalda, dejando al paciente vigorizado.

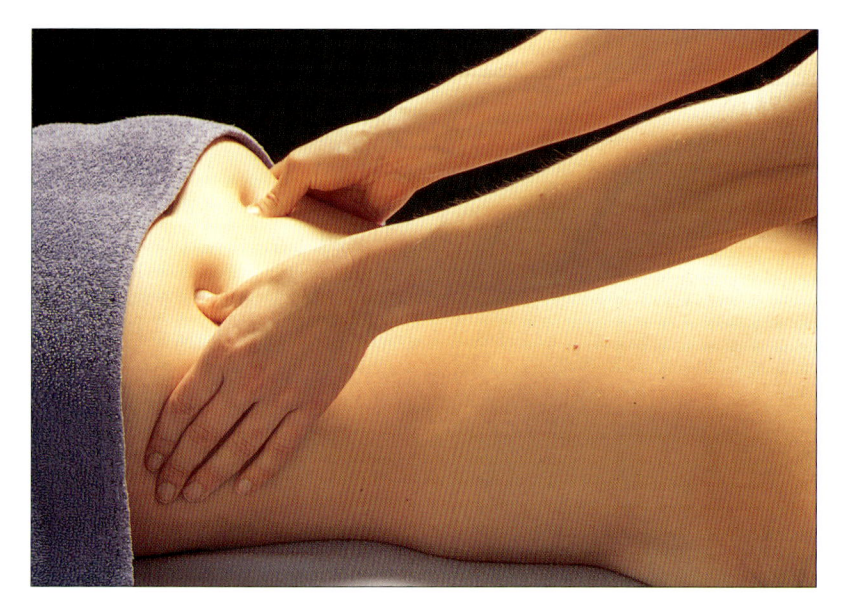

Izquierda: el masaje occidental contemporáneao se basa sobre todo en el masaje sueco.

cionales. Para demostrar este efecto, trate de apretar los puños con fuerza durante un buen rato, quizá 10 minutos. Lo más probable es que empiece a sentirse enojado e irritable. Desde un punto de vista terapéutico, tratar una pauta o hábito fijo es algo que puede afectar a otro ámbito. A veces, aflojar las pautas de tensión muscular crónica producirá una liberación emocional que tendrá como resultado una conciencia del sentimiento. El masaje también mejora la conciencia del cuerpo, lo que promueve a su vez una mejor percepción personal. En consecuencia, la masoterapia y la psicoterapia se complementan entre sí y los masoterapeutas y psicoterapeutas trabajarán con los mismos pacientes.

El campo de la masoterapia

Existen más de cien métodos diferentes que se pueden clasificar como masoterapia. La mayoría de ellos, unas tres cuartas partes, tienen menos de veinte años de antigüedad. Eso puede inducir a confusión en el paciente, de modo que esta sección le ayudará a clasificar estos numerosos métodos y a centrarse en los más importantes.

¿Por qué existen tantos métodos? Desde la década de 1930 hasta mediados de la década de 1960 la profesión de masoterapeuta estuvo relativamente adormecida y se estableció muy poca estandarización en este campo. Luego, en la década de 1970, impulsado por los cambios sociales, que incluyeron un mayor interés por la buena forma física, estilos de vida más sanos, mejora personal y métodos alternativos de atención sanitaria para complementar la biomedicina, se produjo un renovado aumento del interés por la masoterapia. La llegada de nuevos profesionales trajo consigo una oleada de nuevas ideas y creatividad en relación con las formas de utilizar las técnicas «manuales», además de las ya establecidas. Puesto que había poca estandarización, esas técnicas se desarrollaron a veces hasta convertirse en métodos libres, en lugar de incorporarse al sistema de clasificación existente.

Otra fuente de nuevas técnicas fueron las muchas formas de masaje empleadas por los nativos de la mayoría de culturas del mundo, gran parte de las cuales no se pueden vincular fácilmente unas con otras. Por ejemplo, muchas de las formas de masaje procedentes de Asia se basan en conceptos de anatomía, fisiología y diagnóstico que difieren de los occidentales.

Esta proliferación de métodos se ha hecho más lenta. Tal como ha ocurrido con el desarrollo de otras profesiones, se espera que a medida que continúe el desarrollo de normas y titulaciones, se produzca una cierta consolidación e integración de estos métodos.

La mayoría de ellos se pueden organizar en cinco categorías básicas: métodos tradicionales, europeos, occidentales contemporáneos, el estructural/funcional, el de integración del movimiento y los orientales y energéticos (no orientales). En la práctica, muchos profesionales del masaje utilizan más de un método en su trabajo y a veces combinan varios de una manera integradora. Como consecuencia de ello, los masoterapeutas pueden utilizar una amplia variedad de repertorios técnicos.

Sentido del tacto

El masaje también estimula el sentido del tacto, que es el principal sentido del cuerpo. Éste es otro efecto psicológico de situar a la persona en el aquí y ahora y alejarla de una preocupación constante por los problemas y tensiones generados por la hiperactividad menta, lo que tiene un efecto equilibrador que a menudo deja a la persona mentalmente vigorizada y restaurada. Los que reciben masoterapia lo describen a menudo como unas «vacaciones mentales».

■ **Masaje europeo tradicional:** incluye métodos basados en los conceptos tradicionales y convencionales europeos de la anatomía y la fisiología. Se utilizan cinco categorías básicas de técnicas de manipulación de los tejidos blandos: *effleurage* (flujo alargado o manipulaciones deslizantes en la dirección del corazón), *petrissage* (intervenciones de amasado, elevado u ondulado), fricción (frotamiento de las estructuras subyacentes, por debajo de la superficie), golpeteo (percusión, golpes de canto) y vibración.

■ **Masaje sueco:** es la forma principal del masaje europeo tradicional y probablemente sea el método que más se practica en los países occidentales. Fue desarrollado por Per Henrik Ling (1776-1839), un maestro de esgrima sueco que quería desarrollar un método que proporcionara beneficios similares al ejercicio. Diseñó técnicas manuales y movimientos, tanto para mantener la salud como para tratar la enfermedad. El método de Ling fue la primera sistematización occidental moderna del masaje.

El masaje sueco utiliza un sistema de deslizamientos prolongados, acompañados por técnicas de amasado y fricción de las capas más superficiales de los músculos, generalmente en la dirección del flujo sanguíneo hacia el corazón, porque se hace hincapié en mejorar el flujo de la sangre hacia los tejidos blandos, y a veces se combina con movimientos activos y pasivos de las articulaciones. Se utiliza para promover la relajación general, mejorar la circulación y la amplitud de movimientos y aliviar la tensión muscular.

Habitualmente, el masoterapeuta que realiza el masaje sueco utiliza aceite como lubricante, para facilitar la acción de frotado de las manipulaciones del masaje. A veces emplea loción o polvos de talco. El masaje sueco es bastante vigoroso y se suele utilizar como tratamiento completo del cuerpo, aunque a veces sólo se trabaja sobre una parte de éste, cuando una zona determinada necesita atención extra. El masaje sueco es el más utilizado.

■ **Masaje occidental contemporáneo:** incluye métodos basados en los conceptos occidentales modernos de la funcionalidad humana, incluida anatomía y fisiología, y utiliza una amplia variedad de técnicas manipuladoras que van más allá de la estructura original del masaje sueco. Entre ellas se incluyen amplias aplicaciones para el crecimiento personal, liberación emocional y equilibrio de la mente, el cuerpo y el espíritu, además de las aplicaciones tradicionales. Estos métodos incluyen masaje neuromuscular, «masaje deportivo», tejido profundo, friccionamiento transversal o cruzado, liberación miofascial, mioterapia, *Bindgewebmassage*, Esalen y drenaje linfático manual. Muchos de estos métodos se desarrollaron a partir de finales de la década de 1960, con algunas excepciones.

■ **Masaje del tejido profundo:** se utiliza para liberar pautas crónicas de tensión muscular, mediante el uso de manipulaciones lentas, aplicación de presión directa o fricción dirigida de través sobre el grano de los músculos, utilizando dedos, pulgares o codos. Se aplica ejerciendo mayor presión para llegar hasta las capas más profundas del músculo y con mayor especificidad que el masaje sueco, por lo que se le llama del tejido profundo. En muchas zonas del cuerpo, los músculos están dispuestos en capas y a veces hay que trabajar sobre las más profundas. Las técnicas de masaje del tejido profundo están destinadas a masajear estos músculos más profundos o partes más interiores de los músculos gruesos que tienen una mayor profundidad. Por ejemplo, si alguien tiene inflamación en la parte superior de la espalda y el hombro, quizá sea necesario masajear el músculo romboides, situado por debajo del trapecio. Con el masaje del tejido

Abajo: el masaje mejora la circulación y facilita el drenaje linfático.

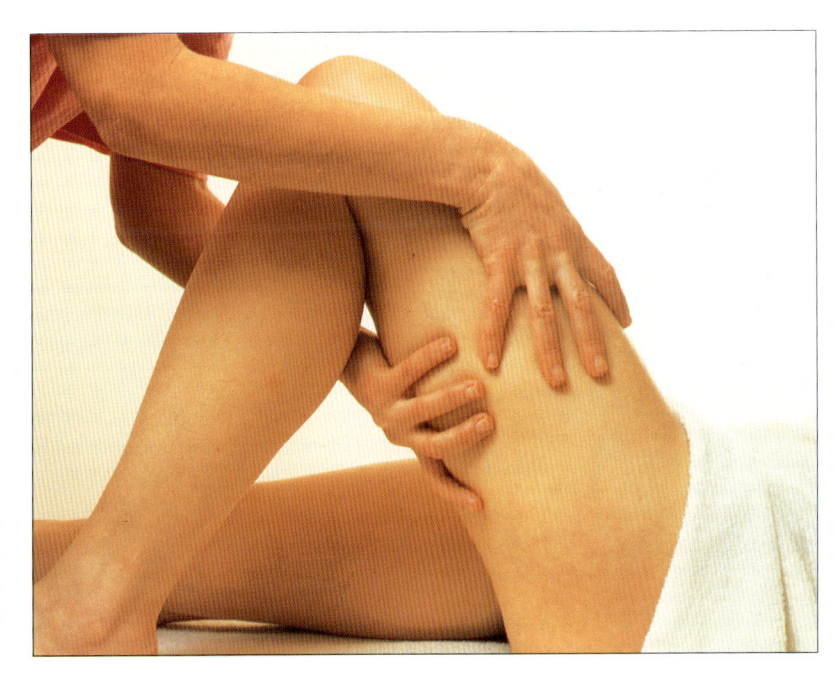

profundo también se puede trabajar la capa más interior del músculo.

■ **Masaje deportivo:** utiliza técnicas similares al sueco y al de tejido profundo, pero especialmente adaptadas para tratar los efectos del rendimiento atlético sobre el cuerpo y para atender a las necesidades de los deportistas. En consecuencia, el masaje deportivo se emplea antes, durante o después de las competiciones, como parte del régimen de entrenamiento del atleta y para promover una curación efectiva de lesiones o recuperarse de las mismas. Antes de una intervención deportiva se utiliza como auxiliar de la rutina de calentamiento del atleta, preparándolo para alcanzar el mayor rendimiento. Después de la intervención, se usa para ayudar al atleta a recuperarse. El masaje deportivo es también beneficioso para los atletas de alto nivel, entusiastas de la buena forma física o «guerreros del fin de semana».

Los masoterapeutas deportivos se incluyeron en el programa de servicios médicos ofrecidos en las Olimpíadas de 1996 y en todos los acontecimientos olímpicos posteriores. Algunos equipos profesionales y colegiados disponen de masoterapeutas deportivos entre su personal.

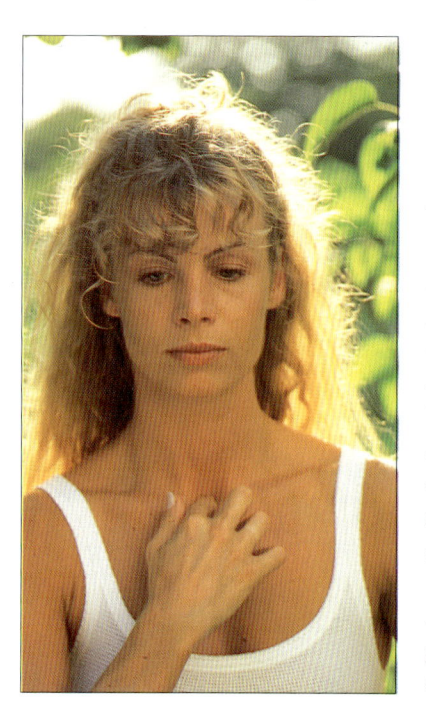

■ **Masaje neuromuscular:** es una forma relativamente detallada de masaje profundo, aplicada específicamente a músculos concretos. Se utiliza para aumentar el flujo sanguíneo en zonas específicas consideradas como isquémicas, es decir, a las que les falta flujo sanguíneo; libera los puntos de pinzamiento, que son nudos intensos de tensión muscular que emiten el dolor hacia otras partes del cuerpo, y también la presión causada por los tejidos blandos sobre los nervios. A menudo se utiliza para reducir el dolor. El masaje del punto doloroso y la mioterapia son métodos similares de masaje neuromuscular.

■ **Drenaje linfático manual:** mejora el flujo de la linfa mediante manipulaciones ligeras y rítmicas. Se utiliza sobre todo para afecciones relacionadas con un deficiente flujo linfático, como linfedema y neuropatías. Se ha demostrado, por ejemplo, que es efectivo para el linfedema que suele aparecer después de la práctica de una mastectomía (extirpación del tejido mamario canceroso).

■ **Masaje Esalen:** se llama así por el centro de crecimiento donde se desarrolló, el Instituto Esalen de Big Sur, California. Se centra sobre todo en crear estados de relajación más profundo, cambios beneficiosos en los estados de conciencia y bienestar general, antes que en aliviar la tensión muscular o aumentar la circulación. Comparado con el sueco, el masaje Esalen es más lento, rítmico y

Izquierda: es natural frotarse o presionarse las zonas en las que se siente incomodidad o dolor, para aliviarlas.

algo hipnótico y se concentra en el conjunto de la mente-cuerpo. El sueco y el Esalen se complementan mutuamente y algunos profesionales suelen combinarlos.

■ **Estructural, funcional e integración del movimiento:** hacen hincapié en la estructura y el movimiento del cuerpo. Este grupo incluye métodos que organizan e integran el cuerpo en relación con la gravedad, mediante la manipulación de los tejidos blandos y/o a través de la corrección de las pautas de movimiento inapropiadas. Estos métodos tratan de producir un uso más equilibrado del sistema nervioso mediante la creación de posibilidades de movimiento nuevas e integradas. Ejemplos de ello son el *rolfing*, el trabajo Heller, la formación de pautas Aston, el enfoque Trager, el método Feldenkrais y la técnica de Alexander.

■ ***Rolfing:*** (conocido también como integración estructural), fue desarrollado por Ida Rolf y utiliza técnicas que pretenden realinear el cuerpo en el campo de la gravedad mediante la manipulación de las fascia (tejido conjuntivo) del cuerpo, que permite que el cuerpo actúe con mayor efectividad y eficiencia. La técnica afloja o libera adherencias en las fascia, el tejido conjuntivo flexible que envuelve los músculos y grupos de músculos. Eso pretende lograr una redisposición de los grandes segmentos de la estructura del cuerpo, en un alineamiento vertical más correcto. El *rolfing* se compone de una serie de diez sesiones, cada una de las cuales trata una zona diferente del cuerpo.

■ **Trager:** desarrollado por Milton Trager, utiliza movimientos ligeros, rítmicos, de balanceo y sacudida para aflojar las articulaciones, facilitar los movimientos y liberar las pautas de tensión crónica. El profesional del masaje Trager trabaja en un estado similar al de la meditación, mueve el tronco y las extremidades del cliente de una manera suave y rítmica para fomentar un sentido de la libertad y la ligereza. Tras la parte de manipulación de la sesión, al cliente se le imparte a menudo instrucción sobre el uso de la «mentástica», un sistema de secuencias de movimiento autodirigido destinado a apoyar y reforzar el trabajo habitualmente realizado sobre la camilla.

■ **Feldenkrais:** desarrollado por Moshe Feldenkrais, se practica de dos formas. En sesiones individuales se utiliza la manipulación del profesional y el movimiento pasivo para mejorar la conciencia de las pautas de movimiento. En varias clases, se utilizan ejercicios compuestos por secuencias de movimientos lentos del cuerpo organizados alrededor de diversas funciones humanas, para «reaprender» así el movimiento adecuado del cuerpo.

■ **Técnica de Alexander:** desarrollada por F. M. Alexander, supone aprender movimientos sencillos y eficientes basados en el alineamiento del cuerpo, diseñados para mejorar el equilibrio, la postura, la coordinación y para aliviar el dolor. Pretende trabajar con pautas inconscientes de pensamiento y los movimientos o posturas que se han establecido previamente en la musculatura. Tienen particular importancia las relaciones entre la cabeza, el cuello y la espalda. El profesional de la técnica de Alexander utiliza guía verbal y manual para ayudar al alumno a experimentar nuevas formas de moverse.

■ **Masaje oriental:** incluye los métodos basados en los principios médicos orientales/chinos tradicionales para valorar y cuantificar la energía vital del cuerpo que, según se cree, fluye a través de canales invisibles. El tratamiento utiliza presión fuerte o muy ligera y se aplica manipulación con las yemas de los dedos o de los pulgares sobre puntos predeterminados para afectar al sistema energético y equilibrarlo. Estos métodos también se pueden utilizar en conjunción con la acupuntura y las hierbas. Algunos ejemplos son *tuina, shiatsu,* acupresura, AMMA, *Jin Shin Jyutsu* y *Jin Shin Do.*

■ **Métodos energéticos:** incluyen enfoques que actúan con la energía del cuerpo, pero que no se basan en el sistema oriental/chino. Son métodos que pretenden afectar al biocampo que rodea e infunde energía al cuerpo humano, mediante presión y/o manipulación del cuerpo físico, o con el pase o imposición de manos en ese campo energético o a través de él. Estos métodos se basan en el sistema tradicional ayurvédico (indio), en los sistemas esotéricos orientales u occidentales y en otros sistemas de curación. Como ejemplos atemos la polaroterapia, el contacto terapéutico y el *reiki.*

Abajo: esta profesional del reiki, *que trabaja con la energía del cuerpo, ahueca las manos sobre los ojos del paciente.*

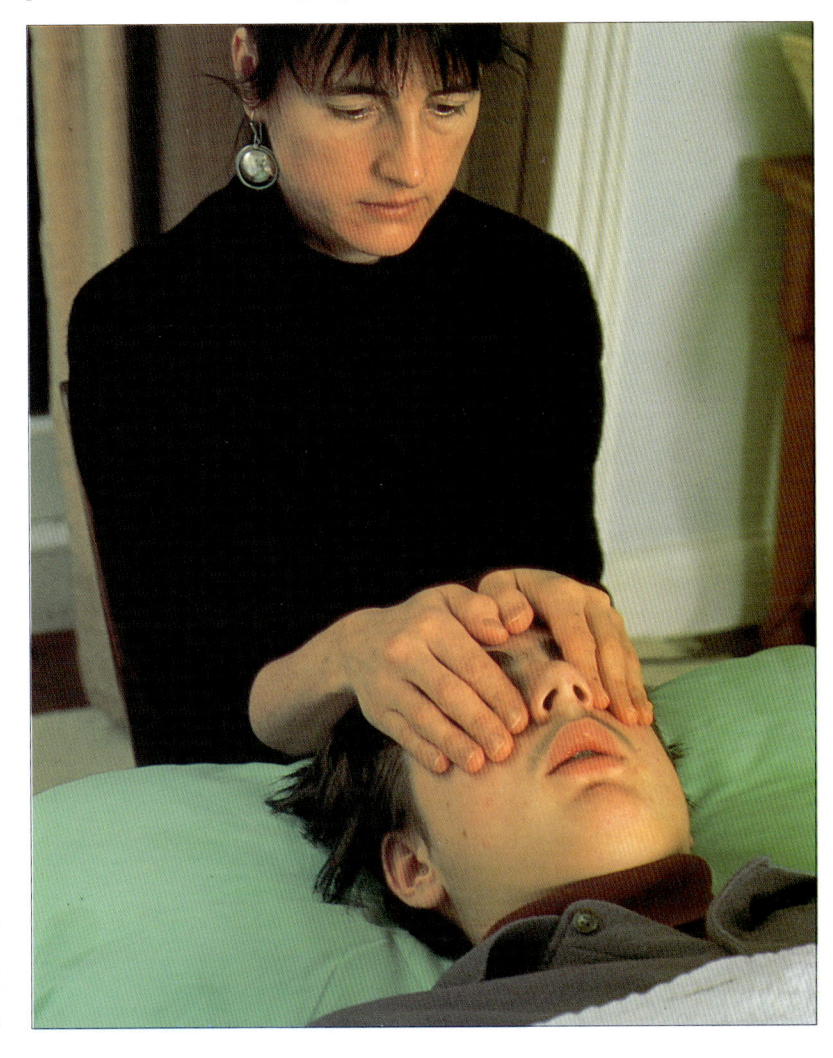

Resumen

El masaje se puede utilizar para diversas afecciones y generalmente será efectivo para cualquier lesión que se beneficie de una mejoría de la circulación y de una reducción de la tensión. Desde el punto de vista psicosomático, la capacidad del masaje para reducir la ansiedad, la depresión y el estrés es la contraposición lógica a la tensión creada por cualquier enfermedad. Algunas de las afecciones que se indican a continuación obtienen beneficios con el masaje, sobre todo si se trata de lesiones de tejidos blandos. Otras afecciones se benefician de modo más indirecto.

El masaje es un buen complemento del resto de tradiciones médicas. La efectividad de las otras formas de tratamiento se puede intensificar en la mayoría de los casos mediante la inducción de la relajación y la promoción de la circulación. El masaje también nos ayuda a tolerar enfoques más invasivos y a manejar los efectos secundarios de otros tratamientos. Se utiliza, por ejemplo, en algunos hospitales para aliviar el sufrimiento de los pacientes de cáncer. No se espera que el masaje trate directamente el cáncer, pero puede ayudar al paciente a afrontar mejor los efectos de la enfermedad y/o del tratamiento. Puede producir un efecto indirecto al reforzar las funciones del cuerpo, incluido el sistema inmunológico.

Afecciones en las que ayuda el masaje

A continuación se indican las afecciones más comunes en las que se puede utilizar el masaje:

■ **Torceduras, esguinces y otros problemas de tejidos blandos:** el masaje es particularmente efectivo para las lesiones de los tejidos blandos, sobre todo en casos de esguinces musculares, llamados tirones o calambres y de torceduras, que afectan a los tejidos que rodean las articulaciones. Otras afecciones en las que ayuda el masaje son la tendinitis y la tenosinovitis.

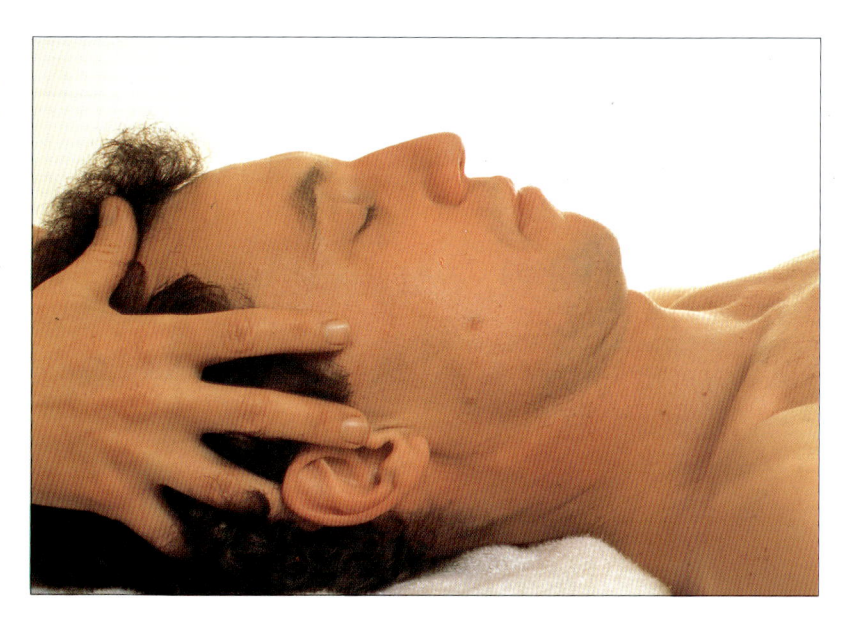

■ **Artritis:** el masaje alivia el dolor y la rigidez asociados con la osteoartritis, y la hinchazón causada por la artritis reumatoide.

■ **Ansiedad:** varios estudios científicos demuestran que el masaje reduce la ansiedad consistentemente.

■ **Dolor de espalda:** el masaje alivia los espasmos musculares que suelen acompañar al dolor de espalda y que a menudo lo causan, contribuyendo también a restaurar la circulación, que con frecuencia se ve reducida en la zona afectada.

■ **Síndrome del túnel carpal y otros trastornos repetitivos del movimiento:** el masaje ayuda en la medida en que el problema puede estar causado o agravado por la tensión muscular y por una circulación deficiente.

■ **Fatiga:** el masaje ayuda a recuperarse de la fatiga producida por una actividad brusca, al eliminar los productos secundarios del metabolismo. También reduce el tipo de fatiga que se deriva del estrés.

■ **Dolor de cabeza:** el masaje alivia el dolor de cabeza, en especial los que produce la tensión.

■ **Embarazo:** el masaje ayuda a la futura madre a recuperarse del estrés físico y emocional causado por el embarazo. A los niños también les encanta el masaje.

Advertencia sobre el masaje

Recuerde que los profesionales del masaje no diagnostican enfermedades, así que no vacile en consultar con un médico para obtener un diagnóstico o tratamiento médico. Las lesiones que provocan un dolor considerable y pérdida de funcionalidad deberían ser atendidas antes por un médico. Hay algunas afecciones y situaciones en las que no se debe emplear el masaje, como ciertas afecciones cutáneas, heridas no curadas, osteoporosis de fase avanzada, afecciones circulatorias y trastornos relacionados directamente con hemorragias.

■ **Ciática:** el masaje alivia los espasmos musculares que pueden causar la ciática o ser el resultado de ella. Será especialmente útil si la tensión muscular ejerce alguna presión sobre el nervio ciático.

■ **Hinchazón:** el masaje puede reducir la hinchazón alrededor de articulaciones o lesiones.

■ El masaje también se puede utilizar para lo siguiente: dolor agudo y crónico, asma, bronquitis, enfermedades intestinales inflamatorias crónicas (colitis ulcerosa y enfermedad de Crohn), linfedema crónico, parálisis cerebral, cólico, congestión, estreñimiento, depresión, diabetes, trastornos alimentarios, tensión ocular, síndrome de fibromialgia, síndrome de fibrositis, gases, insomnio, irritabilidad, calambres menstruales, trastorno de estrés postraumático, síndrome premenstrual, síndrome de la pierna inquieta, cicatrices, escoliosis, férula en la espinilla, problemas de sinus, trastorno de la articulación temporomandibular y codo de tenista.

Encontrar un masoterapeuta

Una de las mejores formas de encontrar un masoterapeuta es por recomendación de alguien en quien confiemos, como un amigo. También se puede obtener una sugerencia de otro profesional de la medicina, como un médico o un quiropráctico. No obstante, su familiaridad con la masoterapia será muy variable, así que no todos los médicos serán útiles.

También podemos localizar a un masoterapeuta obteniendo información de una asociación profesional fiable. Lo mejor es ponerse en contacto con una asociación de profesionales del masaje (véase en la sección de «Direcciones útiles», al final del libro, donde encontrará las direcciones e información sobre organizaciones especializadas). La asociación de masoterapeutas profesionales mayor y más antigua es la Asociación de Masoterapia de Estados Unidos (AMTA), que cuenta con más de aproximadamente 24.000 miembros. Los miembros de la AMTA practican muchas de las técnicas presentadas en este capítulo. También hay otras organizaciones más pequeñas que sólo representan a profesionales que utilizan métodos específicos.

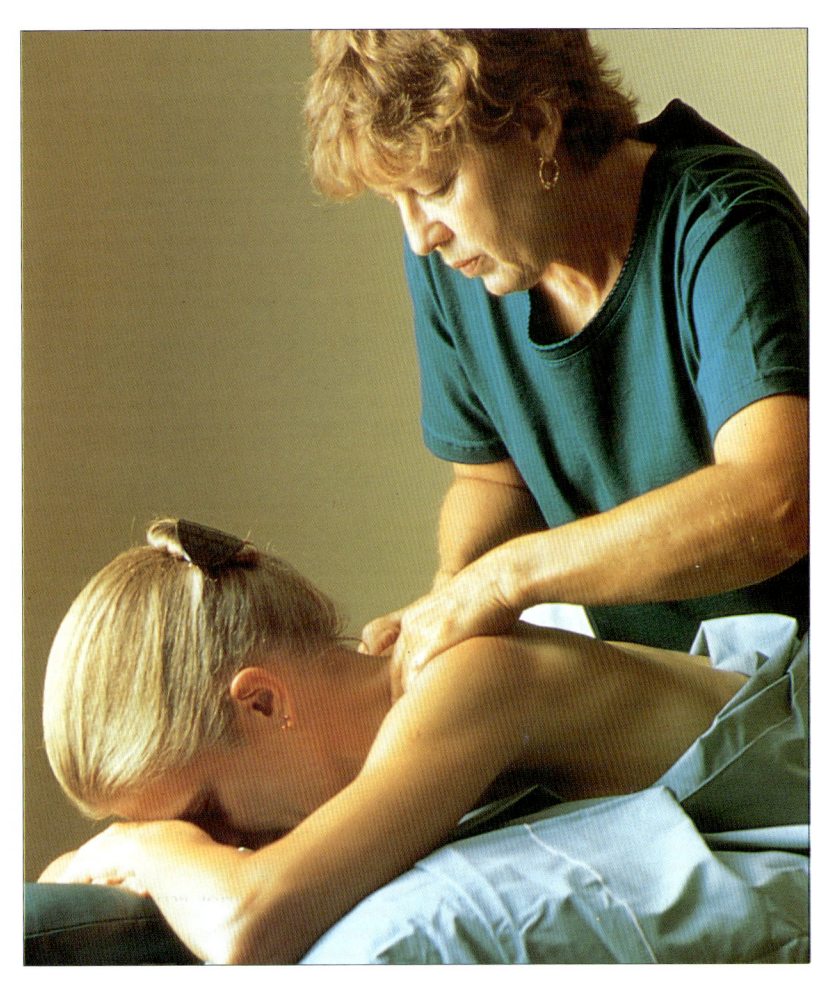

Tiene usted toda la libertad para preguntar acerca de las titulaciones de un masoterapeuta antes de acudir a su consulta. Otra cosa que debe hacer es comprobar si el masoterapeuta posee un título certificado a nivel nacional por el Consejo Nacional de Certificación para el Masaje Terapéutico y el Trabajo Corporal (NCBTMB). El masoterapeuta tiene que haber pasado un examen para obtener esa certificación.

También puede preguntar si alguien pertenece a una asociación profesional acreditada, como la AMYA. Tenga en cuenta que existen algunos grupos que parecen asociaciones, cuando en realidad no son más que negocios de propiedad privada. Para ser un miembro de la AMTA, por ejemplo, el masoterapeuta se tiene que haber graduado en un programa de formación acreditado o aprobado por el COMTAA, o tener una licencia de un Estado que satisfaga las normas de la AMTA, o haber aprobado el examen nacional de certificación para el Masaje Terapéutico y el Trabajo Corporal. Si alguien se especializa en un método concreto, como el *rolfing* o el Trager, pregúntele si cuenta con el título que le acredita como especialista en ese método. La posesión de una credencial también puede ser útil, pero no todos los Estados regulan el masaje. En Estados Unidos, actualmente, sólo lo tienen regulado 21 Estados, el distrito de Columbia y diversas localidades.

QUÉ PODEMOS ESPERAR

Antes de la sesión, es mejor comer ligeramente por lo menos dos horas antes de la cita. Tómese tiempo para relajarse antes y después de la sesión. Cuanto más lentamente acuda a su sesión, tanto más desentumecido se sentirá. Tomar una ducha de agua caliente es un buen preludio. Procure disponer después de la sesión de algo de tiempo para disfrutar de los efectos beneficiosos del masaje y/o asimilar los resultados.

Habitualmente, el masoterapeuta le pedirá que se desnude, mientras él abandona la sala. Sólo debe quitarse la ropa que la parezca adecuada para sentirse cómodo. El propósito de desnudarse es que muchas técnicas de masaje dependen del contacto directo con el cuerpo. Se le tapará o «envolverá» con una sábana o toalla, de modo que sólo quede al descubierto aquella parte del cuerpo con la que se vaya a trabajar en cualquier momento determinado durante el masaje. El masoterapeuta debe mostrarse sensible y respetuoso con su intimidad y comodidad. Algunas formas de masaje, como el sentado, no exigen quitarse la ropa. Siempre es una buena idea quitarse las joyas y las lentes de contacto antes de que le apliquen el masaje.

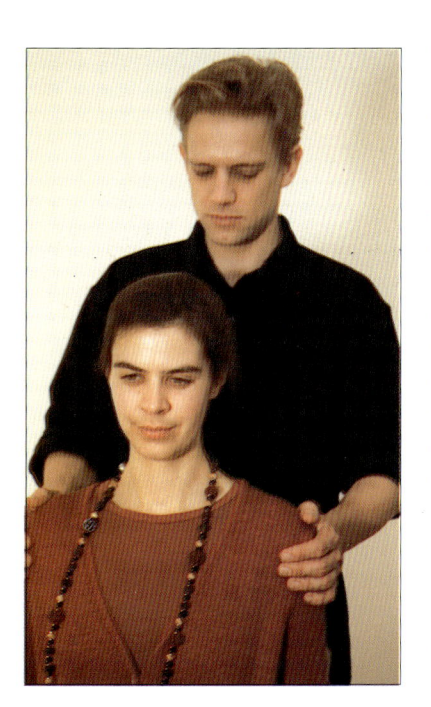

Antes de que se inicie la sesión, es probable que el masajista le pregunte si nota alguna zona especialmente tensa o sensible y sobre cualquier afección médica que padezca. Intentará descubrir su estado general de salud y si existen razones concretas por las que no fuese conveniente aplicarle un masaje.

Dependiendo de las técnicas usadas, se puede utilizar aceite para la lubricación, facilitando así los movimientos del masaje. Generalmente los aceites de masaje son de origen vegetal. Algunos están perfumados, pero si fuera usted sensible a los perfumes o a algunos aceites, dígaselo al masoterapeuta. En ocasiones se pueden utilizar lociones o polvos de talco. A algunos masajistas les gusta poner música suave durante el masaje; otros, en cambio, no lo hacen.

La comunicación entre usted y el masoterapeuta es esencial. Debe sentirse completamente libre para expresar lo que nota si el profesional utiliza demasiada presión o muy poca, o si cualquier otra cosa resultara un problema para usted. Tiene derecho a que no se le haga nada con lo que no se sienta demasiado cómodo.

Izquierda: la masoterapia aspira a mejorar el equilibrio y la postura, así como la relajación.

EFECTOS DEL MASAJE

Generalmente, después de un masaje la persona se siente relajada y llena de paz y serenidad. No obstante, a veces el proceso de cambio provoca una incomodidad temporal, que hay que aceptar, de modo que la expectativa de sentirse bien no siempre resulta apropiada. De modo similar, las sesiones que realzan el trabajo terapéutico sobre zonas de tensión crónica y recuperación de lesiones, pueden suponer una cierta incomodidad. Ello se debe a que los tejidos enfermos o lesionados son más sensibles y no necesariamente a que la técnica del masaje sea mala. En ocasiones, es corriente que los músculos tensos se noten inflamados durante un día o dos después de la aplicación del masaje, pero esa inflamación desaparece en uno o dos días; es algo parecido a lo que sucede cuando se ejercitan músculos que no se han utilizado. Ayuda el beber mucha agua después del masaje.

La conversación durante la aplicación del masaje puede llegar hasta donde a usted le parezca apropiado. Hay una gran variación entre los profesionales y en los enfoques relativos a cuánto intercambio verbal es conveniente que se produzca. Por lo que se refiere al receptor, la gente tiene a veces la necesidad de hablar para sentirse relajada, pero en otras ocasiones la conversación puede ser una distracción y es mejor mantenerse en silencio. Conversar poco ayuda a centrar toda la atención en la experiencia misma del masaje. Si su mente muestra tendencia a ser excesivamente activa durante el masaje, procure concentrarse en las manos del masoterapeuta y en su propia respiración.

Introducción

A continuación se muestra un masaje completo del cuerpo, ilustrado paso a paso por las fotografías con algunas manipulaciones y técnicas básicas. Recuerde: no debe tomar ninguna comida pesada durante las dos horas previas a la sesión de masaje; si tiene hambre, coma algo ligero.

No tiene por qué desnudarse por completo, a menos que se sienta cómodo al hacerlo. Se le envolverá o cubrirá con una toalla mientras se le aplica el masaje, de modo que sólo quede al descubierto la zona del cuerpo sobre la que se esté trabajando en cada momento.

Guía de masaje

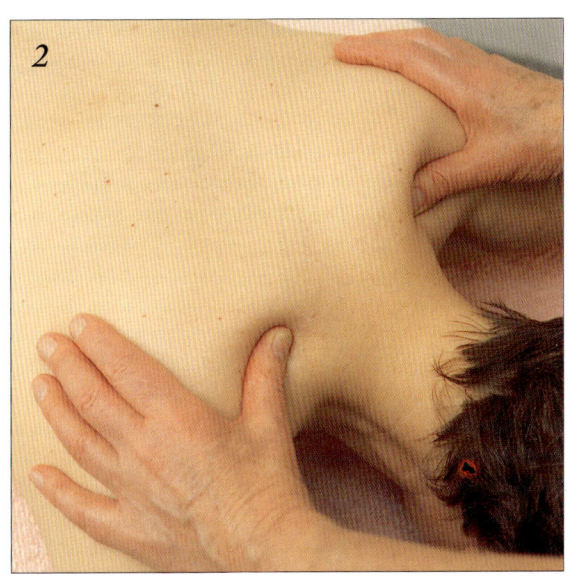

1. El masaje se inicia trabajando sobre los hombros para aliviar la tensión y relajar la parte superior de la espalda. Las manos se mueven alrededor de cada omóplato, siguiendo su contorno para suavizar la zona y aliviar la tensión.

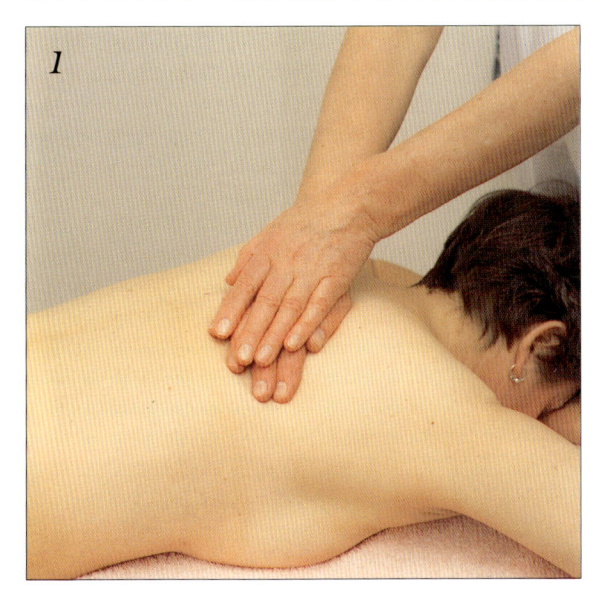

2. A continuación se utilizan los pulgares alrededor de los omóplatos para trabajar más profundamente, sobre todo si hay zonas inflamadas o sensibles.

3. Luego se manipula toda la parte superior del cuerpo (effleurage) para calentarlo y relajarlo y estimular la circulación. Esta rutina de calentamiento se puede intercalar con otras manipulaciones si así se desea. Luego, el profesional se retira para estirar los costados del cuerpo, empezando desde las caderas y tirando lentamente hacia arriba, hasta los hombros.

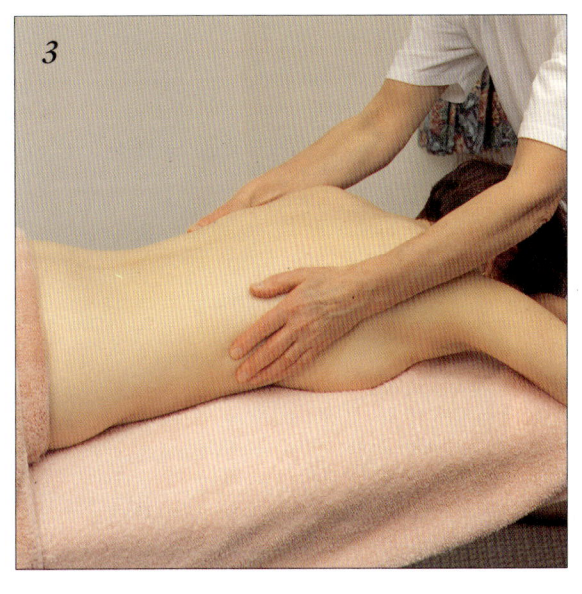

GUÍA DE MASAJE

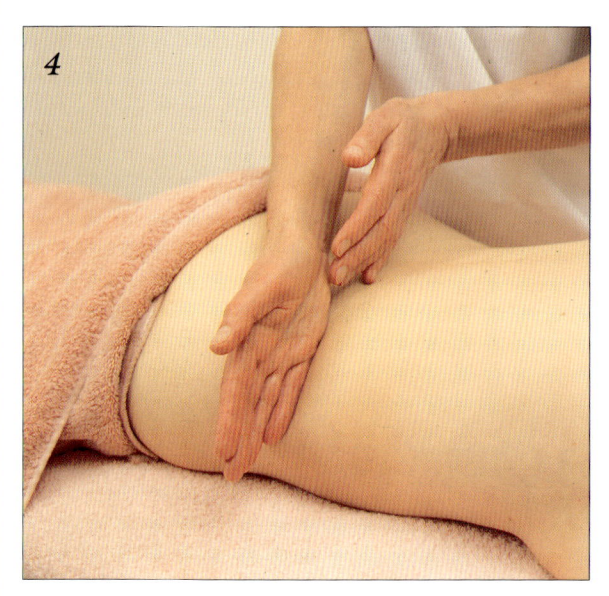

4. Después de aplicar masaje a la zona para calentar los músculos, el masoterapeuta sigue el contorno del hueso ilíaco, situado en la parte superior de la cadera, con el canto de las manos. Esto alivia la tensión muscular.

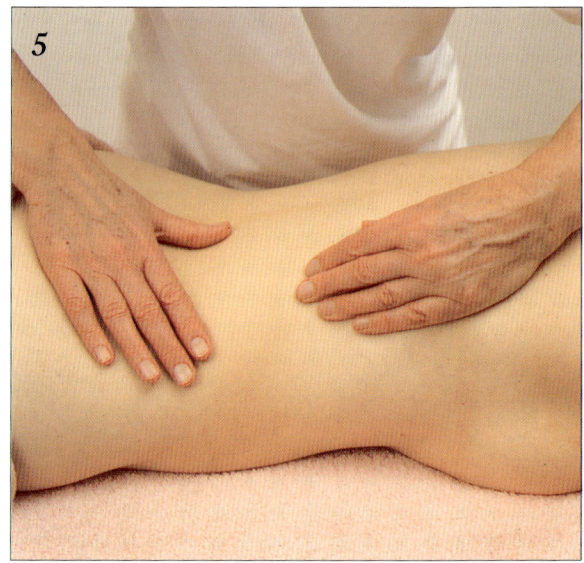

5. A continuación, amasa la parte inferior de la espalda y la zona del hueso ilíaco con cada mano, trabajando con suavidad al principio y luego un poco más profundamente para aliviar la tensión y los dolores.

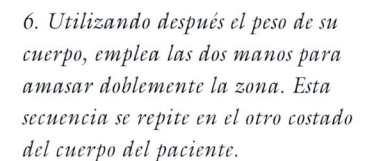

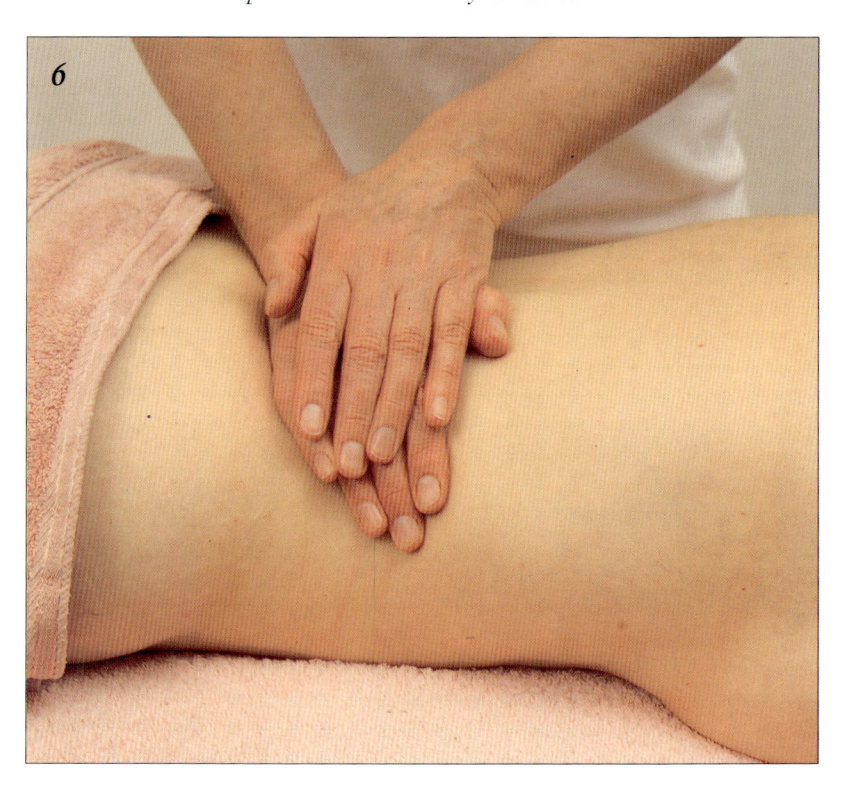

6. Utilizando después el peso de su cuerpo, emplea las dos manos para amasar doblemente la zona. Esta secuencia se repite en el otro costado del cuerpo del paciente.

MASOTERAPIA 199

7. El masoterapeuta trabaja los músculos del trapecio, que cubren cada lado de la espalda y los hombros, y efectúa rotaciones de los omóplatos. Con ello persigue aliviar cualquier tensión o nudosidad que haya en esta zona y relajar los hombros.

8. Masaje de la pierna: se utilizan las dos manos para repasar las piernas, hacia arriba y hacia abajo. Esto aumenta la circulación, además de ser muy sedante.

9. Se utiliza de nuevo el effleurage *(manipulaciones deslizantes) a lo largo de los costados de las piernas. El masoterapeuta utilizará a menudo un aceite de masaje perfumado o de aromaterapia para facilitar el movimiento y lograr que el masaje sea una experiencia sedante y agradable para el paciente.*

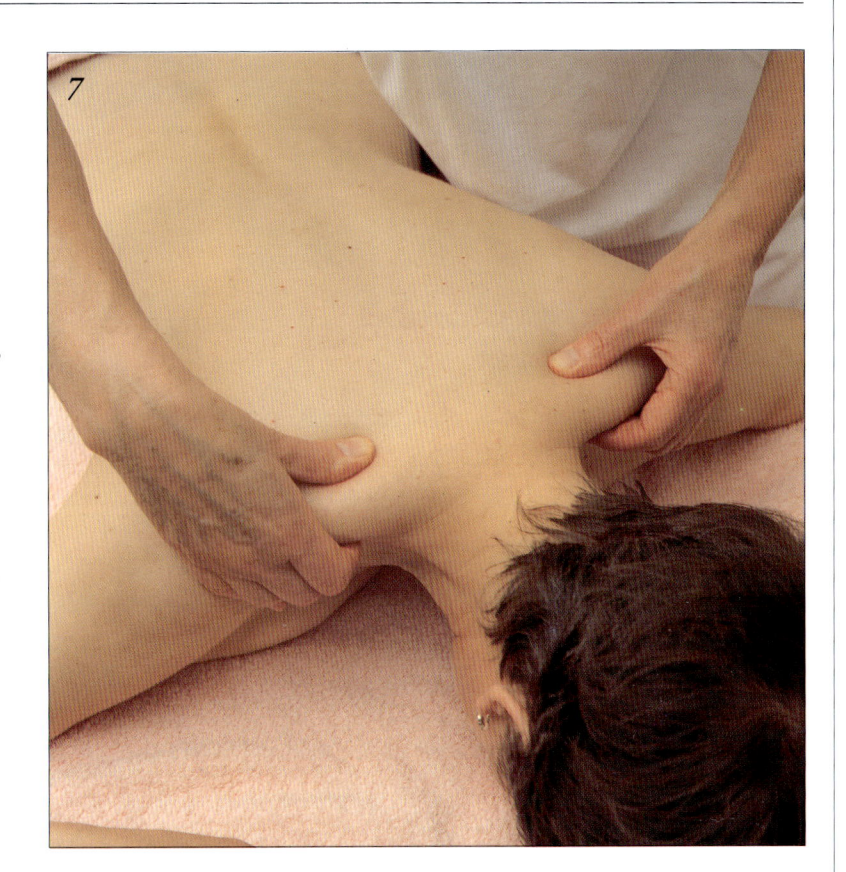

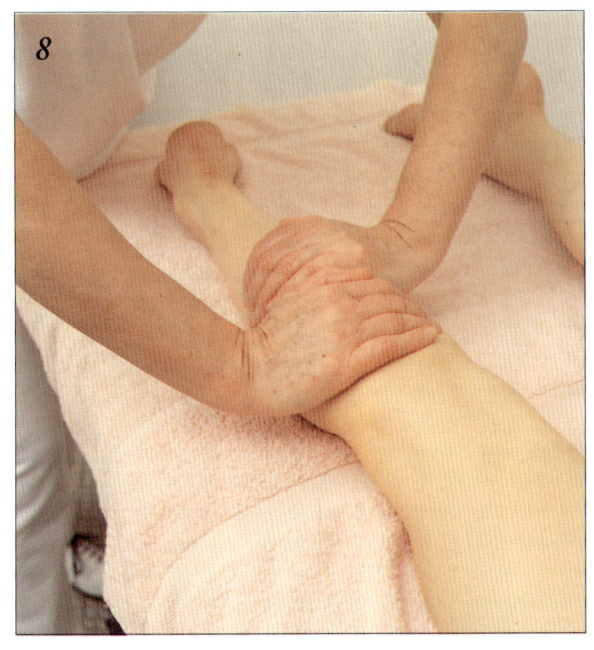

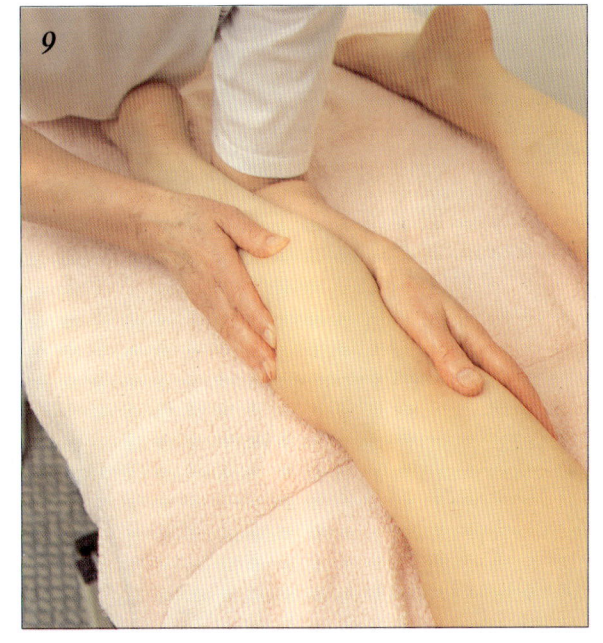

Guía de masaje

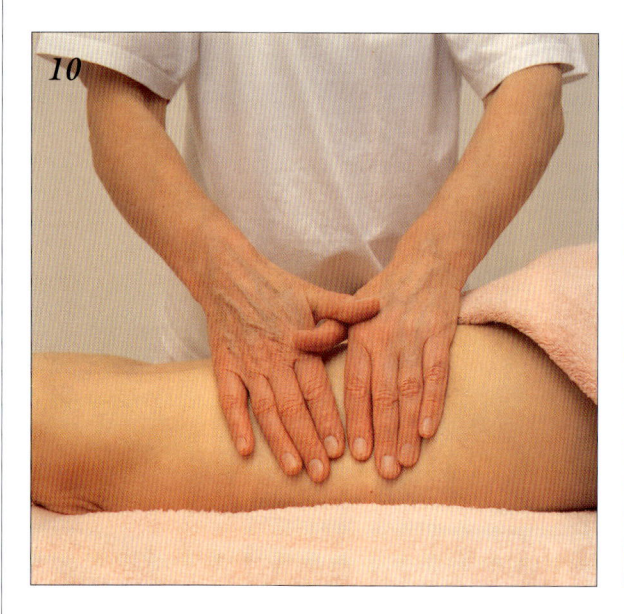

10. El rodamiento es otra técnica que se utiliza a menudo en el masaje. Con los pulgares cruzados para una mayor estabilidad, se eleva y se hace rodar la carne.

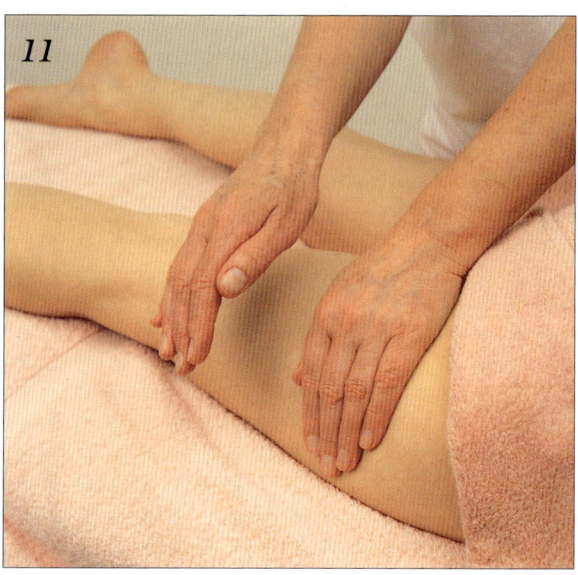

11. El masoterapeuta ahueca las manos y, aplicando un movimiento ahuecado, las mueve rítmicamente arriba y abajo, manteniendo bajo ellas un pequeño colchón de aire. Esto estimula el flujo sanguíneo y lleva la sangre hacia la superficie.

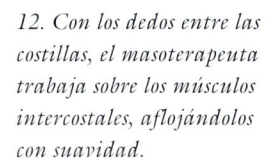

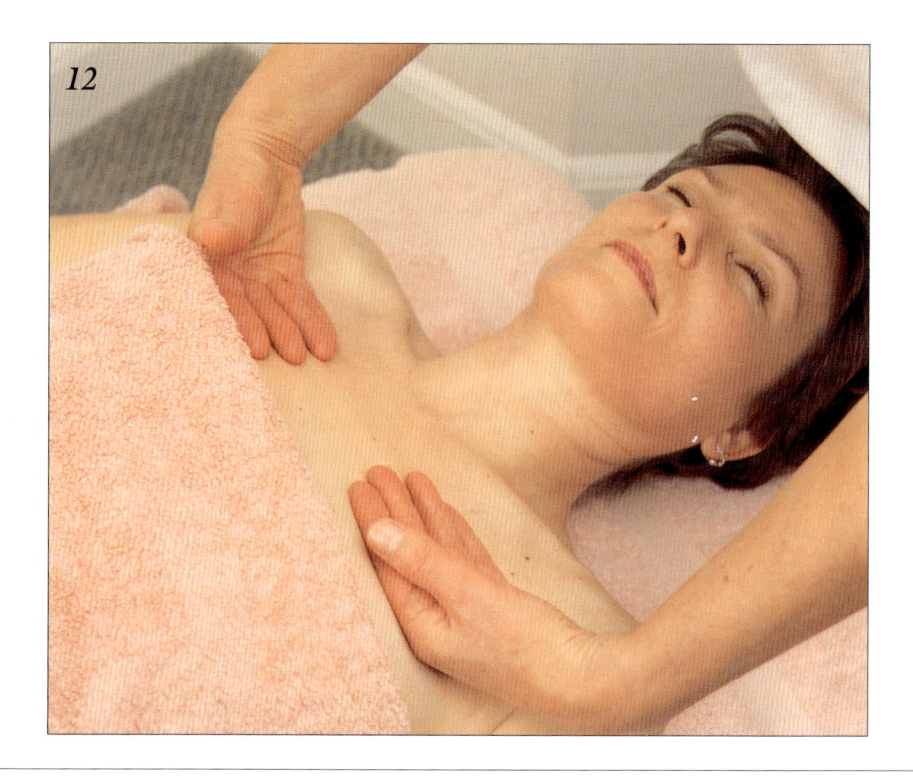

12. Con los dedos entre las costillas, el masoterapeuta trabaja sobre los músculos intercostales, aflojándolos con suavidad.

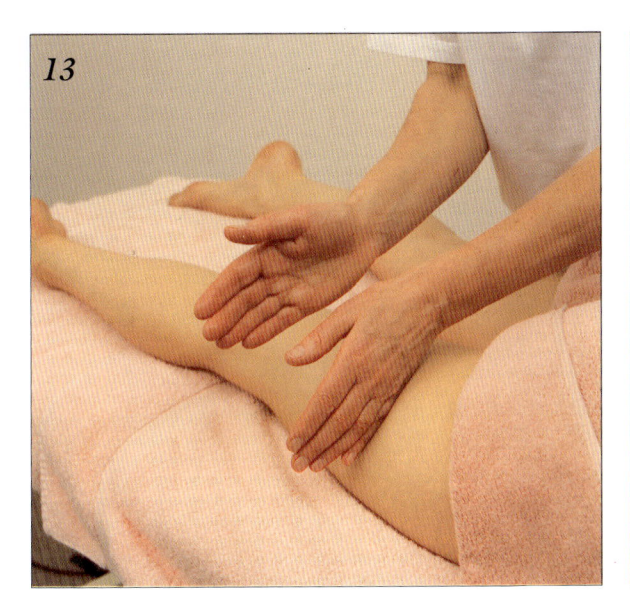

13. El hachazo es una forma estimulante de aplicar masaje, que ayuda a la sangre a subir a la superficie y deja la piel con una sensación de hormigueo. Debe ser muy ligero y relajado, sin golpear con fuerza.

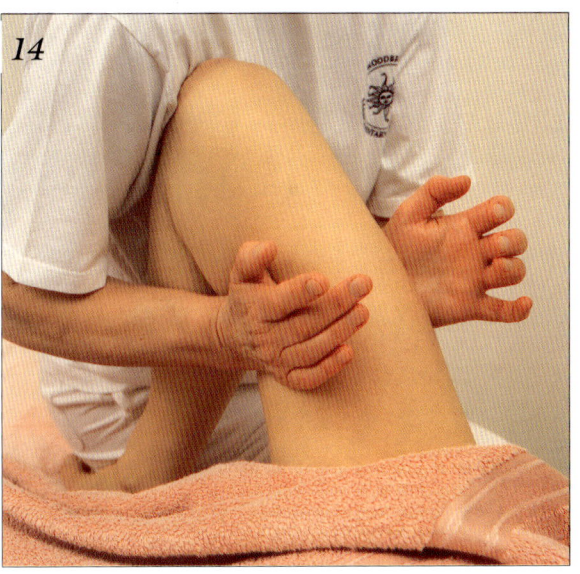

14. Se utilizan las eminencias tenares de las manos para trabajar sobre el cuádriceps, en la parte delantera de los muslos. Las manos trabajan de modo uniforme y profundo ascendiendo por los lados de los muslos para aliviar cualquier tensión.

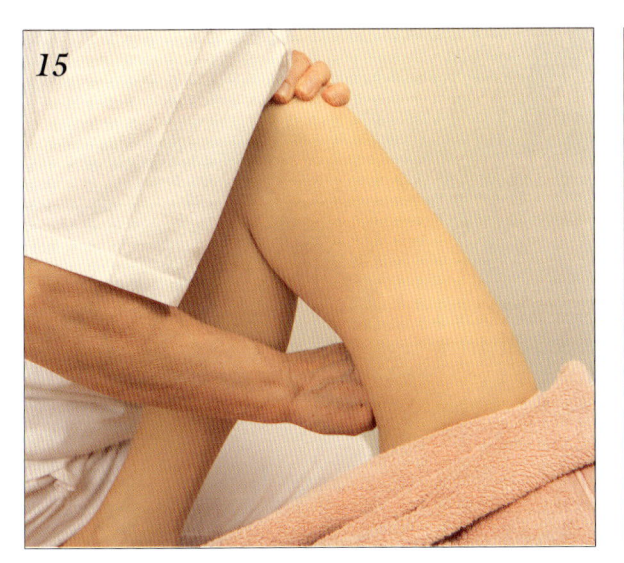

15. El masoterapeuta trabaja luego hacia abajo, por detrás de los tendones de la corva, descendiendo por detrás de las rodillas. Estas zonas suelen estar muy tensas, sobre todo en los atletas, y el masaje es beneficioso.

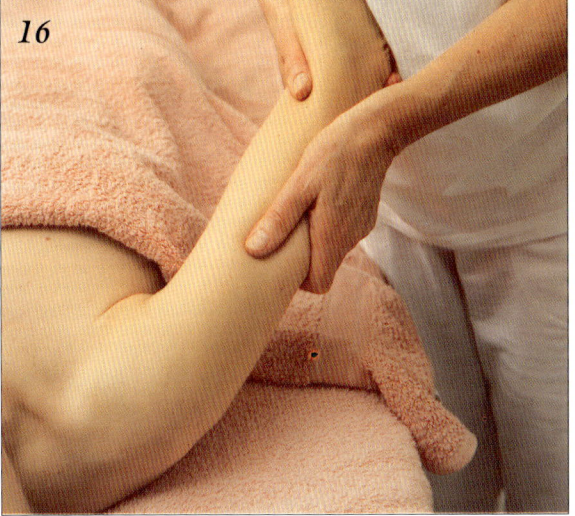

16. Se toma el músculo y se separa literalmente del hueso. La sesión termina con algunas manipulaciones suaves a lo largo de todo el cuerpo, para dejar al paciente vigorizado y relajado.

Autoayuda

Ejercicios antiestrés

1. Coloque las yemas de los dedos sobre el cráneo y trace pequeños círculos sobre la zona del cuero cabelludo. Debe presionar ligeramente con las yemas de los dedos, de modo que mueva la capa superior del cuero cabelludo sobre las capas subyacentes, en lugar de frotar o deslizar los dedos sobre la superficie de la piel. Unos 30 segundos.

2. Coloque las yemas de los dedos sobre la zona de la sien de cada lado y trace unos círculos, con firmeza y lentitud. Trabaje hacia arriba, en dirección a la zona situada justo por delante de las puntas de las orejas. De 30 a 60 segundos.

3. Colóquese los pulgares sobre la mandíbula, justo por delante de los lóbulos de las orejas. Presione con las yemas de los pulgares sobre los músculos de la mandíbula. Sostenga así durante 5 segundos y suelte lentamente. Continúe hacia abajo, por la mandíbula, justo por debajo del nivel de la boca.

4. Entrelace los dedos y amase firmemente con el pulgar la palma de la mano opuesta. Aplique masaje a toda la superficie de la mano. Procure trabajar toda la zona muscular en la base del pulgar. Luego apriete, tire ligeramente y vuelva a apretar cada dedo; 30 segundos para cada mano.

5. Colóquese la mano derecha sobre el hombro izquierdo. Presione firmemente con los dedos en el músculo. Manténgase así de 5 a 10 segundos y suelte. Luego repita, pero esta vez hundiendo la barbilla hacia el pecho, al mismo tiempo que presiona. A continuación agarre y apriete la zona muscular sobre el hombro y suelte. Repítalo en cada lado. No tense los hombros mientras lo hace.

6. Colóquese las yemas de los dedos sobre la frente, justo por encima de las cejas. Presione ligeramente y mueva las yemas de los dedos arriba y abajo, avanzando poco a poco hasta llegar a la línea del cabello. Alrededor de unos 15 segundos.

7. Ahueque las palmas de las manos sobre los ojos, dejando las eminencias tenares de las manos por debajo de las cuencas de los ojos. Ejerza una ligera presión y trace círculos en ambas direcciones durante unos 30 segundos.

Masaje del pie

1. Coloque el pie sobre el borde de una silla. Apriétese ligeramente el pie con las dos manos, moviéndolas de modo que cubran todo el pie. Si notara algún lugar especialmente rígido o inflamado, apriételo durante aproximadamente unos 10 segundos.

2. Coloque el dedo medio de cada mano en la planta del pie, justo por debajo del antepié. Presione durante unos 10 segundos. Repita a lo largo de toda la zona del antepié.

3. Tóquese cada lado del tobillo con las yemas de los dedos y efectúe pequeños y suaves círculos alrededor de las proyecciones óseas redondas situadas a cada lado del tobillo.

4. Agarre cada dedo del pie entre los dedos de la mano y el pulgar. Apriételo y tire de él ligeramente.

5. En posición de sentado, coloque un pie sobre su otra rodilla, de modo que la planta esté situada de cara a usted. Sosténgase el tobillo con una mano. Empezando en la base del talón, presione con el pulgar y muévalo en línea recta hacia los dedos de los pies. Efectúe varias «pasadas» como éstas a lo largo de la superficie de la planta del pie.

Ejercicio para el dolo

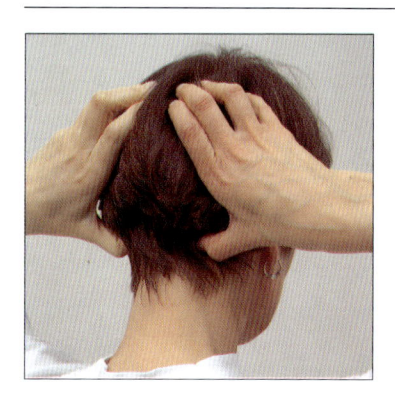

1. Coloque las yemas de los dedos sobre el cuero cabelludo. Presione ligeramente y mueva el cuero cabelludo hacia atrás y adelante, sobre la cabeza. Debería notar cómo el cuero cabelludo se desliza hacia adelante y atrás casi como si fuese una gorra. No deslice las yemas de los dedos sobre la superficie. Repítalo en toda la zona del cuero cabelludo.

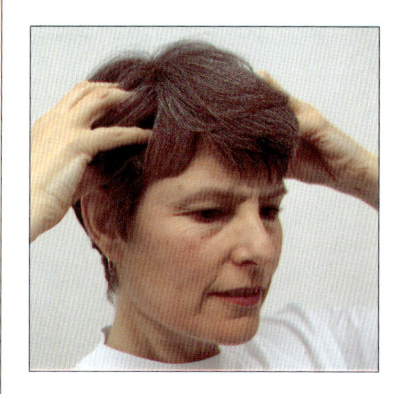

2. Coloque las yemas de los dedos sobre la frente. Presione y mueva la piel sobre la frente, tal como hizo con el cuero cabelludo, trabajando desde las cejas hacia la línea del cabello. No deslice las yemas de los dedos sobre la superficie de la frente.

DE CABEZA

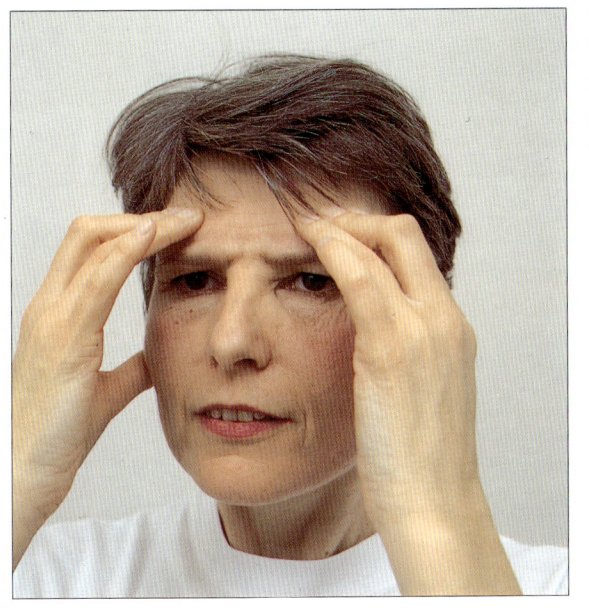

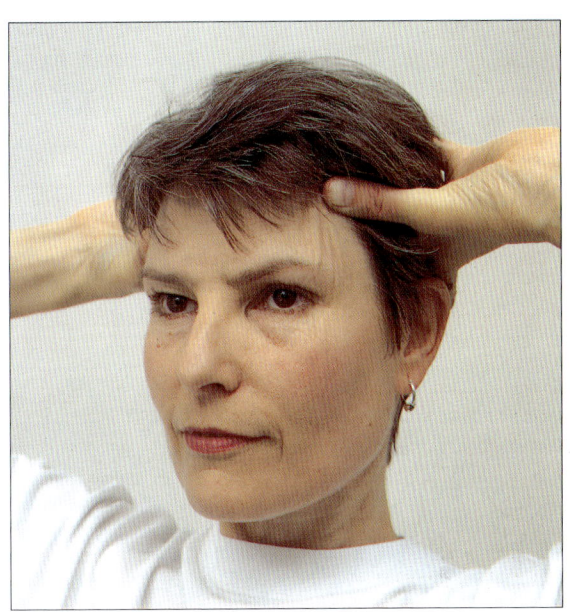

3. Coloque las yemas de los pulgares sobre el cráneo, allí donde la frente se encuentra con la nuca. Es posible que note una cresta ósea. Presione con las yemas de los pulgares y trace pequeños círculos a lo largo de la base de la nuca.

4. Coloque el pulgar y los dedos a cada lado de la cabeza, de modo que se la rodee por completo. Mueva alternativamente las manos en el sentido de las agujas del reloj y en sentido contrario, hacia delante y atrás, como si quisiera desatornillarse el cuero cabelludo o abrir y cerrar la tapa de una jarra.

5. Utilice los dedos medio e índice de cada mano para presionar suavemente por debajo de los pómulos, directamente por debajo de los ojos. Mantenga esta posición durante unos 30-60 segundos. Respire larga y profundamente mientras lo hace.

6. Presione con la yema del pulgar sobre las mollejas entre el pulgar y el índice de la mano contraria, apretando contra el hueso que conecta con el dedo índice. Sostenga durante 30-60 segundos. Repítalo con la otra mano.

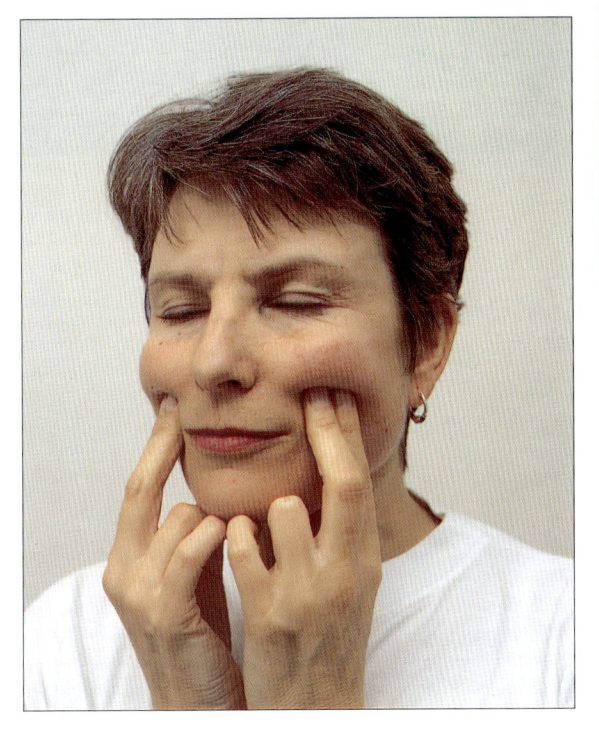

Aromaterapia

CAPÍTULO VEINTITRÉS

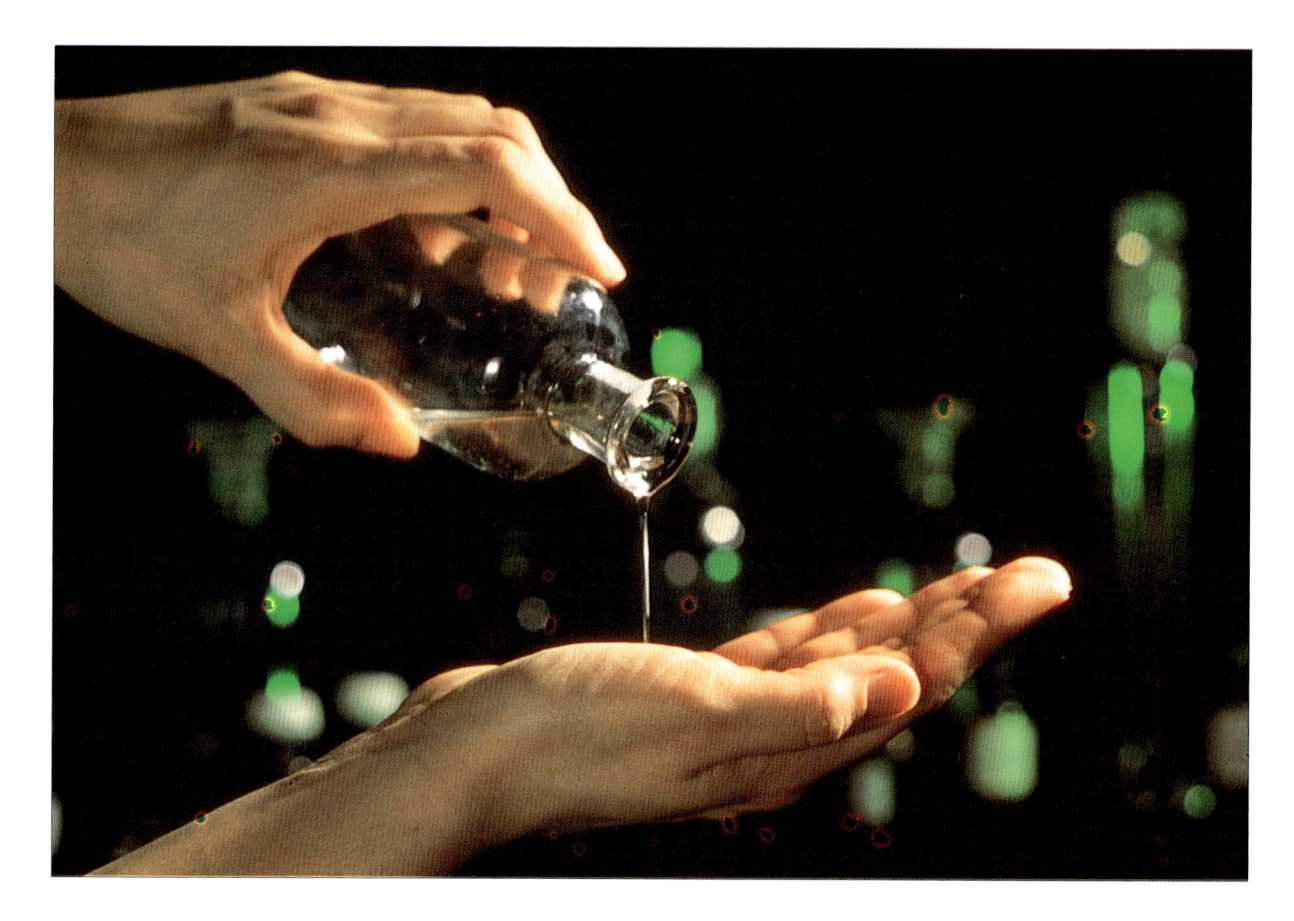

La aromaterapia se basa en el uso de aceites esenciales e hidrosoles para promover la salud personal. Las esencias concentradas se extraen de plantas, generalmente mediante un proceso llamado destilación en el que se calientan los materiales vegetales con agua en un alambique, de modo que se liberen los aceites aromáticos de la planta, se vaporicen y se eleven con el vapor del agua calentada.

El vapor pasa después por un tubo hasta un serpentín de condensación, donde se enfrían y recuperan su estado líquido. El aceite esencial, que es un líquido que se evapora con facilidad (volátil) y que tiene el olor característico de la planta, flota sobre el agua o, en algunos casos raros, se hunde por debajo de la misma. El agua resultante contiene partes de la planta solubles en agua y micromoléculas de aceite esencial, y se denomina hidrosol. Estos productos de destilación se consideran valiosas sustancias terapéuticas en aromaterapia.

Arte y ciencia curativas

La aromaterapia combina las ciencias de la química, la botánica y la fisiología en el arte de la mezcla de aceites esenciales y se cree que activa el equilibrio y la armonía física, emocional y mental. Los efectos curativos de los componentes químicos orgánicos se logran por inhalación o por aplicación directa de aceites esenciales e hidrosoles. Las características centrales de la práctica de la aromaterapia incluyen:

- La conexión entre la mente y el cuerpo (energía vital).
- Los poderosos efectos de los remedios botánicos sobre la salud humana.

Como parte de la naturaleza, los aceites esenciales son herramientas de un arte curativo y también componentes químicos de una ciencia curativa. Tanto si se aplican como si se inhalan, benefician a todo nuestro ser y promueven nuestra salud y bienestar.

Historia de la aromaterapia

El término aromaterapia lo creó el químico francés René Maurice Gattefossé en *Aromatherapie*, obra publicada en 1937, aunque las propiedades aromáticas de las plantas ya se conocían y se utilizaban para la salud y el bienestar desde hacía muchos siglos. Antes de que se perfeccionaran los métodos de destilación, ya se quemaban hierbas aromáticas como el incienso, se bebían como el té, se usaban externamente en ungüentos y pomadas, externamente en la medicina y para adorno personal.

Egipto cuenta con una historia particularmente muy rica en el uso de las plantas aromáticas, desde el atuendo cotidiano hasta el proceso de embalsamamiento. Los egipcios emplearon habitualmente las resinas de plantas como incienso, mirra y gálbano. Aunque la destilación se inventó hacia el 3000 a. de C., los productos más antiguos de este proceso no fueron los aceites esenciales.

Los ungüentos aromáticos se elaboraban empapando las plantas aromáticas en grasa animal lavada, hasta que esa grasa adquiriría la fragancia de la planta. Las plantas fragantes han constituido una parte importante de las historias medicinal y cultural de China, India, el Lejano oriente, el Oriente Medio, América Central y de los nativos americanos del norte. La medicina de griegos y romanos también incorporó el uso de hierbas aromáticas y ambas culturas practicaron el difundido uso de ungüentos perfumados basados en la fragancia de la planta. La ofrenda de incienso y mirra al recién nacido niño Jesús por parte de los Reyes Magos indica el valor alcanzado por estas sustancias aromáticas en aquella época.

En el año 1000 d. de C., un alquimista llamado Avicena mejoró mucho el arte de la destilación y su método se utilizó en Europa hasta el invento del serpentín, a principios del siglo XV.

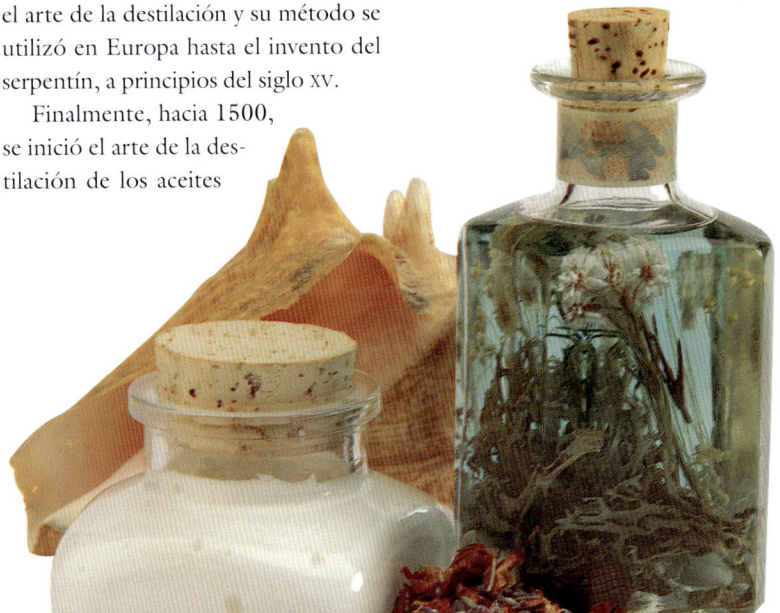

Finalmente, hacia 1500, se inició el arte de la destilación de los aceites esenciales que a partir de esa época fueron muy utilizados en toda Europa para la producción de perfumes.

En 1576, el alquimista suizo Paracelso escribió el *Gran libro de la cirugía*, en el que sugirió que el principal papel de la alquimia consistía en desarrollar medicamentos, especialmente *quinta essenta* (los extractos curativos de las plantas) y afirmó que los aceites esenciales formaban la parte más interesante de la planta. Los aceites esenciales se siguieron utilizando en medicina durante los siglos XVI y XVII, especialmente para el tratamiento de la peste bubónica. Muchas personas creían que llevar plantas y aceites esenciales desinfectaba el aire y les protegía contra la peste. No obstante, a finales del siglo XVIII, cuando los químicos empezaron a aislar y sintetizar en el laboratorio los componentes de los aceites esenciales, disminuyó el uso de éstos y de las hierbas.

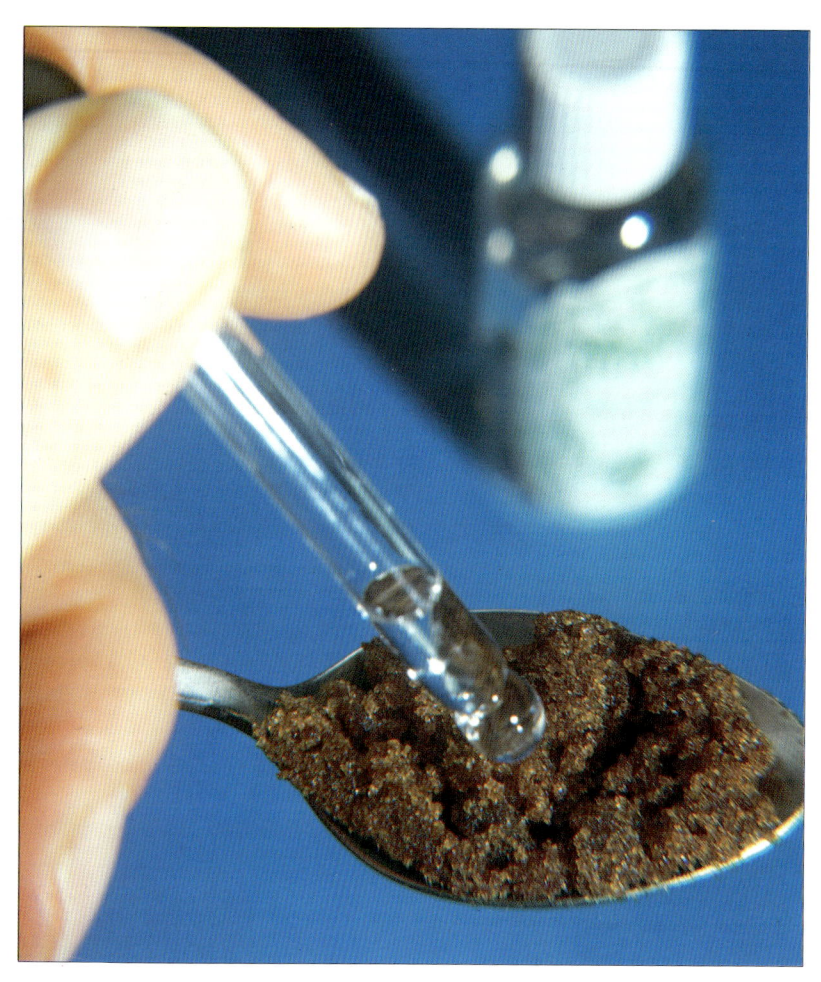

Arriba: las esencias de aromaterapia se pueden utilizar para tratar muchas afecciones médicas, tanto físicas como psicológicas.

Orígenes de la aromaterapia moderna

Durante la Primera Guerra Mundial, René Maurice Gattefossé experimentó con el uso de aceites esenciales para el tratamiento de heridas de guerra. En 1910 se había quemado las manos debido a una explosión ocurrida en su laboratorio y, después de rodar por la hierba para apagar las llamas, se le empezaron a formar llagas con gangrena gaseosa. Se aplicó a las quemaduras aceite esencial de espliego sin terpeno y experimentó una brusca interrupción de la gasificación de los tejidos y una posterior curación rápida de las heridas.

A finales de la década de 1950 Marguerite Maury, esposa de un médico y homeópata francés, trabajaba con aceites esenciales para propósitos medicinales y cosméticos y la aromaterapia se introdujo en el Reino Unido gracias a las prácticas de masoterapeutas y *esteticiennes*. Desde entonces se ha desarrollado el uso de los aceites esenciales en otros métodos curativos y la práctica de la aromaterapia como un modo de curación. Como sucede con casi todas las ciencias, cuanto más se practica, tantos más descubrimientos se hacen y más preguntas se plantean. Recientes desarrollos en aromaterapia incluyen numerosas escuelas y cursos de certificación para aromaterapeutas, investigación en el uso de aceites esenciales para diversas enfermedades y la creación de una serie de organizaciones de aromaterapia que desarrollan normas de educación, certificación y práctica para aromaterapeutas.

Propiedades terapéuticas

- **Alcoholes:** como el linalol, son potentes bactericidas, antiinfecciosos, antivíricos, estimulantes, térmicos, buenos tónicos generales y descongestionantes circulatorios. También son componentes suaves, no irritantes.
- **Fenoles:** tienen efectos enérgicos y son antisépticos y bactericidas. Se cree que estimulan los sistemas inmunológico y nervioso, y pueden ser irritantes cutáneos. Un ejemplo es el timol, que se encuentra en el aceite esencial de tomillo.
- **Aldehídos:** como el citral, encontrado en el aceite de limón, suelen ser irritantes cutáneos y se utilizan con discreción. Son antiinflamatorios, antiinfecciosos, tónicos, hipotensores, calmantes del sistema nervioso y reductores de la temperatura.
- **Cetonas:** son bastante potentes y no se encuentran en la mayoría de los aceites esenciales. Los que contienen cetonas se utilizan ocasionalmente muy diluidos, y durante cortos períodos de tiempo por sus propiedades calmantes y sedantes, su capacidad para descomponer las grasas y mucosidades y para estimular la formación de tejido cicatricial. También pueden ser digestivas, analgésicas, estimulantes y expectorantes. El carvone, que se encuentra en el aceite esencial de alcaravea, es un ejemplo de cetona.

Ácidos orgánicos

Se encuentran en los aceites esenciales, casi siempre combinados con ésteres, que son el producto de una reacción entre ácidos orgánicos y alcohol. Los ésteres, como el acetato de linalil, se conocen por sus efectos equilibradores y antiinflamatorios, y puesto que se encuentran en aceites esenciales suaves, se utilizan a menudo para el tratamiento de afecciones cutáneas. Son, a la vez, calmantes y vigorizantes y equilibran el sistema nervioso.

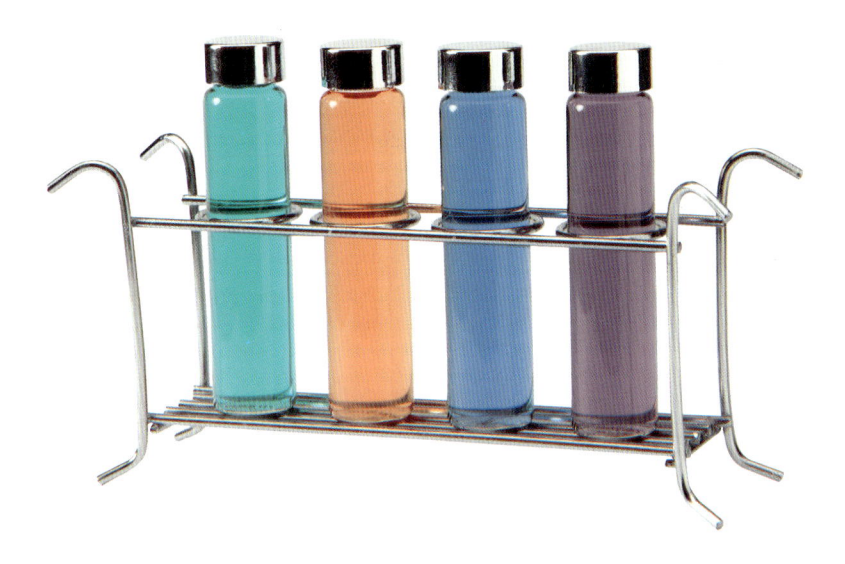

OTROS COMPONENTES

Entre ellos se incluyen éteres, que son antidepresivos, antiespasmódicos y sedantes, y óxidos, que pueden ser mucolíticos pero que hay que usar con precaución porque son irritantes cutáneos. Las lactonas, como las coumarinas, que son sedantes, están en los aceites esenciales que se obtienen por otros medios distintos a la destilación.

Nota: los componentes químicos de los aceites esenciales tienen una potente capacidad curativa, tanto si se inhalan directamente en el sistema límbico, como si se aplican terapéuticamente. Normalmente, los aromaterapeutas poseen un documentado conocimiento de la composición química de los aceites esenciales y de sus efectos curativos o tóxicos.

COMPRENDER LOS ACEITES ESENCIALES

Puesto que los aceites esenciales se obtienen de las plantas y no se han obtenido científicamente siguiendo una receta química, la comprensión de la química no ofrece por sí al aromaterapeuta la profundidad de comprensión necesaria. El aromaterapeuta holístico tiene que poseer también un conocimiento del elemento natural de los aceites esenciales. Por ejemplo, dos plantas de la misma especie crecen una junto a otra en el mismo campo, pero dadas las mismas cantidades de luz solar, agua y fertilizantes, no tendrán necesariamente los mismos porcentajes de los componentes característicos.

En los aceites esenciales también hay componentes que existen en cantidades diminutas pero que pueden ser tan importantes para las propiedades curativas de los aceites como los constituyentes principales. Del mismo modo, los aceites esenciales se etiquetan a menudo con el nombre común de la planta, en lugar del nombre científico latino de dos términos. Todos estos factores inducen, por desgracia, al mal uso de los aceites esenciales, a menos que el aromaterapeuta posea un gran conocimiento de la botánica y la naturaleza orgánica de los aceites esenciales y de los hidrosoles.

CALIDAD DE LOS ACEITES ESENCIALES

Los porcentajes de componentes químicos encontrados en un aceite esencial dependen a menudo de factores como la edad de la planta, la época del año en que se cosechó, el suelo y las condiciones atmosféricas, así como la experiencia del destilador. Aunque el aromate-

CIENCIA Y ARTE

La aromaterapia es tanto una ciencia específica como un arte profundamente complejo. La práctica de la aromaterapia exige estar familiarizado con los campos científicos de la química, la botánica y la fisiología. Los componentes químicos son las partes integrantes fundamentales de los aceites esenciales y en ellos se encuentra la base de sus propiedades curativas. El uso responsable de los aceites esenciales exige una comprensión de los nombres latinos de dos términos usados para nombrar las plantas, así como de las características del crecimiento de las plantas y de su ciclo vital. Los aromaterapeutas siempre deben ser conscientes de la conexión entre una planta y su aceite esencial.

Finalmente, la comprensión del cuerpo humano y de las funciones interrelacionadas de todos sus sistemas permiten que el aromaterapeuta aplique la química orgánica potente de los aceites esenciales para estimular un estado equilibrado de salud mental, física y emocional.

rapeuta quizá no tenga necesidad de conocer esos detalles de cada aceite esencial para realizar su práctica, sí que es vital que el cultivador, el destilador y el comercializador de los aceites esenciales sean fiables y tengan en cuenta esos factores.

La calidad del aceite esencial se basa no sólo en los componentes químicos presentes en el aceite, sino también en su pureza. En la historia reciente, el uso más común de los aceites esenciales se ha producido en la industria de condimentos y fragancias, en las que se utilizan para sazonar alimentos comercializados en masa y como ingredientes de los perfumes. A veces, se cambia la composición química de los aceites esenciales, por lo que esos aceites estandarizados o adulterados no son adecuados para la aromaterapia. La mayoría de los aromaterapeutas están de acuerdo en que, puesto que la aromaterapia es una práctica basada en las propiedades curativas de la naturaleza, sólo se pueden aceptar los aceites esenciales puros, naturales y no manipulados.

Nombres latinos

Quizá la contribución más valiosa de la botánica a la práctica de la aromaterapia sea el conocimiento del sistema de nombrar las plantas mediante el uso de nombres latinos de dos términos, así como la familiaridad con una serie de especies, variedades y quemotipos botánicos que aseguran el uso adecuado y seguro de los aceites esenciales. Los aceites esenciales de muchas plantas tienen un aspecto similar e incluso hay plantas con muchos de los mismos componentes que pueden oler de modo similar. A menudo, los aceites esenciales sólo se etiquetan con un nombre común, como cedro. Esta práctica produce muchos equívocos y mala utilización de los aceites esenciales. El aceite de cedro se obtiene de la hoja de la *Thuja occidentalis* y es algo tóxico. El aceite de cedro del *Cedrus atlantica* se obtiene de la madera y se emplea por inhalación o aplicación para el sistema respiratorio. Las propiedades de los aceites dependen mucho de qué «cedro» se utilice, y eso sólo se sabe mediante el uso del nombre latino con dos términos.

De modo similar, los aceites esenciales de las plantas del mismo género tienen componentes que varían según las especies, la variedad botánica o la variedad química. Por ejemplo, El *Eucalyptus dives* tiene porcentajes diferentes de componentes químicos y en consecuencia usos diferentes al *Eucalyptus radiata*. Son variedades de plantas que pertenecen al mismo género y especie, pero tienen características fisiológicas algo diferentes.

Los aceites esenciales y el cuerpo humano

Los aromaterapeutas tienen que comprender el cuerpo humano y sus sistemas interrelacionados. Los aceites esenciales e hidrosoles se utilizan mediante inhala-

---

Hidrosoles

Es importante que los hidrosoles sean frescos y se tienen que recoger del agua del condensador después del proceso de la destilación. A veces se toman por hidrosoles productos que en realidad no lo son, como los aceites esenciales añadidos al agua destilada. Los mejores hidrosoles son los obtenidos de plantas orgánicas cultivadas localmente.

Puntos clave

■ Los hidrosoles son perecederos y sensibles al calor y a la luz. Se deben guardar en lugares fríos y oscuros, como la nevera.

■ El uso de hidrosoles derivados de plantas cultivadas y destiladas localmente elimina algunas de las preocupaciones sobre su naturaleza perecedera.

■ Los hidrosoles para el uso en aromaterapia se deberían obtener de plantas cultivadas orgánicamente, para eliminar así la presencia de sustancias químicas nocivas.

ción y aplicación y ambas formas de empleo afectan de diversas formas a la persona que está siendo tratada.

Los aceites esenciales son sustancias volátiles, lo que significa que se evaporan con facilidad y sus moléculas se liberan en el aire en forma de vapor. Cuando se inhala ese vapor de poderosos componentes químicos, las moléculas son absorbidas en la corriente sanguínea a través de los pulmones y la nariz. Después de su inhalación, el vapor se dirige inmediatamente al sistema límbico del cerebro, responsable de la integración y expresión de sentimientos, aprendizaje, memoria, emociones e impulsos físicos.

Absorción de los aceites esenciales

Aplicados externamente, los aceites esenciales se utilizan para equilibrar las afecciones cutáneas, así como para cuidar de los músculos y órganos internos. A menudo se aplican diluidos en una sustancia portadora, como un aceite vegetal, bálsamo o loción. El aceite esencial se absorbe a través de la piel y se transporta al tejido muscular, las articulaciones y los órganos. Las moléculas de aceite esencial se desplazan a través del sistema hasta los riñones, la vejiga, la piel y/o los pulmones, para su expulsión. El conocimiento de la fisiología proporciona al profesional la información necesaria para elegir los aceites esenciales e hidrosoles específicos para la afección que se deba tratar.

Derecha: un masaje en el que se utilicen aceites aromaterapéuticos puede ser relajante y sedante o estimulante y vigorizador, según el tipo de aceite que se use.

El trabajo del aromaterapeuta

La sinergia es una mezcla de aceites esenciales en la que el todo es más grande que la suma de sus partes. Los aceites esenciales no son como recetas en las que una pastilla determinada se considera mejor para tratar una enfermedad concreta. El aromaterapeuta experimentado trabaja con el cliente para elegir un aceite individual o para desarrollar una mezcla de aceites adecuada para su perfil global. En este sentido, el aromaterapeuta es considerado un artista, así como también un científico. Los aceites esenciales elegidos funcionan bien juntos y se cree que tratan la afección al mismo tiempo que las causas que la provocaron.

Al tratar el dolor muscular, por ejemplo, el aromaterapeuta puede crear una mezcla de aceites esenciales diseñada para aliviar la tensión del músculo, pero también puede actuar mental y emocionalmente sobre el cliente para aliviar el estrés o la presión mental que fueron la causa de la tensión muscular.

Aceites portadores

Estos aceites se pueden utilizar individualmente o en conjunción con otros para diluir aceites esenciales y fabricar preparados cosméticos o aceites para masaje aromaterapéutico. Entre ellos se incluyen:
- Aceite de almendra de albaricoque.
- Aceite de aguacate.
- Aceite de pepita de uva.
- Jojoba.
- Aceite de soja.
- Aceite de girasol.
- Aceite de almendra dulce.
- Aceite de germen de trigo.

El conocimiento, conciencia y habilidades de escucha exigidas para crear sinergias son bastante complejas. La creación de mezclas en las que el equilibrio de los aceites esenciales que forman la sinergia sea terapéutico y armónicamente agradable, es un arte que sólo se domina por medio del estudio, la práctica continua y la experiencia personal.

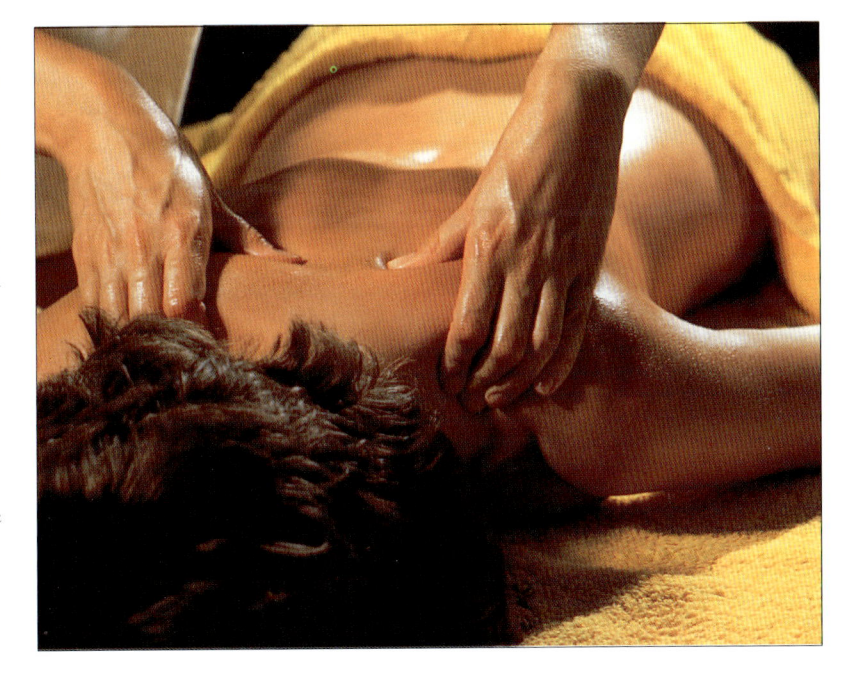

Una práctica complementaria

En Estados Unidos no hay normas legales para la formación, certificación o licencia para la práctica de la aromaterapia, aunque sí hay muchas escuelas y particulares que ofrecen formación. La mayoría de profesionales estadounidenses que se autodenominan aromaterapeutas se han formado antes en una u otra forma de terapia, es decir, pueden ser masoterapeutas, *esteticiennes* o quiroprácticos que han incorporado a su práctica el uso de aceites esenciales. Por esa razón, el diagnóstico y tratamiento con un profesional que use aceites esenciales variará según sea su especialidad principal, y con el complemento de su formación como aromaterapeuta.

La aromaterapia se combina bien con otras prácticas complementarias y puesto que se trata de plantas, no debería causar efectos secundarios siempre que la use adecuadamente un profesional capacitado. Se ha combinado con éxito con psicoterapia, quinesiología, acupresura, diversas técnicas de masaje, cuidado de la piel, quiropráctica y otros enfoques holísticos de la salud.

Autotratamiento con aromaterapia

Todos los que usan aceites esenciales no desean convertirse en aromaterapeuta o incorporar el conocimiento de la química, la botánica, la fisiología y otros conocimientos y prácticas en un arte curativo profesional. Podemos utilizar aceites esenciales e hidrosoles para el cuidado y el tratamiento personal y alcanzar el mejor estado de salud posible. Los aceites esenciales se pueden usar por aplicación e inhalación para tratar resfriados y gripe, estrés, pequeñas necesidades y primeros auxilios, atención de la salud de la mujer, desequilibrios emocionales, dolor muscular, belleza y cuidado del cuerpo, así como para otras afecciones leves. Los aceites esenciales son sustancias orgánicas con propiedades antibióticas, antibacterianas y tonificantes, que pueden prevenir algunas enfermedades que exigirían enfoques médicos más drásticos.

Se pueden aplicar para muchos usos, pero todo aquel que desee emplearlos para el cuidado o el tratamiento personal haría bien en consultar libros autorizados sobre la materia, así como artículos y revistas producidos de forma independiente o por organizaciones de aromaterapia.

Uso de los aceites esenciales por inhalación

Se cree que la inhalación de los aceites esenciales e hidrosoles afecta a la mente, las emociones y el sistema respiratorio. Para el uso personal, se pueden inhalar desde un pañuelo, o «difundir» el aroma por una habitación.

■ **Difusores:** son objetos utilizados para llenar una habitación con aceites esenciales, lo que permite elevar al máximo los beneficios terapéuticos de la inhalación. Algunos difusores utilizan el calor como medio de difundir las diminutas moléculas por toda la habitación. Los difusores de vela y los anillos de cerámica colocados sobre bombillas de luz son las formas comunes de este tipo de difusor.

■ **Otros difusores** pueden ser eléctricos, compuestos por una bomba de aire impulsada electrónicamente y una vasija de cristal que contiene el aceite esencial. El aire pasa por un tubo conectado con la vasija que contiene el aceite volátil, que se separa en gotitas lo bastante diminutas como para ser transportadas por las corrientes de aire y difundirse dentro de una habitación.

■ **Hidrosoles:** se rocían o difunden en el aire o sobre la cara y el cuerpo y se inhalan por medio de una respiración profunda y relajante.

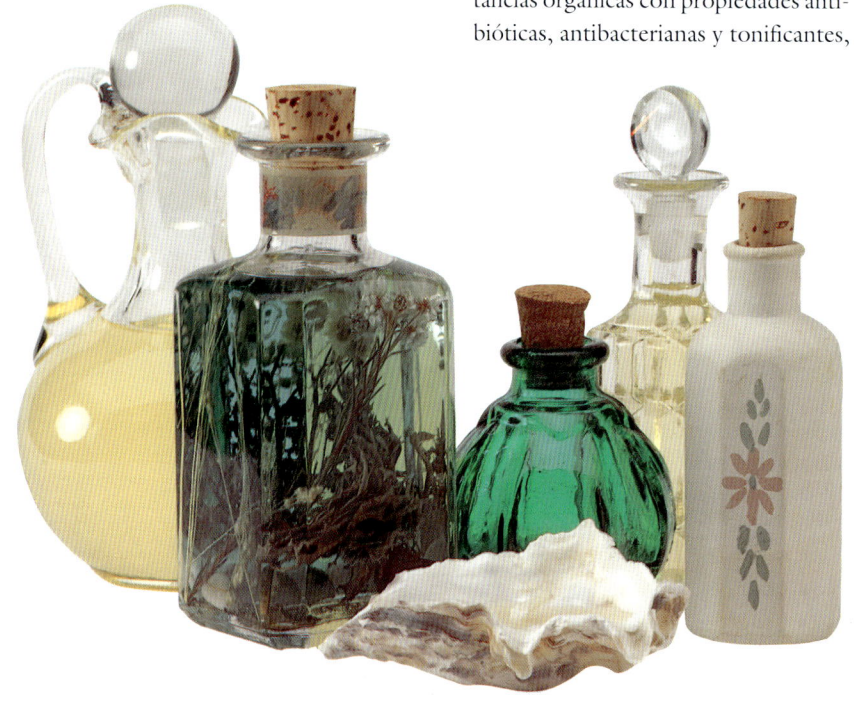

Respuestas emocionales

Una vez inhaladas, las micromoléculas de aceites esenciales se desplazan por los conductos nasales hasta el sistema límbico del cerebro, donde residen la memoria y la emoción. Se cree que la inhalación de aceites esenciales desencadena recuerdos y emociones en el sistema límbico, que puede estimular a su vez una respuesta dentro de todo el sistema. Por ejemplo, si el aroma de las naranjas nos recuerda los veranos de la infancia, la inhalación del aceite esencial de naranja nos puede evocar sentimientos de relajación despreocupada, juego vigorizante y placer. Esta respuesta emocional, desencadenada por una asociación mental, puede crear una respuesta vigorizante y rejuvenecedora del cuerpo. Con todo, y debido a su composición química, muchos aceites esenciales producen un estado relajado, estimulante o suavizado, aunque no tengamos realmente ningún recuerdo concreto asociado con ellos.

Efectos físicos

La composición química de los aceites esenciales también afecta de forma física al consumidor por inhalación. Al inhalar por la boca y la nariz el aceite esencial de eucalipto se despejan los sinus y se activa el tratamiento de los resfriados de pecho y de la gripe. Los aceites esenciales son efectivos por muchas otras razones: se cree que reducen el apetito para tratamientos dietéticos y pérdida de peso; se pueden utilizar en el tratamiento de afecciones respiratorias; se cree que aumentan el estado de alerta mental y que ayudan en afecciones emocionales, incluida la depresión, el dolor por la pérdida de un ser querido y la ansiedad; algunas personas los utilizan como afrodisíacos, para calentarse, suavizarse o para alcanzar otros efectos mentales y emocionales. Puesto que los aceites esenciales se desplazan por el cuerpo mediante la corriente sanguínea, su uso regular incidirá en la armonía de todo el cuerpo.

Uso de aceites esenciales por aplicación

Los aceites esenciales se usan por aplicación en masaje, productos para el cuidado del cuerpo, perfumes aromaterapéuticos y en preparados medicinales y de primeros auxilios. Muchos profesionales creen que los aceites esenciales tienen la capacidad de penetrar en la piel y ser transportados por la corriente sanguínea por todo el cuerpo, para fortalecer y curar los sistemas internos. Por esa razón se suelen utilizar en baños, bálsamos y lociones curativas, compresas y aceites para masaje. En tales preparados, se aplican por sus propiedades astringentes, antibacterianas, antibióticas o también antiinflamatorias.

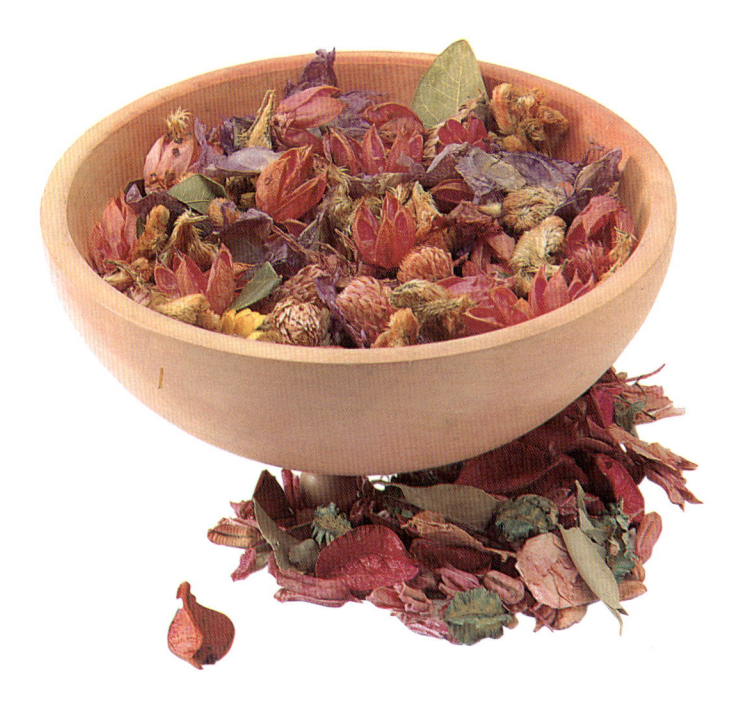

Uso de hidrosoles

Con una sola gota de aceite esencial quizá sería suficiente para realizar un tratamiento, pero el hidrosol se puede utilizar extensamente y con seguridad, sin temor alguno a la sobredosis. Los hidrosoles son una forma de hidroterapia que se puede aplicar a niños, bebés, enfermos o personas débiles, sin temor a provocar ninguna irritación cutánea. Los aceites esenciales tienen principios activos para la salud, pero son extremadamente concentrados y enérgicos. No obstante, los hidrosoles están casi totalmente libres de componentes irritantes y algunos son tan suaves que se usan en los ojos, como tratamientos para alergias o como antisépticos. Entre ellos se incluyen los hidrosoles de manzanilla romana y del mirto (*Myrtus communis*).

Generalmente, los hidrosoles son refrescantes y se utilizan como compresas antiinflamatorias para la piel irritada o sensible. Hay algunos, como el de milenrama o el de hamamelis, que se utilizan también como antisépticos. A otros se les considera como tónicos suaves, como la verbena o el agua de melisa.

Uso de aceites esenciales

Animales de compañía

Después de bañar al animal, use dos gotas de romero, geranio rosa o espliego en 600 ml de agua, como enjuague final. Entre un champú y el siguiente vierta dos gotas de aceite de espliego, árbol de té o cedro por medio litro de agua tibia y empape en ella el cepillo del animal. Desprenda luego el líquido sobrante del cepillo y utilícelo para cepillar al animal con aromas para perfumar y como repelente.

Baño

Añadir 5-15 gotas de aceite esencial a una bañera de agua caliente. Remover el agua con la mano para mezclarla bien. Permanecer en la bañera durante aproximadamente 10-20 minutos.

Bombillas de luz

Antes de encenderla, verter varias gotas de aceite de citral sobre una bombilla exterior, para repeler los insectos. Procure que el aceite no gotee en el portalámparas. En el interior, utilizar un difusor de anillo de lámpara para liberar bien los aromas cuando se enciendan las luces.

Aceites esenciales en la vida diaria

La aromaterapia tiene multitud de aplicaciones para la salud y el bienestar, así como para intensificar las experiencias sensuales de la vida. Mientras que muchas modalidades curativas tienen algo de mal sabor, olor fuerte o requieren tomar algún remedio desagradable, la aromaterapia es un arte curativo que se incorpora placenteramente a la vida diaria, tanto si se usa para prevenir la enfermedad como para ayudar a curarla.

Se pueden mezclar y rociar en la casa, el coche y la oficina, para difundir algunos aromas agradables puros.

También se pueden añadir a los agentes limpiadores para disminuir las bacterias nocivas. Los hidrosoles son también muy versátiles y se utilizan tanto para el cuidado del cuerpo, como para tratar los síntomas de la menopausia, aliviar el estrés y en algunos preparados culinarios.

Cajones y estanterías de ropa

Verter varias gotas de aceite esencial en un algodón y pasarlo por las estanterías de ropa blanca, que absorberán el aroma, o simplemente verter directamente varias gotas sobre la ropa. Evite cualquier contacto con la ropa hasta que el aceite se haya secado, y tenga en cuenta que algunos aceites manchan las telas. Los de laurel, albahaca, pino y haya son apropiados para los armarios de cocina.

Cuencos de agua

Utilice 1-9 gotas de aceite en un pequeño cuenco de agua tibia para perfumar una habitación. Coloque el cuenco de agua sobre un radiador.

Difusores

Estos productos especiales incluyen el de anillo de lámpara, el de coche, el de mesa, el nebulizador de cristal y el difu-

Aceites esenciales

Aromas y usos terapéuticos

Aceite esencial	Aroma	Usos terapéuticos
Albahaca	Balsámico	Antiséptico, calienta y estimula.
Árbol de té	Especiado, fresco	Antibacteriano, antimicótico, antiséptico.
Benjuí	Dulce, vainilla	Suavizante, cura la piel agrietada, expectorante.
Bergamota	Cítrico	Calmante, antidepresivo, curativo, antiséptico, antivírico.
Brezo	Cítrico, floral	Calmante, suavizante.
Cedro	Madera	Antiséptico, estimulante, tonificante.
Ciprés	Dulce, especiado, balsámico	Antiespasmódico, astringente.
Enebro	Dulce, madera	Limpiador, calmante, antiséptico, diurético.
Espliego	Floral, dulce	Calmante, sedante, antiséptico, antiespasmódico, analgésico.
Eucalipto	Madera, alcanfor	Antiinflamatorio, antiséptico, expectorante, antivírico.
Geranio	Floral, dulce	Antibacteriano, antidepresivo, antimicrobiano, relajante.
Hierba de limón	Fresco, cítrico	Antiséptico, sedante, tónico digestivo.
Incienso	Dulce, balsámico	Calmante, antiinflamatorio, antiséptico, facilita la cicatrización de la piel.
Jazmín	Floral, dulce	Limpiador, estimulante, antidepresivo.
Jengibre	Especiado	Estimulante, calienta.
Limón	Cítrico, refrescante	Astringente, antiséptico, limpiador, refrescante.
Mandarina	Floral, dulce	Refrescante, calmante.
Manzanilla	Acre	Calmante, suavizante, antiinflamatorio, antiséptico.
Mejorana	Dulce, alcanfor, herbáceo	Calmante, antiséptico, antiespasmódico.
Melisa	Herbáceo, cítrico	Calmante, refrescante, antiséptico, antivírico, suavizante.
Menta	Fresco, menta	Estimulante, descongestionante, antiespasmódico.
Naranja	Cítrico, fresco	Antiespasmódico, vigorizante, astringente.
Neroli	Floral, dulce	Sedante, calmante.
Pachulí	Madera, dulce	Antiinflamatorio, bactericida.
Pimienta negra	Especiado, pimienta	Calienta y estimula el flujo de la sangre.
Pino albar	Floral, exótico	Suavizante, sedante.
Romero	Herbáceo, fresco	Refrescante, vigorizante, descongestivo, antibacteriano.
Rosa	Floral, intenso	Antidepresivo, suavizante, calmante, antiséptico.
Salvia	Herbáceo	Sedante, calienta, antiespasmódico, analgésico.
Sándalo	Madera, dulce	Calmante, antiinflamatorio, suavizante, antiséptico.
Vetiver	Madera, ahumado	Calmante, sedante, antiséptico.

sor de habitación. Funcionan sólo con 10 gotas de aceite, con mayor eficacia con 4 gramos cada 2 horas y con menor eficacia con 4 gramos y cada 12 horas.

ENJUAGUE DE ROPA

Añadir 2-3 gotas de aceite esencial por cada litro de agua. Utilizar para prendas lavadas a mano o añadir al enjuagado final de la lavadora.

HIDROSOLES

Son un producto de la destilación y se pueden añadir a cualquier líquido o loción, en una proporción de una parte de hidrosol por cada tres partes de líquido. Usar sin diluir, como rociador refrescante y curativo.

- Para los rubores o para enfriar la piel: usar después de limpiar la cara con un tónico y aplicar maquillaje para fijarlo.
- Para el eritema del pañal: usar en el último enjuague de pañales lavables para darles un aroma agradable.

HUMIDIFICADORES

Añadir 6-8 gotas del aceite esencial elegido al agua de un humidificador.

LIBROS Y PAPEL PERFUMADOS

Use algunas gotas de aceites repelentes (clavo, espliego, romero) sobre papeles absorbentes para utilizar como señales de lectura, que repelen a los insectos. Con esto, sus cartas se recuerden por su fragancia. No lo utilice en libros antiguos y valiosos.

Hierba de limón (género Cymbopogon)

LOCIÓN O ACEITE PARA EL CUERPO

Utilizar de media a una cucharadita de aceite esencial por medio litro de loción no perfumada para el cuerpo o de aceite botánico, como de girasol, oliva o vegetal.

MASAJE

Usar 5-15 gotas de aceite esencial por cada 30 gramos de aceite base para dar masaje aromaterapéutico.

PERFUMERÍA

La mayoría de aceites esenciales están demasiado concentrados como para aplicar a la piel sin diluirlos previamente. Para preparar su propio perfume, mezcle cuatro gramos de aceite esencial con doce gramos de alcohol etílico o de vodka. Para una fragancia más suave, prepare su agua de colonia con 15 gotas de aceite esencial, 50 gotas de alcohol etílico o 60 % de vodka y equilibre la fórmula con 30-40 gotas de agua destilada. Déjelo reposar dos semanas antes de usarlo. Agite bien antes de cada uso.

POPURRÍ

Reanime el florecimiento desvaído de su popurrí con algunas gotas de aceite esencial. Agite para dispersar los aromas. Cúbralo durante dos semanas antes de usarlo.

Jengibre

ROCIADOR DE HABITACIÓN

Utilice 4 gotas por taza de agua tibia (no caliente). Use un rociador nuevo de plantas para difundirlo en el aire. Evite el contacto con muebles de madera.

SAQUITOS DE HIERBAS

Añadir varias gotas de un aceite esencial a las hierbas secas repelentes de polillas dentro de saquitos de muselina. Elegir aceites compatibles con las hierbas secas empleadas, sobre todo de cedro y de salvia.

TÓNICOS FACIALES

Añadir 6-8 gotas de aceite esencial por cada 30 ml de agua pura. Los aceites de espliego, rosa y naranja son maravillosos tónicos faciales.

TORUNDAS DE ALGODÓN

Verter de 1 a 3 gotas de aceite esencial en una torunda de algodón para difundir el aroma. El aceite de espliego en algodón promueve un sueño reparador.

USO CULINARIO

Vierta una gota de aceite esencial por cuatro raciones de ensalada, salsas, postres y bebidas.

VELAS

Encender una vela y esperar a que la cera empiece a fundirse. Añadir 1 o 2 gotas del aceite esencial a la cera fundida, con cuidado de no exponer el aceite inflamable a la llama.

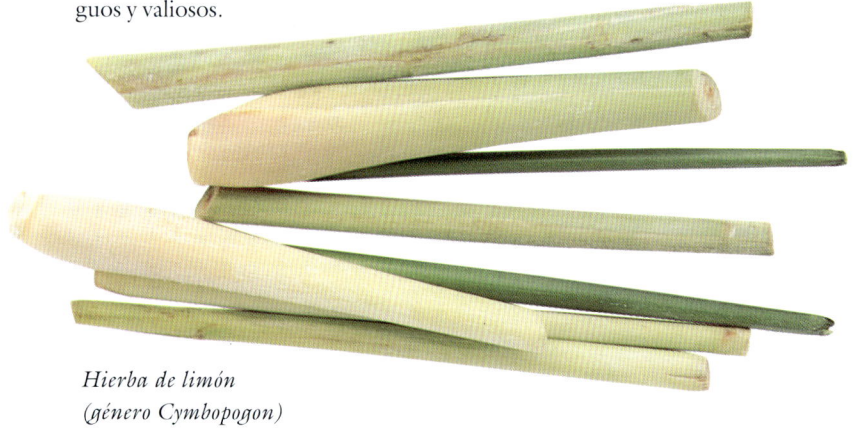

Aceites esenciales

Problemas comunes	Aceites esenciales	Tratamiento aromaterapéutico
ACNÉ	Bergamota, manzanilla, geranio, espliego, hierba de limón.	Masaje facial o compresa fría.
DOLOR DE ESPALDA	Manzanilla, eucalipto, espliego, melisa, romero.	Masaje aromaterapéutico.
CATARRO Y SINUSITIS	Eucalipto, espliego, menta, romero.	Suave masaje facial, inhalación.
ESTRÉS	Bergamota, geranio, jazmín, espliego, hierba de limón, neroli, naranja.	Masaje de cuerpo, cuello, hombros y facial, añadir el aceite al agua del baño.
INFECCIONES DEL PECHO	Ciprés, eucalipto, espliego, mejorana, menta, sándalo.	Suave masaje en el pecho, inhalación, añadir el aceite al agua del baño.
ESTREÑIMIENTO	Pimienta negra, hierba de limón, mejorana, naranja, romero.	Suave masaje abdominal, añadir el aceite al agua del baño.
CASPA	Ciprés, enebro, espliego, romero.	Masaje en el cuero cabelludo y champús.
DEPRESIÓN	Salvia, geranio, espliego, melisa, naranja.	Masaje de cuerpo y de pies, añadir el aceite al agua del baño.
ECZEMA	Ciprés, geranio, espliego, sándalo.	Añadir el aceite al agua del baño.
DOLORES DE CABEZA	Manzanilla, geranio, espliego, mejorana, menta, rosa, romero.	Masaje suave en hombros, nuca, cuero cabelludo y cara, compresas frías.
INSOMNIO	Espliego, mejorana, neroli.	Suave masaje de espalda, añadir el aceite al agua del baño o sobre la almohada.
DOLOR MUSCULAR	Eucalipto, enebro, espliego, mejorana, romero.	Masajear la zona afectada, compresas frías/calientes.
NÁUSEA	Espliego, naranja, menta.	Inhalación de 2-3 gotas de aceite en un pañuelo.
RESFRIADOS Y TOS	Bergamota, ciprés, eucalipto, espliego, mejorana, menta, romero, sándalo.	Suave masaje en la nuca, inhalación, añadir el aceite al agua del baño, purificadores del aire.
TORCEDURAS Y ESGUINCES	Manzanilla, ciprés, enebro, espliego, romero.	Masaje suave, compresa fría.
VENAS VARICOSAS	Ciprés, geranio.	Masaje suave alrededor de las venas, compresas frías.

GLOSARIO DE TÉRMINOS

■ **Aceite esencial:** materiales volátiles contenidos en las células de las plantas y obtenidos de la planta por proceso físico (como la destilación). Algunos aceites esenciales no están en el tejido vivo; se liberan durante su destrucción.

■ **Aromaterapia:** curación mediante aceites esenciales e hidrosoles (de plantas) a través del sentido del olfato, por inhalación y aplicación de estas sustancias terapéuticas volátiles.

■ **Destilación:** proceso de vaporización de una sustancia por el calor, para condensarla en frío en una vasija especial y luego recogerla en forma de líquido.

■ **Hidrosol:** es el agua del proceso de destilación que contiene partes del material de la planta y micromoléculas de aceite esencial solubles en el agua.

Masaje aromaterapéutico

Visitar a un aromaterapeuta para que aplique un masaje a todo el cuerpo es una experiencia relajante y sedante. También puede ser muy terapéutica y aliviar los músculos inflamados y la espalda cansada. El masaje puede ser vigorizante y energético, disipar la tensión y restaurar el bienestar, según los aceites esenciales utilizados.

El paciente debe sentirse cómodo, caliente y a gusto durante todo el masaje. Es habitual desnudarse, pero eso no tiene por qué ser embarazoso, puesto que al paciente se le cubre con toallas y sólo se deja al descubierto en cada momento la parte del cuerpo con la que se está trabajando.

El aceite esencial se mezcla con un aceite portador; sólo se vierten unas gotas del primero. El profesional empieza por verter un poco de aceite en la palma de una mano y lo calienta entre sus dos manos, antes de aplicarlo al cuerpo del paciente.

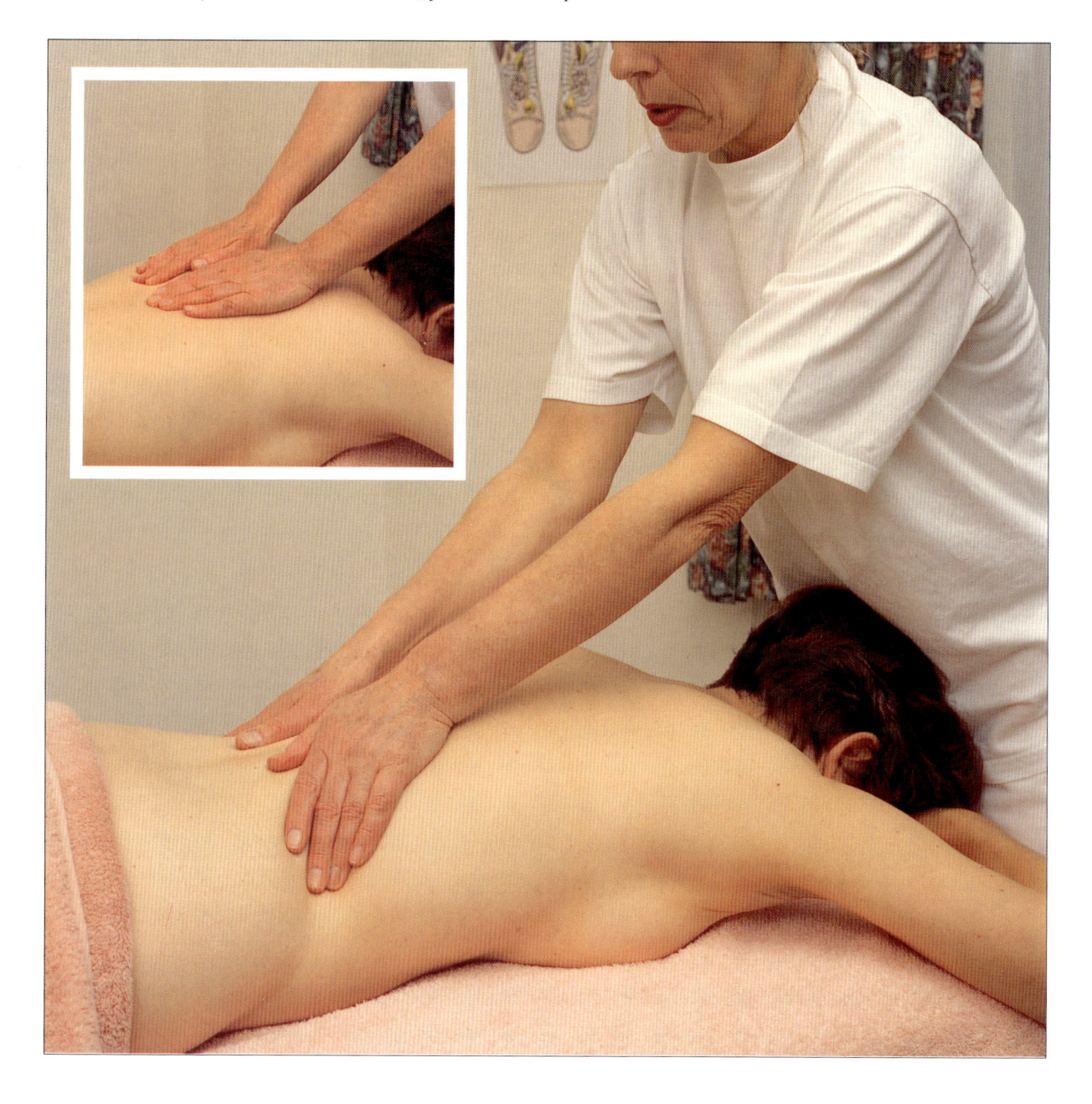

AROMATERAPIA 217

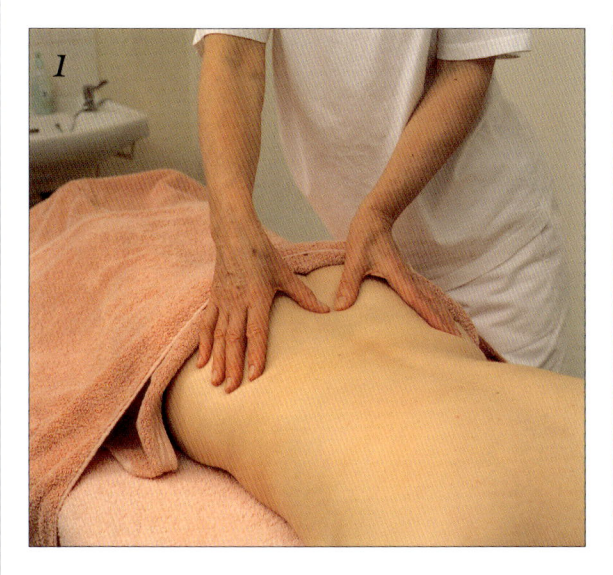

Masaje aromaterapéutico

1. El aromaterapeuta desliza los pulgares hacia abajo, a lo largo de cada lado de la columna vertebral del paciente, trabajando rítmica y suavemente para estirar y relajar la espalda del paciente.

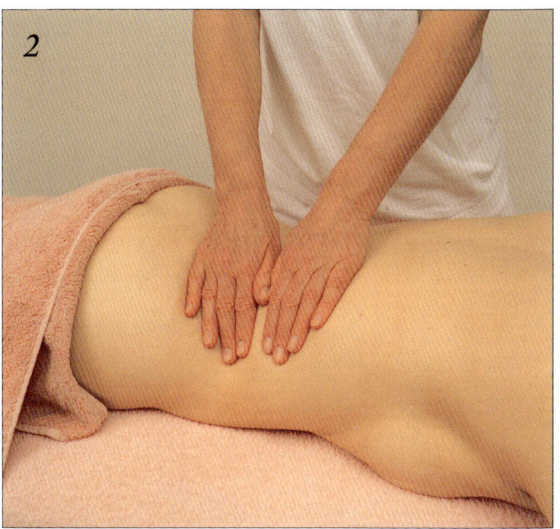

2. Con los dedos situados a ambos lados de la columna, desliza las manos sobre el costado del cuerpo del paciente, estimulando los nervios y produciendo así el drenaje linfático.

3. Luego centra su atención en la zona de la nuca, trabajando más profundamente para aliviar los músculos tensos y relajar toda la zona. Los movimientos que realiza son firmes, para eliminar cualquier tensión que exista en la zona.

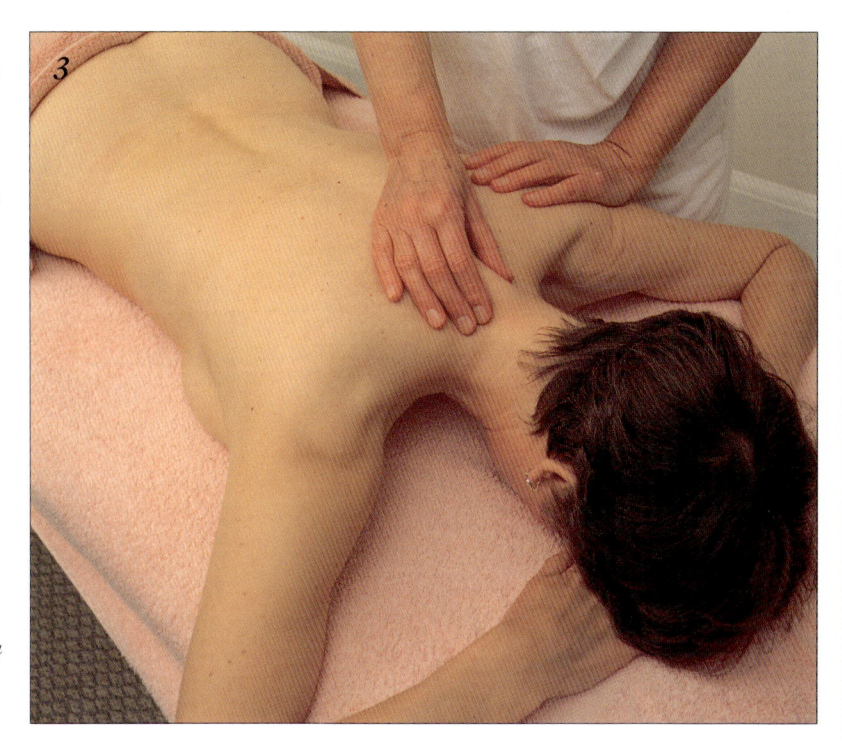

Página anterior: el masaje se inicia con manipulaciones arriba y abajo del cuerpo para relajar al paciente.

Masaje aromaterapéutico

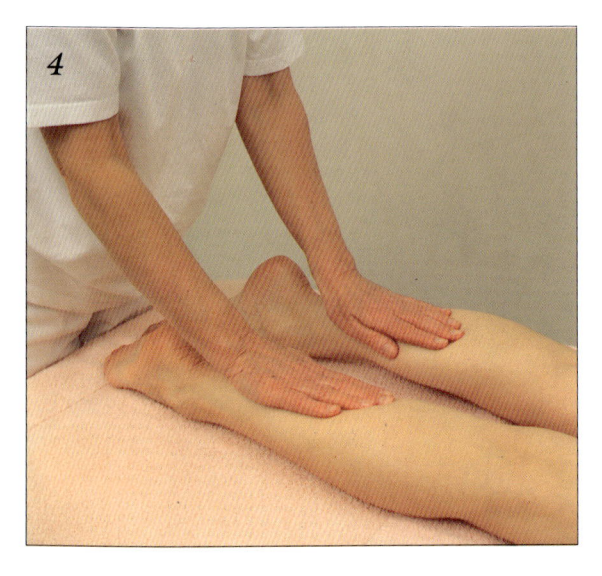

4. A continuación se trabajan las piernas. El aromaterapeuta desliza las manos sobre los músculos de la pantorrilla y por detrás de las rodillas, manipulándolas con firmeza y extendiendo el aceite para estimular el sistema linfático. Luego, las manos se deslizan de nuevo hacia abajo.

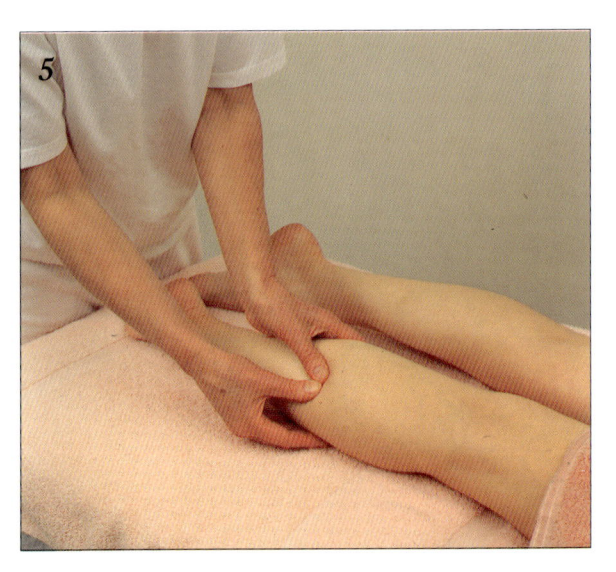

5. Después los pulgares trabajan más profundamente sobre los lados de la parte inferior de las piernas, que masajean rítmicamente, con movimientos firmes. Eso ayuda a liberar la tensión y la contractura de los músculos y relaja toda la zona.

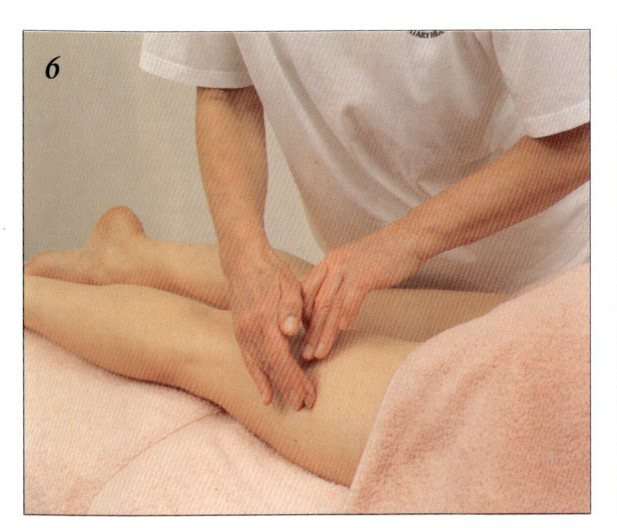

6. El aromaterapeuta mueve las manos más arriba, sobre las piernas y la parte posterior de los muslos, trazando círculos una detrás de la otra. Esta técnica de manipulación circular es muy suave y configura un ritmo firme y continuo.

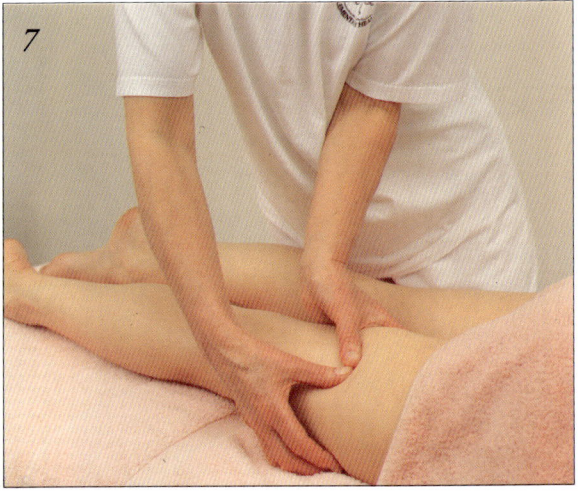

7. A continuación se trabajan más profundamente los muslos, utilizando los pulgares para aplicar una presión más penetrante y para trabajar sobre cualquier músculo tenso, relajarlo y descontracturarlo. Esta firme técnica del pulgar aplica una presión circular.

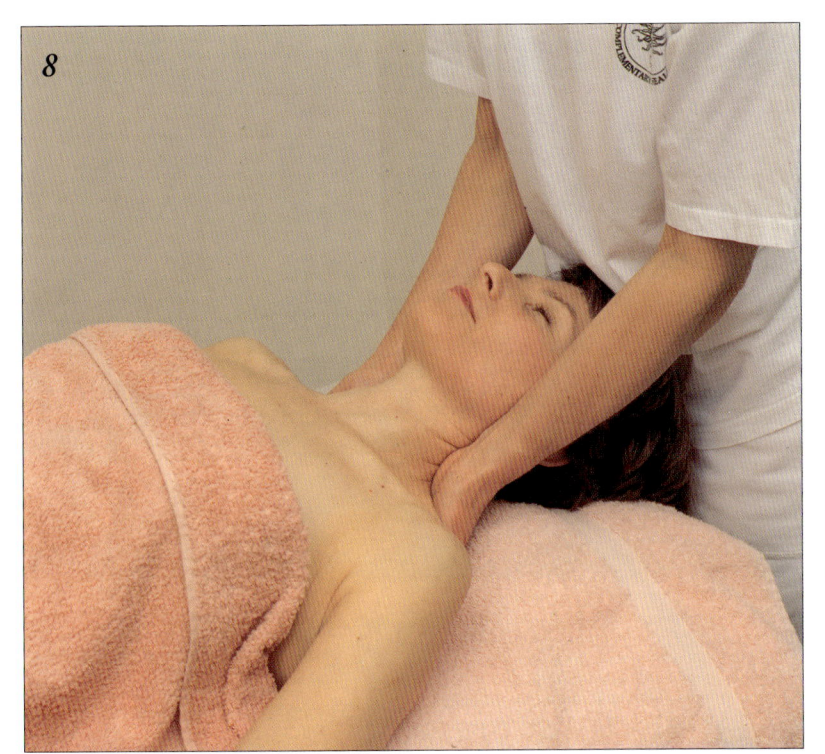

8. En este momento de la sesión de masaje se pide al paciente que se dé la vuelta y se acueste boca arriba. El aromaterapeuta trabaja entonces sobre la base de la nuca, trazando círculos firmes y penetrantes sobre la nuca y los lados de la columna vertebral.

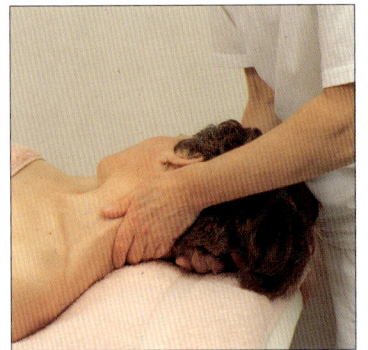

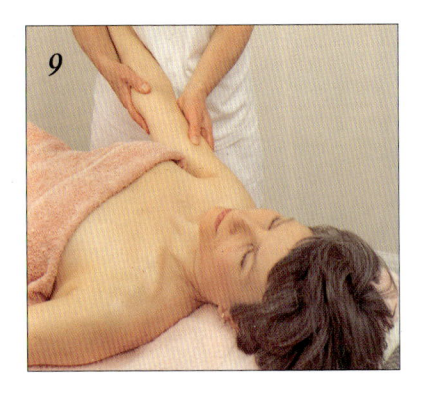

9. Se aplica masaje a la parte superior de los brazos, con una presión suave y movimientos relajantes y drenantes.

10. Las manos del aromaterapeuta ascienden por los brazos hasta los hombros, luego cruzan sobre éstos y descienden por la parte superior del pecho, donde la linfa regresa a las venas.

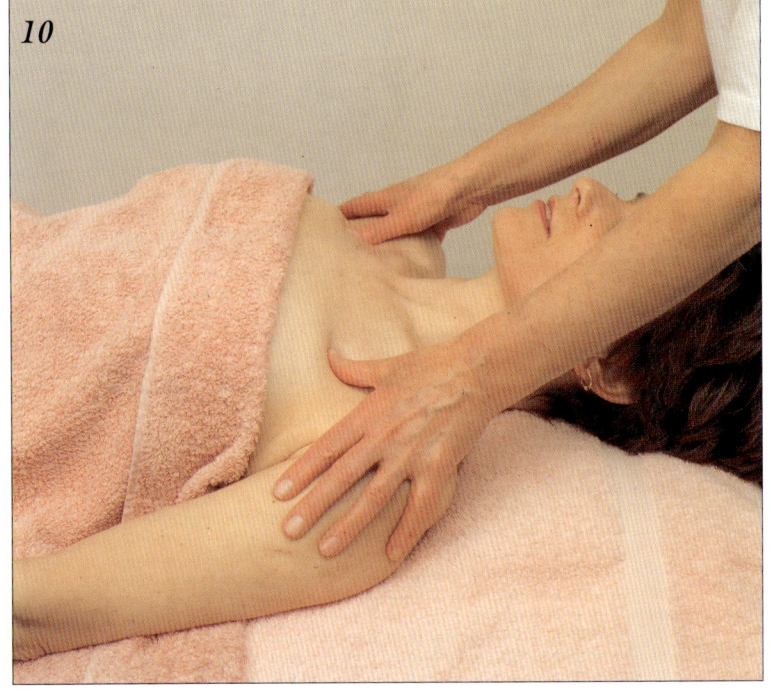

Masaje aromaterapéutico

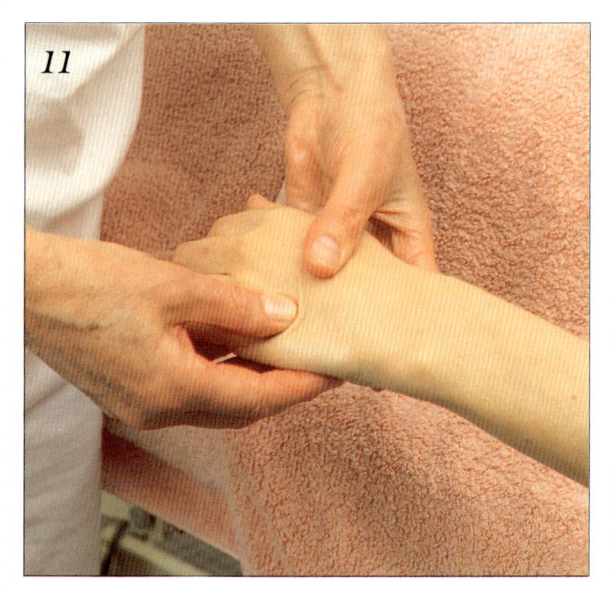

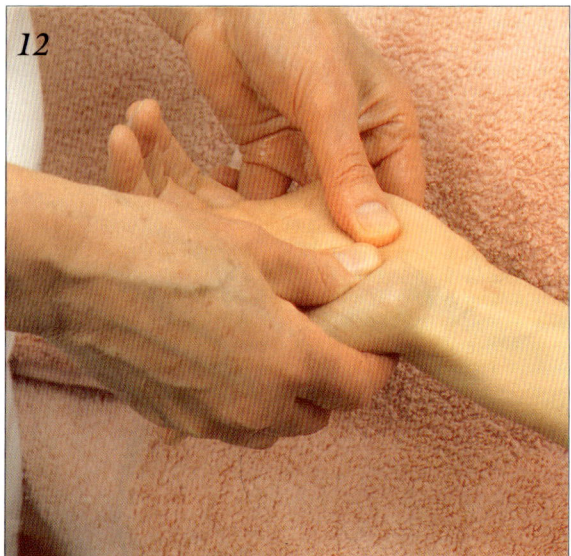

11 y 12. Se masajean las manos del paciente por ambos lados. Se le estiran las manos, que se masajean con suavidad. Luego se les da la vuelta y se masajean las muñecas y el dorso de las manos.

13. Para ayudar a drenar los sinus y liberar la tensión, el aromaterapeuta presiona firmemente con los dedos en cada lado de la base de la nariz.

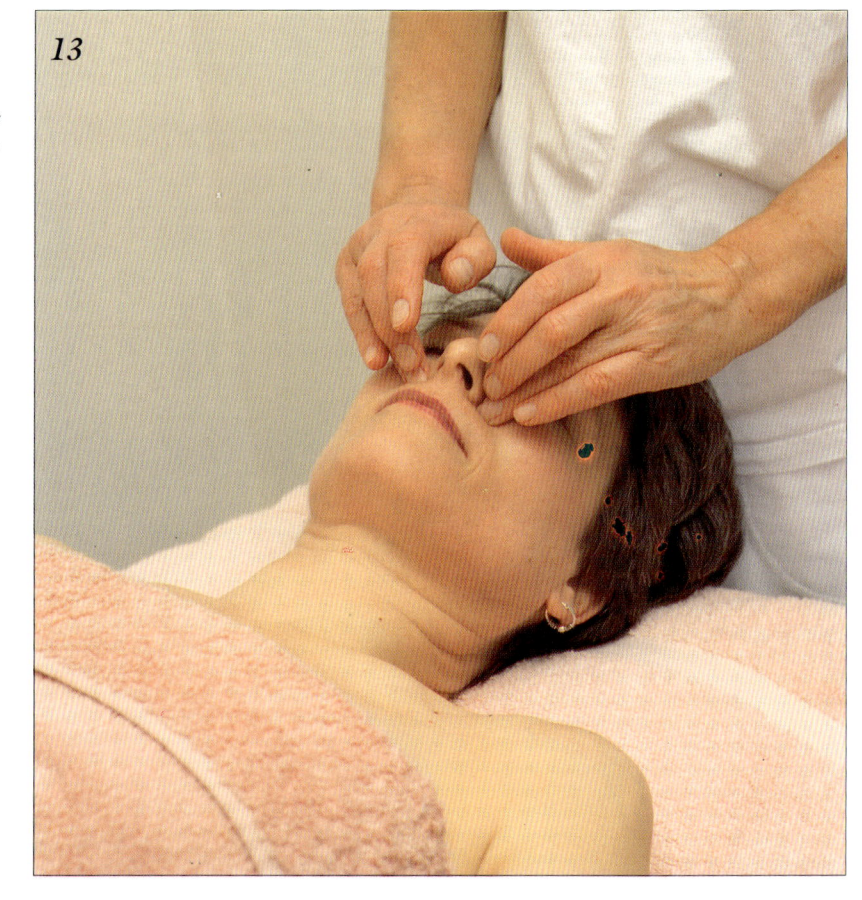

AROMATERAPIA   221

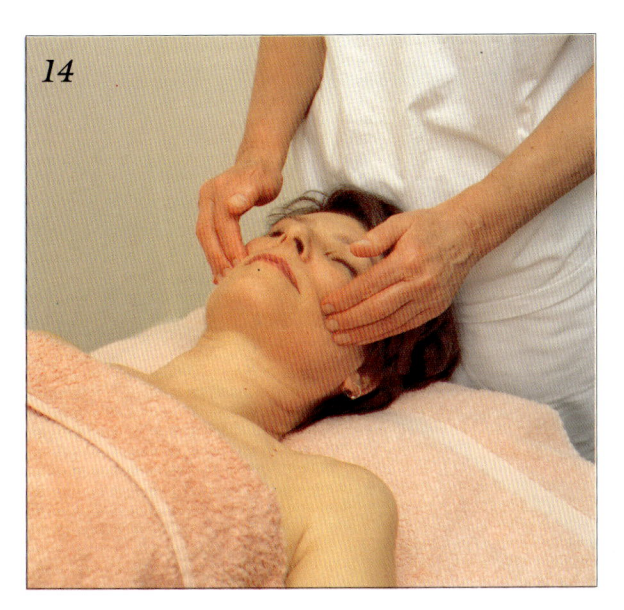

14. *Se utilizan todos los dedos para deslizarlos por los lados de la cara, hacia abajo. Sólo se aplica una presión suave. Los pacientes que lleven lentes de contacto deben quitárselas, para que se les pueda aplicar masaje a la cara.*

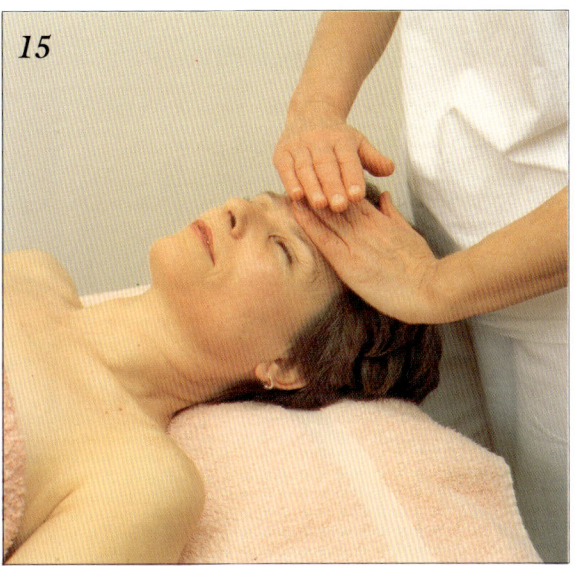

15. *Con los dedos y las palmas de las manos se aplica un masaje rítmico sobre la frente, moviendo toda la palma hacia atrás y adelante de la frente, sin detenerse. Esta forma de masaje alivia los dolores de cabeza.*

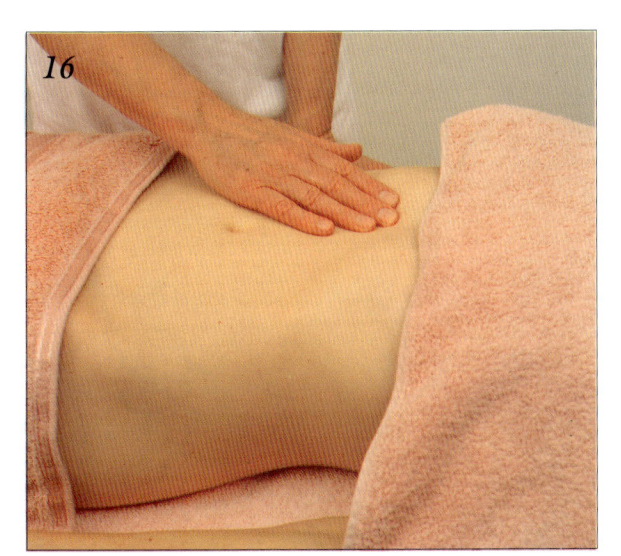

16. *Se masajea el abdomen con movimientos circulares en el sentido de las agujas del reloj, con una mano que siempre está en contacto. Es un masaje circular rítmico con una mano, seguido por la otra y cruzando ambas.*

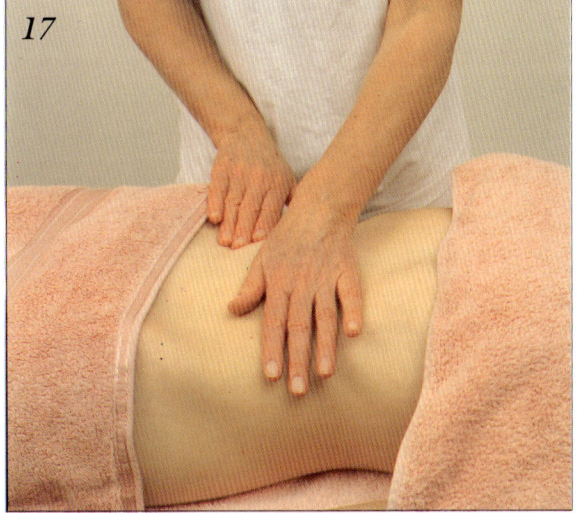

17. *Se masajea suavemente el plexo solar, en el sentido contrario al de las agujas del reloj. Ésta es una zona emocional, donde muchas personas contienen la tensión; las manos se deslizan hacia abajo, por el costado del cuerpo, para drenarla.*

REFLEXOLOGÍA

CAPÍTULO VEINTICUATRO

La reflexología es la modalidad de tratamiento basada en el principio de que hay zonas reflejas en los pies y en las manos, que se corresponden con todas las glándulas, órganos y partes del cuerpo. La reflexología emplea un método singular en el que se usan el pulgar y los dedos para aplicar presiones específicas a estos puntos reflejos y lograr así numerosos beneficios terapéuticos.

El reflexólogo trabaja cada reflejo, desencadenando con ello una liberación del estrés y la tensión en la zona correspondiente del cuerpo, así como una respuesta general de relajación. La liberación de la tensión desbloquea los impulsos nerviosos y mejora el suministro sanguíneo a todas las partes del cuerpo. Como quiera que la reflexología funciona desde dentro, también tiene un efecto equilibrador sobre cada glándula, órgano y región del cuerpo. Habitualmente, los clientes expresan alivio de la tensión y el dolor, una mayor sensación de bienestar y el aumento de su energía.

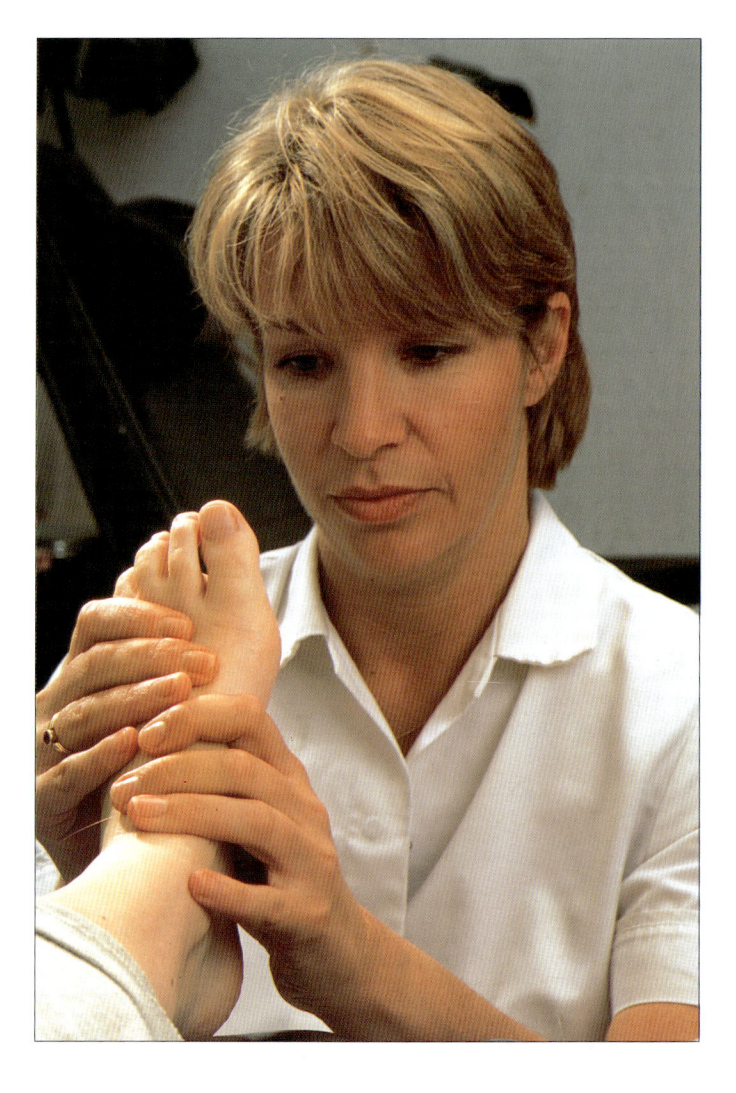

Todavía se debate por qué se producen estos efectos, pero ya es una evidencia que la reflexología podal elimina los bloqueos del flujo de energía del cuerpo. También normaliza el flujo sanguíneo linfático hacia diversas zonas del cuerpo, activando la oxigenación de los tejidos y la eliminación de los desechos. En cada pie hay 7.200 terminaciones nerviosas, lo que quizá explique por qué nos sentimos muchos mejor cuando nos tratan los pies. Las terminaciones nerviosas de los pies tienen extensas interconexiones a través de la médula espinal y el cerebro con todo el cuerpo, lo que los convierte en un instrumento ideal para liberar la tensión e intensificar la buena salud.

Orígenes de la reflexología

La creencia popular sostiene que, a lo largo del tiempo, muchas culturas practicaron alguna forma de reflexología. Se cree que la reflexología hunde sus raíces en el antiguo arte de la acupresura oriental o la acupuntura, basadas en la teoría de que en todo el cuerpo existen caminos por donde discurre la energía y que los bloqueos de esos caminos conducen a una pérdida de energía, malestar o enfermedad.

Los documentos más antiguos sobre reflexología practicada por una cultura antigua se encontraron en Saqqara, en una pintura mural en la tumba de un médico egipcio (Anjamahor, el funcionario de mayor rango después del faraón) que se remonta al principio de la VI dinastía (aproximadamente 2330 a. de C.). Lo destacado de las inscripciones y dibujos, en lo que se conoce como la Tumba del Médico, indican que la reflexología fue una importante herramienta terapéutica para los antiguos egipcios.

La terapia de zona, considerada como precursora de la reflexología, tal como la conocemos en la actualidad, se practicó ya en el siglo XIV. Los estudios neurológicos emprendidos por sir Henry Head en Londres, a finales del siglo XIX, proporcionaron la base científica para la reflexología. A él se le acredita el haber identificado la hipersensibilidad de las zonas sobre la piel conectada neurológicamente con órganos enfermos, por lo que se les llamaron «zonas de Head» o «zonas de hiperalgesia».

El trabajo de los científicos y psicólogos rusos en el siglo XIX, incluida la teoría de los reflejos condicionados, de Ivan Pavlov, aportó el trabajo fundamental para los posteriores estudios de reflexología realizados desde perspectivas fisiológicas y psicológicas. En la actualidad, la reflexología se utiliza en Rusia para complementar la medicina tradicional en el tratamiento de diversos problemas.

A principios de este siglo se empezó a utilizar, para tratar las afecciones, una versión alemana de la reflexología, llamada «masaje reflejo». En 1912, el doctor Alfons Cornelius publicó el manuscrito *Druckpunkte* (o «Puntos de presión, origen y significado»), donde describió los beneficios terapéuticos de aplicar masaje de punto de presión en las «zonas reflejas».

Abajo: en Bangkok, Tailandia, no es insólito ver practicar la reflexología en la calle.

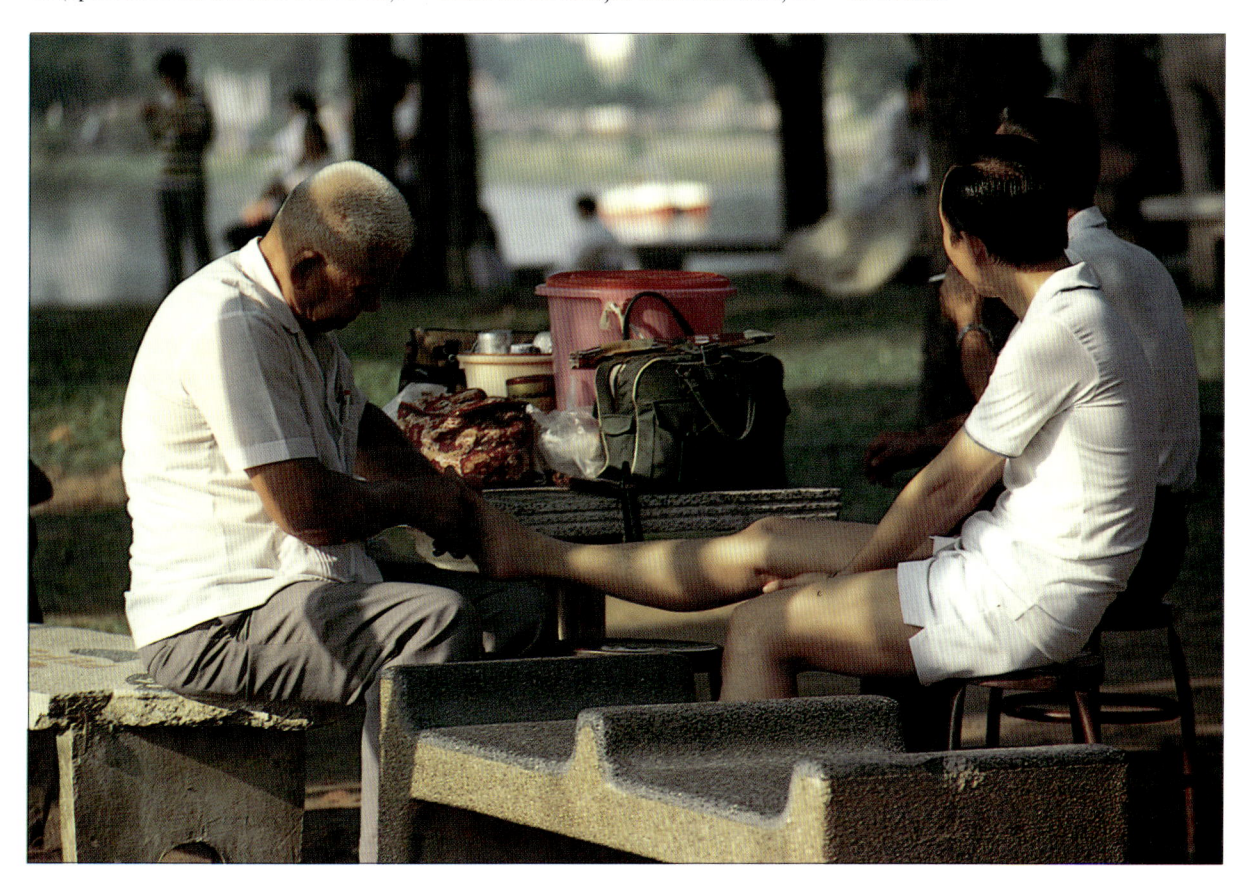

Reflexología moderna

Sus orígenes más directos se remontan a William Fitzgerald, médico nacido en Connecticut, que después de graduarse en 1895 en la Escuela de Medicina de la Universidad de Vermont, ejerció en Viena y Londres, donde su estudio de la terapia de acupresión le llevó a desarrollar su teoría de la terapia de zonas. Después de regresar a Estados Unidos, continuó sus investigaciones sobre la terapia de zonas, como director de la clínica de otorrinolaringología del hospital St. Francis, en Hartford, Connecticut.

Descubrió que la presión aplicada por los dedos actuaba como un analgésico para diversas partes de la cara, orejas, nariz, hombros, brazos y manos. Utilizando sólo esta técnica de presión con gomas elásticas o pequeñas pinzas, pudo realizar pequeñas operaciones quirúrgicas. El doctor Fitzgerald dividió el cuerpo en diez zonas longitudinales, extendidas a lo largo del cuerpo, desde la cabeza a los dedos de los pies. Propuso que las partes del cuerpo incluidas en cada zona estaban vinculadas por un flujo de energía, por lo que se podían afectar mutuamente.

En 1917, el doctor Fitzgerald y su colega el doctor Edwin Bowers publicaron *Terapia zonal, o alivio del dolor en casa*, donde describieron su éxito para aliviar el dolor utilizando diversos artilugios en las manos y los dedos. No obstante, con la aparición de la anestesia moderna se desvaneció el interés por la terapia zonal. Aunque no causó un gran impacto en el mundo médico y no resaltó particularmente las zonas reflejas de los pies, preparó el terreno para el trabajo desarrollado a continuación.

El doctor Fitzgerald fue aclamado después como «el descubridor de la terapia zonal» en un artículo titulado «Explicación del misterio de la terapia zonal», en el que se hablaba de una cena a la que acudió él y una conocida cantan-

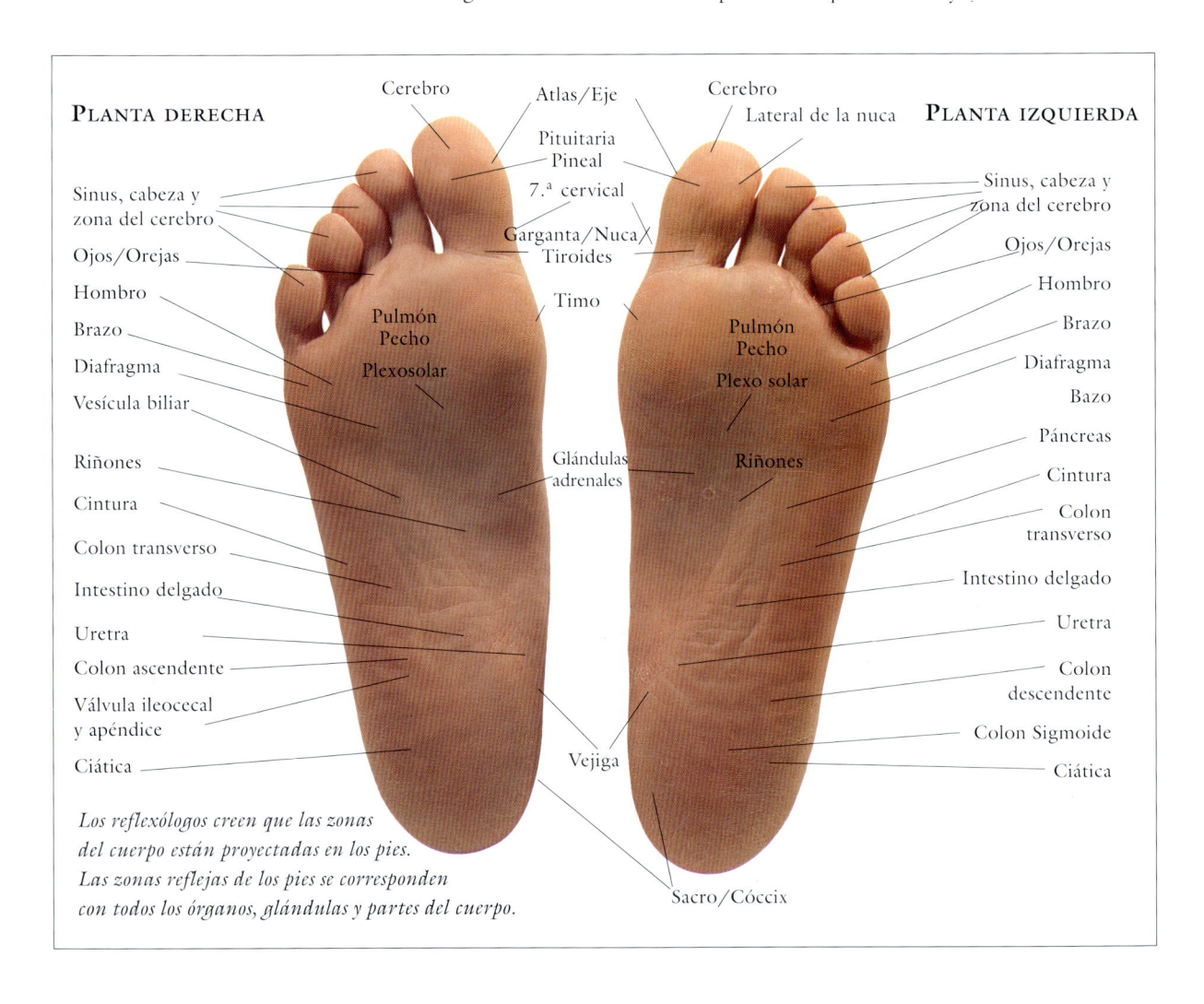

Los reflexólogos creen que las zonas del cuerpo están proyectadas en los pies. Las zonas reflejas de los pies se corresponden con todos los órganos, glándulas y partes del cuerpo.

te. Los registros altos de su voz se habían apagado y el tratamiento de los especialistas de garganta no obtuvo éxito alguno. El doctor Fitzgerald le examinó los dedos de manos y pies y, al descubrir un callo en el dedo gordo del pie derecho, aplicó presión a la parte correspondiente, en la misma zona. El dolor del dedo gordo no sólo desapareció sino que la cantante pudo superar incluso su capacidad vocal anterior.

Durante muchos años, el doctor Joseph Shelby Riley utilizó la terapia zonal en su consulta, refinando las técnicas de Fitzgerald y añadiendo también sus propios descubrimientos, incluidos los primeros diagramas detallados y dibujos de los puntos reflejos localizados en los pies.

El original método Ingham

La reflexología, en su forma actual, fue desarrollada por Eunice Ingham (1889-1974), fisioterapeuta en la consulta del doctor Riley, que separó la reflexología podal de la terapia zonal en general, e hizo la mayor contribución al desarrollo de la reflexología moderna.

Propuso la teoría de que los sensibles pies serían puertas de acceso a diversas partes del cuerpo más sensibles aún que las manos, que eran el foco principal del trabajo del doctor Riley. Animado por él, Eunice empezó a desarrollar su teoría de la reflexología podal a principios de la década de 1930. Al correlacionar lugares sensibles de los pies con diversas partes del cuerpo, realizó un gráfico anatómico de los pies y descubrió que al presionar con los dedos y pulgares obtenía los mejores resultados al identificar las zonas sensibles de los pies y obtener, así, un efecto terapéutico.

Derecha: la reflexología debería ser una experiencia relajada y gozosa, tanto para el paciente como para el terapeuta.

Eunice Ingham viajó por todo Estados Unidos, practicando y enseñando su original método de reflexología Ingham a miles de personas, tanto pertenecientes a la profesión médica como no. Se la considera la pionera de la reflexología tal como la conocemos en la actualidad.

Su sobrino, Dwight Byers, continuó su trabajo. De niño había sido prácticamente un «cobaya» para la investigación de su tía, que le trabajó los pies para aliviarle la fiebre del heno y el asma. Más tarde, Dwight fundó el Instituto Internacional de Reflexología, que organizó seminarios por todo el mundo y que ahora cuenta con directores regionales en 13 países, incluidos 4 en el Reino Unido. El método original Ingham, universalmente reconocido como uno de los sistemas más destacados de reflexología, es el que tiene los profesionales y maestros mejor preparados

La reflexología, hoy

La reflexología se viene practica en toda Europa desde principios de la década de 1970, pero sólo en los últimos años ha sido ampliamente aceptada en Estados Unidos. Su crecimiento es imparable, a medida que quienes fueron ayudados por la reflexología asimilaron sus técnicas para ayudar a su vez a familiares y amigos. Durante los diez últimos años ha evolucionado desde una modalidad curativa practicada casi en la intimidad hasta convertirse en una de las terapias complementarias de mayor aceptación, practicada ahora en todo el mundo. Es habitual en muchos hospitales europeos y el tratamiento complementario más popular en Dinamarca.

Una modalidad saludable

La reflexología es una modalidad curativa holística que trata de englobar a

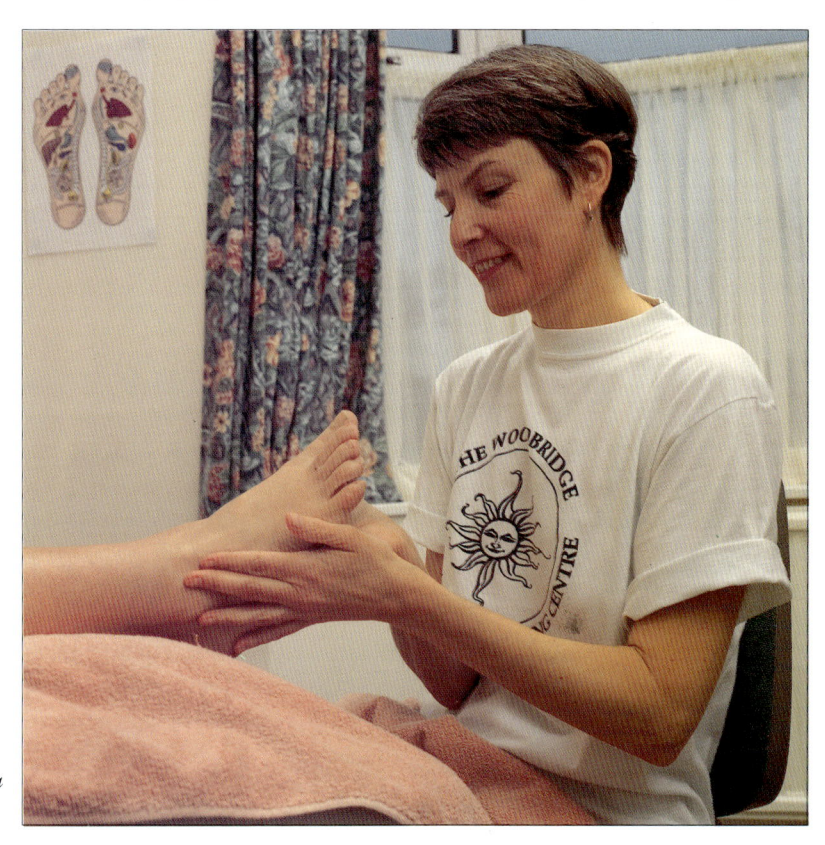

Cómo funciona la reflexología

El concepto original de presión fuerte con los dedos para romper los «granos de arena» en los lugares sensibles situados por debajo de la piel, ha dado paso a tratamientos mucho más ligeros. Se descubrió que la incomodidad y los magullamientos que constituían en ocasiones una característica de las técnicas originales eran contraproducentes y creaban estrés, además de provocar una tensión excesiva en los dedos del profesional. Las manos tienen un modelo similar que el de los pies y se pueden usar para tratar diversos órganos, lo que resulta muy útil para el autotratamiento.

Durante la década de 1980, una serie de reflexólogos ingleses descubrieron que el tratamiento con una presión tan ligera como una pluma era beneficioso. Este método también les permitía inducir la relajación con mayor facilidad y observar la respuesta del paciente a las diversas zonas de sensibilidad. Este enfoque ha sido ampliamente utilizado por las maestras británicas Christine Jones y Pat Morrell, que también han desarrollado métodos de diagnóstico utilizando el aspecto de las zonas de incomodidad sin llegar a tocar la carne.

Aunque los reflexólogos que no sean médicos no pueden hacer comentarios sobre enfermedades específicas a menos que estén cualificados para hacerlo, se espera de ellos que expresen su propia interpretación especializada de la sensibilidad, tal como se refleja en los pies o las manos. Así, el diagnóstico reflexológico indicará a menudo zonas potenciales de enfermedad que exijan la consulta con otros especialistas.

La reflexología la puede aplicar con éxito cualquiera que haya completado un curso y haya sido valorado por un examinador externo. No obstante, los niveles de competencia pueden variar entre terapeutas que actúan en los salones de belleza con sencillas técnicas de relajación y control del estrés y otros profesionales con capacidad para tratar enfermedades. Estas variaciones en las habilidades se asocian a menudo con la cobertura concreta de un seguro que puede limitar su uso. Los profesionales también se dan cuenta de que cuando ofrecen curación, el paciente dice experimentar sensaciones adicionales de paz y serenidad. Los profesionales deberían comprender el acto de la curación, puesto que puede tener un sustancial valor añadido.

Afecciones que se benefician de la reflexología
Recientes ensayos realizados en el Reino Unido sugieren que cuando se aplica reflexología a los pacientes operados, se acelera el proceso de curación. La reflexología Morrell se ha utilizado en pacientes de cirugía sustitutiva de cadera y rodilla y los resultados han sido tan interesantes que se piensa continuar la investigación.

---

todo el cuerpo, así como a las afecciones que se padezcan, mediante la aplicación de presión a puntos reflejos específicos situados en pies y manos. Al trabajar sistemáticamente varios reflejos, usando un movimiento de avance paulatino del pulgar y de los dedos, el reflexólogo intenta aliviar el estrés y la tensión. Teniendo en cuenta los informes médicos que indican que al menos el 75 % de todas las enfermedades están relacionadas con el estrés, la reflexología puede ejercer un gran impacto sobre la salud y el bienestar. También ayuda a relajar los efectos del estrés y la tensión sobre la musculatura del cuerpo, el sistema nervioso y el suministro de sangre, sentando así los fundamentos para que activen todas las otras curaciones. A menudo, a los pacientes les sorprende sentirse llenos de energía y al mismo tiempo relajados después del tratamiento.

Al buscar los puntos sensibles en los pies o las manos o en las zonas donde se aprecien como diminutos guisantes o granos de arena bajo la piel, el reflexólogo puede identificar las zonas congestionadas del cuerpo e intentar mejorar el suministro sanguíneo y desbloquear los impulsos nerviosos a esas zonas, intensificando así la capacidad del cuerpo para curarse a sí mismo. Como cada glándula, órgano y parte del cuerpo están representados por reflejos en los pies y las manos, los reflexólogos creen que estos mismos indicadores ayudan a identificar zonas que están desequilibradas y que no trabajan a su nivel óptimo. La reflexología es también efectiva para restaurar el estado dinámico del cuerpo, es decir, la homeostasis o equilibrio.

Aunque los reflexólogos no diagnostican, recetan o tratan problemas específicos, estas claves les dan una imagen más clara de lo que está sucediendo. Un reflexólogo bien capacitado también puede identificar zonas problemáticas mirando simplemente el pie, en busca de decoloraciones, callos o zonas hinchadas.

Comprensión de la reflexología

Una buena forma de comprender la reflexología es visualizar la forma en que el cuerpo aparece reflejado en los pies (véase pág. 224). Los reflexólogos ven el pie como un minimapa del cuerpo que los guía en su trabajo, de modo que inician el tratamiento trabajando todo el pie, antes de concentrarse en zonas específicas. Observe la correlación entre reflejos, zonas y partes del cuerpo en ese gráfico. Cada pie representa una mitad del cuerpo y las cinco zonas de ese lado del cuerpo.

- Los dedos de los pies representan la cabeza, la nuca y los sinus.
- Cada dedo del pie representa una zona, pero los dedos grandes abarcan cada uno las cinco zonas. El reflejo para la pituitaria, o glándula maestra, se encuentra en el centro del dedo gordo y la base de éste representa la nuca.
- Los otros dedos representan los sinus y zonas específicas de la cabeza.
- La bola del pie representa la zona torácica, que comprende los pulmones, el corazón, el pecho, la parte superior de la espalda y los hombros, etc.
- La zona situada justo por debajo del metatarso o bola de cada pie representa el diafragma o plexo solar, una zona muy importante que tiene conexiones neurales con muchas partes del cuerpo.
- El arco representa la zona abdominal incluido el hígado y la vesícula biliar en el pie derecho, el estómago y el bazo en el pie izquierdo y los riñones, las glándulas adrenales y el páncreas en ambos pies.
- El talón representa la zona pélvica, incluidos los intestinos, el colon y el nervio ciático.
- La parte superior del tobillo representa el sistema linfático.
- Los puntos situados entre el hueso del tobillo y el talón, a cada lado del pie, representan las zonas reproductoras.
- La longitud del borde interior del pie representa las 26 vértebras que comprenden la columna vertebral, así como los 31 pares de nervios conectados con las vértebras, que conducen a cada zona del cuerpo.
- Los lados exteriores del pie representan la rodilla, la cadera y la región lumbar.

Basándose en los principios de la terapia zonal, el reflexólogo cree que un órgano, glándula o grupo de músculos encontrado en una zona específica, tendrá su reflejo en la zona correspondiente del pie y que una anormalidad en cualquier parte de la zona puede afectar a todo lo que se encuentra dentro de esa zona.

Un reflexólogo experimentado estará convencido de que no se puede tratar una enfermedad tan compleja como por ejemplo la diabetes apretando el botón que indica «páncreas». Ese reflexólogo comprende la funcionalidad y las interrelaciones anatómicas de cada sistema fisiológico para aportar el máximo beneficio, por lo que realmente hace mucho más que apretar determinados lugares en el pie.

APLICACIONES PRÁCTICAS

Aunque la reflexología no sustituye a la consulta del médico, puede ser beneficiosa para virtualmente cualquier sistema fisiológico: óseo, nervioso, muscular, cardiovascular, circulatorio, linfático, respiratorio, digestivo, urinario, endocrino y reproductor, así como para los órganos de los sentidos. A menudo es la modalidad preferida para reducir el dolor, especialmente por lo que se refiere a dolor crónico o enfermedades terminales.

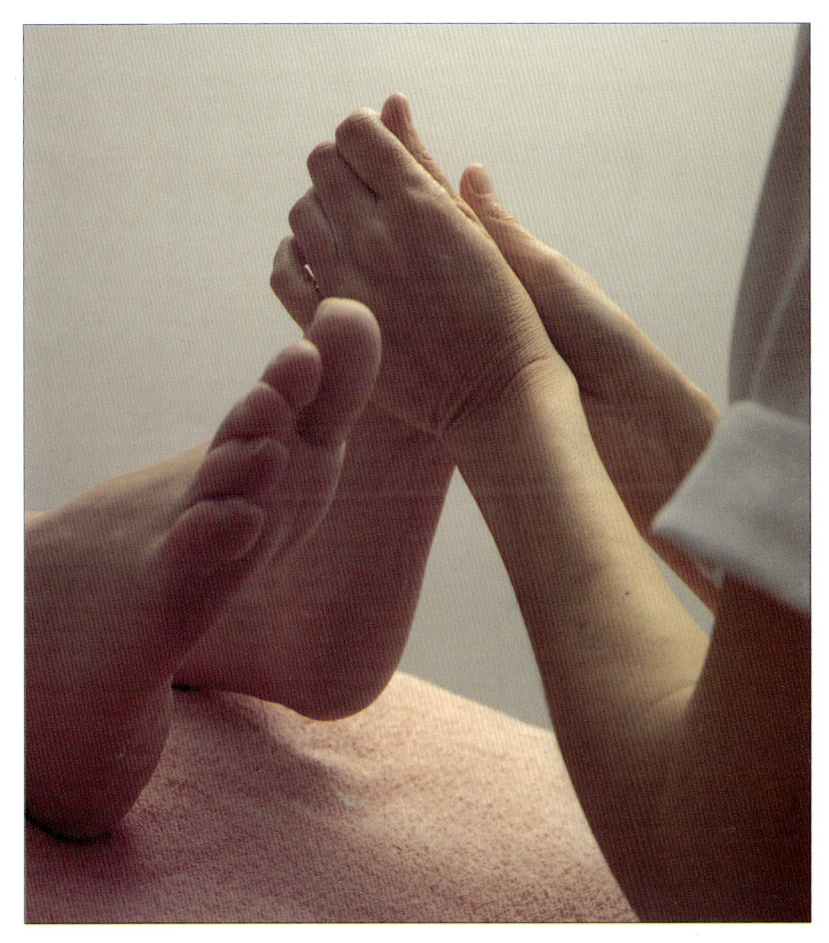

La investigación tradicional realizada sobre la reflexología ya ha confirmado sus poderes curativos. Por ejemplo, en 1993, la Universidad Médica de Beijing informó de un estudio realizado sobre 32 diabéticos que demostró que la reflexología podal era un tratamiento efectivo para la diabetes mellitus de tipo II. Hay más de 10.000 casos documentados por médicos chinos que atestiguan la eficacia de la reflexología para tratar achaques que van desde resfriados y gripe hasta problemas cardiacos.

En 1992 se llevó a cabo un estudio en Dinamarca con los empleados de correos, en el que se les exigió someterse a tratamientos de reflexología al menos dos veces al mes. Al final del año, el absentismo laboral se había reducido en un 13,3 %.

Aunque son pocos los estudios formales estadounidenses realizados sobre los efectos de la reflexología, uno de ellos, dirigido por la Academia de Reflexología de Estados Unidos, con sede en Burbank, del que se informó en *American Obstetrics and Gynaecology Journal*, demostró casi un 50 % de reducción de los síntomas del síndrome premenstrual en un grupo de mujeres que se sometieron a tratamientos de reflexología.

Abundan los casos que describen los numerosos beneficios de la reflexología. Un reflexólogo experimentado puede ofrecer ayuda incluso en ciertas situaciones de primeros auxilios. Al trabajar sobre el reflejo de la pituitaria, en el centro del dedo gordo del pie, se ayuda a reanimar a una víctima desvanecida. Al trabajar el flexor sigmoideo del talón del pie izquierdo se beneficia a una víctima de un ataque cardiaco, cuyo ataque se ha desencadenado debido a una excesiva formación de gas en el colon. Los pacientes de cirugía tardan menos tiempo en curar cuando reciben tratamientos de reflexología antes y después de practicada la operación.

Aunque enfocar la reflexología por sistemas es lo que da mejores resultados, el reflexólogo se concentrará principalmente en las zonas específicas que exijan alcanzar los resultados deseados.

■ Trabajar los dedos y la base de los dedos de los pies, en la unión con éstos, alivia los dolores de cabeza, el estrés, la congestión de los sinus, la tensión ocular, la rigidez de la nuca y también el dolor en la articulación temporomandibular.

■ La estimulación de la banda ancha que cruza la bola de cada pie produce alivio del asma, falta de respiración y algunas alergias.

■ Al trabajar todo el borde interior del pie, desde el medio de cada dedo gordo hasta la base del talón, se alivia el dolor de espalda y los problemas de la columna, así como los problemas neurológicos relacionados.

■ Al estimular los reflejos del diafragma, junto con los reflejos del riñón en ambos pies, se puede mejorar la circulación y normalizar la tensión sanguínea.

■ Al aplicar la reflexología a la zona del borde interior, cerca de la parte alta del talón de cada pie, se pueden aliviar las infecciones urinarias e incontinencia.

Los reflexólogos profesionales alcanzan los más altos niveles de éxito cuando trabajan todo un sistema fisiológico y sus sistemas asociados. Por ejemplo, al descubrir sensibilidad en los reflejos digestivos, el reflexólogo puede preguntar al cliente si sufre de estreñimiento. Confirmada su sospecha y al trabajar el sistema digestivo, junto con los sistemas asociados, es muy probable que el cliente experimente alivio respecto a ese estreñimiento. Los reflejos trabajados incluirían intestinos, colon, y en especial el flexor sigmoideo en la base del colon, la parte baja de la columna (responsable de la conexión nerviosa a los intestinos), así como las zonas del diafragma, páncreas, vesícula biliar e hígado (que ayuda a la digestión), las adrenales (para el tono de los músculos blandos) y la válvula ileocecal (que regula la mucosidad).

Zonas reflejas y de referencia

Las zonas reflejas del cuerpo no se limitan a los pies y las manos; lo que sucede es que éstas son simplemente las de más fácil acceso. La semejanza del pie con la estructura del cuerpo y la sensibilidad al contacto lo convierten en la zona ideal desde donde aplicar la reflexología. Pero, de hecho, la presión directa aplicada a cualquier punto a lo largo de la zona, afectará a ésta globalmente.

Visita a un terapeuta

Sería prudente preguntar al profesional por los métodos de reflexología que utiliza y por los métodos de examen y acreditación de cursos a los que asistió. También sería prudente averiguar si tiene algún tipo de seguro y visita según un código de práctica reconocido.

La reflexología y su estilo de vida

La reflexología quizá sea la modalidad curativa más sencilla de adaptar a cualquier estilo de vida. Es un tipo de terapia que se puede practicar en cualquier parte y momento, sin necesidad de instrumentos o instalaciones. Puesto que se practica tan extensamente en todo el mundo, la programación de los tratamientos no es muy difícil. Cada vez hay más personas que trabajan que programan un masaje o un tratamiento de reflexología en la hora del almuerzo, a veces incluso en sus propios despachos. Y resulta relativamente fácil aprender algunas técnicas básicas de reflexología, con las que ayudarse uno mismo o a un miembro de la familia.

La sesión inicial debería durar de 45 a 60 minutos. Habitualmente, las sesiones posteriores duran de 30 a 45 minutos. Si se incluyen las manos habrá que añadir otros 15 a 20 minutos. Las sesiones semanales son útiles para mantener la salud; habitualmente, se necesitan dos o tres sesiones semanales para remediar un problema. Los precios varían según los profesionales.

El reflexólogo empieza por preguntar al paciente cuáles son sus preocupaciones o problemas. Generalmente, la sesión se inicia con algunos movimientos de relajación. La mayoría de las sesiones suponen la aplicación del avance paulatino de los pulgares y los dedos sobre toda la zona del pie. Los movimientos deben ser suaves y más profundos que con el masaje. Se debe prestar una atención particular a las zonas con problemas. Es importante que el paciente informe acerca de cualquier zona sensible y el reflexólogo debe mostrarse comprensivo con las expresiones de incomodidad de éste. La sensibilidad disminuirá a medida que lo haga la congestión en la zona. Si existiera un dolor considerable o una enfermedad grave, las sesiones deben ser más cortas, ligeras y más frecuentes.

Técnicas de autoayuda

Con una comprensión básica de los principios de la reflexología, usted puede autotratarse en casa. Siempre será conveniente consultar con un profesional, que le haga un diagnóstico completo y le sugiera las pautas de tratamiento que debe seguir, antes de intentar autoayudarse. Puesto que cada paciente es diferente, necesitará estar seguro de que proporciona a su cuerpo el apoyo necesario. También tendrá que saber que su problema se ha valorado correctamente y eso lo hará, mejor que nadie, un profesional.

Estudie el gráfico de la página 224 y luego trabaje sobre las zonas en las que sepa que necesita ayuda. Aprenderá a distinguir la sensibilidad de las zonas doloridas de sus manos y pies y a trabajar en ellas con regularidad. El uso de rodillos podales o incluso del borde de una mesita baja le ayudará a detectar las zonas que necesita trabajar. Andar descalzo por la playa, o incluso por el bosque, es una forma agradable de estimular las zonas reflejas de ambos pies.

La reflexología implica usar técnicas de relajación muy efectivas, difíciles de aplicar sobre uno mismo, pero sencillas de aplicar en otros, y también supone realizar movimientos muy específicos de pulgares y dedos, que podemos utilizar en nosotros mismos o en otros. La siguiente muestra de técnicas le será de gran utilidad.

Técnicas básicas de reflexología

La técnica básica
La entenderemos mejor colocando la palma de la mano hacia abajo, sobre la mesa. Notará la posición natural de su mano sobre la mesa y, sobre todo, el ángulo formado por el pulgar allí donde éste toca la mesa. Ésa es la zona de trabajo del pulgar. El borde interno (medio) del pulgar establece contacto con la mesa. El secreto para utilizar la técnica del pulgar con éxito consiste en pasarlo sobre la zona refleja, doblando y desdoblando ligeramente la primera articulación del pulgar y avanzando al tiempo que se aplica una presión firme y regular. Es importante apoyar este movimiento desde el otro lado del pie con la presión ligera y uniforme de los otros cuatro dedos, opuestos al pulgar.

La técnica del dedo
Básicamente es la misma que la del pulgar, en la medida en que se utiliza el borde interior del dedo, tal como se utilizó el borde interior del pulgar, al mismo tiempo que se dobla la primera articulación de ese dedo.

La técnica del pulgar engarfiado y apoyado
Se utiliza cuando hay que aplicar presión sobre un punto concreto en una zona refleja. La técnica consiste en doblar el pulgar por la primera articulación y ejercer presión con el borde interior. Una vez que haya colocado el pulgar sobre el punto reflejo concreto del pie, se presiona y se mueve hacia atrás a través del punto, sin deslizar el pulgar, pero manteniéndolo en contacto y moviendo sólo el tejido próximo.

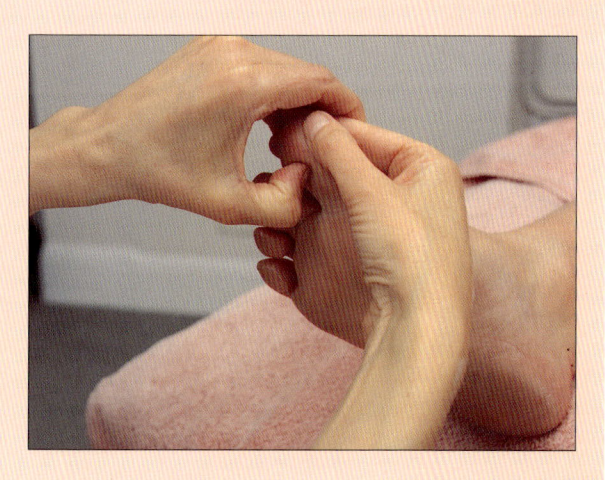

Técnicas de reflexología para relajación

Técnica de atrás y adelante
Se realiza colocando las palmas de las manos una en la parte interior y la otra en el borde exterior del acolchado metatarsiano, para luego mover las manos rápidamente hacia atrás y adelante, con los dedos relajados.

Técnica para soltar el tobillo
Se practica colocando la eminencia hipotenar de las manos en la parte posterior de los huesos del tobillo, a ambos ldos del pie, descansando las palmas de las manos suavemente sobre los huesos y moviendo las manos rápidamente adelante y atrás. Al mismo tiempo, sacudiremos el pie de un lado a otro.

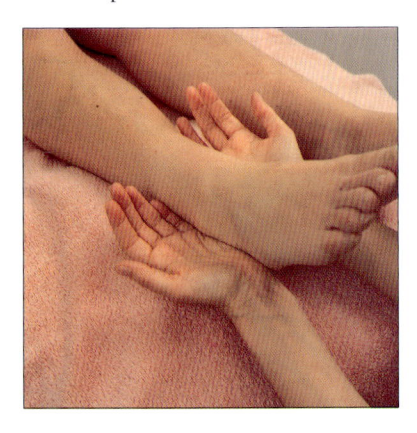

El giro espinal
Se realiza colocando ambas manos alrededor del pie, con firmeza, situando los dedos en el empeine, con los índices tocándose, la molleja de los pulgares sobre el borde interno de los pies (zona refleja espinal) y los propios pulgares en la parte baja del pie. Mantenga firme la mano situada más cerca del talón, mientras la otra gira lenta y suavemente de abajo hacia arriba, en dirección al dedo gordo. Después de varias rotaciones, junte gradualmente las dos manos, subiendo hacia los dedos de los pies y continúe la rotación, manteniendo en todo momento firme la mano que incide en el talón. Ascienda poco a poco con la mano hasta llegar al dedo gordo. Haga girar el pie de modo uniforme en ambas direcciones.

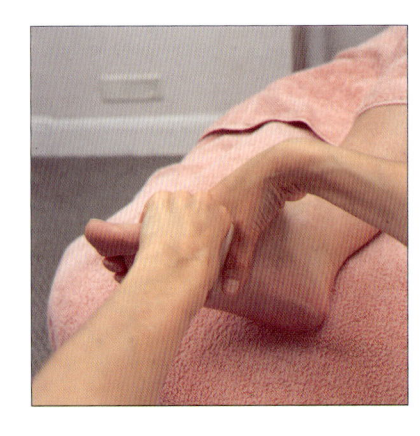

La técnica relajadora de tensión del diafragma
Se trabaja sobre toda la zona refleja del diafragma, empezando en el borde interior del pie, por debajo de los metatarsianos. Coloque el pulgar sobre el punto reflejo, formando un ligero ángulo hacia arriba por debajo de los metatarsianos. Con la mano de apoyo, tome los dedos del pie, elévelos ligeramente y tire del pie hacia usted. Eso hará que tire del pie hacia el pulgar, que entonces debe avanzar un poco hacia el exterior para repetir el proceso. Continúe así hasta llegar al borde exterior.

La técnica de respiración profunda del diafragma
Se sitúan las yemas de los pulgares en el centro del punto reflejo del diafragma/plexo solar, en ambos pies al mismo tiempo, dejando que los dedos se sitúen cómodamente en lo alto del pie. Luego se pide al paciente que respire profundamente y que contenga la respiración cada vez que usted apriete sobre este reflejo.

Interacción entre reflexología y masoterapia
La masoterapia y la reflexología se combinan a menudo, lo que permite obtener resultados espectaculares. Los profesionales formados en ambas modalidades están de acuerdo en el poder sinérgico de usar ambos métodos.

- El masaje es la manipulación sistemática de los tejidos blandos del cuerpo.
- La reflexología es la aplicación de presiones específicas a los puntos reflejos de los pies y las manos.
- Los tratamientos de masaje benefician los músculos o el tejido conjuntivo, que son los receptores directos de la manipulación.
- La reflexología sólo beneficia de forma accidental las zonas de contacto del tratamiento (pies o manos).

Se cree que los principales beneficios de la reflexología son el resultado de la relajación generalizada de todo el cuerpo, así como del efecto equilibrador sobre órganos, glándulas y zonas específicas del cuerpo.

Aplicada antes que la masoterapia, la reflexología produce un estado de relajación interna y externa que permite al terapeuta realizar un masaje muscular profundo para lograr mayores resultados con menos esfuerzo que si el cliente hubiese empezado el masaje con el cuerpo tenso.

Con la reflexología, los pacientes perciben más rápidamente los beneficios del tratamiento, con resultados especialmente espectaculares cuando se traten afecciones como estrés, tensión, dolor de nuca y hombros, lumbago, dolor en piernas y rodillas, malestar menstrual o irregularidad intestinal.

Elegir un programa

Al elegir un programa, busque la recomendación de algunos reflexólogos y terapeutas que la hayan practicado con éxito; investigue el trasfondo del programa y de los profesionales que esté considerando y descubra desde cuándo practican y enseñan. Evalúe su programa de formación, el proceso de certificación y las cualificaciones de ese profesional. ¿Hasta qué punto son fiables y exactos los materiales de formación, los libros y gráficos? ¿Enseña el programa a trabajar sistemas fisiológicos o se limita a indicar cómo «apretar botones» para las zonas afectadas del cuerpo? ¿Hasta qué punto son rigurosas las normas de certificación? ¿Cuáles son los criterios? ¿Supone pasar por pruebas escritas y prácticas? ¿Qué formación y cualificaciones tienen los profesionales?

La duración del programa es otro indicador importante de credibilidad. Los reflexólogos están de acuerdo en que la magnitud de conocimientos y experiencia requeridas para alcanzar la competencia implica seguir un programa que contenga aproximadamente unas 200 horas de clase, combinada con experiencia práctica y estudio en casa. En Estados Unidos, para obtener la certificación básica se necesita un mínimo de un año de experiencia.

Sesión de reflexología

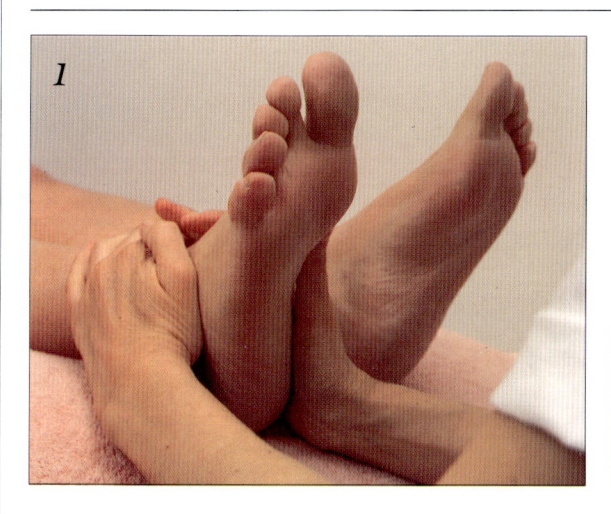

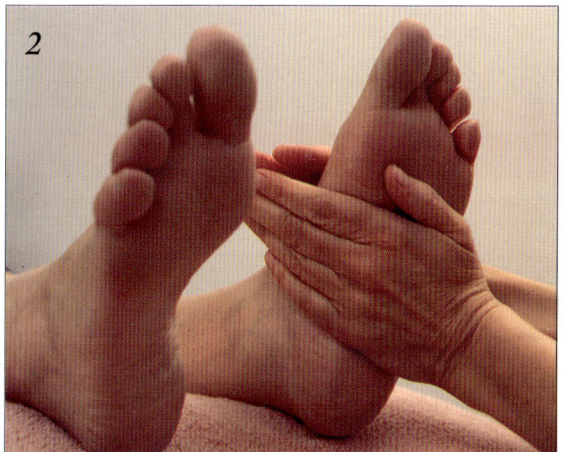

1. La mayoría de las sesiones de reflexología se inician cuando el profesional efectúa un calentamiento de pies mediante movimientos suaves sobre la parte alta de los pies y las plantas, que ayudan al paciente a relajarse.

2. A menudo, el reflexólogo realizará el llamado movimiento de «oración», en el que se colocan las manos alrededor del pie, como si quisieran unirse para rezar y luego se mueven arriba y abajo y alrededor del pie.

3. Después las manos se mueven en un movimiento circular con los dedos trazando círculos, presionando suavemente con los pulgares.

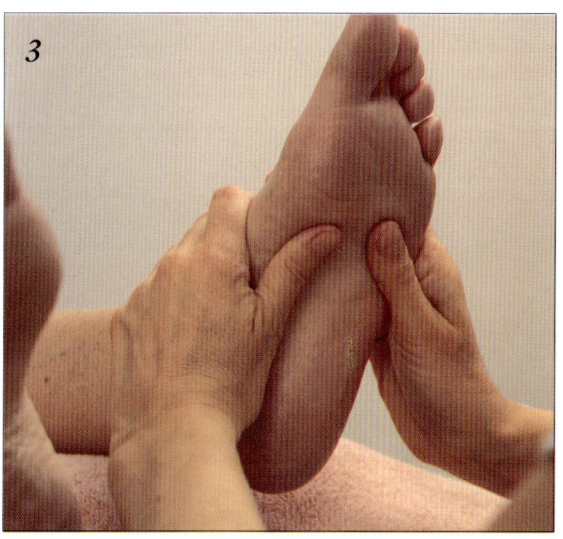

Sesión de reflexología

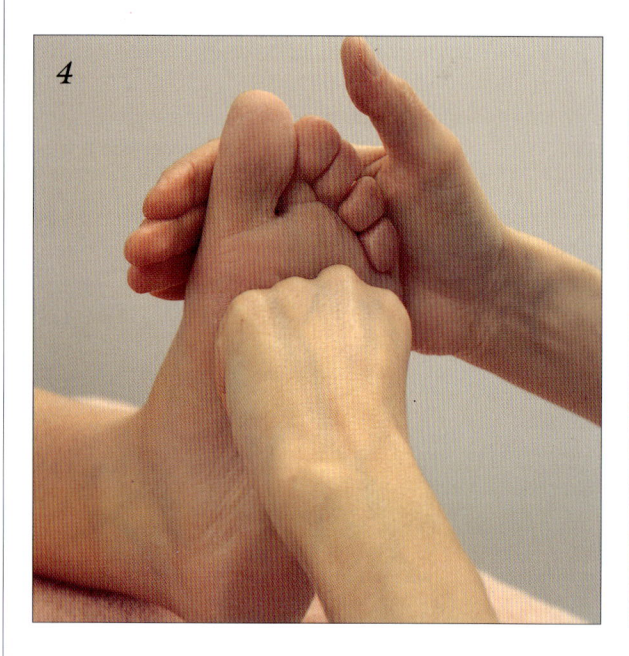

4. El reflexólogo utiliza el puño para ascender por el pie, desde el talón hacia los dedos, presionando con los nudillos y volviendo luego a deslizarlos hacia abajo, de regreso al talón.

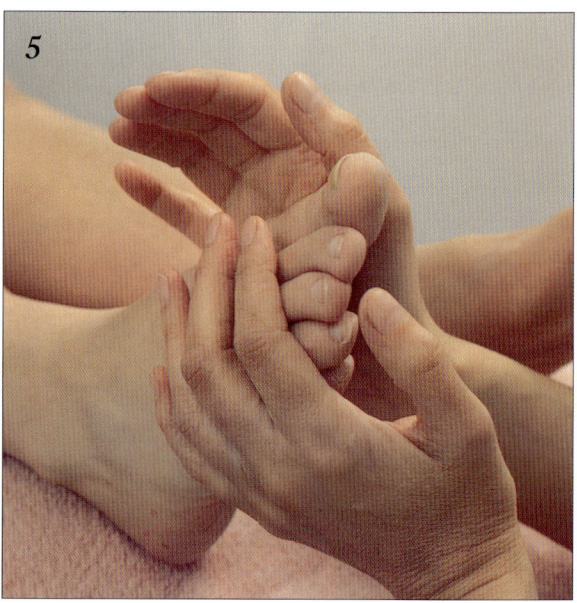

5. El reflexólogo sigue utilizando las manos para abrir las zonas del pecho y los pulmones, liberando la tensión y relajando el pie con movimientos suaves.

6. Utilizando el pulgar y la técnica de garfio, el reflexólogo trabaja sobre la zona refleja de la pituitaria para estimular esta glándula y el sistema endocrino, que está conectado con el control de los niveles hormonales. Éste es un movimiento bastante profundo.

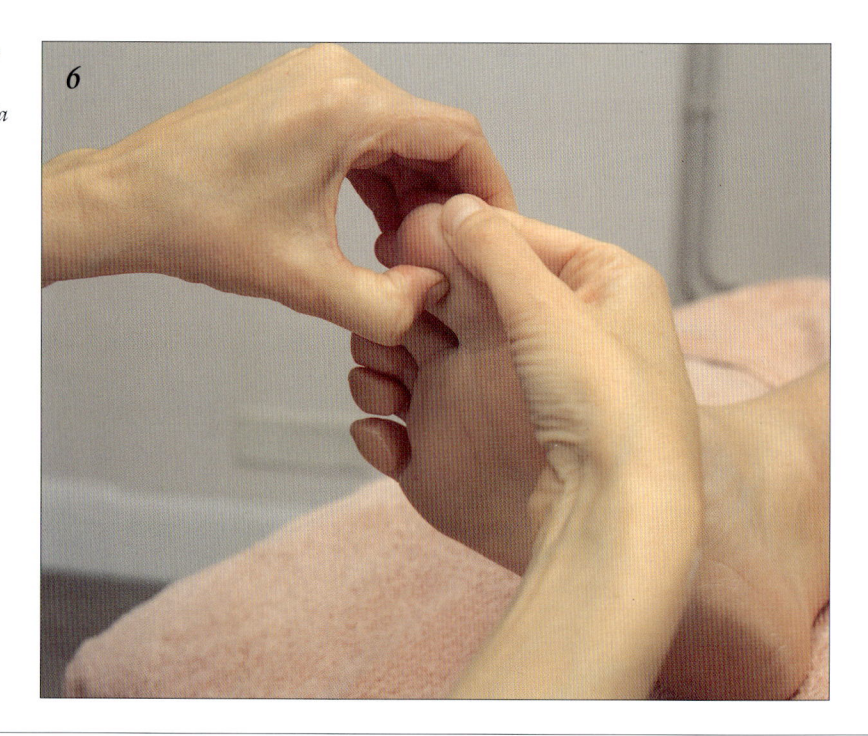

REFLEXOLOGÍA 233

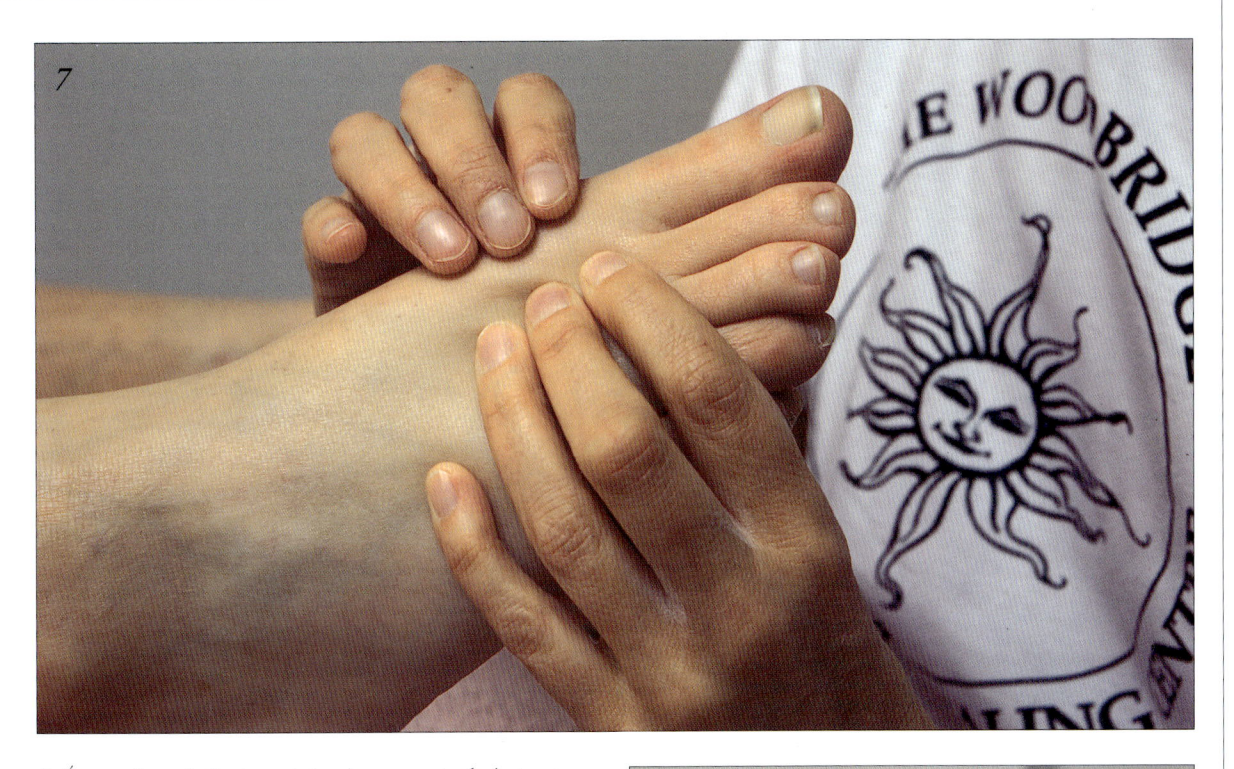

7. Éste es el movimiento metatarsiano, que trabaja para movilizar los pies y reducir la tensión en las articulaciones. Para realizarlo y conseguir el efecto correcto, hay que deslizar ligeramente los metatarsianos.

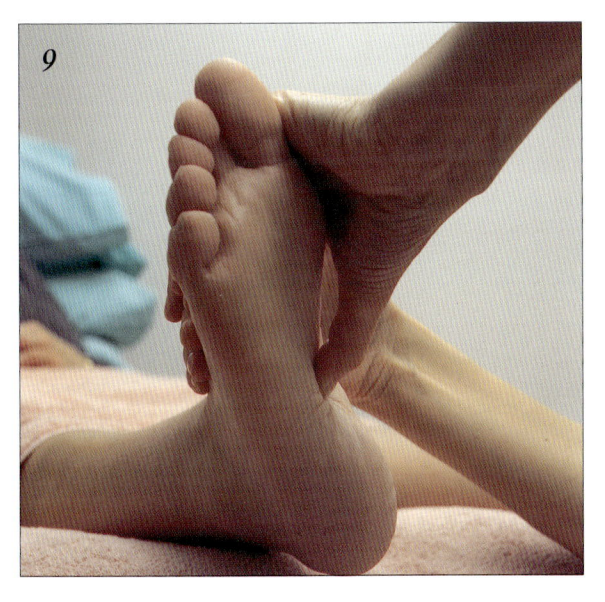

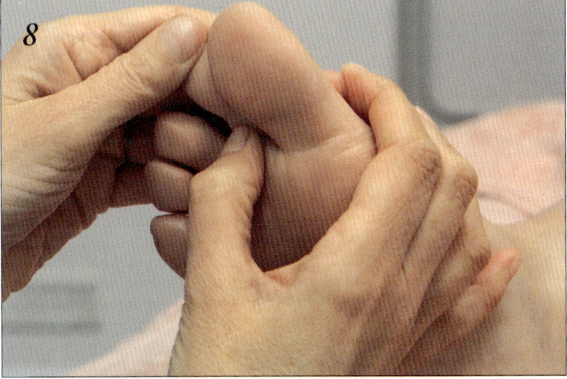

8. El giro espinal actúa liberando la tensión de la columna vertebral y la espalda. El pulgar actúa sobre el punto específico del pie, mientras que las manos hacen girar suavemente la zona espinal.

9. Se trabaja sobre el dedo gordo para concentrarse en el punto occipital. Esto es muy efectivo para aliviar los dolores de cabeza, las migrañas y la tensión.

SESIÓN DE REFLEXOLOGÍA

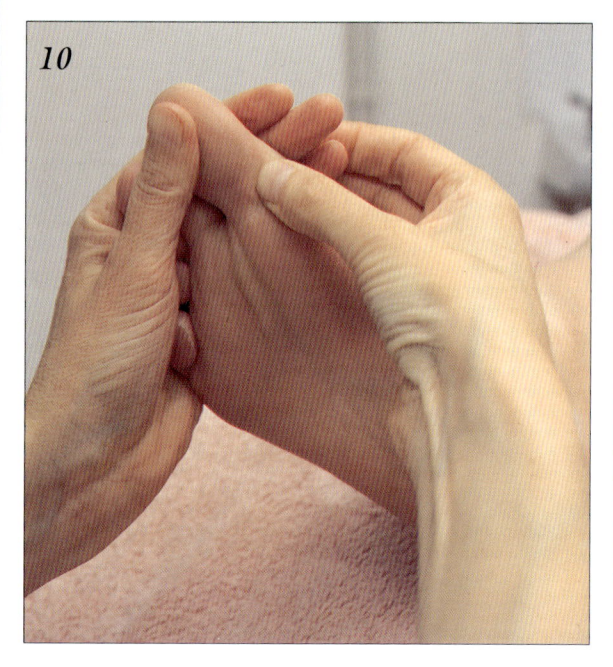

10. Trabajar sobre el dedo gordo afecta a toda la zona de la cabeza y el cerebro. El pulgar «camina» sobre las zonas de la cabeza y el cerebro, ascendiendo por el lado.

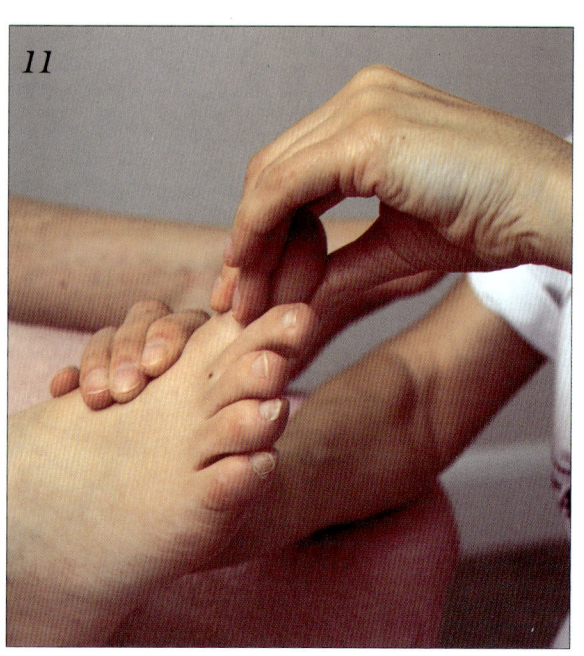

11. El tratamiento del dedo gordo continúa con una técnica de rodamiento de los dedos. Así, se benefician las zonas de la cabeza y el cerebro y se alivia la tensión.

12. Ahora el reflexólogo trata la base del dedo gordo, que representa la base de la nuca. Ésta es una zona importante para aliviar dolores de cabeza y para reducir el estrés y la tensión.

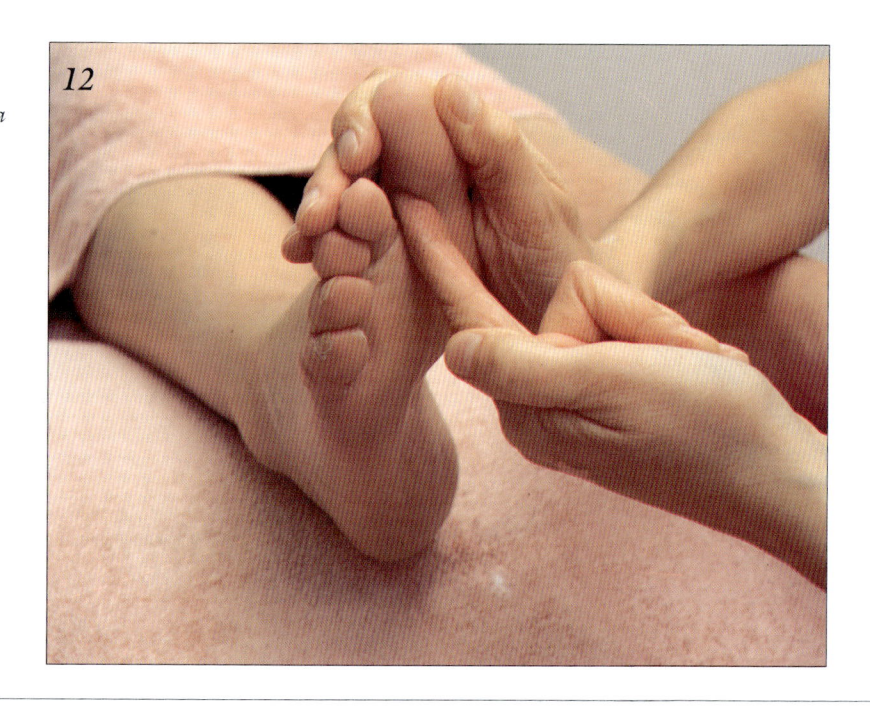

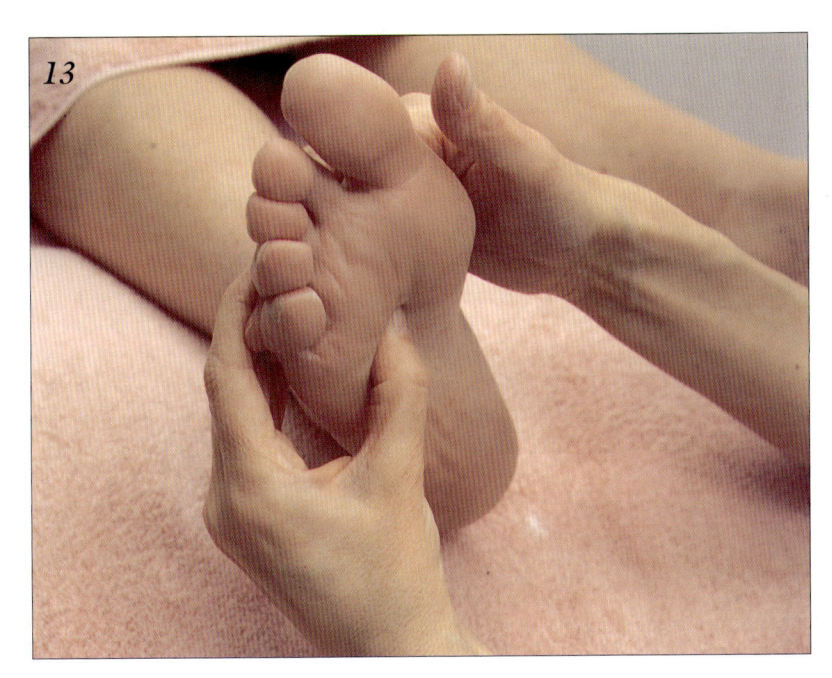

13. Este movimiento actúa sobre el plexo solar para encontrar y tratar cualquier zona dolorida que pueda indicar la existencia de problemas respiratorios. La presencia de problemas en esta zona es un buen indicador de estrés y aliviarlos conduce a una respiración más regular y firme. El tratamiento de esta zona del pie permite actuar al mismo tiempo sobre el diafragma.

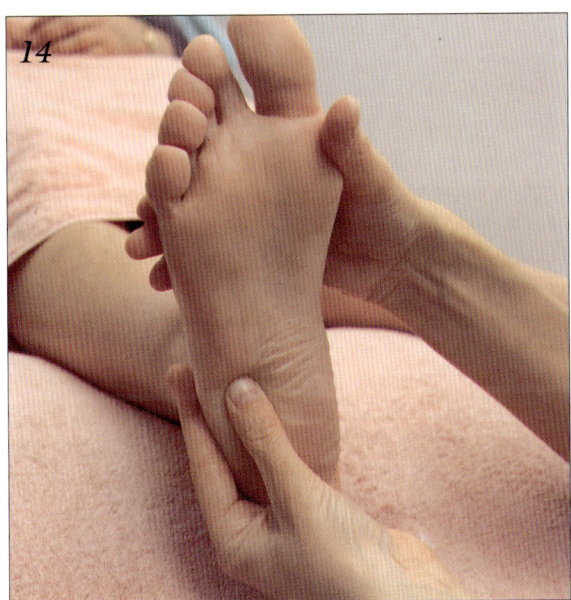

14. Esta ilustración muestra la técnica del pulgar «caminando» que asciende gradualmente por el lado del pie, para trabajar la zona del colon ascendente y activar su funcionamiento más efectivo.

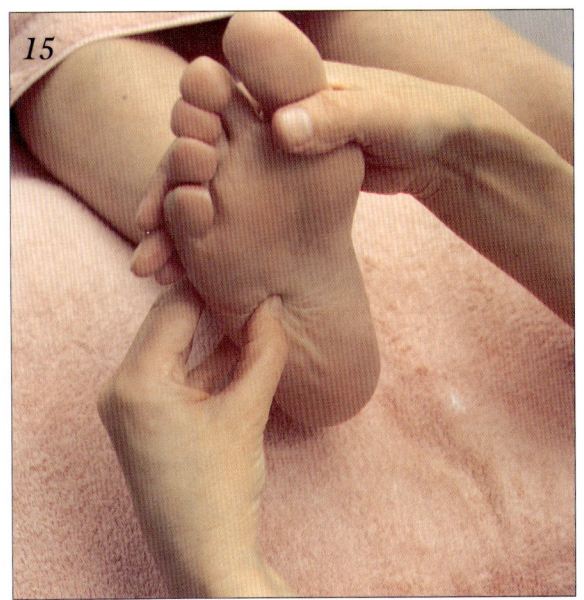

15. Este movimiento, diseñado para actuar sobre los riñones, supone colocar una mano sobre el empeine mientras el pulgar de la otra mano trabaja ascendiendo por el centro del pie. Esto estimula la función renal y mejora la eliminación de toxinas.

Sesión de reflexología

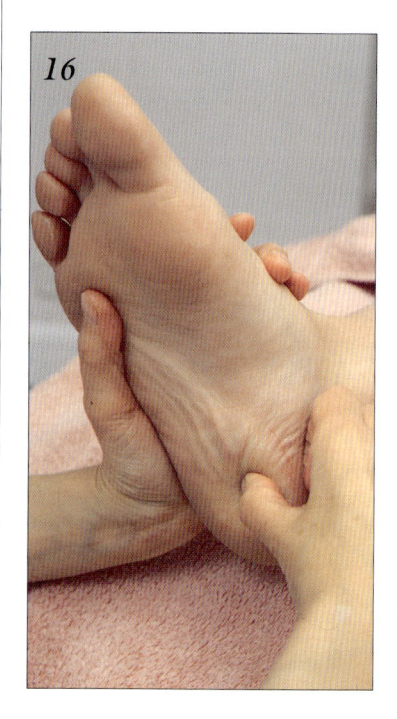

16. El talón representa la pelvis, los músculos de las nalgas y la zona del nervio ciático, que se encuentra situada en la base del talón. Trabajar a través de la base del talón alivia en gran manera los problemas del nervio ciático.

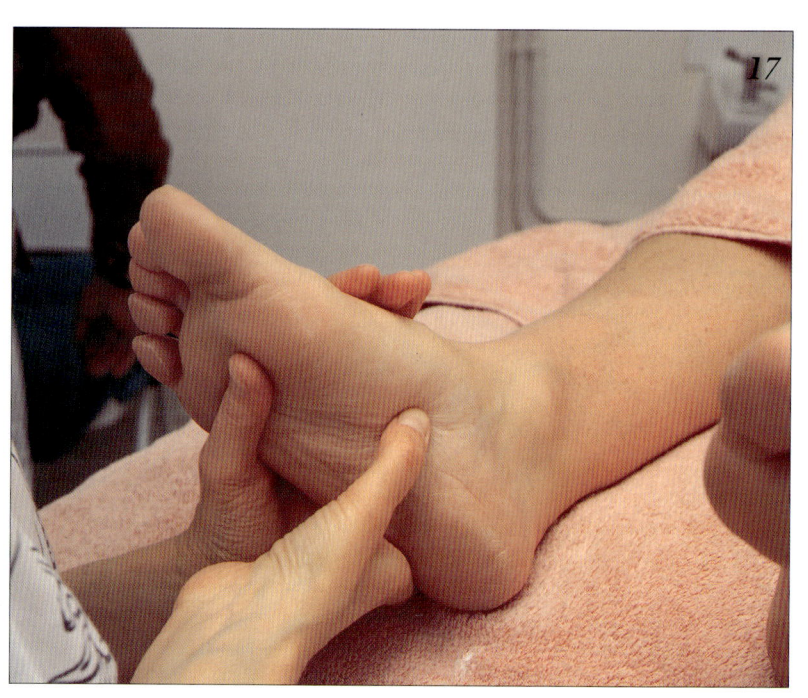

17. El reflexólogo continúa trabajando alrededor del talón, concentrándose en la pelvis, los músculos de las nalgas y el nervio ciático y utilizando la presión del pulgar para aliviar los problemas en la zona pélvica.

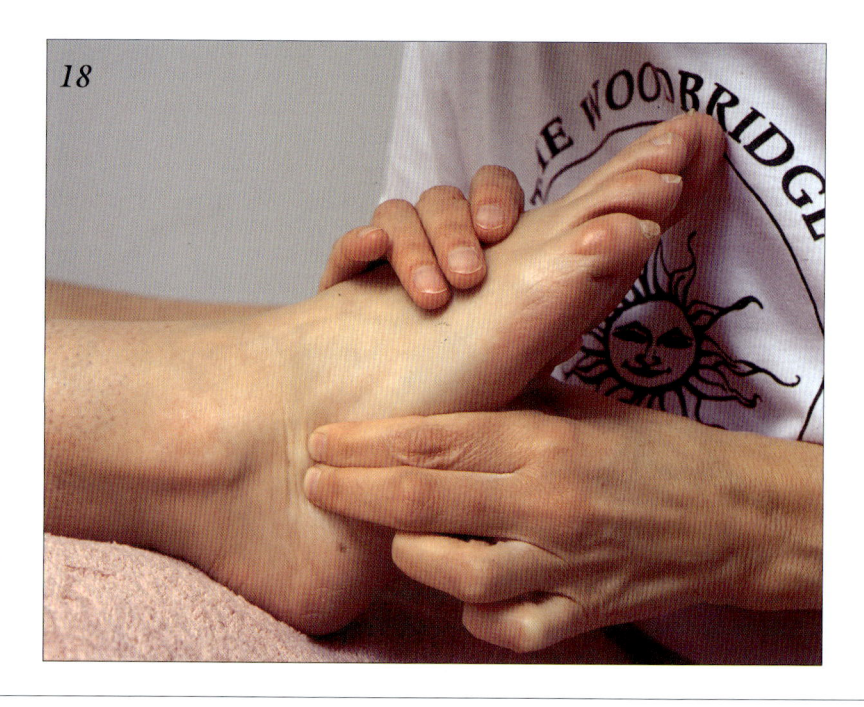

18. Esta ilustración muestra los dedos que «caminan» alrededor del talón, concentrándose de nuevo en las zonas de la cadera y de la pelvis.

REFLEXOLOGÍA   237

19. *Las yemas de los dedos pequeños se trabajan para aliviar la congestión de los sinus, en un procedimiento que a menudo es muy efectivo. En algunos pacientes puede tener resultados casi instantáneos, aliviando los síntomas del catarro, los resfriados y los dolores de cabeza provocados por la sinusitis.*

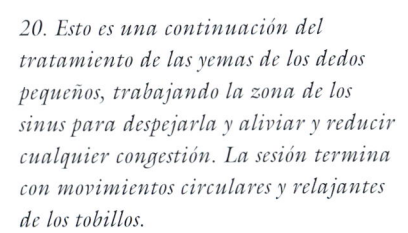

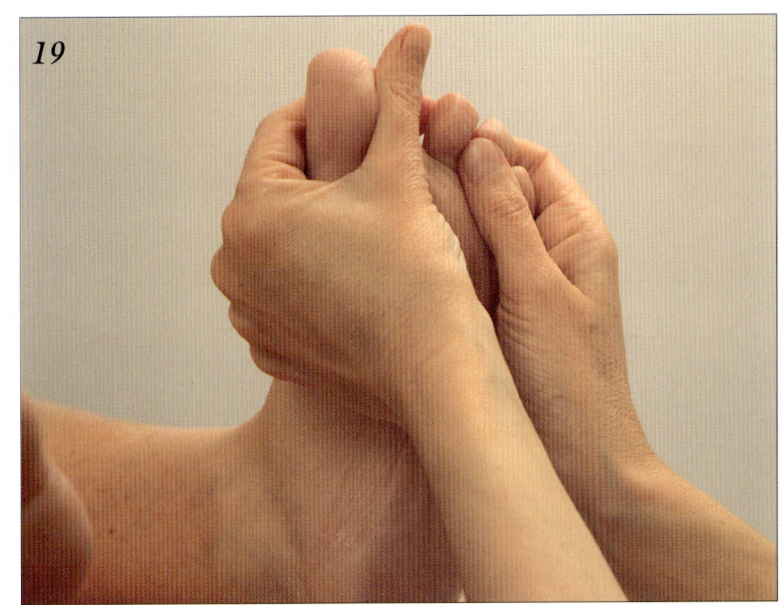

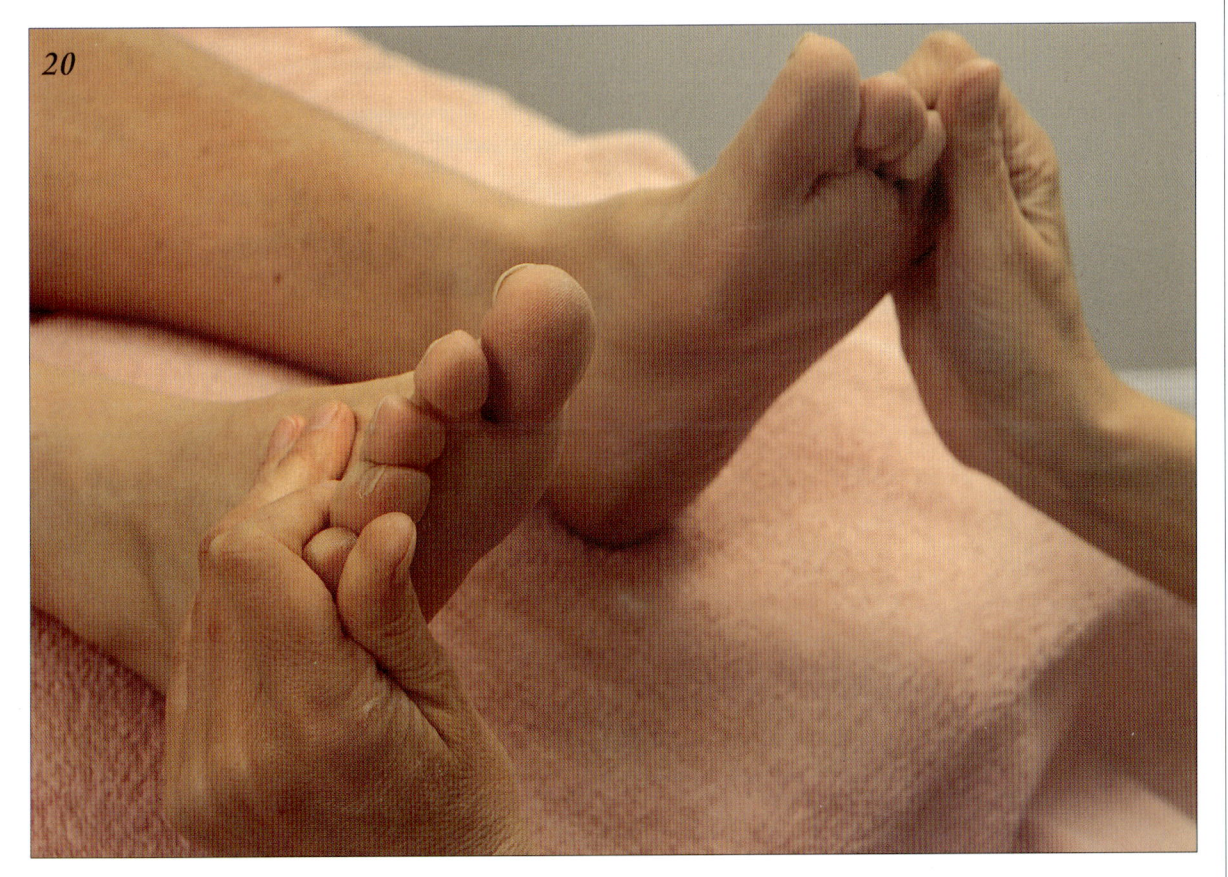

20. *Esto es una continuación del tratamiento de las yemas de los dedos pequeños, trabajando la zona de los sinus para despejarla y aliviar y reducir cualquier congestión. La sesión termina con movimientos circulares y relajantes de los tobillos.*

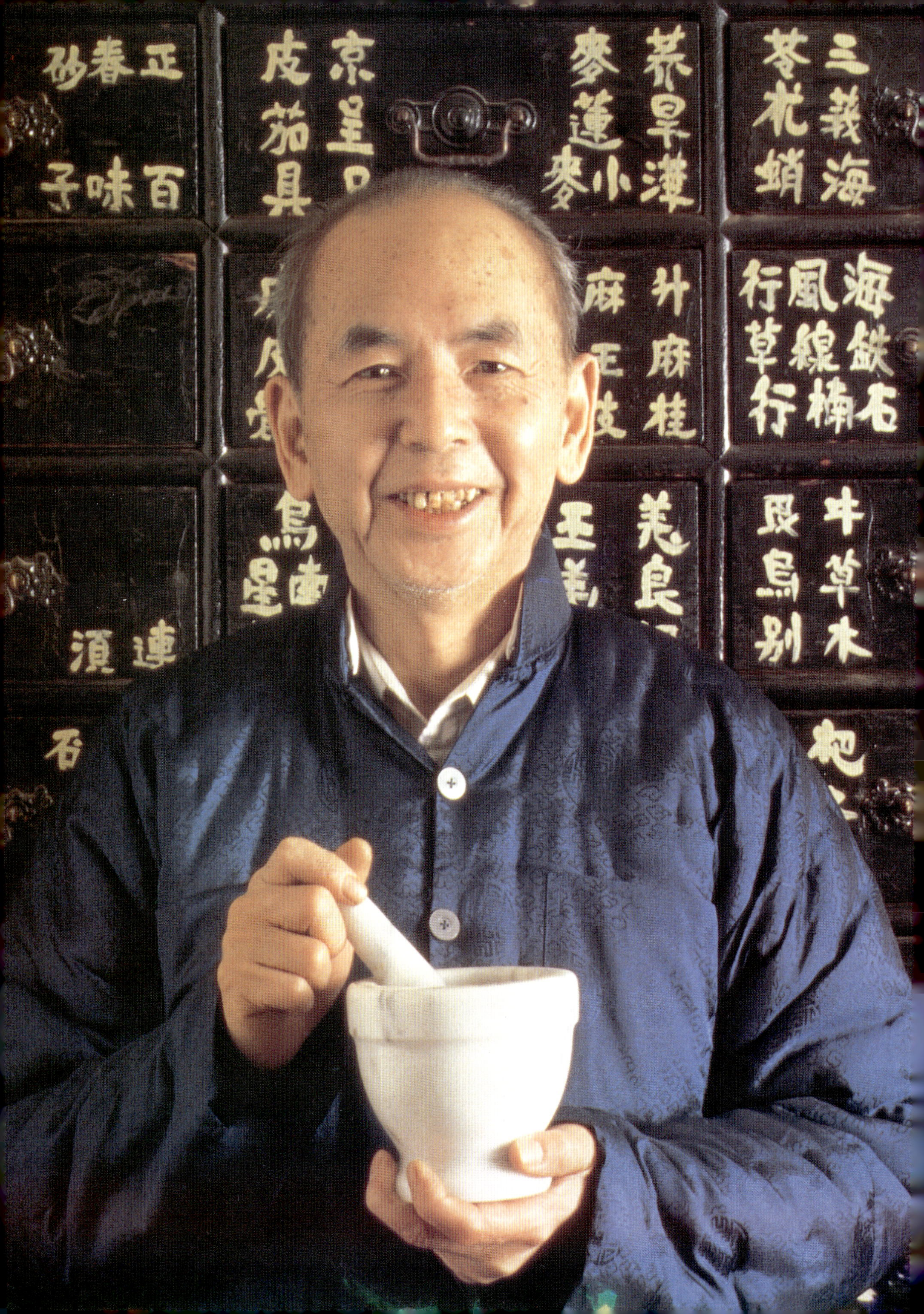

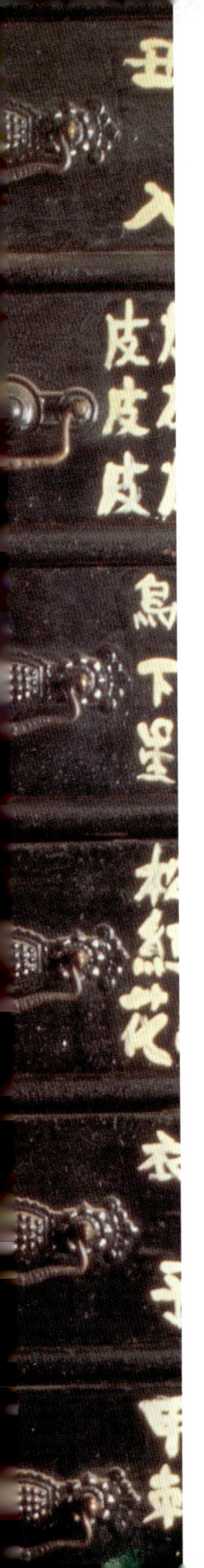

Terapias Orientales

SÉPTIMA PARTE

*T*odas las terapias incluidas en esta sección tuvieron origen en China, excepto el shiatsu que se desarrolló en Japón. La medicina china es un sistema médico completo que se remonta a más de 2.000 años. Como cualquier otra forma de medicina holística, resalta la interacción entre el cuerpo, la mente y el espíritu del individuo, y su relación con el medio ambiente. La medicina china tradicional aspira a estimular una buena salud y bienestar y a prevenir la enfermedad, además de ser un medio de diagnóstico y tratamiento de las enfermedades. Eso es lo que la diferencia de la medicina occidental ortodoxa, que se suele concentrar en ámbitos de enfermedades aisladas y específicas.

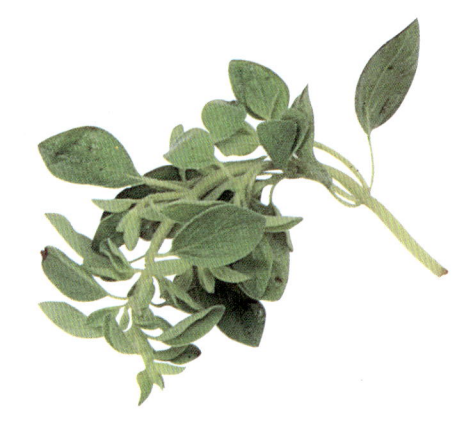

ACUPUNTURA

CAPÍTULO TREINTA

La medicina china ha sido el secreto mejor guardado tras la Gran Muralla. Este capítulo tiene el propósito de conducir al lector a través de un viaje fascinante a través de las complejidades y maravillas de un sistema médico tan sobresaliente y efectivo en la actualidad como lo ha sido durante los últimos 3.000 años.

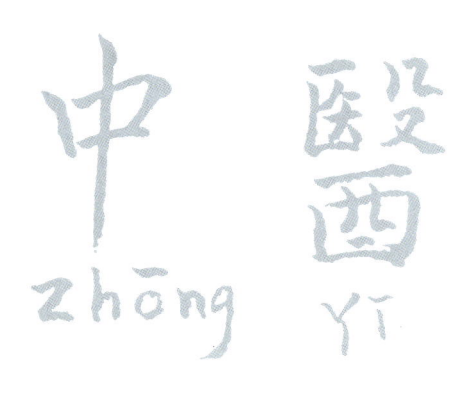

中 zhōng 醫 yī

La palabra acupuntura se deriva de las palabras latinas acu, que significa aguja y punctura, que significa punción, y fue un término propuesto por el médico holandés William Ten Rhyne en el siglo XVII. La acupuntura es un método que trata las enfermedades y mantiene la salud mediante la inserción de agujas muy finas en puntos muy concretos, llamados puntos de acupuntura, situados a lo largo de los canales de energía que corren por la superficie del cuerpo y lo atraviesan, llamados meridianos. El nombre científico de la acupuntura en China se traduce como «métodos de agujas y moxa». El lego en la materia lo llama Cha Zen, que significa «introducir una aguja», que con frecuencia es también la imagen que tiene el occidental de la acupuntura.

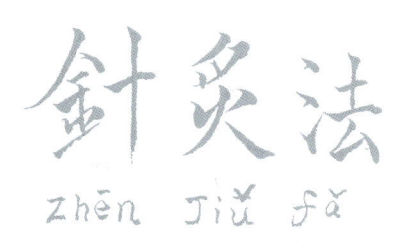

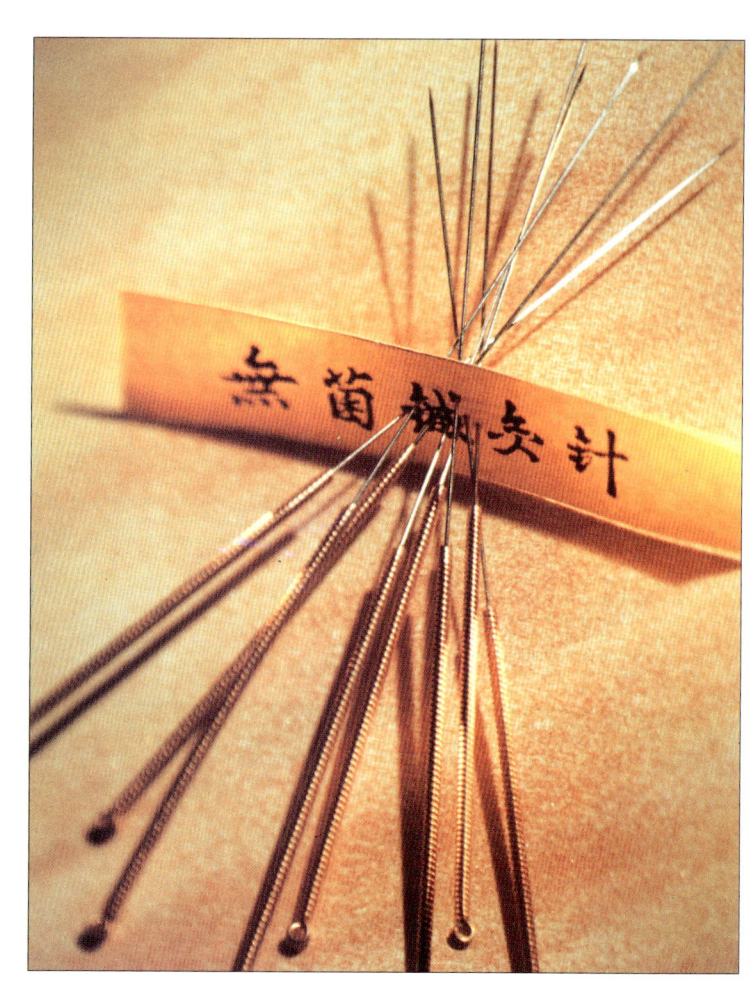

針 灸 法
zhēn jiǔ fǎ

La perspectiva histórica

La acupuntura tuvo su origen en China, donde ya se practicaba en el 1200 a. de C. y, como resultado, la medicina china se considera como el sistema médico más ampliamente utilizado en nuestra historia, mucho más que todos los otros sistemas.

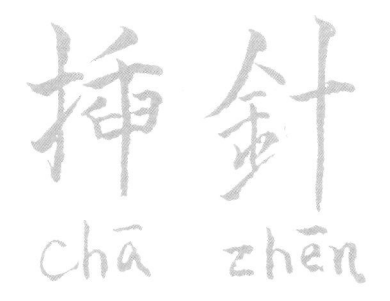

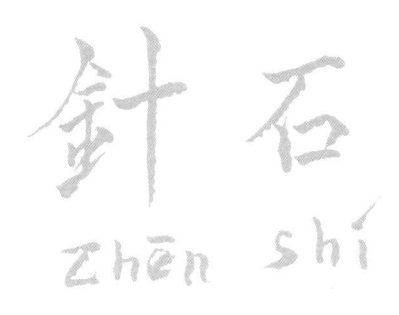

El *Nei Jing* o *Clásico interno* (o canon) *de Medicina*, llamado también *El clásico de la medicina interna del emperador amarillo*, es el libro de medicina más antiguo de China y se calcula que fue escrito por numerosos autores médicos entre aproximadamente los años 475 a 221 a. de C. En este antiguo texto se mencionan nueve tipos diferentes de agujas utilizadas para el tratamiento de acupuntura, cada una de ellas con una longitud y anchura exactas y una punta diferente. Estas agujas se emplearon para tratar diversas afecciones, desde enfermedades reumáticas hasta en la práctica de la pediatría.

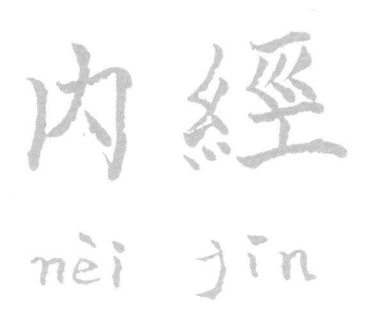

Es interesante saber que más de dos mil años más tarde, en un descubrimiento arqueológico realizado en 1968, se encontraron nueve agujas de acupuntura (cuatro de oro y cinco de plata) en las tumbas de Liu Cheng y su esposa, en la provincia de Hopei, en China. Eso confirmó la existencia de lo que sólo se conocía por medio de los textos antiguos.

¿Cómo se descubrió el sistema de puntos y meridianos?

Muchos quisieran saber la respuesta a esa pregunta. Resulta desconcertante imaginar cómo los médicos chinos de los tiempos antiguos pudieron organizar un sistema tan complejo de puntos y canales, hace más de 3.000 años, sin disponer de la tecnología actual. Algunos eruditos de la civilización china proponen que los puntos de acupuntura se descubrieron a través de la observación

Agujas de acupuntura

Las agujas más antiguas datan del Paleolítico, cuando se hacían de piedra. Durante el Neolítico, las agujas ya se hicieron de hueso, más tarde de bambú, oro, plata y cobre y en la actualidad la mayoría suelen ser de acero inoxidable y con mango de cobre.

de personas lesionadas o enfermas que, cuando se les frotaban ciertas zonas del cuerpo, obtenían alivio a su dolor e incluso curaban de ciertos achaques.

Otros postulan que los guerreros fueron los primeros en informar sobre «curas milagrosas» de diversas afecciones en los que habían sobrevivido a heridas de flecha. Y hay quien sugiere que los puntos de acupuntura y los meridianos fueron «visualizados» por sacerdotes taoístas durante sus prácticas de meditación.

El sistema de acupuntura manual coreano

En los tiempos modernos, tenemos un ejemplo vivo de cómo se descubrió el sistema de la acupuntura. Se trata del sistema de acupuntura manual coreano, o sistema Koryo, descubierto por el doctor Tae-Woo Yoo.

El doctor Yoo, que ya era un avezado acupuntor en Corea, despertó una noche y sintió un intenso dolor en un lado de la parte posterior del cráneo. Al mismo tiempo, observó que tenía una zona inflamada en el lateral del dedo medio de la mano. Al frotárselo, el dolor de cabeza desapareció casi inmediatamente. Pensó entonces que debía de haber un punto que se correspondiese entre su cabeza y el pequeño lugar del dedo medio. Puesto que era un científico curioso y metódico, el doctor Yoo dedicó los años siguientes al descubrimiento de un nuevo microsistema en el que cada punto de acupuntura del cuerpo tenía una correspondencia exacta en la mano.

Este sistema permite al acupuntor tratar directamente en la mano cualquier afección que habitualmente trataría en puntos del cuerpo, obteniendo la misma eficacia que con la acupuntura en el cuerpo. Esa opción sería muy deseable

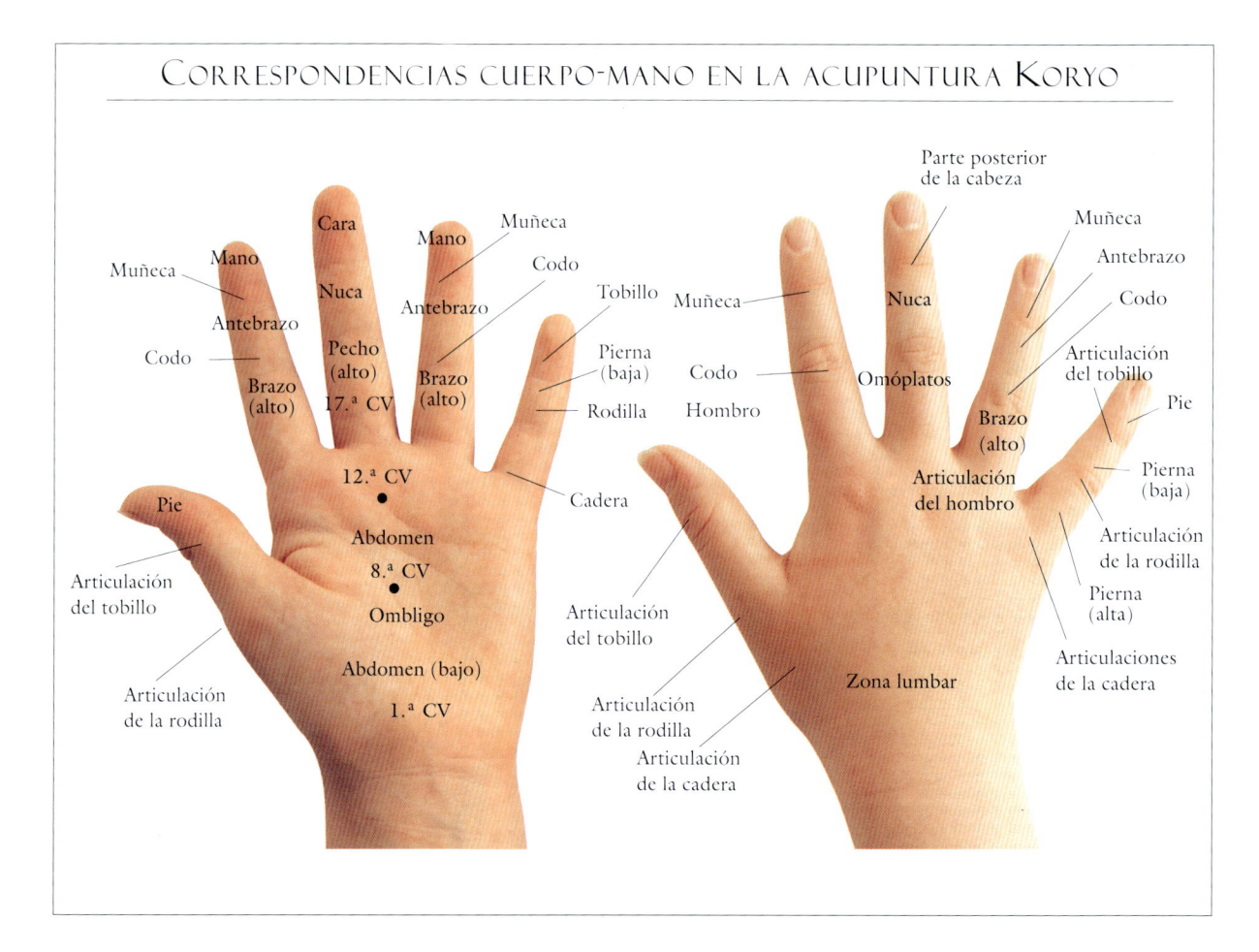

Correspondencias cuerpo-mano en la acupuntura Koryo

Mano izquierda (palma): Muñeca, Mano, Cara, Mano, Muñeca, Muñeca, Antebrazo, Codo, Tobillo, Codo, Antebrazo, Nuca, Antebrazo, Muñeca, Brazo (alto), Pecho (alto), Brazo (alto), Pierna (baja), Codo, Hombro, Rodilla, 17.ª CV, Pie, 12.ª CV, Cadera, Articulación del tobillo, Abdomen, 8.ª CV, Articulación del tobillo, Ombligo, Articulación de la rodilla, Abdomen (bajo), Articulación de la rodilla, 1.ª CV, Articulación de la cadera.

Mano derecha (dorso): Parte posterior de la cabeza, Muñeca, Antebrazo, Nuca, Codo, Omóplatos, Articulación del tobillo, Brazo (alto), Pie, Articulación del hombro, Pierna (baja), Pierna (alta), Articulaciones de la cadera, Zona lumbar.

y práctica cuando se necesita tratar a alguien al aire libre o en un lugar público, o si alguien siente temor ante las agujas largas. Las agujas que emplea la acupuntura coreana son muy diminutas y apenas se sienten.

FILOSOFÍA

MEDICINA OCCIDENTAL

Toda ciencia tiene una base filosófica sobre la que se fundamentan sus teorías y que proporciona un modelo de razonamiento al pensamiento científico, de tal modo que uno discurre desde una observación inicial hasta una conclusión final de «verdad científica».

La medicina occidental se basa en la filosofía cartesiana de René Descartes (1596-1650), que publicó su *Discurso del método* en 1637. Descartes fue interpretado por sus contemporáneos como lineal, es decir, que ponía el énfasis sobre la causa y el efecto; pero tras una cuidadosa revisión de su discurso, cabría estar en desacuerdo con sus contemporáneos. A pesar de todo, se le sigue conociendo como el promotor de nuestra actual forma lineal, analítica de razonamiento, una filosofía que nos ha conducido a un pensamiento científico que lo disecciona todo, hasta su parte visible más pequeña (la célula, la molécula y el átomo), en un intento por comprender cómo funciona todo, qué nos mantiene sanos y qué nos pone enfermos.

«Si no podemos verlo, no existe», o «quizá sólo sea un producto de nuestra imaginación» o algo similar a lo que los investigadores clínicos llaman «placebos». Ésa es la mentalidad predominante entre los profesionales e investigadores occidentales actuales, por lo que cualquier excepción a tal comprensión se etiqueta como «curación espontánea» o como un «fenómeno no explicado».

MEDICINA CHINA

La base filosófica de la medicina china y de una de sus principales ramas, la acupuntura, se encuentra en el extremo opuesto de ese espectro.

YIN Y YANG

Todas las cosas del mundo llevan en sí mismas dos cualidades contrapuestas, pero que están en constante transformación la una en la otra. Por ello forman un movimiento rítmico interdependiente y continuo, que aspira a alcanzar un

陰 陽
Yin Yang

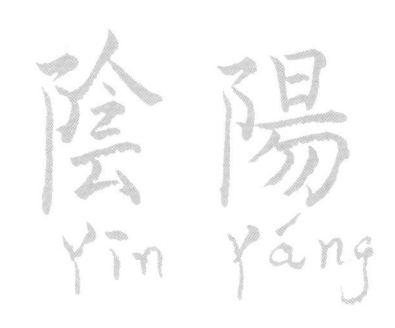

claro equilibrio entre las dos.

Los antiguos chinos llamaron Yin a la calidad serena, fría y oscura de todas las cosas, y Yang a su contrapartida activa, cálida y brillante, y eligieron el «agua» para representar el Yin, y el «fuego» para representar el Yang.

Esta teoría se conceptualizó a partir de observaciones de la naturaleza. El concepto de día no existiría sin su concepto contrario de noche. Tampoco se podría percibir el frío como tal si no se comparase con el calor. O la luz con la oscuridad, lo bajo con lo alto o lo húmedo con lo seco.

La medicina china se basa en la filosofía taoísta, fundamentada en los principios del Yin y del Yang. Dentro de este contexto, los órganos, meridianos y enfermedades de las personas se aprecian desde su perspectiva Yin/Yang. Como resultado de ello:

■ La salud se encuentra en su nivel más básico cuando existe el equilibrio adecuado entre la energía Yin y Yang.
■ La enfermedad es una ruptura de ese orden.
■ El tratamiento tiene como objetivo restituir el movimiento normal entre los dos opuestos.

TRATAR A LOS PACIENTES COMO UN «TODO»

En el pensamiento médico chino, nada considera dentro de un vacío o en aislamiento y a los seres humanos tampoco se les divide arbitrariamente en partes o se les incluye en especialidades, como ocurre en la medicina occidental. El ser humano se considera más bien como una criatura de la naturaleza y, como tal, se halla sometido a sus leyes. A cada ser humano se le aprecia como un microcosmos completo e individual. A los pacientes se les trata como un «todo», ya que todos los síntomas y señales de una persona se interrelacionan e influyen entre sí. El verdadero desafío del médico consiste en encontrar la fuerza vital original que hay tras la cascada de manifestaciones de cada síndrome.

«Si se hace caso omiso de la localización de una enfermedad y, en contra de lo que sería correcto, se emplean medicamentos para atacar un lugar absolutamente libre de enfermedad, eso es lo que el *Nei Jing* llama "castigar al inocente"» (del *I-hsueh Yuan Liu Lun* de 1757, de Hsu Pach'un, 1693-1771).

DIFERENCIAS ENTRE LA MEDICINA OCCIDENTAL Y LA CHINA

Todos aquellos datos que aporta el paciente, incluso lo que durante una evaluación médica occidental podría parecer insignificante, tiene una gran importancia para el profesional de la medicina china.

A la diferencia de observaciones entre el médico de formación occidental y el de formación oriental podríamos aplicar el dicho de que «la basura de una persona es el tesoro de otra».

Lo que un médico occidental puede descartar de la entrevista y el examen médicos como «información clínicamente no significativa, superflua insignificante», es en realidad la «pepita de oro», la información más valiosa para el médico chino, que presta una atención especial al historial personal del paciente después de que éste lo haya narrado, en lugar de hacer encajar la historia en una serie de preguntas que sean pertinentes para la formulación de un diagnóstico.

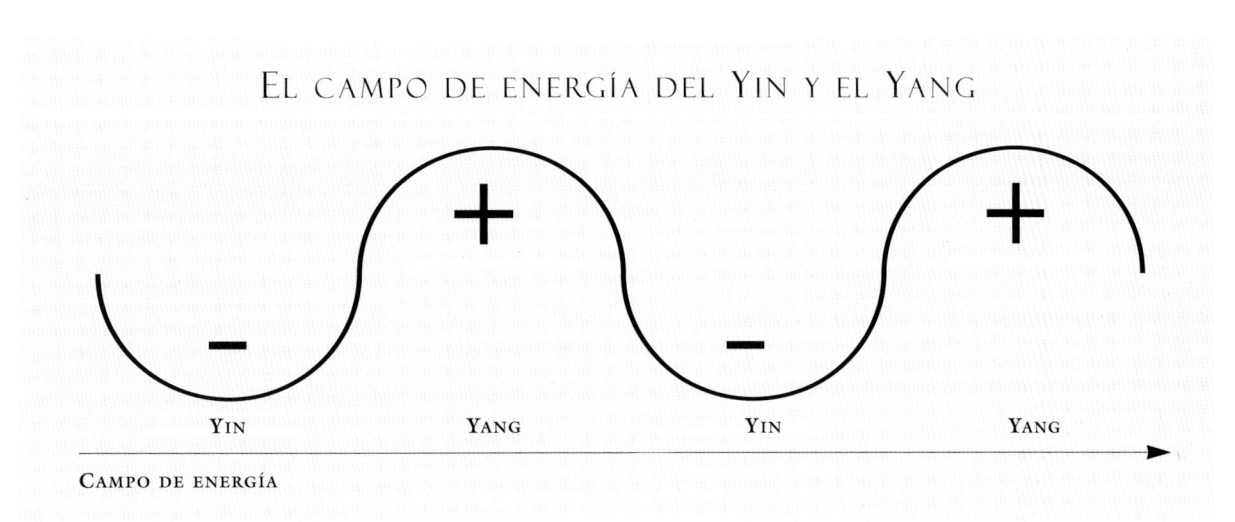

EL CAMPO DE ENERGÍA DEL YIN Y EL YANG

YIN — YANG — YIN — YANG

CAMPO DE ENERGÍA

Cómo funciona la acupuntura y sus aplicaciones prácticas

Aunque se han postulado muchas teorías para explicar cómo funciona la acupuntura, ninguna es, en sí misma, lo bastante compleja para explicar los múltiples efectos beneficiosos que tiene esta forma de tratamiento para los seres humanos y también para los animales. Además, comprender cómo funciona depende mucho del lugar en que vivamos histórica, geográfica, étnica y académicamente. También depende de la propia formación científica, del modo de pensar y, sobre todo, de la propia capacidad para aceptar diferencias culturales y epistemológicas. La epistemología es la filosofía del conocimiento, la forma en que uno piensa por medio de una serie de conceptos a partir de una observación inicial, hasta que se llega a una conclusión.

La comprensión de cómo funciona también depende de la clase de evidencia que se necesita para aceptar o rechazar una teoría como válida. Por ejemplo, para quienes tienen una formación matemática o física, la teoría de la aguja que actúa como un conductor metálico puede ser la más aceptable.

La teoría de la aguja que actúa como un conductor metálico

Se sabe que los puntos de acupuntura son zonas donde hay una intensa actividad eléctrica y una resistencia más baja de la piel; se ha observado que las terminaciones nerviosas son mucho más densas en estos puntos.

- Al insertar una aguja en el cuerpo, la punta de ésta se ve sometida a una temperatura más alta que la del mango, debido al calor de los tejidos corporales y, en consecuencia, se genera un gradiente de potencial eléctrico entre la punta y el mango de la aguja. En física, esta propiedad de un conductor metálico se conoce como efecto termoeléctrico de Thomson-Kelvin. El gradiente eléctrico que resulta, transforma la punta en un electrodo positivo y el mango en otro negativo. En física, eso se conoce como el efecto Seebeck.
- La espiral de cobre que rodea el mango de la aguja genera un campo electromagnético al entrar en contacto con el acero inoxidable y, por lo tanto, actúa como una batería bimetálica.
- Si se utiliza una aguja de acero inoxidable de 0,3 mm de espesor y 8 cm de longitud, con un mango en espiral de cobre y se introduce en un punto de acupuntura, se puede medir una pequeña corriente de dos a tres microamperios a lo largo del instrumento. Como la punta de la aguja tiene una polaridad positiva, atraerá a los iones negativos de los tejidos que la rodean, hasta que se alcance un equilibrio. Si la aguja se deja en una posición neutral, ese proceso tarda entre 10 y 15 minutos en producirse, técnica que, en la práctica de la acupuntura, conocemos como de dispersión.
- Pero si se estimula el mango de la aguja con calor, la polaridad de la punta cambiará a negativa y se atraerán iones positivos del medio que lo rodea. Este proceso de equilibrio tarda de 60 a 90 minutos en producirse y la técnica se llama tonificación.
- Por tanto, es fácil comprender que, al insertar estratégicamente agujas en tonificación y dispersión a lo largo de las líneas de los meridianos, se pueda influir de formas predecibles sobre el flujo de los iones a lo largo de esas líneas, basándonos en un diseño diagnóstico y terapéutico.

La teoría del neurotransmisor

Para quienes tienen formación en neurofisiología, biología molecular y bioquímica, es posible que sea más satisfactoria la teoría del neurotransmisor. Una explicación simplificada de tal teoría es la siguiente:

- Las señales de un dolor en el hombro se transmiten a una célula nerviosa (neurona posterior) en la médula espinal. Desde allí son conducidas por vías de dolor (tracto espinotálmico) hasta el hipotálamo, desde donde son enviadas al cerebro, que reconoce la localización del dolor.
- Mediante la introducción de una aguja en un punto de acupuntura (en este caso el LI4 o *He Gu*), se inhibe el estímulo de la célula nerviosa de la médula espinal y se liberan betaendorfinas en la hipófisis, activando de este modo el hipotálamo.
- Además, también se liberan otros neurotransmisores, como serotonina, sustancia P, norepinefrina, dopamina

El concepto de chi

A los chinos les preocupa más el concepto del *chi* que las explicaciones científicas que a los médicos occidentales les parecen necesarias para elucidar el mecanismo de acción de la acupuntura.

El *chi*, o *qi*, es un concepto que no tiene paralelismo en las lenguas occidentales. Algunos lo traducen como «energía», «esencia de la vida», «fuerza vital» o «energía vital». Es el Chi lo que da a la vida toda su materia viviente, y es lo que circula a lo largo de los meridianos. Su flujo y distribución dependen del equilibrio del Yin y del Yang.

y ACTH, que según se cree tienen un papel importante en el control del dolor en los mecanismos medicados a través de la acupuntura.

■ Durante los tratamientos de acupuntura se han hecho otras observaciones, como el aumento de las globulinas gamma y beta, el aumento de la actividad en las células que luchan contra la inflamación, como linfocitos y fagocitos, el aumento de la temperatura de la piel debido a la vasodilatación, la mejora del flujo sanguíneo y, finalmente, la mejora de los niveles de azúcar en sangre durante el tratamiento, tanto desde un nivel excesivamente alto como excesivamente bajo, así como una disminución del colesterol y los triglicéridos.

Muchas de estas teorías son interesantes, pero les falta el concepto de «totalidad», que es lo fundamental del diagnóstico y la terapéutica chinas. La globalidad con la que se percibe a un paciente sugiere que su mecanismo de acción puede ser mucho más complejo y muctifactorial de lo que se ha comprendido hasta la fecha.

Comprender las raíces y también los síntomas

Un médico formado en la medicina china debe tener habilidades no sólo para reconocer los síntomas de la enfermedad, como por ejemplo tos, fiebre, dolores de cabeza, estreñimiento o «ramificaciones» de la enfermedad, sino que también debe comprender sus «raíces» o a qué nivel se ha visto lesionado el mecanismo equilibrador en su origen. Dentro de este razonamiento, algunos tipos de afecciones asmáticas exigen que se equilibre la «energía renal» antes de que podamos trabajar adecuadamente en los pulmones, debido a la misma estrecha relación energética que existe entre las «energías» de los dos órganos.

Así, mientras que la medicina occidental procuraría tratar el síntoma o «ramificación» del broncoespasmo, la medicina china se mostraría más preocupada por las «raíces» u orígenes de la enfermedad y por regular la función renal, por ejemplo, de modo que un posterior equilibrio de las energías relacionadas condujera a una inversión de la afección.

Demasiada actividad mental puede debilitar el bazo Yin, por ejemplo, lo que produce deposiciones sueltas e hinchazón de tobillos, entre otros síntomas. Eso explica por qué tratar la diarrea con antidiarreicos o la retención de agua y la hinchazón con diuréticos, tal vez no sea tan efectivo a largo plazo como prestar atención a la «raíz» de la «deficiencia energética del bazo» que, una vez tratada con acupuntura, hierbas y un cambio en algunos hábitos y estilo de vida, puede tener un efecto totalmente curativo.

Encontramos algunos paralelismos de la teoría del Yin y del Yang en la actual teoría cuántica de la física, y en la teoría de la relatividad de Einstein, en la que el Yin sería la polaridad negativa y el Yang la polaridad positiva de las ondas del campo de la energía universal.

Visita a un acupuntor

La experiencia de la visita a la consulta de un acupuntor variará según la atención que tengamos. La acupuntura es una intervención que depende mucho del operador. Cuanto más habilidoso y experimentado sea el terapeuta, tanto más exacto será el diagnóstico y más efectivo el tratamiento. La proporción de formación médica oriental y occidental que tenga el acupuntor, los años de práctica que posea, la habilidad para dominar simultáneamente múltiples fragmentos de información, la agudeza de su intuición, su talento para escuchar y observar, son factores que, en último término, afectan al resultado de la intervención de un acupuntor concreto. Un profesional competente podrá obtener un diagnóstico global, diseñar un plan práctico de tratamiento y someter al paciente al menor número posible de

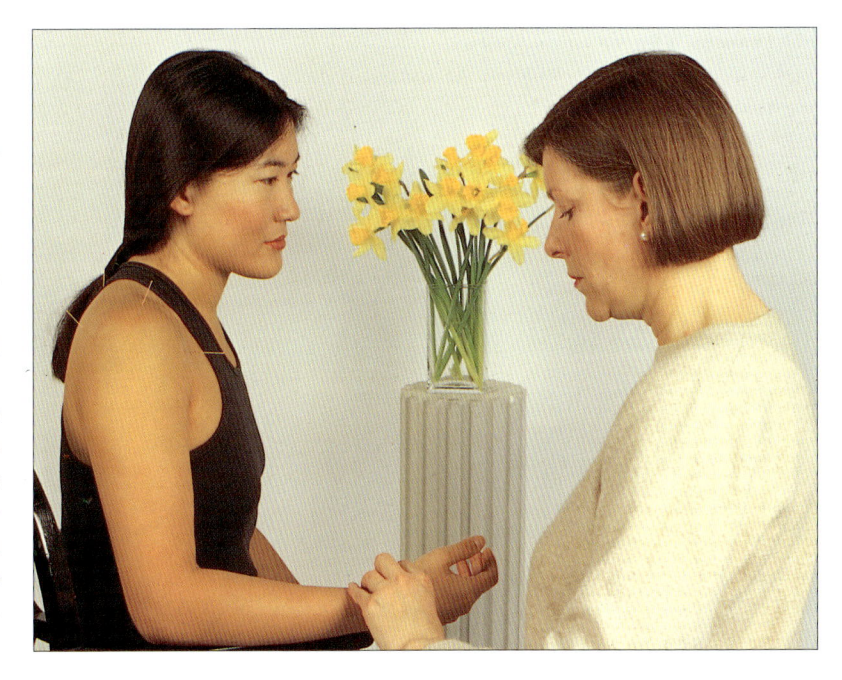

El sistema de meridianos

La distribución del sistema de meridianos, tal como se muestra aquí, se ha concebido como «canales de energía, como ríos que fluyen a través del cuerpo», o «como campos electromagnéticos (EM) que rodean y atraviesan el cuerpo, y que se comportan como los campos EM que rodean a la tierra y a todos los sistemas vivos».

Sobre la superficie del cuerpo hay doce meridianos principales, de los que seis son Yin y seis Yang. Generalmente, el Ying está en la parte delantera del cuerpo y el Yang en la espalda. También hay dos meridianos que cruzan por el centro del cuerpo, el de la Concepción por delante y el de la Gobernación por detrás. Además, hay muchos otros meridianos más profundos, que se utilizan para tratar enfermedades más complejas y que inciden en puntos de varios de estos meridianos superficiales comunicados entre sí.

Originalmente, se describieron 365 puntos a lo largo de los meridianos a cada lado del cuerpo, pero ahora se pueden contar más de mil si se incluyen los puntos extrameridianos. Además, se han añadido muchos otros puntos al microsistema del cuero cabelludo, la oreja y la mano, entre otros. Sólo en la oreja se han descrito más de 200 puntos. No disponemos del espacio suficiente para realizar un análisis extenso del tema, pero el lector encontrará toda la información que necesite en libros técnicos y médicos sobre medicina china.

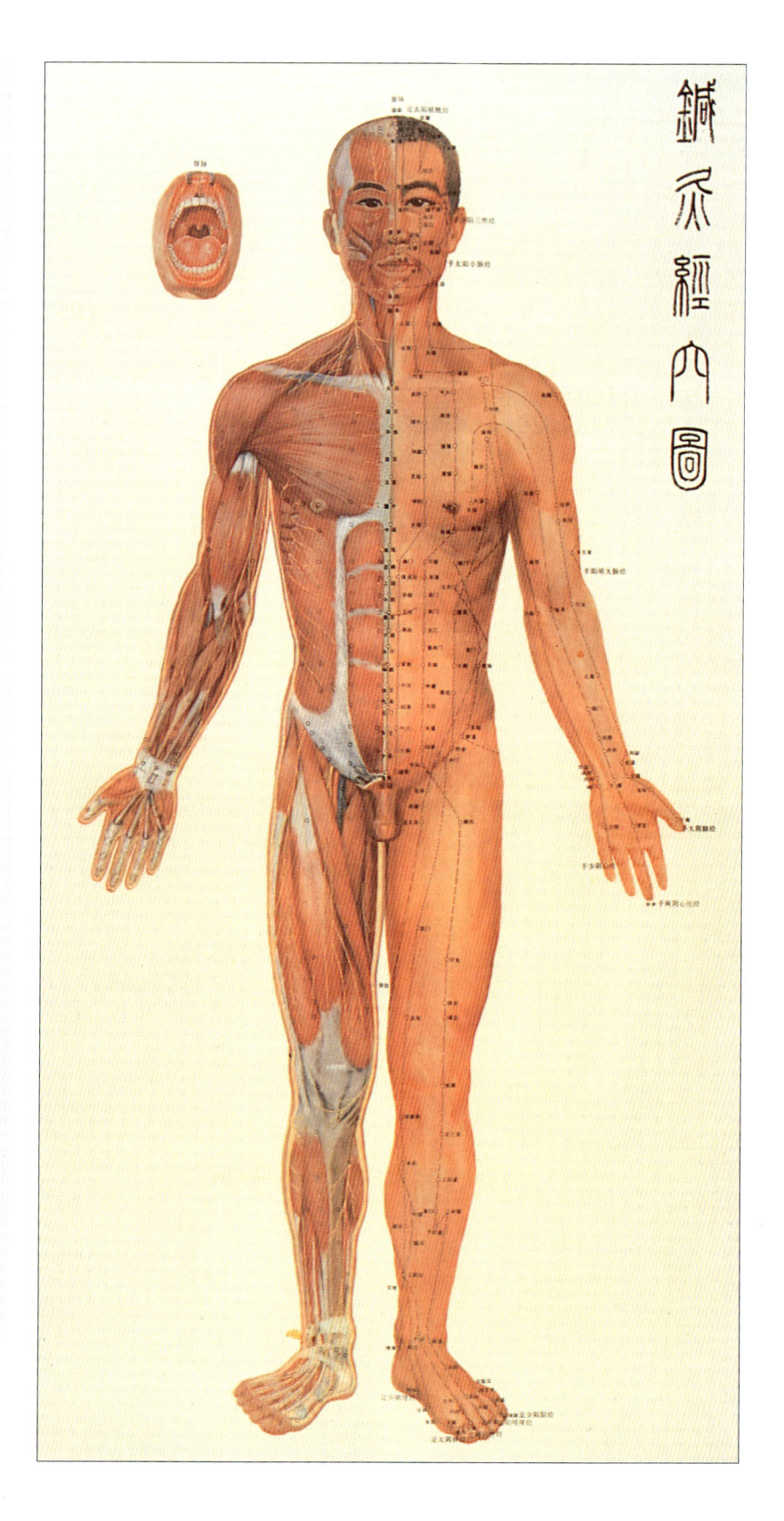

En diversos puntos, según sea la afección que se deba tratar, se insertan agujas muy finas, de un tamaño medio de 1,5 a 7,5 cm de longitud y 0,26 a 0,46 mm de diámetro.

sesiones, para alcanzar los resultados más deseables con el mínimo número de agujas y en el mínimo período de tiempo.

El famoso médico chino Yang, del siglo XVI, observó: «Es evidente que hay canales de pulsos. Quienes los utilizan son los verdaderos médicos *(Liang Yi)*. Quienes no los utilizan son trabajadores torpes *(Zu Gong)*».

HISTORIAL Y EXAMEN DEL PACIENTE

En el momento de ver al paciente por primera vez, se suele realizar un historial y, dependiendo de la experiencia del profesional, se lleva a cabo un examen médico puramente chino o una combinación de un enfoque oriental y occidental. Eso consistiría en la evaluación médica estándar, con el añadido de lo siguiente:

■ Examen de la lengua.

■ Tomar el pulso para controlar velocidad y ritmo. Una segunda palpación consistiría en evaluar el pulso en seis posiciones en cada muñeca, representando la función de los 12 meridianos.

■ Se pueden examinar los oídos con un otoscopio, como se hace en la mayoría de las consultas tradicionales, y también comprobar la aurícula y así detectar «puntos activos» para el tratamiento posterior.

■ Se palpará el abdomen para examinar los órganos al modo tradicional, pero también se buscarán puntos y zonas dolorosas que son clave para el sistema de diagnóstico chino.

■ A menudo la palpación de los meridianos se hace antes de la inserción de agujas.

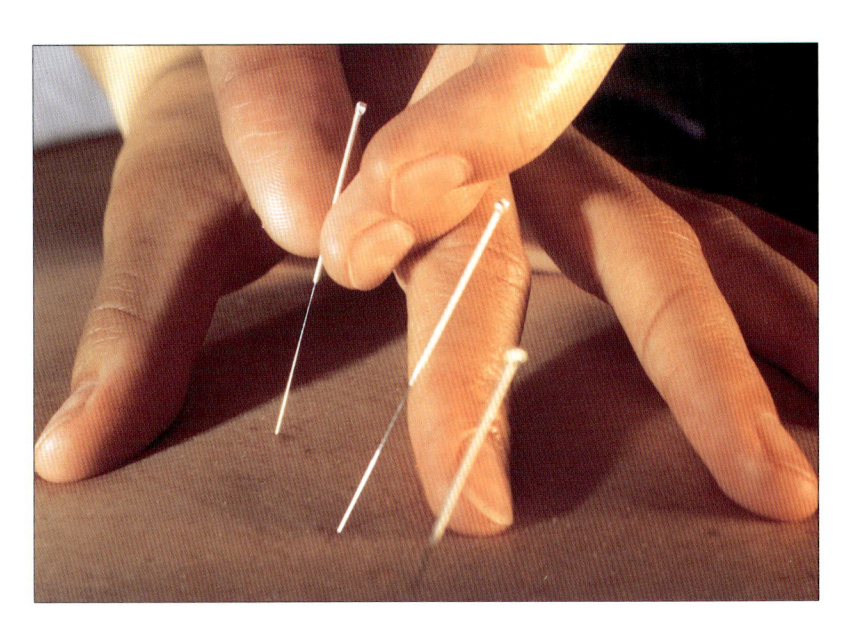

■ También se puede comprobar la circulación por los meridianos, calentando las puntas de los dedos de pies y manos con una varilla similar al incienso o, para los más avezados a la tecnología, con instrumentos eléctricos diseñados para tal propósito.

EL TRATAMIENTO

Una vez insertada la aguja, se sentirá durante algunos segundos un ligero dolor, que puede ser apagado, hormigueante o eléctrico y que los acupuntores llaman la sensación *de chi*, lo que significa que se ha accedido al *chi*, siendo ésta una información importante para la localizar el punto adecuado. Una vez que las agujas están en su lugar, ya no se debe experimentar ninguna incomodidad. Al contrario, se notará una sensación ocasionalmente agradable, hormigueante o cálida que se mueve a lo largo de las líneas de los meridianos, y que es una manifestación de la actividad energética (la función eléctrica del cuerpo), que pasa por estos canales.

Las agujas se suelen dejar en su lugar durante 15 a 30 minutos, dependiendo de la afección que se trate. Al sacar las agujas no se produce ninguna molestia y sólo muy raras veces aparece una pequeña hemorragia en puntos donde converger un pequeño número de vasos sanguíneos.

Además de insertar las agujas, el profesional tiene que decidir cuáles mantendrá en una posición neutral o manipulará para efectuar la dispersión y cuáles otras manipulará para obtener el efecto de tonificación. La aguja se puede hacer girar manualmente en el sentido de las agujas del reloj o calentarse con una varita de moxa para tonificar, o

TIPOS DE AGUJA

Muchos profesionales, especialmente en Estados Unidos, ya utilizan agujas desechables para evitar riesgos de difusión de los virus de la hepatitis y el VIH. Los acupuntores que utilizan agujas desechables pueden recurrir al oro o la plata, dependiendo del material que exija el tratamiento. Las agujas desechables suelen ser de acero inoxidable y a menudo tienen un hilo de cobre enrollado en espiral alrededor del mango.

también se puede hacer girar en sentido contrario a las agujas del reloj o enfriar el mango con una torunda de alcohol cuando se trate de efectuar una dispersión. Ambos procedimientos se realizan también mediante estimulación eléctrica de la aguja con diversas frecuencias e intensidades; la tonificación se consigue con frecuencias bajas y las dispersiones con frecuencias altas.

Tratamientos de acupuntura

Los pacientes se preguntan a menudo por qué no les tratan su dolor de espalda con agujas colocadas en la espalda, sino colocándoles algunas en las manos, piernas y tobillos. Eso se debe a que los tratamientos de acupuntura están diseñados como «circuitos eléctricos» y el verdadero «encendido» puede estar en el extremo opuesto de donde se siente la lesión. Los tratamientos locales tienen poco valor y no son una indicación de complejidad terapéutica.

Duración del tratamiento
Es razonable esperar un ciclo de no más de seis a doce sesiones como duración media del tratamiento para la mayoría de afecciones; al final de esas sesiones ya deberían notarse cambios significativos. Si eso no se ha producido para entonces, se debe reevaluar el plan de tratamiento y la adecuación de utilizar la acupuntura para esa afección concreta.

Algunos pacientes quizá necesiten otros tratamientos, mientras que otros alcanzarán resultados satisfactorios con algunos tratamientos menos. Habitualmente no están indicados meses o años

Moxibustión

Es un procedimiento en el que se utiliza de diversas formas una hierba, la *Artemisia vulgaris* como una fuente de calor aplicada a los puntos o las agujas. Esta hierba se conoció en otros tiempos como «la madre de todas las hierbas» y fue muy apreciada en toda Europa y Asia. Los chinos la llaman *Ai* y su nombre común es artemisa. Es una planta perenne que crece hasta 8 o 12 centímetros de altura, con hojas verdeoscuras y flores amarillo-amarronadas. Se utilizó en los tiempos antiguos para sazonar la cerveza, estimular el apetito, como diurético, para el tratamiento de las lombrices intestinales y como repelente de insectos.

Su «lana», que es la hierba seca finamente molida, se usó en forma de conos, aplicados directa o indirectamente sobre la piel, y como varillas que se forman con las hojas enrolladas de la planta. A veces se preparan pequeños capuchones que se encajan alrededor de las agujas.

La moxibustión se suele utilizar para afecciones crónicas y de «deficiencias», y está generalmente contraindicada en presencia de fiebre alta o sobre ciertos puntos o partes del cuerpo. Se puede utilizar con o sin agujas y, en caso de afecciones graves y prolongadas, se enseña a los pacientes a usarla en casa.

de tratamiento para afecciones comunes, pero los tratamientos de «mantenimiento» a intervalos mensuales, bimensuales o trimestrales son útiles para enfermedades prolongadas y crónicas una vez que han remitido.

Reacciones al tratamiento
Durante la sesión de acupuntura y a veces de 24 a 48 horas después del tratamiento, un paciente puede experimentar ligeros cambios en su estado de humor, así como una reacción en sus funciones corporales, como la frecuencia y el flujo de la orina, el cambio en los movimientos intestinales y las pautas de sueño. En ocasiones, los síntomas pueden empeorar ligeramente durante este período. Eso indica que la zona tratada está pasando por una creciente actividad energética y, en consecuencia, se mueve hacia un cambio.

La respuesta de los síntomas al tratamiento es muy variable. Los acupuntores alemanes han clasificado las respues-

La artemisa común se utiliza en la antigua técnica de la moxibustión.

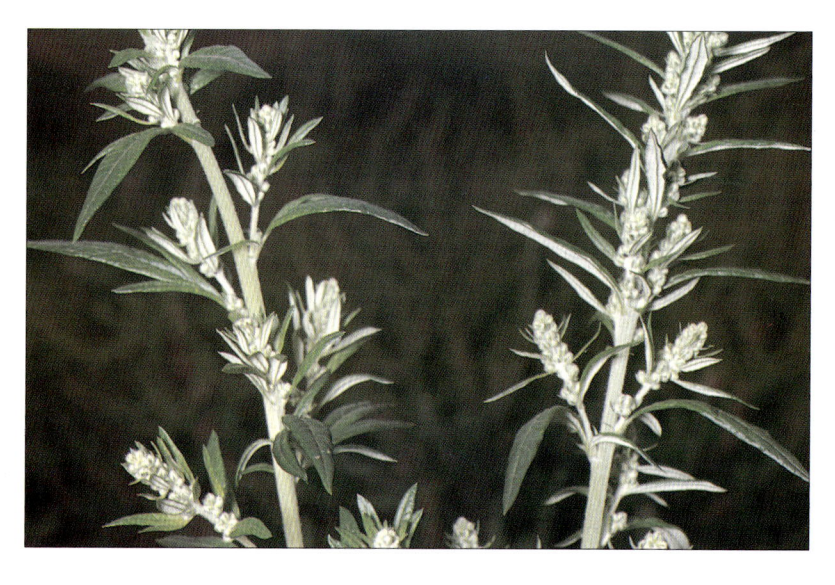

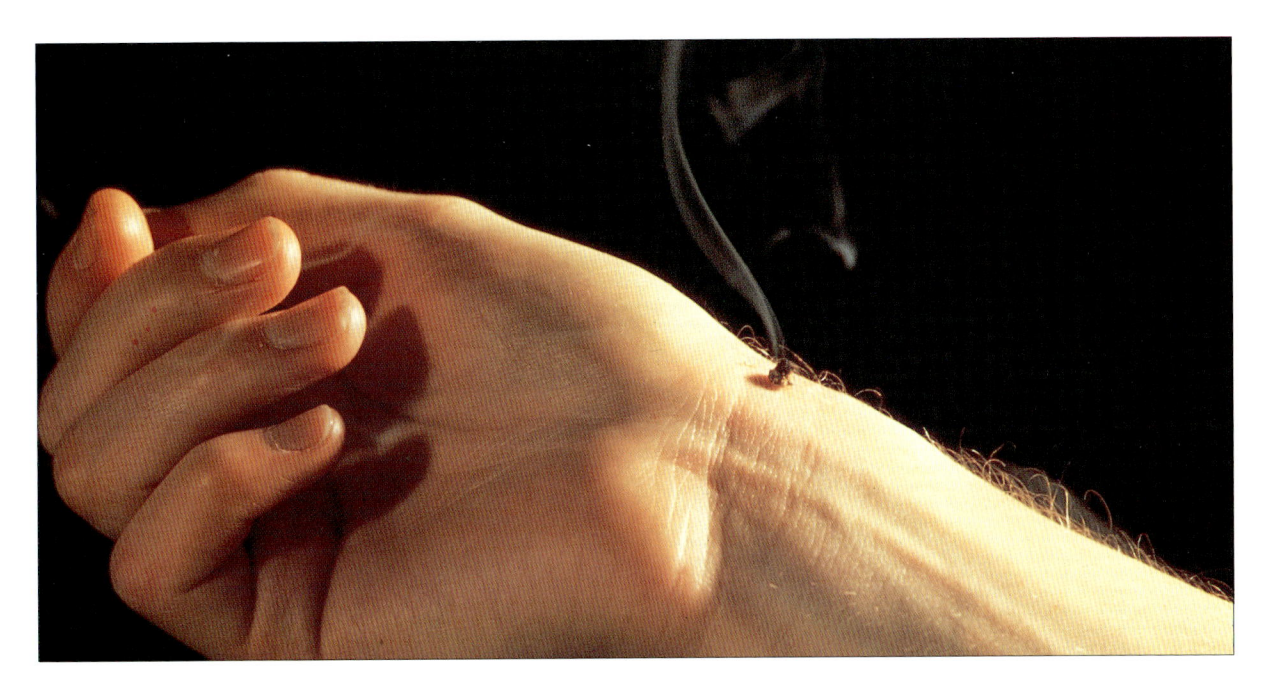

En la moxibustión, la moxa o «lana» de la artemisa finamente triturada, se quema sobre una aguja de acupuntura.

tas de los pacientes a la acupuntura en precoces, medias y tardías, pero todavía no se ha desarrollado un mecanismo fiable para predecir el tiempo de respuesta. Algunos pacientes responden inmediatamente, «como si fuese un milagro» y sólo necesitan un tratamiento para resolver un dolor de nuca, un viejo dolor de cabeza o incluso para dejar de fumar. Otros, en cambio, tienen una respuesta inicial muy lenta, que aumenta con cada visita. Un tercer grupo tal vez no experimente ningún cambio hasta la cuarta o quinta visita, por lo que a menudo se muestran impacientes y a veces no vuelven a la consulta, convencidos de que «la acupuntura no funciona para ellos».

Lo que podría haber sucedido, en realidad, es que si hubiesen perseverado en su tratamiento, después de la cuarta o quinta sesión habrían experimentado repentinamente un 50 % de mejoría, lo que sin duda sería un gran cambio desde el estado inicial en que se encontraban. Eso se debe al «efecto acumulativo» de la acupuntura, que se va produciendo de una visita a otra, aunque como veremos no se trata de un proceso lineal, sino más bien quebrado.

El objetivo del tratamiento

El objetivo del tratamiento para la mayoría de afecciones que se pueden tratar con acupuntura, es decir, el objetivo de la terapia, es lograr un cien por cien de resolución. Si, por ejemplo, un paciente se detiene en un 30 o un 50 % de nivel de mejora, todos los avances realizados hasta entonces se pueden perder con el transcurso del tiempo porque no se se ha «instalado» todavía el efecto acumulativo. Por otro lado, este fenómeno acumulativo también puede explicar aquellos casos en que, después de alcanzar de un 80 a un 90 % de resolución, el paciente tiene que interrumpir el tratamiento por diversas razones y sigue produciéndose el efecto añadido de ese otro 20 a 10 % restante durante varias semanas, sin necesidad de una nueva intervención de acupuntura.

Ésta es una situación bastante habitual en una consulta de acupuntura. Una vez alcanzado el objetivo del cien por cien de resolución, es muy improbable que se produzcan recurrencias, aunque en algunos casos más complejos, como con la soriasis o la artritis reumatoide, es conveniente seguir un programa de mantenimiento de varios tratamientos al año. Habitualmente, esas sesiones de mantenimiento son pocas y dan al paciente y al profesional la oportunidad de observar hasta qué punto se mantienen los resultados observados, proporcionando la información necesaria que necesita el médico para dar de alta al paciente e interrumpir los tratamientos.

Otras formas de medicina china

Fórmulas de herboristería china

Además de la acupuntura y la moxibustión, el profesional también puede re-

Reacción al tratamiento

El gráfico muestra que un 40 % de mejora, por ejemplo, puede retroceder a un 30 % antes de pasar al nivel del 50 % de mejora. Eso se debe a la resistencia del cuerpo a medida que se adapta a las nuevas fases. Por ello es muy importante que los pacientes no se desanimen e interrumpan el tratamiento antes de haber alcanzado un beneficio máximo. Cada persona tiene una capacidad intrínseca e individual para alcanzar una curación total.

No obstante, el ritmo de esa capacidad es muy variable y depende de factores múltiples, personales y a menudo indefinidos.

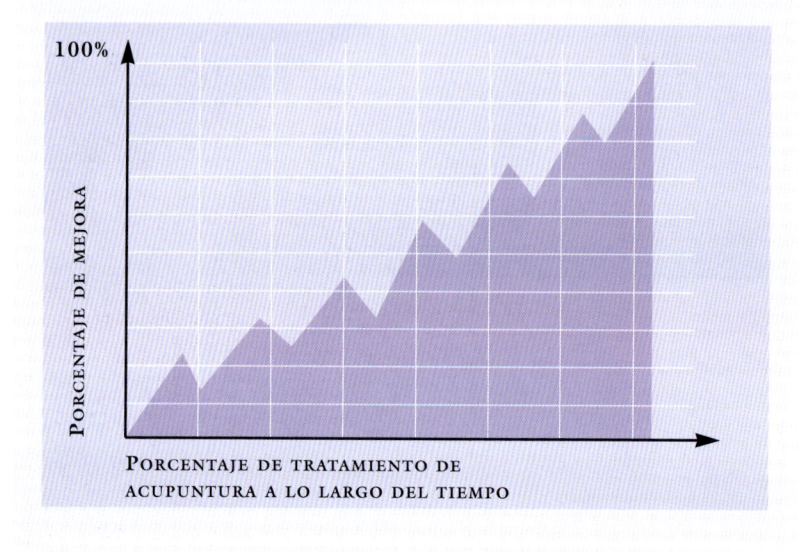

PORCENTAJE DE TRATAMIENTO DE ACUPUNTURA A LO LARGO DEL TIEMPO

cetar fórmulas de herboristería china, ya sea crudas, para preparar como una decocción, o en forma de píldoras que se toman con agua.

Los profesionales utilizan el acopado para tratar algunas afecciones, como resfriados, bronquitis, artritis reincidentes y otras enfermedades reumáticas. El acopado es la estimulación de puntos mediante la aplicación de una copa de cristal, bambú o cerámica o de una pequeña jarra sobre un punto, después de haberse hecho un vacío parcial obtenido dentro del recipiente mediante una llama.

A veces se inserta una aguja y luego se aplica una copa sobre ella. Entonces se produce una pequeña moradura. Pero no se preocupe; eso es necesario para obtener el deseado y completo efecto terapéutico.

Cambios dietéticos y ejercicio

La mayoría de profesionales también prescribirán cambios dietéticos basados en los principios del Yin y el Yang, además de recomendar la práctica del T'ai Chi o la terapia del movimiento externo, una forma suave de las más poderosas artes marciales, y del Chi Kung, o ejercicios de respiración interna, que a menudo se recetan y enseñan a pacientes como otra forma de dirigir el flujo de los meridianos para tratar diversas afecciones. Se puede aplicar el tuina, una forma muy efectiva de masaje terapéutico en la que se aplica masaje a los puntos de acupuntura, y no sólo a los grupos musculares generales. Las prescripciones de masaje para la aplicación del tuina incluyen un conjunto de puntos para cada afección y también técnicas de masaje precisas para cada uno de esos puntos.

Afecciones que se benefician del tratamiento con acupuntura

La medicina china, y especialmente sus variantes de acupuntura, moxibustión y herbología, ha constituido un sistema completo de medicina durante por lo menos 3.000 años y muy probablemente desde 1.000 o 2.000 años antes. En consecuencia, la medicina china se diseñó para tratar todas las enfermedades conocidas por el hombre en las diferentes eras de la civilización en la que surgió.

En el mundo occidental, sin embargo, es un sistema que se ha asociado sobre todo al control del dolor. En contra de nuestra comprensión occidental del control del dolor, la acupuntura no es el equivalente de una aspirina o cualquier otro narcótico; resuelve el dolor no sólo mediante acción directa sobre él, sino también a través de la normalización de disfunciones que son las que provocan el dolor.

De algún modo se podría decir que la resolución del dolor es un «producto secundario» o «beneficio marginal» de recibir tratamientos de acupuntura. Si la afección del paciente se puede tratar con acupuntura, un «circuito» apropiado diseñado para ese paciente concreto normalizará todas las funciones y, en consecuencia, el dolor debería desaparecer del organismo una vez que éste vuelva a funcionar con normalidad.

Una lista de afecciones que se pueden tratar variará de un profesional a otro. A continuación se indican algunas para las que se usan común y efectivamente la acupuntura y otras formas de medicina china.

■ PROBLEMAS ORTOPÉDICOS
Incluyen el codo de tenista y otras tendinitis, así como numerosos trastornos degenerativos (artríticos) y postraumáticos (lesiones deportivas y de cualquier otro tipo).

■ TRASTORNOS RESPIRATORIOS Y OTORRINOLARINGOLÓGICOS
Incluyen bronquitis, infecciones respiratorias recurrentes, rinitis alérgicas, dolores de muelas, zumbidos en los oídos, vértigo funcional (como la enfermedad de Meniere) y disfunción de la articulación temporo-mandibular.

■ PROBLEMAS DE ALERGIA
Incluyen ciertos eczemas, así como alergias estacionales, que se manifiestan como picor ocular, nariz mocosa y sinusitis.

■ TRASTORNOS DIGESTIVOS
Incluyen estreñimiento, diarrea, colon espástico, colitis, acidez excesiva y gastritis.

NOTA

Una regla general básica es que la acupuntura es más eficaz en afecciones funcionales y reversibles y menos con enfermedades más establecidas o procesos degenerativos, como quistes, tumores, fallo renal o cardiaco o diabetes. Cabe recordar que la acupuntura puede curar cualquier tipo de alteración, pero no lo que ha quedado destruido.

■ TRASTORNOS URINARIOS Y GENITALES
Incluyen cistitis recurrentes, vaginitis y uretritis, irregularidades menstruales, así como relación sexual dolorosa y falta de apetito o goce sexual.

■ TRASTORNOS NEUROLÓGICOS
Incluyen la mayoría de tipos de dolores de cabeza, neuralgia posherpética, parálisis de Bell, parálisis tras una apoplejía, tortícolis, ciática, temblores y tics faciales.

■ PROBLEMAS NEUROPSIQUIÁTRICOS
Incluyen ansiedad, tensión, depresión e insomnio.

■ ALGUNAS AFECCIONES RARAS, PERO DIFÍCILES DE TRATAR
Incluyen ciertos tipos de pérdida del cabello, problemas no orgánicos de infertilidad, soriasis, incontinencia urinaria provocada por el estrés, y diversas formas de dolor postoperatorio, que en algunas ocasiones se resuelve con acupuntura cuando la aplican manos expertas.

INTERACCIONES CON OTRAS TERAPIAS

En general, no hay contraindicación para usar la acupuntura con la mayoría de las otras terapias, aunque hay algunas excepciones.

■ Las altas dosis de sedantes, narcóticos, esteroides o antidepresivos pueden interferir con la liberación de endorfinas y por tanto con uno de los mecanismos conocidos con que se activa la acupuntura. Eso puede hacer que la intervención del acupuntor sea menos efectiva, más lenta o, en algunos casos, totalmente ineficaz.

AFECCIONES QUE SE TRATAN

Según la práctica del autor, las 15 afecciones que se han podido tratar con mayor éxito mediante la acupuntura son las siguientes:

- ■ Migraña y dolores de cabeza.
- ■ Sinusitis alérgica.
- ■ Fibromialgia.
- ■ Síndrome cervical (dolor de nuca).
- ■ Síndrome lumbar (lumbago).
- ■ Neuralgia trigeminal.
- ■ Síndrome premenstrual, especialmente dismenorrea o calambres premenstruales y menstruales.
- ■ Neuropatía periférica.
- ■ Fascitis plantar (pies dolorosos).
- ■ Periartritis escapulohumeral.
- ■ Diversas formas de artritis.
- ■ Síndrome del intestino irritable.
- ■ Adicción y abuso de sustancias (tabaco, alcohol, drogas).
- ■ Dolor pélvico crónico (funcional).

Las afecciones aquí enumeradas no se han incluido por orden de efectividad. Los resultados del tratamiento no dependen de la afección, sino de las disfunciones asociadas que pueda sufrir el paciente, aunque el momento de inicio de la enfermedad y su intensidad o gravedad serán factores que influirán en unos resultados más rápidos o mejores.

■ El masaje, la quiropráctica, la terapia física y otras modalidades de esfuerzo físico realizadas dentro de las 6 a 8 horas siguientes al tratamiento con acupuntura, pueden perturbar los cambios energéticos producidos por las agujas y, hasta cierto punto, desactivar el impacto terapéutico.

■ A los pacientes también se les aconseja no participar en actividades sexuales, ejercicios que exijan grandes esfuerzos ni consumir gran cantidad de carne en las 4 a 6 horas siguientes a su tratamiento. Algunos profesionales aconsejan una abstinencia de 6 a 8 horas, pero si se les pregunta: «¿Cuánto tiempo ha dicho que tengo que esperar, doctor?», es posible que se muestren más permisivos.

■ Respecto a la terapia nutricional es aconsejable que durante el tratamiento de acupuntura el paciente no «pruebe otra dieta». Es un momento para reequilibrar y el cuerpo, con su propia sabiduría, pedirá una variedad de alimentos y preferencias de sabor, en un intento por regresar al orden. Es más natural seguir un consejo dietético basado en los principios del Yin/Yang y utilizar la comida como una intervención terapéutica basada en la misma filosofía que el tratamiento del dolor.

A menudo resulta muy apropiado y útil combinar la acupuntura y la moxibustión con las hierbas chinas. En ocasiones se aplica la homeopatía junto con la acupuntura, así como el consumo de hierbas originarias de diferentes países, siempre y cuando se empleen dentro de un meticuloso sistema de acción y siguiendo el consejo de un experto.

También se puede utilizar una serie de enfoques naturópatas, como aromaterapia, hidroterapia, reflexología, *rolfing*, shiatsu, yoga, contacto terapéutico, técnica de Alexander, hipnoterapia, entrenamiento autógeno, retroalimentación y meditación.

No hay problema si se utiliza la medicina homeopática occidental, que no suele interferir con los tratamientos de acupuntura.

Cómo puede encajar la acupuntura en su estilo de vida

La acupuntura es una sencilla intervención que encaja fácilmente en los diversos estilos de vida que puedan tener los pacientes. Si el tiempo lo permite y su acupuntor lo propone, puede usted acudir a tratamiento dos o tres veces a la semana para obtener los resultados más rápidos. Si viaja con frecuencia, quizá pueda dejar de hacerlo durante una semana, pero probablemente debería evitar que transcurran intervalos prolongados entre tratamientos, como dos o tres semanas, al menos durante los primeros seis a ocho tratamientos.

■ El «reloj chino»

Algunas afecciones se tratan mejor en diferentes momentos del día, dependiendo de los picos de la circulación meridiana que siguen una pauta conocida como «reloj chino». Pero en la ajetreada vida urbana quizá no podamos aplicar ese purismo en la terapéutica, ni el médico ni nosotros, los pacientes.

Si su trabajo es muy estresante, quizá sea mejor programar los tratamientos de acupuntura por la tarde y desde la consulta regresar a casa para dormir la siesta, o hacerlos a la hora del almuerzo, si se dispone de tiempo suficiente.

Para el «madrugador», una sesión matinal será más efectiva que una realizada por la tarde. Si un paciente tiene mucha hambre o está muy cansado, es mejor retrasar los tratamientos de acupuntura. Algunas consultas, más centradas en el paciente, pueden ofrecer té, zumos y galletas para solucionar este problema.

Acupuntura y menstruación

No es aconsejable practicar la acupuntura al menos durante los dos primeros días del período menstrual de una mujer, aunque se suele hacer con bastante frecuencia debido, sencillamente, a que no se plantea la pregunta. Durante el tiempo en que una mujer tiene su período, la acupuntura puede causar un efecto que sería deseable para algunas mujeres, pero indeseable para otras; el período se podría acortar o detener por completo. Aunque eso tal vez no sea un

Reacciones fisiológicas

Algunos pacientes tienen una reacción fisiológica muy intensa tras la inserción de agujas, como sudoración, una pequeña caída de la presión sanguínea, sensación de náuseas y mareo que, aunque no suponen ningún peligro, es mejor evitar. A veces, a esas reacciones se les llama «conmoción de la aguja» y se observan sobre todo durante los primeros tratamientos, pero generalmente no en los posteriores. Un acupuntor experimentado manejará la situación con facilidad. La acupuntura manual Koryo se practica con pequeños botones puntiagudos de metal y también con imanes, de modo que no siempre se necesitan las agujas.

La acupuntura auricular o de la oreja se puede practicar con láser o simplemente con un instrumento eléctrico de baja intensidad que no necesita la inserción de aguja. Los resultados son similares a los obtenidos con la inserción de aguja. Los pacientes que prefieran estos enfoques pueden buscar a un profesional especializado en estas técnicas, llamadas microsistemas de acupuntura.

grave problema, se podrían generar cambios en el ciclo e irregularidades posteriores.

Medidas prácticas de autoayuda

El descanso, el ejercicio y la buena alimentación natural y nutritiva (sin aditivos, pesticidas y hormonas), así como saber escuchar lo que nos dice el cuerpo son las más importantes medidas que puede tomar un paciente de acupuntura. También nos puede ayudar el mantener una actitud positiva, aunque eso no sea una exigencia para la efectividad de la acupuntura, ya que, por lo que sabemos perros, gatos, caballos y muchos otros animales domésticos que responden al tratamiento con acupuntura no tienen un sistema de creencias. Así pues, el placebo no es un buen argumento cuando se trata de la acupuntura veterinaria.

El médico podría recetarle otras medidas más específicas, como la moxibustión en casa, la acupresura en determinados puntos, frotarse con ciertos ungüentos o bien tomar determinadas hierbas.

Pero la medida de autoayuda más importante para el paciente es seguir el plan tal como lo ha diseñado el profesional que le ha atendido. Los cambios en el estilo de vida son tan importantes en la medicina china como en la occidental. Algunos ejercicios pueden ser beneficiosos, mientras que otros no lo son. El calor y el frío se emplean también en la medicina china de modo diferente a como se hace en la occidental y es importante no utilizarlos sin el debido consejo del acupuntor.

El uso de imanes también puede ser útil entre las visitas y se debería recomendar específicamente para aplicar a los puntos indicados por el acupuntor.

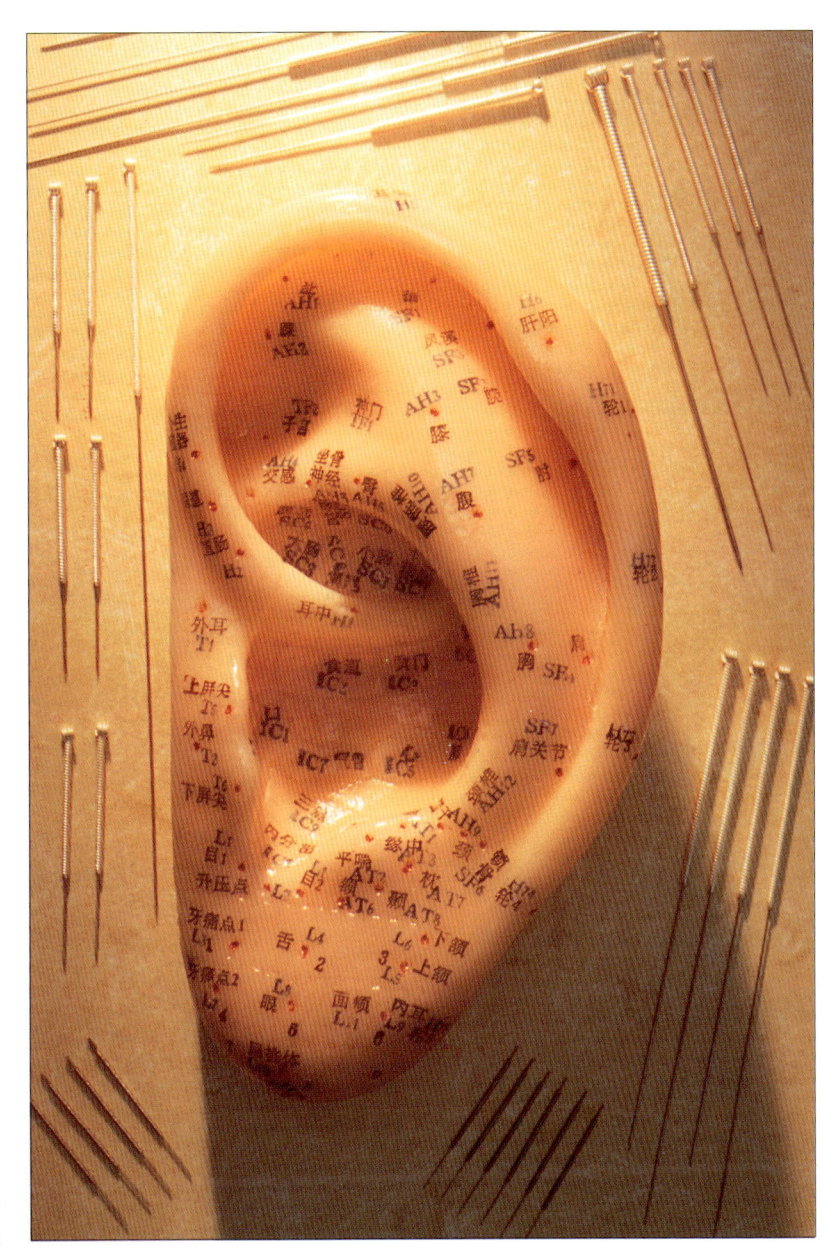

Como vemos aquí, todo el cuerpo está representado en la oreja y aunque esta representación es un mapa simplificado muy esquemático, en esta superficie tan pequeña se han identificado aproximadamente más de 200 puntos que se corresponden con el cuerpo y que están muy cerca unos de otros.

Finalmente, el aspecto más importante de la autoayuda quizá sea leer libros y artículos sobre lo que le está sucediendo, como hace usted ahora. Para seguir educándose, le ofrecemos, al final del libro, una bibliografía seleccionada, que le permitirá ampliar sus conocimientos de acupuntura.

ACUPRESURA

CAPÍTULO VEINTISÉIS

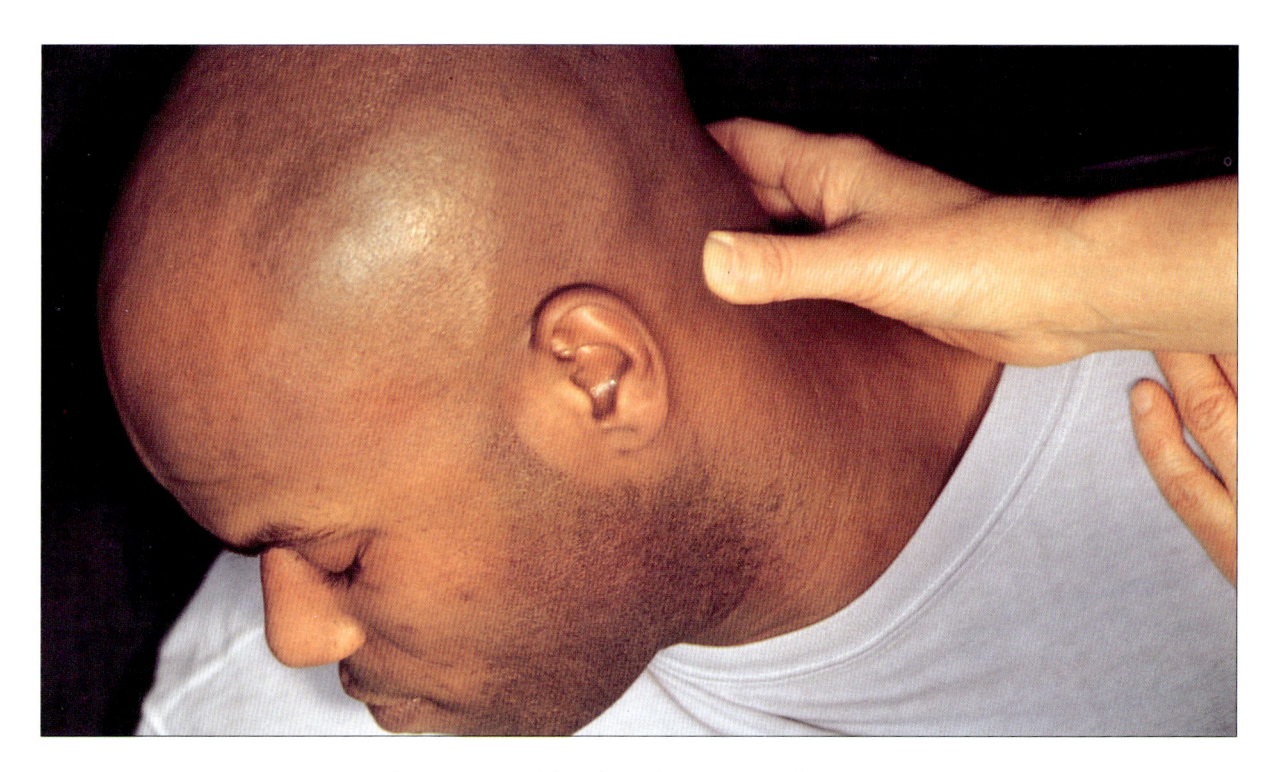

*L*a acupresura es tan antigua como el instinto humano: es la respuesta natural que induce a sujetarse un lugar del cuerpo que duele, está herido o tenso. Un buen ejemplo de la práctica instintiva de la acupresura es el impulso que hace que usted se doble sobre sí mismo y se sujete el estómago como respuesta a unos calambres abdominales. En uno u otro momento, todos hemos utilizado espontáneamente las manos para sujetarnos lugares tensos o dolorosos del cuerpo. Es posible que ésta sea la forma más antigua de terapia física.

Los chinos descubrieron, hace más de 5.000 años, que al ejercer presión sobre ciertos puntos del cuerpo se aliviaba el dolor allí donde se producía, lo que también beneficiaba a otras partes del cuerpo más alejadas del dolor y del punto de presión. Gradualmente, descubrieron otros lugares que no sólo aliviaban el dolor, sino que también influían sobre el funcionamiento de ciertos órganos internos.

En las primeras dinastías chinas, cuando las piedras y las flechas eran los únicos instrumentos de guerra, muchos soldados heridos en el campo de batalla informaron que desaparecieron por completo los síntomas de enfermedad que les habían afligido durante años. Naturalmente, estos casos tan extraños dejaron atónitos a los médicos, que no pudieron encontrar una relación lógica entre el trauma y la posterior recuperación de la salud. Después de años de meticulosa observación, los antiguos médicos chinos desarrollaron formas de curar ciertas enfermedades al golpear o desgarrar puntos específicos de la superficie del cuerpo.

Un arte curativo natural y manual

Como sucedió con los soldados chinos, en todos los tiempos las personas han descubierto que probar y equivocarse es una de las formas más efectivas de ayudarse a sí mismas. El arte y la ciencia de la acupresura se practicó gracias a las contribuciones de la población, cuya conciencia estaba tan desarrollada que eran capaces de sentir dónde se contraían sus cuerpos cuando sufrían dolor y qué puntos desencadenantes aliviaban el problema. Los chinos han practicado la acupresura durante más de 5.000 años, para mantenerse sanos y felices.

Usted también puede aprender a complementar la atención que recibe de su médico. Puede hacer que su cuerpo se alivie a sí mismo de los achaques comunes, por el simple procedimiento de presionar sobre los lugares adecuados. Al probar estos puntos, quizá encuentre otros que funcionan mejor en su caso. Recientemente, equipos de alta tecnología han revelado científicamente que estos puntos tienen una conductividad eléctrica más elevada en la superficie de la piel.

En la medicina china tradicional, los métodos varían desde los más naturales hasta los más invasivos. La gente utilizó los métodos curativos naturales más prácticos, como los ejercicios de respiración, la terapia dietética, la acupresura y la herboterapia, como una forma de curación manual y orgánica. Si se necesitaba más tratamiento se utilizaban la acupuntura y la quiropráctica, más complejas y manipuladoras, seguidas por el uso de medicamentos y cirugía, que emplean las intervenciones más drásticas, en una medicina de último recurso.

Equilibrar los sistemas del cuerpo

Muchos achaques pueden ser el resultado de un estrés excesivo que desafía los sistemas equilibradores del cuerpo más allá de sus límites. La tensión resultante y el estrés interno inhiben la capacidad del cuerpo para afrontar con efectividad la afección perturbadora. Para relajar la tensión muscular y equilibrar las fuerzas vitales del cuerpo, la acupresura utiliza un sistema de puntos, donde tiende a acumularse la tensión, y de meridianos, por cuyas vías o caminos fluye la energía curativa imparable de un punto a otro.

La acupresura considera que los síntomas son una expresión del estado de la persona como un todo. Así, las sesiones de acupresura se concentran no sólo en aliviar el dolor y la incomodidad, sino también en responder a esas tensiones y toxicidades en el cuerpo, antes de que se conviertan en enfermedades. Así, la acupresura funciona antes de que las toxinas hayan causado daños a los órganos internos.

Las señales de advertencia del cuerpo

Desde el punto de vista de la acupresura, la tensión es un estancamiento de los flujos del cuerpo: los nervios, meridianos, conductos linfáticos y vasos sanguíneos. La falta de ejercicio, una dieta deficiente, el consumo de drogas y alcohol contribuyen significativamente a ese estancamiento. La represión emocional, los hábitos neuróticos y el estrés común de la vida cotidiana, provocan bloqueos dentro del cuerpo. Estas tensiones físicas o emociones bloqueadas (ya sean conscientes o no) cierran el mecanismo homeostático del cuerpo y restringen su funcionamiento adecuado. En lugar de tomar aspirina para reprimir una señal de esas tensiones, desconectando así el sistema natural de alarma del cuerpo, la acupresura libera los músculos tensos y contraídos para corregir el desequilibrio y la causa que lo provoca. Los dolores de cabeza los provocan el estrés emocional, la tensión crónica en el hombro y la nuca que puede bloquear parcialmente la circulación de la sangre hacia la cabeza, los desequilibrios de los meridianos, el mal alineamiento cervical que provoca tirantez en los músculos de la cabeza y la nuca y el pinzamiento de nervios, la congestión intestinal y los

Acupresura y acupuntura

La acupuntura y la acupresura utilizan los mismos puntos. La distinción fundamental está en las agujas utilizadas en la acupuntura y en la suave pero firme presión de las manos, y en algunos casos de los pies, que se utiliza en la acupresura. A pesar de ser la más antigua de las dos técnicas, se produjo una tendencia a pasar por alto la acupresura. No obstante, al utilizar el poder y la sensibilidad de la mano humana, la acupresura sigue siendo más efectiva para aliviar los achaques relacionados con la tensión en el autotratamiento y la atención preventiva de la salud.

Muchos de los problemas de salud de nuestra sociedad, desde el dolor de espalda hasta la artritis, son el resultado de vivir de modo poco natural. El estrés, la tensión, la falta de ejercicio, unos hábitos alimenticios deficientes y una mala postura contribuyen a la epidemia de enfermedades degenerativas de nuestra cultura. La acupresura es una forma de hacer que el cuerpo responda y se equilibre a sí mismo ante las presiones de la vida moderna.

desequilibrios dietéticos, como el efecto contractivo de la sal, el efecto expansivo del azúcar o la toxicidad de la mayoría de las carnes. En los casos extremos, los dolores de cabeza pueden acarrear afecciones más graves, como dolores de oído, de muelas, reumatismo y hasta hemorragia interna.

La práctica de la acupresura se ha desarrollado principalmente a través de la combinación de experiencias basadas en el instinto y en la práctica manual. Sus principios y técnicas curativas también se han visto influidos por individuos que percibieron los puntos desencadenantes y las vías de los meridianos. Algunos curanderos aplicaron las meditaciones respiratorias y *mudras* (posiciones de la mano), mientras que otros añadieron remedios de hierbas y masajes. Esta interesante evolución de la acupresura continúa en la actualidad entre los profesionales contemporáneos, que incorporan principios tradicionales, al mismo tiempo que descubren nuevas fórmulas de puntos y estilos de trabajo corporal.

Diversos enfoques

Los puntos antiguos son comunes a todos los tipos de acupresura. Cada tipo tiene características singulares que incorporan formas únicas de tocar e interactuar con los clientes. Las siguientes descripciones se centran en los estilos o métodos principales en la práctica de la acupresura.

■ El *Jin Shin* fue desarrollado en Japón por Jiro Murai, que redescubrió el antiguo «*flujo ki*» (bioenergía) en su propio cuerpo y trazó el gráfico de un eficaz sistema de puntos curativos. Las combinaciones de los puntos de acupresura se mantienen con los dedos durante un minuto o más, habitualmente con el cliente acostado de espaldas.

■ El Shiatsu (que significa literalmente «presión de los dedos» o digitopuntura) también es de origen japonés. Este conocido método utiliza una presión firme y rítmica sobre los puntos durante tres a diez segundos (con los pulgares, según el estilo Namakoshi), siguiendo una secuencia de puntos diseñada para despertar los meridianos.

■ El Zen Shiatsu incorpora el uso creativo de todo el cuerpo, junto con estiramientos y presiones para despertar los canales curativos del cuerpo.

■ El Shiatsu descalzo utiliza el pie, lo que da al profesional la ventaja añadida de apoyar el peso de su cuerpo sobre el receptor.

Cómo actúa la acupresura

Los puntos de acupresura (también llamados puntos potentes) son lugares de la piel especialmente sensibles a los impulsos bioeléctricos del cuerpo, y que hacen discurrir esos impulsos con rapidez. Tradicionalmente, las culturas asiáticas concibieron los puntos como cruces de vías especiales que llevaban la energía humana que los chinos llaman *chi* y los japoneses *ki*. Los científicos occidentales también han trazado gráficos y demostrado la existencia de este sistema de puntos del cuerpo, utilizando instrumentos eléctricos muy sensibles.

Estimular estos puntos con presión, agujas o calor desencadena la liberación de endorfinas, que son las sustancias neu-

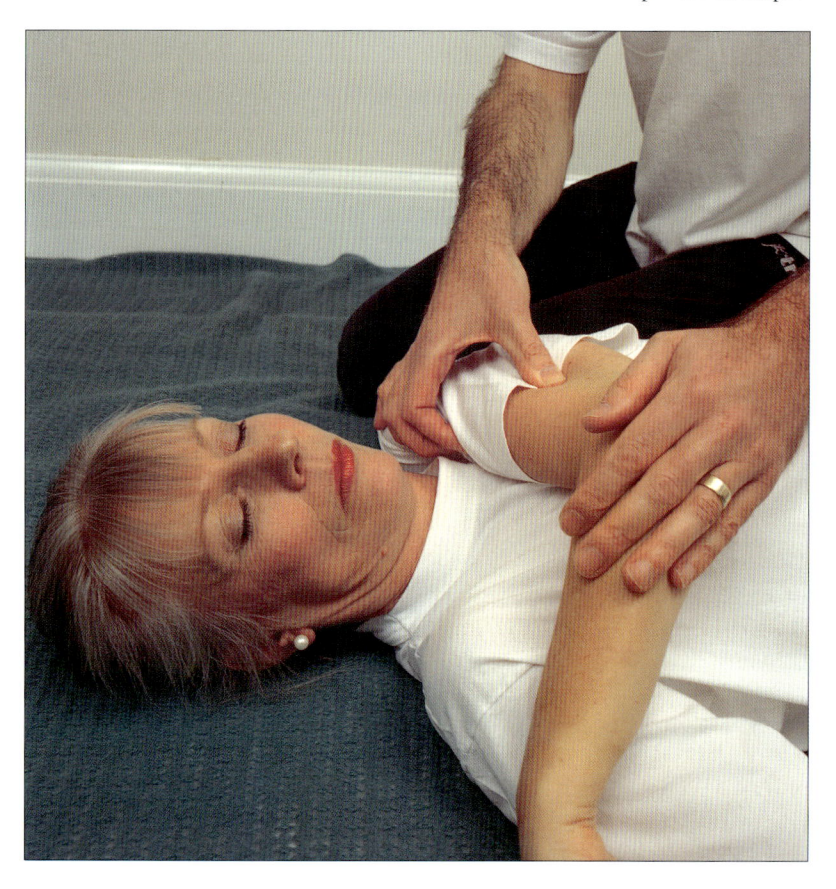

Izquierda: la acupresura es un arte curativo natural que se concentra en aliviar el dolor, equilibrar las fuerzas vitales del cuerpo y relajar la tensión muscular.

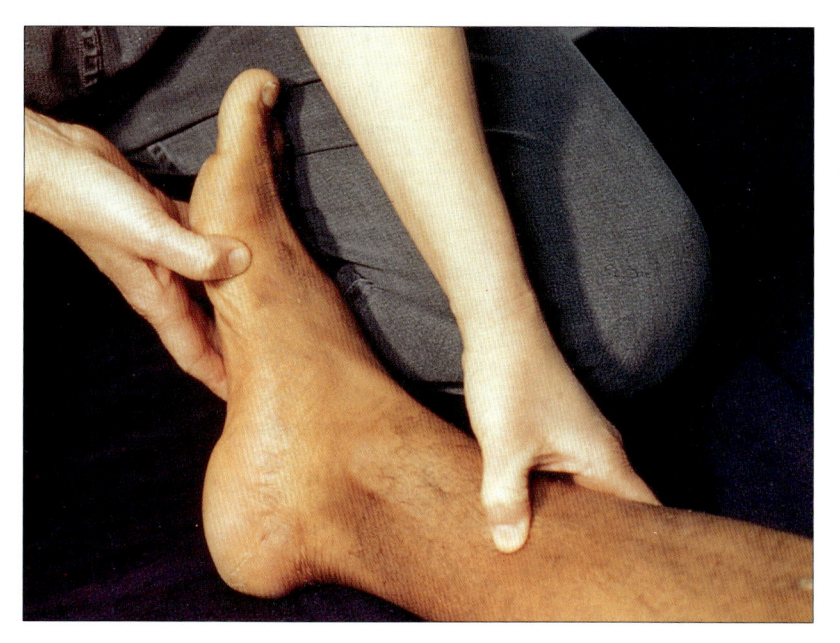

Izquierda: los acupresores creen que hay puntos de acupresura repartidos por todo el cuerpo, que se pueden estimular mediante la aplicación de diversos grados de presión.

roquímicas que alivian el dolor. Como consecuencia, el dolor queda bloqueado y aumenta el flujo de sangre y oxígeno hacia la zona afectada. Eso hace que los músculos se relajen y acelera la curación.

Como la acupresura inhibe las señales del dolor enviadas al cerebro por medio de un estímulo suave y bastante indoloro, se la ha descrito como cerrar las «puertas» del sistema de señales del dolor, impidiendo que las sensaciones dolorosas pasen por la médula espinal en dirección al cerebro.

Además de aliviar el dolor, la acupresura reequilibra el cuerpo al disolver las tensiones y el estrés que le impiden funcionar con suavidad y que inhiben el sistema inmunológico. La acupresura permite al cuerpo adaptarse a los cambios ambientales y hacer frente a la enfermedad. La tensión se suele concentrar alrededor de los puntos de acupresura. Cuando un músculo está crónicamente tenso o experimenta espasmos, sus fibras se contraen debido a la secreción de ácido láctico, causado por la fatiga, el trauma, el estrés, los desequilibrios químicos o la circulación deficiente. Al sentirse bajo una gran carga de estrés, es posible que incluso le sea difícil respirar. Ciertos puntos de acupresura alivian la tensión del pecho y, por tanto, le permiten respirar más profundamente.

Al apretar un punto, la tensión muscular cede bajo la presión del dedo, lo que permite a las fibras alargarse y relajarse, que la sangre fluya libremente y que las toxinas se liberen y eliminen. El aumento de la circulación también aporta más oxígeno y otros nutrientes a las zonas afectadas. Eso aumenta a su vez la resistencia del cuerpo a la enfermedad y promueve una vida más prolongada, sana y vital. Cuando la sangre y la energía bioeléctrica circulan adecuadamente, tenemos una mayor sensación de armonía, salud y bienestar.

FORMAS DE USAR LA ACUPRESURA

Los puntos clave de acupresura se pueden utilizar para realzar muchos aspectos de la vida. Además de controlar el estrés, se aplica la acupresura para aliviar y prevenir las lesiones deportivas. El masaje deportivo se ha utilizado a menudo para los atletas, antes y después de las Olimpíadas. La acupresura complementa los tratamientos de la medicina deportiva al usar puntos y técnicas de masaje que mejoran el tono muscular y la

TÉCNICAS DE AUTOAYUDA

Dos técnicas diseñadas específicamente para la autoaplicación son el *Acu-Yoga* y el *Do-In* (o masaje de autoacupresura). El *Acu-Yoga* utiliza posturas del cuerpo junto con una respiración profunda, presión de los dedos, meditaciones y estiramientos. El *Do-In* también incorpora la conciencia del cuerpo, los estiramientos y la respiración, pero se concentra en técnicas vigorosas que estimulan los puntos y meridianos.

Tanto si se utilizan para aliviar el dolor como las molestias musculares o para prevenir la enfermedad, las técnicas de acupresura pretenden corregir desequilibrios y trabajar para lograr la regulación y armonía de todos los sistemas del cuerpo. Puesto que la acupresura no necesita herramientas especiales y muchas personas responden al contacto de las manos más de lo que confían en las agujas, el creciente atractivo de las antiguas artes curativas chinas ha conducido a un aumento del interés por la acupresura como un medio para alcanzar el bienestar óptimo.

Los meridianos

Los meridianos son vías que conectan los puntos de acupresura entre sí, así como los órganos internos. Del mismo modo que los vasos sanguíneos transportan la sangre que nutre físicamente al cuerpo, los meridianos son canales característicos que hacen circular la energía eléctrica por todo el cuerpo. Se cree que forman parte de un sistema maestro de comunicaciones de la energía vital universal, que conecta los órganos con todos los aspectos sensoriales, fisiológicos y emocionales del cuerpo. Esta red física de energía también contiene puntos clave que podemos utilizar para profundizar en nuestra conciencia espiritual a medida que nos curamos.

Como quiera que la estimulación de un punto puede enviar un mensaje curativo a otras partes del cuerpo, cada punto de acupresura puede beneficiar a diversos achaques y síntomas. En consecuencia, un punto concreto de acupresura se puede usar para aliviar muchos problemas. El muy efectivo punto de acupresura existente en la molleja entre el pulgar y el índice, por ejemplo, no sólo es beneficioso para aliviar el dolor artrítico de la mano, sino que también beneficia el colon y alivia los problemas en la zona facial y en la cabeza, incluidos los dolores de cabeza, de muelas y las afecciones de sinus. Los puntos tónicos mejoran nuestro estado y mantienen la salud general. Fortalecen todo el sistema del cuerpo y fortifican diversos órganos internos y otros sistemas vitales del cuerpo.

«punto desencadenante». El mecanismo desencadenante funciona por medio de un canal eléctrico humano llamado meridiano.

Cómo encontrar un punto
Nombres y números de referencia de los puntos de acupresura

Un punto de acupresura se localiza por medio de sus características anatómicas. Algunos puntos de acupresura están debajo de grandes grupos musculares. Aunque los músculos situados cerca de una estructura ósea suelen estar en una mella, los puntos musculares están dentro de un cordón muscular, banda o nudo de tensión. Para estimular el punto apriete directamente sobre el cordón o en el hueco.

A medida que la acupresura evolucionó, se dio un nombre poético a cada uno de los 365 puntos, originalmente con un carácter chino. La imagen de su nombre permite percibir los beneficios o la localización de un punto. El nombre Claridad oculta, por ejemplo, se refiere al beneficio mental de los puntos: despeja la mente. El Rincón del hombro se refiere a la localización del punto. El punto de las Tres millas se ganó su nombre porque da una energía suplementaria suficiente para recorrer tres millas. Los corredores y excursionistas lo han utilizado para aumentar su vigor y resistencia.

Algunos de los nombres de los puntos de acupresura también sirven como efectiva herramienta de meditación. Al apretar un punto y repetir en silencio su nombre, mientras se visualiza su beneficio y se respira profundamente, se obtiene todo el poder potencial que ofrece cada punto. Al apretar los puntos del Mar de la vitalidad en la parte baja de la espalda, respire profundamente y visualice cómo con cada inspiración se rellena su reserva de vitalidad. Utilice el po-

circulación y que alivian los problemas neuromusculares.

Durante miles de años, los chinos también han utilizado la acupuntura como tratamiento de belleza. Los puntos potentes se usan para mejorar el estado de la piel y para tonificar y relajar los músculos faciales, lo que disminuye la aparición de arrugas sin necesidad de medicamentos.

Aunque la acupresura no sustituye a la atención médica, puede ser un tratamiento complementario apropiado. Acelera, por ejemplo, la curación de un hueso roto una vez reducido, o ayuda a un paciente de cáncer, ya que alivia buena parte del dolor asociado y también la ansiedad provocada por esa enfermedad.

De modo similar, la acupresura puede ser un auxiliar efectivo del tratamiento quiropráctico. Al relajar y tonificar los músculos de la espalda, la acupresura facilita los ajustes de la médula espinal, los hace más efectivos y los resultados duran más tiempo. De hecho, en un principio las dos terapias se practicaron conjuntamente en la antigua China.

Los pacientes de psicoterapia obtienen beneficios de la acupresura al usarla para intensificar la conciencia del cuerpo y afrontar el estrés. Cuando hay poderosas emociones libres y sin resolver, el cuerpo acumula la tensión de los músculos. La acupresura ayuda a restaurar el equilibrio emocional, ya que libera la tensión acumulada causada por los sentimientos reprimidos.

Puntos de acupresura

En realidad, un punto de acupresura tiene dos identidades y formas de funcionar. Al estimular un punto en la misma zona en la que se siente dolor o tensión, a éste se le llama «punto local». El mismo punto también puede aliviar el dolor en una parte del cuerpo que se halle distante, en cuyo caso se le llama

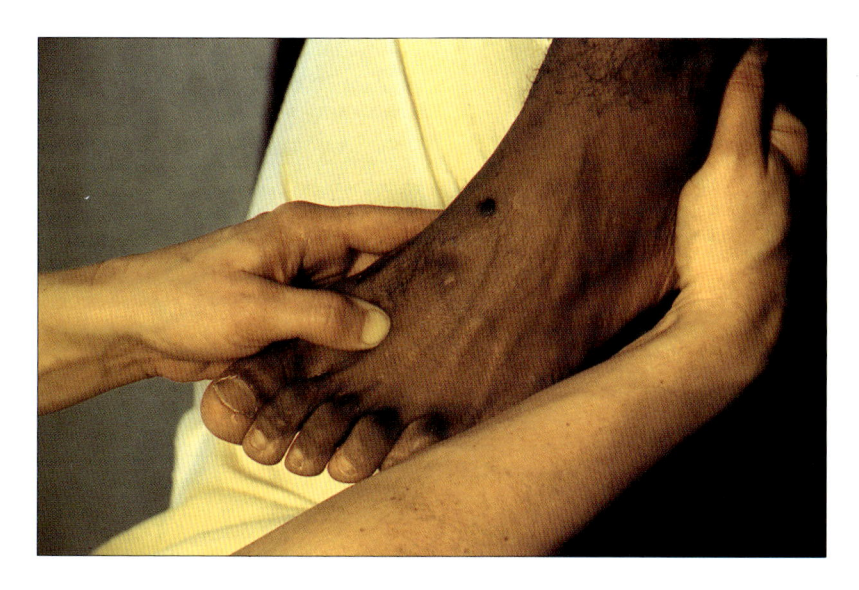

Izquierda: en el cuerpo hay 365 puntos de acupresura localizados, cada uno de los cuales recibe un nombre poético. Todos están conectados por los meridianos.

der de su mente para fortalecer y ayudar a curar la parte baja de la espalda.

También puede formular afirmaciones con los nombres de los puntos, como poderosas fuentes de acción que amplían los beneficios de ese punto. Por ejemplo, al sostener con las yemas de los dedos el punto Dejarse ir, en la parte superior externa del pecho, respire profundamente a imagínese dejando escapar la tensión, la frustración y el estrés. Al apretarse estos puntos y respirar, repítase a sí mismo que ahora se desprende de toda la negatividad e irritabilidad.

Además de su nombre, a cada punto se le asignó un número de identificación para seguir su localización a lo largo del cuerpo. Los números de localización de los puntos, como ST 3 o GB 21, forman un sistema estándar de referencia utilizado por los acupresores y acupuntores profesionales.

Artritis y reumatismo no articular

Se cree que la acupresura puede aliviar los dolores musculares y artríticos, aumentar la movilidad de las articulaciones, fortalecerlas y prevenir un mayor deterioro de éstas.

Con algunos tipos de artritis reumatoide el paciente necesitará más tiempo para aumentar la movilidad articular y reducir el dolor. La mayoría de la gente que sufre artritis necesitará practicar estas técnicas de autoacupresura dos o tres veces al día durante seis meses, y continuarlas después una vez al día como medida de prevención y mantenimiento.

La acupresura es especialmente efectiva para aliviar el reumatismo no articular (no relacionado con las articulaciones). Esta afección de los tejidos blandos, llamada también miofibrosis o fibrositis, tiene síntomas similares a los de la artritis reumatoide, como rigidez matinal, sensibilidad muscular, fatiga debilitadora y, con bastante frecuencia, depresión.

Los médicos han descubierto que los pacientes que sufren de fibrositis, un trastorno que provoca dolor musculoesquelético, sobre todo por la mañana, entumecimiento, perturbaciones del sueño y fatiga, tienen zonas sensibles que los investigadores han llamado «puntos sensibles». Estos puntos sensibles del cuerpo se corresponden con los puntos de acupresura utilizados en la medicina china tradicional. Si padece usted de artritis, puede localizar con facilidad muchos de estos puntos por el simple procedimiento de presionar las zonas donde se concentra el dolor. Al encontrar la zona, en lugar de aplicar masaje, frotamiento y amasarla, limítese a sostenerla firmemente durante algunos minutos. Si fuese extremadamente sensible, disminuya gradualmente la presión hasta que encuentre un equilibrio entre el dolor y el placer.

La acupresura también será extremadamente efectiva para reducir inflamación que acompaña a la artritis. Los puntos potentes presentados en este capítulo se han elegido de entre 12 puntos antiinflamatorios. Si se estimulan de forma regular y diaria, aumentan la circulación, lo que reduce a su vez la inflamación y al mismo tiempo aumenta la movilidad de la articulación.

LOS BENEFICIOS CURATIVOS

Los beneficios curativos de la acupresura suponen la relajación del cuerpo y los efectos positivos que eso tiene sobre la mente. Al liberar cualquier tensión, no sólo nos sentimos bien físicamente, sino también emocional y mentalmente. Cuando el cuerpo se relaja, la mente también se relaja, creando otro estado de conciencia. La conciencia expandida conduce a una mayor claridad mental y a un bienestar físico y emocional más sano, desapareciendo así la división entre la mente y el cuerpo.

Puntos indicados para aliviar la artritis

Unirse al valle (hhoku) (li 4)
Precaución: para las mujeres embarazadas, este punto está prohibido hasta el parto, ya que su estimulación puede provocar contracciones prematuras del útero.
Localización: entre el pulgar y el índice, en el punto más alto del músculo, cuando el pulgar y el índice se juntan.
Beneficios: alivia el dolor y la inflamación en la mano, la muñeca, el codo, el hombro y la nuca.

Puerta exterior (tw 5)
Localización: a una distancia de dos dedos y medio de anchura por encima de la arruga de la muñeca, en el antebrazo exterior, a medio camino entre los dos huesos del brazo.
Beneficios: alivia el reumatismo, la tendinitis, el dolor de muñeca y de hombro.

Punto de las tres millas (st 36)
Localización: a una distancia de cuatro dedos de anchura por debajo de la rótula y a un dedo de anchura hacia la parte exterior de la pierna.
Beneficios: fortalece el cuerpo, beneficia las articulaciones y alivia la fatiga que proviene a menudo de la tensión de soportar el dolor artrítico.

Estanque tortuoso (li 11)
Localización: en el borde superior de la arruga del codo.
Beneficios: alivia el dolor artrítico, especialmente en el codo y el hombro.

Puertas de conciencia (gb 20)
Localización: por debajo de la base del cráneo, en el hueco entre los dos grandes músculos verticales de la nuca, a unos 5 a 7 cm de distancia, dependiendo del tamaño de la cabeza.
Beneficios: alivia la artritis, así como las siguientes afecciones comunes que a menudo acompañan el dolor artrítico: dolores de cabeza, insomnio, cuello rígido, dolor en la nuca, fatiga e irritabilidad general.

■ No hay razón para usar todos estos puntos a la vez. Aplique sólo uno o dos cuando tenga una mano libre.

Dolor de espalda y ciática

Los problemas de espalda son uno de los achaques más comunes de nuestra sociedad. Cuatro de cada cinco personas tienen fuertes dolores de espalda al menos una vez en sus vidas. La mayoría de problemas de ciática y de lumbago están relacionados con el estrés, una postura deficiente, accidentes o unos músculos abdominales débiles. También se deberían a dolor de espalda o de ligamentos, por lo que es muy importante mantener los músculos de la espalda fuertes y flexibles. La acupresura puede ser muy efectiva para aliviar la tensión muscular asociada con el lumbago y la ciática.

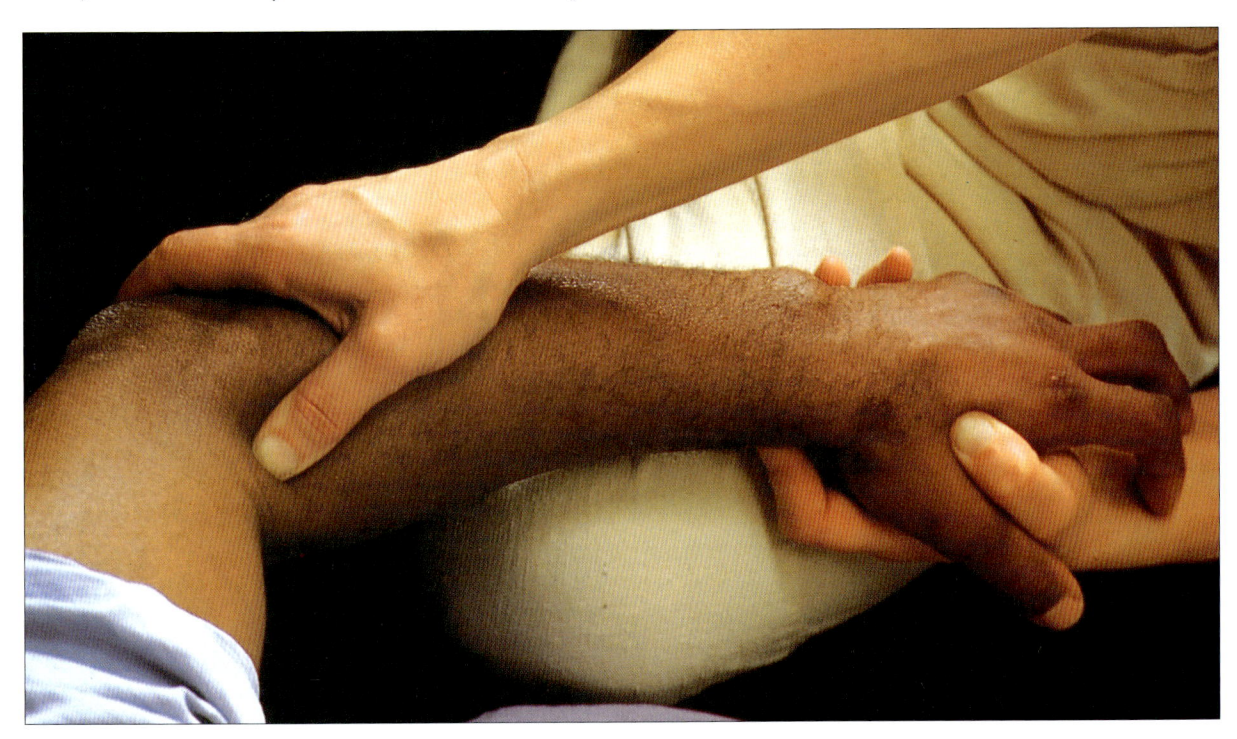

Ejercicios de puntos potentes

Siéntese cómodamente para realizar la siguiente tabla.

Paso 1
Presione en LI 4: para presionar este punto antiinflamatorio en su mano izquierda, coloque el pulgar derecho en la molleja situada entre el pulgar y el dedo índice, y así dirigir gradualmente la presión por debajo del hueso que se une a su dedo índice. Presione en ese punto durante un par de minutos mientras respira profundamente; luego cambie de manos para trabajar sobre la derecha.

Paso 2
Presione en TW 5: para encontrar este punto, coloque los nudos de la mano izquierda sobre el antebrazo derecho, a una distancia de dos dedos y medio de anchura de la arruga de la muñeca. Utilice los nudillos para aplicar una presión firme sobre esta articulación, al tiempo que respira profundamente durante un minuto. Cambie de manos y trabaje sobre el brazo izquierdo.

Paso 3
Presione en LI 11: doble el brazo derecho por delante de usted, con la palma de la mano hacia abajo. Para encontrar este punto, coloque las yemas de los dedos de la mano izquierda en lo alto del brazo derecho, allí donde termina la arruga del codo. Presione firmemente en la articulación del codo con los dedos de la mano izquierda, al tiempo que respira profundamente durante un minuto. Luego, cambie de lado y trabaje sobre su codo izquierdo.

Paso 4
Presione con firmeza en GB 20; coloque los dos pulgares por debajo de la base del cráneo, a unos 5-8 centímetros de distancia, en dos zonas huecas. Aplique la presión gradualmente, al tiempo que inclina lentamente la cabeza hacia atrás. Presione con firmeza arriba y abajo del cráneo durante un minuto aproximadamente.

Cuando le duela la cadera o el lumbago, el cuerpo compensa automáticamente esa debilidad restando presión sobre esa zona y desviándola hacia otra. Lamentablemente, eso no hace sino desplazar una carga extra sobre otra zona de la espalda, lo que a su vez complica el problema.

La efectividad de la acupresura se puede incrementar mediante una dieta sana y el uso adecuado del calor. Según la medicina china tradicional, comer demasiada sal, beber demasiado líquido, comer alimentos excesivamente fríos y resfriarse, un exceso de ejercicios que supongan sacudidas, el temor o la paranoia pueden causar problemas en la zona del lumbago. La práctica regular de suaves ejercicios de espalda previene los problemas de espalda.

También es útil utilizar un paño caliente, una bolsa de agua caliente o un baño de agua caliente (si no hay inflamación), porque el calor proporciona alivio momentáneo de la rigidez y el dolor. Pero cuando se usa calor junto con acupresura para tratar los problemas musculares, el alivio de la tensión y el dolor suele durar más tiempo.

Precaución: no se presione en discos en proceso de desintegración o en huesos fracturados o rotos. Para el dolor de ciática o de lumbago, tiene que consultar con un médico, un osteópata, un quiropráctico o un fisioterapeuta.

Puntos indicados para aliviar el lumbago

Los siguientes puntos estimulan la parte baja de la espalda para fortalecerla y curarla. El punto situado por detrás de la rodilla (B 54) es un desencadenante especial para aliviar el dolor del lumbago. Los puntos del Mar de la vitalidad (B 23 y B 47), en la parte baja de la espalda, y el punto del Mar de la Energía (CV 6), en la parte baja del abdomen, ayudan a aliviar el dolor de espalda y benefician especialmente los riñones y el sistema urorreproductor. El punto Útero y Vitales (B 48), en las nalgas, es efectivo para aliviar el dolor de lumbago y de ciática. Se puede utilizar cualquiera de esos puntos por separado o juntos, en secuencia, para una práctica más completa con la que aliviar tanto la ciática como el lumbago.

Mar de vitalidad (B 23 y B 47)

Precaución: si tiene la espalda débil, los puntos del Mar de vitalidad pueden estar bastante sensibles. En tal caso serán muy curativos algunos minutos de contacto ligero y estacionario, en lugar de una presión profunda. Vea antes a su médico si tiene alguna duda o necesita consejo médico.

Localización: en la parte baja de la espalda (entre la segunda y la tercera vértebras lumbares), a una distancia de dos a cuatro dedos de anchura de la columna, al nivel de la cintura.

Beneficios: alivia el dolor de lumbago, la ciática y la fatiga que a menudo produce el dolor.

Útero y Vitales (B 48)

Localización: a una distancia de uno a dos dedos del sacro (la gran zona ósea situada en la base de la columna) y a medio camino entre lo alto del hueso de la cadera (cresta ilíaca) y la base de las nalgas.

Beneficios: alivia los dolores de lumbago, ciática, tensión pélvica, dolor de cadera y tensión.

Shiatsu

CAPÍTULO VEINTISIETE

*S*hiatsu *es una palabra japonesa compuesta por dos caracteres escritos que significan «dedo»* (shi) *y «presión»* (atsu). *Describe una forma de terapia manipulativa, con titulación para ejercer otorgada por el gobierno japonés, que se centra en el uso de presión estática aplicada a puntos y vías específicas distribuidas por todo el cuerpo. Esos puntos, llamados* tsubo *en japonés, también se utilizan en acupuntura y a veces se les llama «acupuntos». Las vías a lo largo de las cuales se hallan situados la mayoría de los puntos se conocen como «canales» o «meridianos». Estas vías forman un sistema corporal completo, fundamental para la teoría y la práctica de todas las artes curativas orientales que suponen el flujo de bioenergía (*ki *en japonés o* chi *en chino). La terapia Shiatsu restaura el flujo normal de esa energía vital, para crear un equilibrio y una salud óptimas tanto en la mente como en el cuerpo.*

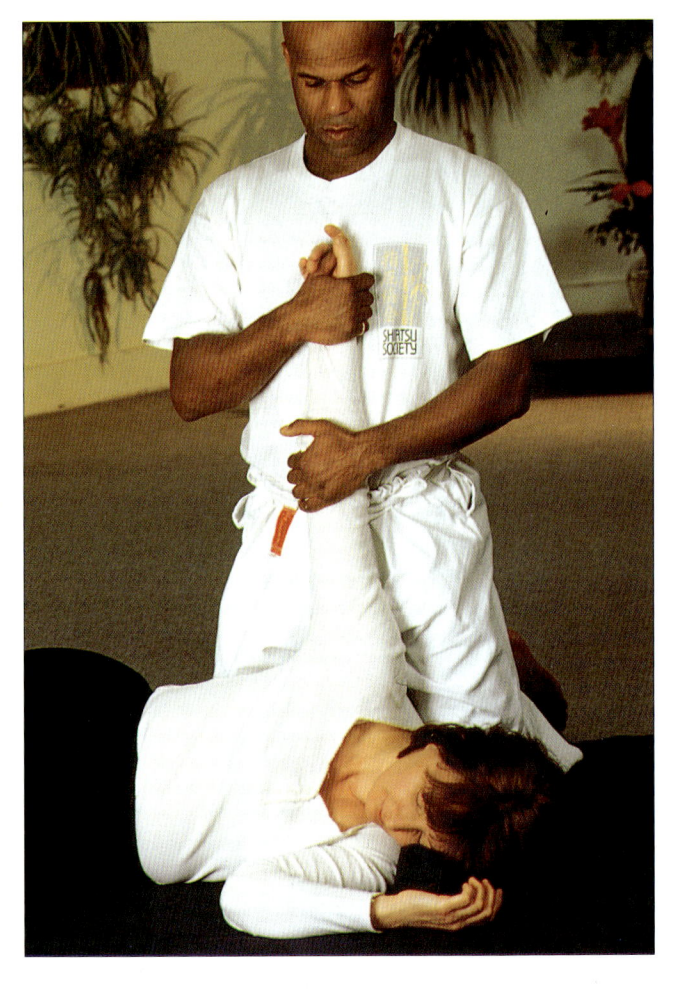

A menudo, al Shiatsu se le llama «acupresura» y la estimulación de los puntos por medio de presión es una de las principales técnicas usadas, aunque no la única. En la práctica, la presión se aplica a amplias zonas así como a puntos precisos repartidos por todo el cuerpo, utilizando no sólo los dedos sino también las palmas de las manos, los codos, las rodillas e incluso los pies. La presión puede variar desde muy ligera a bastante firme y es sostenida o bien implica frotamiento, amasado y «cepillado», como en el masaje. En ocasiones, se pueden emplear técnicas muy ligeras de «sostenimiento», casi como la curación por las palmas de las manos. Además de la presión aplicada a meridianos y puntos, se emplean suaves técnicas de estiramiento y manipulación aplicadas a los tejidos blandos y las articulaciones. El Shiatsu incorpora por tanto diversos enfoques, extraídos de diferentes tradiciones, tanto antiguas como modernas, que comparten un elemento común: el contacto. Por tanto, el Shiatsu es, primordialmente, una terapia «manual».

Historia y orígenes

Los orígenes del Shiatsu estarían en una respuesta natural a la lesión, el dolor o la incomodidad: frotarse la zona afectada reconforta y a menudo alivia el dolor. A partir de esta respuesta automática a la enfermedad en el cuerpo evolucionó, por ensayo y error, un enfoque sistemático para el alivio de ciertos achaques, mediante la concentración en ciertas zonas y puntos clave que, según se observó, desencadenaban resultados específicos repetibles. Originalmente, eso se hizo de manera intuitiva, pero con el tiempo se desarrollaron teorías para intentar explicar tales fenómenos. Esas teorías se convirtieron en la base de un sistema de cuidado de la salud que se ha mantenido en práctica durante varios miles de años en Oriente y al que corresponde el Shiatsu.

En el texto médico chino más antiguo de que se tiene noticia, *El clásico de la medicina interna del emperador amarillo*, escrito hace más de 2.000 años, se atribuyeron los orígenes y desarrollo de diferentes disciplinas médicas a diferentes regiones de China; la geografía, la dieta y el estilo de vida variaban mucho entre esas regiones, lo mismo que las pautas de enfermedad. Así, la acupuntura, el masaje y la herboterapia evolucionaron conjuntamente para tratar la gama de enfermedades existentes.

El masaje tradicional de la antigua China se conoció como *Anmo* y llegó a Japón en el siglo VIII, donde fue adoptado y adaptado por los japoneses, que lo llamaron *Anma*. En Japón, la terapia *Anma* se convirtió gradualmente en una profesión asociada con los ciegos y disfrutó de una excelente reputación durante varios siglos. No obstante, cuando empezaron a predominar las influencias médicas occidentales, en el siglo XIX, también se comenzó a considerar el *Anma* como folclor y durante la era Meiji estuvo a punto de desaparecer. La terapia *Anma* no ha empezado a resurgir hasta hace poco como una forma popular y efectiva de atención de la salud, formando parte de la revitalización general de los sistemas médicos tradicionales del Lejano Oriente.

El propio término «Shiatsu» es relativamente nuevo y se refiere específicamente a las técnicas de presión empleadas en el sistema *Anma* o *Do-In-Ankyo* original, que también comprendía una extensa gama de ejercicios, dieta, meditación, masaje y manipulación. La reciente incorporación de elementos de fisioterapia refleja la integración de los enfoques oriental y occidental en el Japón moderno, donde el Shiatsu está recuperando gradualmente su importancia.

En los países occidentales, el Shiatsu empieza a ser una terapia respetada y de su práctica la disfrutan miles de europeos y estadounidenses para la prevención y tratamiento de muchos achaques comunes. En la actualidad experimenta un aumento de popularidad en el Reino Unido, donde se ha creado una Sociedad Nacional con un registro de profesionales cualificados y de escuelas acreditadas.

El Shiatsu se encuentra con relativa facilidad como tratamiento privado en las clínicas de salud complementaria que aplican métodos multidisciplinares, o en el propio hogar, pero hay también numerosos ejemplos de utilización en ambientes hospitalarios o de médicos de cabecera que envían a sus pacientes directamente al profesional del Shiatsu. Por tanto, el papel del Shiatsu en el sistema de atención sanitaria, tanto público como privado, se halla en un proceso de rápido desarrollo, en respuesta a una genuina demanda de este tipo de terapia que es segura y efectiva.

Filosofía y objetivos

La medicina oriental, aunque acepta la lógica y el empirismo de una ciencia, hunde sus raíces en la filosofía y la cosmología. Al observar los fenómenos naturales, los antiguos filósofos intentaron describir las leyes que determinan la vida y sus procesos. Evolucionaron las teorías universales que empleaban el lenguaje y los conceptos simbólicos, en un intento de expresar lo particular por medio de lo general. Por ejemplo, los términos Yin y Yang, que significan literalmente la «sombra» y la «luz», derivaron su significado simbólico de la naturaleza (la luna y el sol, respectivamente). Esos términos se utilizaron para simbolizar muchos otros fenómenos naturales con características similares, como frío, noche e invierno en el caso del Yin, y calor, día y verano en el caso del Yang.

De modo similar, se utilizaron elementos naturales como fuego, agua, madera, metal y tierra para simbolizar una calidad de energía y movimiento que se correspondía con su estado orgánico. Por ejemplo, la energía del fuego se consideró como expansiva y dinámica y, en consecuencia, pasó a simbolizar el calor, el verano, el color rojo y el día, mientras que la energía del agua se asoció con el movimiento descendente y de contracción que simbolizaba el frío, el invierno, el color negro y la noche.

Así, el fuego se consideró Yang en comparación con el agua, considerada como Yin.

El uso de estos símbolos se encuentra en su universalidad descriptiva. Las teorías del Yin y del Yang, y la de los cinco elementos se emplearon no sólo para definir el ambiente físico externo, sino también para interpretar el propio proceso de la vida. En medicina clínica, por ejemplo, a un paciente con el rostro enrojecido, fiebre y sudoraciones diurnas se le caracterizó como alguien que padecía una enfermedad Yang, mientras que los escalofríos, la palidez (con círculos negros bajos los ojos) y la sudoración nocturna pertenecían al Yin. En fisiología, debido a que el corazón se considera como extremadamente dinámico y responsable de la circulación y el calor, se asoció también con el elemento fuego, mientras que los riñones, con su conexión de receptor de los fluidos del metabolismo y la humedad (enfriamiento), se relacionaron con el agua.

Cada uno de los aspectos de la teoría y práctica de las artes curativas se vio por tanto guiado por estas filosofías básicas que explican el lenguaje tan simbólico de la medicina china tradicional actual.

El sistema de meridianos

El principio sobre el que descansa el mecanismo de tratamientos «externos» como el Shiatsu lo encontramos en la existencia de un sistema fisiológico singular de la medicina oriental: el sistema de canales o meridianos. La curación oriental y las artes marciales siempre han creído que toda la energía circula y vitaliza a toda la persona por estas vías específicas. El símbolo escrito de «meridiano» sugiere una red entrecruzada de canales interconectados que vinculan la piel, la carne, el músculo, el hueso y los órganos vitales en un todo unificado. El símbolo para la energía que fluye por los meridianos significa literalmente «respiración» o «gas» y sugiere algo vital que caracteriza el movimiento y el cambio dentro del cuerpo, simbólico de todos los procesos fisiológicos.

Equilibrar el Yin y el Yang

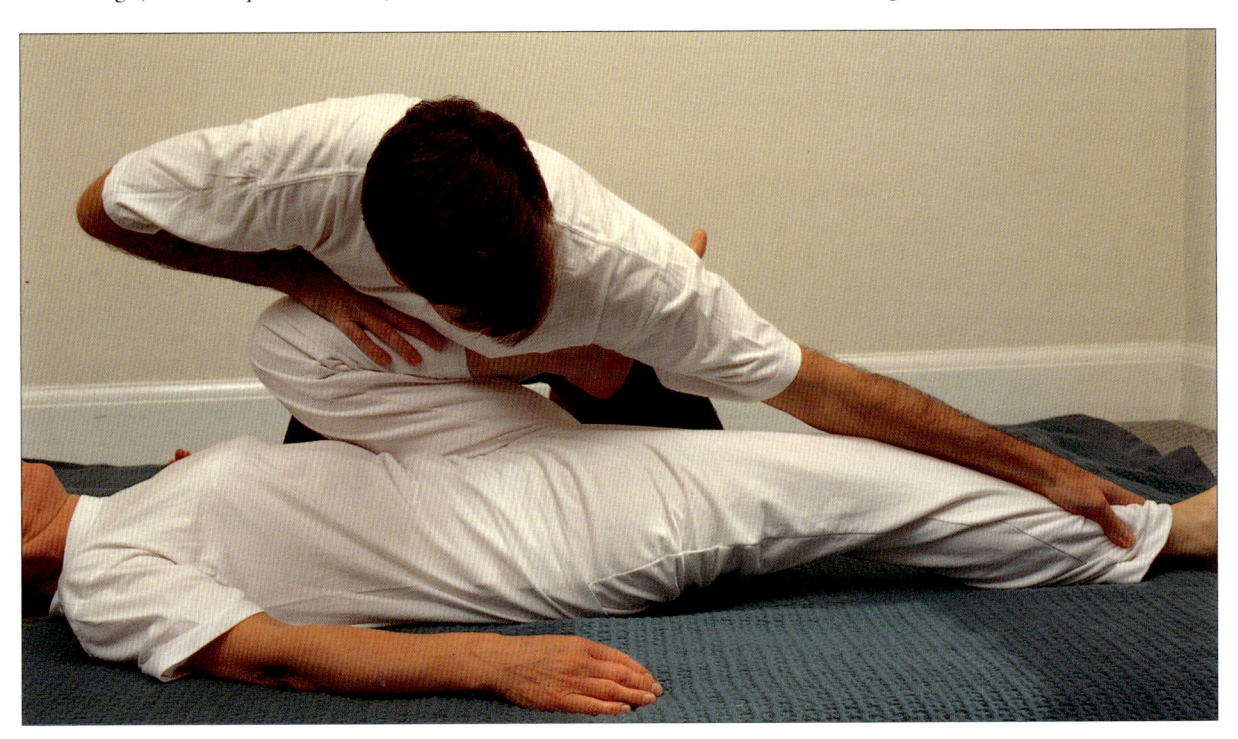

En la medicina china tradicional, la salud y la enfermedad se consideran como manifestaciones del delicado equilibrio entre el Yin y el Yang, entre los sutiles movimientos de energía dentro del organismo. Una planta necesita luz (Yang) y también agua (Yin), el ser humano necesita alimento (Yin) y oxígeno (Yang). El diagnóstico de la enfermedad se basa en la valoración exacta de la parte del todo energético que está desequilibrada. De ello se deriva automáticamente el principio y el método de tratamiento. Por ejemplo, un paciente con manos y pies fríos será caracterizado en términos de medicina china tradicional como alguien que sufre una deficiencia Yang (función circulatoria dinámica) del corazón (asociado con el fuego y la función reguladora de la temperatura). El tratamiento procurará suplementar el Yin de los riñones. Los métodos de tratamiento varían según el estado del paciente. Por ejemplo, tratar el Yin (sustancias vitales del cuerpo) se suele hacer desde el interior, con hierbas, mientras que el tratamiento del Yang (funciones vitales del cuerpo) se logra sobre todo desde el exterior, ya sea mediante acupuntura, moxibustión (una forma de tratamiento por el calor) o diversas terapias manipuladoras, incluido el Shiatsu.

Diagnóstico del desequilibrio de energía

En las artes marciales, aprender a percibir y dirigir el flujo de energía a través de los meridianos constituye la clave para dominar el poder necesario para el combate. En medicina, el profesional aprende a detectar deficiencias y bloqueos de esta energía y a dirigir el tratamiento hacia la restauración del flujo normal. En el Shiatsu, eso se hace mediante una palpación cuidadosa y continua de cada uno de los meridianos, antes, durante y después del tratamiento.

El «diagnóstico» implica caracterizar la naturaleza del desequilibrio de energía en términos del meridiano o meridianos afectados, y el tratamiento aplicado con éxito supone lograr un cambio palpable en el movimiento y el desequilibrio del flujo de energía. Los meridianos reciben el nombre del órgano vital que conecta cada uno, por lo que un diagnóstico Shiatsu puede ser «deficien-

Desarrollar intuición y sensibilidad

En el Shiatsu, la «forma» consiste en una serie de movimientos interconectados que permiten aplicar una correcta presión de apoyo a diferentes partes del cuerpo del receptor. Para ello se necesita un nivel de precisión y habilidad que al principio parece casi mecánico pero que, como el ejemplo Zen, estimula la concentración y serena la mente, permitiendo que se sienta la experiencia directa de dar y recibir la presión. A través de la «forma», el que aplica la presión desarrolla un nivel de conciencia y sensibilidad del cuerpo que supera con mucho su habilidad para comprender lo que se siente o se hace en el Shiatsu. Curiosamente, la intuición, uno de los elementos clave del Shiatsu, sólo se puede desarrollar mediante la disciplina de una estricta aplicación técnica del procedimiento. La práctica de la «forma» se puede convertir en liberalizadora, antes que en una experiencia limitadora.

cia cardiaca», sin que por ello se refiera a un problema físico del corazón, como tal, sino más bien al hecho de que la energía de su meridiano experimenta una hipofuncionalidad.

El tratamiento pretende restaurar el flujo de energía normal en ese canal, equilibrando todo el sistema de meridianos. El profesional no transmite energía al paciente, sino que usa la propia energía de éste y se limita a guiar el proceso de reequilibrio.

Aplicación práctica

El Shiatsu supone la aplicación de presión estática al cuerpo y está gobernado por las leyes básicas de la física. El principal aliado es la gravedad, no la fuerza muscular, y el principio más importante, aplicado universalmente a todas las técnicas en el Shiatsu, es el de la presión natural ejercida al apoyarse sobre el receptor. Para ello sólo se usa el peso del cuerpo, sin empujar, presionar o apretar, como un bebé que gatea y cuyo cuerpo se apoya sin esfuerzo alguno sobre sus brazos y piernas.

Eso puede parecer fácil y, ciertamente, no exige esfuerzo, pero en la práctica supone a menudo redescubrir la clase de forma inconsciente, automática y muy integrada en la que todos empezamos a usar nuestro cuerpo cuando fuimos bebés. Por ello, lo básico del Shiatsu consiste en cómo y dónde se aplica la presión. Eso exige un cuidadoso posicionamiento del cuerpo, de modo que se pueda inclinar o «descansar» sobre el receptor, desde cualquier ángulo, en cualquier posición, de forma cómoda y sin esfuerzo.

La «forma»

Inicialmente, pues, la práctica del Shiatsu supone perfeccionar el arte de situarse en la posición precisa y correcta para aplicar la presión natural del apoyarse sobre cualquier zona dada del cuerpo. Tales movimientos asumen un ritmo y una fluidez propias, en los que se combinan la elegancia, la disciplina y la espontaneidad, en una secuencia similar a un baile. A eso se le llama a menudo la «forma». Todos los que practican artes marciales están familiarizados con el concepto y la práctica de una «forma» concreta de movimiento, asociada con la disciplina elegida, ya sea karate, judo, T'ai Chi o cualquier otra. De hecho, esta noción de la forma se extiende también al estudio y práctica de cualquier arte y ciencia orientales, desde la caligrafía hasta los arreglos florales, desde la ceremonia del té hasta la papiroflexia.

De hecho, una comprensión más amplia de la cultura oriental, en general, revela muchos niveles sutiles en los que actúa el concepto de «forma». El aspecto, la forma de comportarse y hasta de pensar están muy influidas por cómo pueden aparecer esos factores ante los demás. El conformismo se considera una virtud y contribuye a la «forma» colectiva de la sociedad y, en último término, a su paz y armonía. Demostrar interés propio supone ser desconsiderado hacia el grupo y va en contra del bien común.

En el campo de la medicina, amenazar tal armonía (simbolizada en este caso por las leyes aceptadas de la naturaleza) supondría literalmente poner en peligro su salud. Muchos clásicos médicos resaltaron la necesidad de vivir en armonía con tales leyes, que gobiernan todos los aspectos de la vida, incluido el ejercicio, el descanso, la dieta, las emociones y las relaciones, así como el clima, las estaciones y la geografía.

Así, lo fundamental es la preocupación por la «forma» de las cosas, aunque eso no quiere decir que tal preocupación sea simplemente ofrecer buen aspecto; tiene un propósito que es a la vez sutil y poderoso. Aspira a liberar la mente y a permitir al cuerpo experimentar las cosas directamente. En la meditación zen, por ejemplo, hay una forma de sentarse y de caminar mientras se centra la atención en la respiración y se mantiene una determinada postura durante un período de tiempo.

El propósito final puede ser el de alcanzar un objetivo espiritual (iluminación), pero la forma es esencialmente práctica. Cuanto más se concentra uno en sentarse, caminar y respirar, tanto menos intenta la mente elaborar el propósito de lo que se hace. Sólo cuando la mente se aquieta se puede apreciar plenamente el valor de la experiencia de la meditación. Lo que en un principio pudiera parecer un ritual vacío, proporciona en realidad el centro de atención para desarrollar concentración, conciencia y, en último término, paz mental.

TÉCNICAS PARA APLICAR PRESIÓN

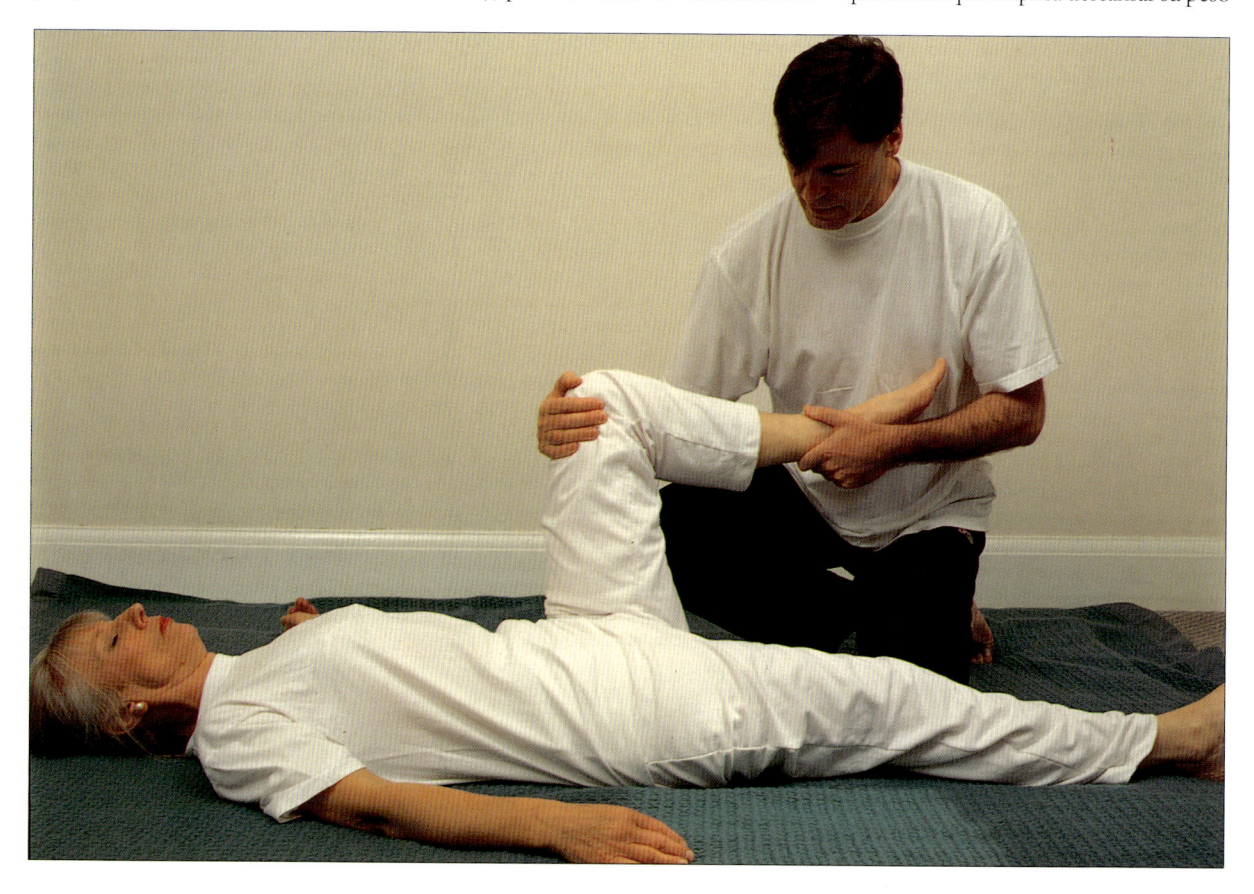

Hay principios específicos que gobiernan la práctica del Shiatsu y las técnicas para aplicar presión. Entre ellos se incluye la presión vertical, que es perpendicular a la superficie sobre la que se trabaja; la presión firme, que es mantenida y fluida; la presión de apoyo, que permite al que la aplica descansar su peso cómodamente sobre el receptor, sin esfuerzo o tensión; y la presión uniforme, que mantiene una distribución uniforme del peso, lo que causa una mínima molestia al receptor. La presión se aplica de diversos modos, con pulgares, dedos, palmas de las manos, codos, rodillas y pies sobre todo el cuerpo y en cuatro posiciones diferentes: prono (sobre el vientre), supino (sobre la espalda), de lado y sentado.

Visita a un profesional

Qué podemos esperar
El Shiatsu siempre se aplica al nivel del suelo, habitualmente sobre la clase de colchoneta japonesa de algodón llamada «futon». Servirá también cualquier colchoneta o manta que sea bastante firme y no elástica; no es bueno un colchón de muelles. El receptor debe ser sostenido adecuadamente al aplicarse la presión, razón por la que no es adecuada una cama. El suelo es preferible al tratamiento en un diván, para que quien aplica la presión se pueda mover más fácilmente alrededor del receptor y apoyar el peso de su cuerpo sobre él sin esfuerzo. Si se utiliza una almohada, ésta debe ser firme y pequeña; habitualmente, no es apropiada una almohada corriente de cama.

Tanto el que aplica como el que recibe el Shiatsu deben llevar ropa suelta, cómoda, de fibras naturales (algodón); está bien ponerse un chándal.

Al aplicar Shiatsu a zonas de piel expuestas, como manos, pies, cara y cuello, a menudo se usa una delgada manopla de algodón o paño. A diferencia de otras formas de masaje, en el Shiatsu no suele haber contacto directo con la piel desnuda, puesto que no se le tiene que aplicar nada (como aceites) ni hay que deslizarse sobre ella. La delgada capa de algodón existente entre el que aplica y el que recibe el Shiatsu permite al primero moverse con facilidad de una posición a otra, sin necesidad de estirar o pellizcar la piel, y evitar cualquier contacto desagradable en caso de que alguno de los dos tenga la piel fría, sudorosa o pegajosa.

Condiciones
Las condiciones, como temperatura de la habitación, luz, sonido, etc., se deben diseñar para que el receptor se sienta cómodo en todos los aspectos, pero no tanto como para desconectarse del ambiente o del que aplica el Shiatsu. El estado ideal del receptor debería ser algo intermedio entre el estar despierto y dormido, en completa relajación, como en la meditación. Este nivel de relajación profunda permite al receptor ser más receptivo a los efectos posteriores del tratamiento.

Hora del día
El Shiatsu se puede aplicar a cualquier hora del día, aunque según la teoría de la circulación de la energía y las estaciones, siempre hay una hora ideal para cada individuo. La noche es naturalmente un momento ideal para recibir el Shiatsu y obtener relajación antes de acostarse, aunque también puede ser muy vigorizante por la mañana, antes de iniciar la jornada. No es aconsejable aplicarlo, sin embargo, cuando se está demasiado cansado, o bien con el estómago lleno, o bajo la influencia de drogas o de alcohol.

Una sesión de Shiatsu
Suele ser mejor descansar durante unos 15 minutos aproximadamente después del tratamiento y permitir que la mente y el cuerpo se «unan» lentamente de nuevo, ya que el Shiatsu produce una sensación somnolienta y eufórica. Cada sesión suele durar una hora, raras veces más tiempo, pues los efectos podrían ser contraproducentes. Parece ser que el cuerpo tiene su propio alcance de mantenimiento de la atención, y también la mente, y éste varía de una persona a otra. En algunos casos, 30 minutos serán suficientes. Es perfectamente saludable recibir hasta dos o tres tratamientos de Shiatsu a la semana, aunque en la práctica es habitual recibir uno solo. Los tratamientos para problemas específicos, como rigidez en la nuca, exigen una serie de tratamientos que duran semanas y quizá incluso meses, para lograr una mejoría duradera, aunque la prime-

Guías básicas

Las guías básicas acerca de cuándo y dónde no se debe recibir Shiatsu son similares a las de cualquier tratamiento que afecte al flujo de energía, la sangre o los fluidos del cuerpo a través del sistema. Entre ellos se incluyen la fiebre alta, sobre todo si está acompañada por infección o inflamación local, o por cualquier enfermedad infecciosa, cáncer, enfermedad cardiaca y zonas donde pueda haber cortes, moratones, tejido cicatricial, lesión o hinchazón. No obstante, como las técnicas del Shiatsu varían desde lo muy dinámico a lo blando y suave, sería posible utilizar la calidad de apoyo de algunas de las técnicas de sostenimiento en la mayoría de esas situaciones. De hecho, el Shiatsu se ha empleado con efectividad para complementar otros enfoques en el tratamiento de diversas formas de cáncer, enfermedad cardiaca, sida y VIH.

ra vez que una persona recibe Shiatsu es a menudo la más espectacular.

Un proceso de dos vías

El Shiatsu es un proceso de dos vías y depende en buena medida de la respuesta del receptor, así como del que lo aplica. Del receptor se espera a menudo que participe activamente en el tratamiento, utilizando su respiración para relajar todo el cuerpo y entre las sesiones, realizando una serie de ejercicios diseñados para intensificar el efecto terapéutico. Esencialmente, el Shiatsu funciona mejor cuando puede impactar sobre varios factores al tiempo que afecta al estado global de salud, para extenderse naturalmente más allá del período en que se aplica el tratamiento. Eso exige a su vez un cierto nivel de compromiso por parte de la persona que recibe el tratamiento.

Los beneficios del Shiatsu

El principio fundamental del tratamiento es el de favorecer la propia capacidad innata del cuerpo para equilibrarse y curarse a sí mismo. El método por el que se logra depende de la estimulación adecuada del sistema de energía del cuerpo, que incluye los meridianos y los puntos. En la práctica, cuando se aplica la presión correcta, siempre se logra un efecto positivo. Eso quiere decir que se han activado las capacidades homeostáticas y autorreguladoras y que el sistema empezará a equilibrarse por sí mismo de modo natural. Un tipo de persona *kio*, básicamente más débil, responderá más lentamente a este proceso que un tipo de persona *jitsu*, básicamente más fuerte. El trabajo del profesional del Shiatsu consiste en valorar estas fortalezas y debilidades en términos de enfermedad de la persona y de su capacidad para responder a ella y de redistribuir los recursos de energía disponibles para restau-

rar la armonía del sistema, utilizando los meridianos.

La estimulación de los meridianos y los puntos libera la energía bloqueada y la conduce hacia las zonas de debilidad. Según una de las leyes del Yin y el Yang, un extremo de una puede transformarse en su contrario. De modo que en las zonas de bloqueo *(Jitsu)*, donde se pueden producir fenómenos Yang como tirantez, calor y dolor que se notan como una molestia al tacto, se utiliza una presión más firme y más rápida (también Yang) para dispersar el bloqueo: el Yang se encuentra con el Yin y se convierte en Yin, produciendo liberación y relajación. Y, a la inversa, en las zonas de debilidad *(Kio)*, donde se pueden producir más fenómenos Yin, como vacío,

frío y dolores, que reciben con agrado el contacto, se puede utilizar una presión más blanda y prolongada (más Yin) para atraer la energía hacia la zona: el Yin se encuentra con el Yin y se convierte en Yang, produciendo un efecto vigorizador y revitalizador.

Éstos son, básicamente, los dos enfoques principales para aplicar el Shiatsu: uno más dinámico y liberador y el otro más suave y nutritivo. Los elementos de estiramiento y manipulación se relacionan evidentemente con el primero, mientras que el segundo incluye las técnicas de presión más estáticas. No obstante, dentro de cualquier técnica se pueden utilizar elementos Yin y Yang y el Shiatsu es, básicamente una combinación natural de ambos.

Evaluación del Shiatsu

Al tratar de describir los beneficios del Shiatsu resulta difícil indicar resultados específicos en términos de los sistemas del cuerpo, tal como los comprendemos desde la perspectiva occidental. Lo cierto es que el Shiatsu no se presta bien a este enfoque y, a diferencia del masaje occidental, que se ha adoptado por sus beneficiosos efectos específicos en casos de tensión, lesión, etc., el Shiatsu hay que evaluarlo en términos del sistema al que pertenece.

Se han realizado intentos por equiparar el concepto oriental del sistema de energía con, por ejemplo, el sistema nervioso, pero esas correspondencias son imprecisas y, en último término, no válidas. Naturalmente, como el Shiatsu actúa sobre el cuerpo, afecta a los sistemas nervioso, circulatorio, respiratorio y musculoesqueléticos. No obstante y mediante su estimulación del sistema hormonal, también puede afectar a los sistemas digestivo y reproductor. De hecho, cuanto más específico se intenta ser para describir los efectos del Shiatsu, tanto más general y extenso parece ser el cuadro.

Será suficiente con decir que el Shiatsu puede y debe ayudar en diversos achaques, particularmente crónicos y persistentes, y que ayuda a reducir el estrés, ayuda al sistema digestivo, alivia el dolor, mejora la función mental, física y sexual, ayuda a solucionar problemas musculoesqueléticos y promueve la salud general. Aparte de aliviar los síntomas, corrige gradualmente los desequilibrios posturales y de comportamiento a largo plazo, lo que conduce a una mejor conciencia cuerpo/mente y a un sentido mucho más general de bienestar y paz. El propósito último del Shiatsu es regular el sistema energético que vincula la mente, el cuerpo y el espíritu para crear una experiencia más global y completa de nosotros mismos.

Terapia del Shiatsu

El Shiatsu no es una terapia que se preste a la autoayuda y que pueda practicar en casa. No obstante, la siguiente guía explica los principios del Shiatsu y muestra que es un proceso de dos vías, es decir, entre el que lo aplica y el que lo recibe, ambos trabajando para mover la energía desde una parte del cuerpo a otra.

Técnicas del Shiatsu

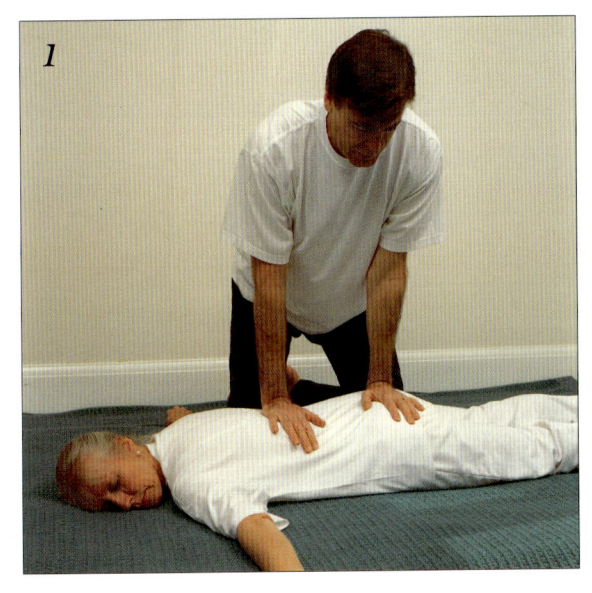

1. El profesional del Shiatsu puede empezar con un balanceo suave arriba y abajo del cuerpo, para inducir un estado de relajación en el paciente.

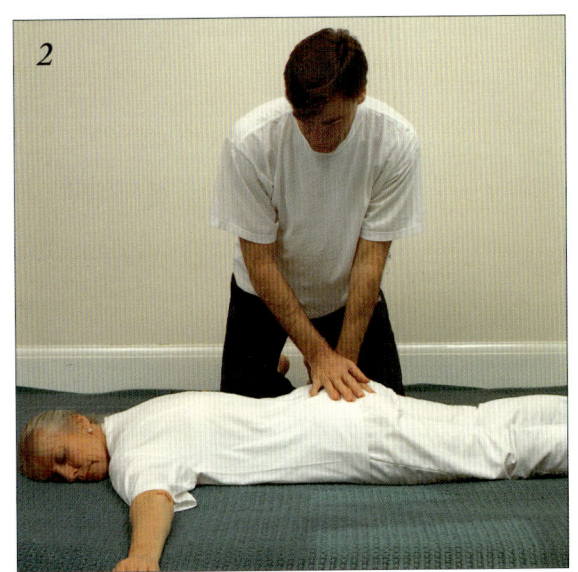

2. La presión se aplica sobre el sacro, con el profesional utilizando el peso de su cuerpo. A continuación éste aplica presión a lo largo de la columna vertebral, trabajando el Vehículo Gobernador, el importante canal que corre a lo largo de la columna.

3. Estira la columna vertebral, incluyendo los meridianos que corren por ella, los músculos, tendones y ligamentos. Eso también ayuda a inducir un estado de relajación en el paciente.

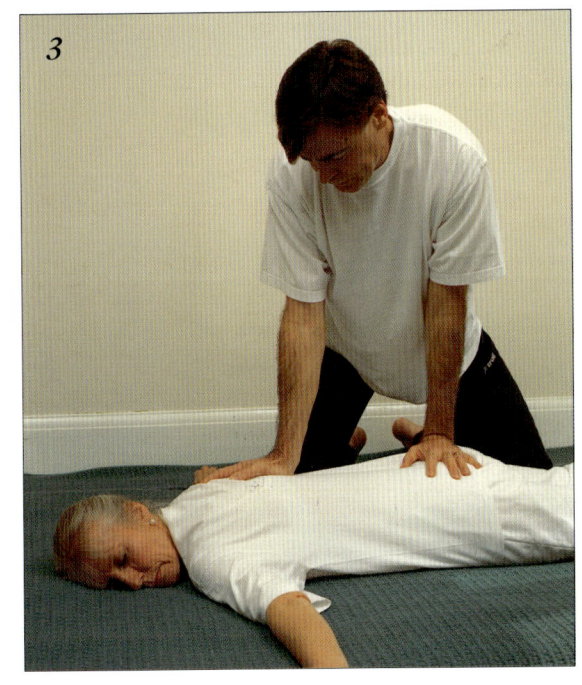

Técnicas del Shiatsu

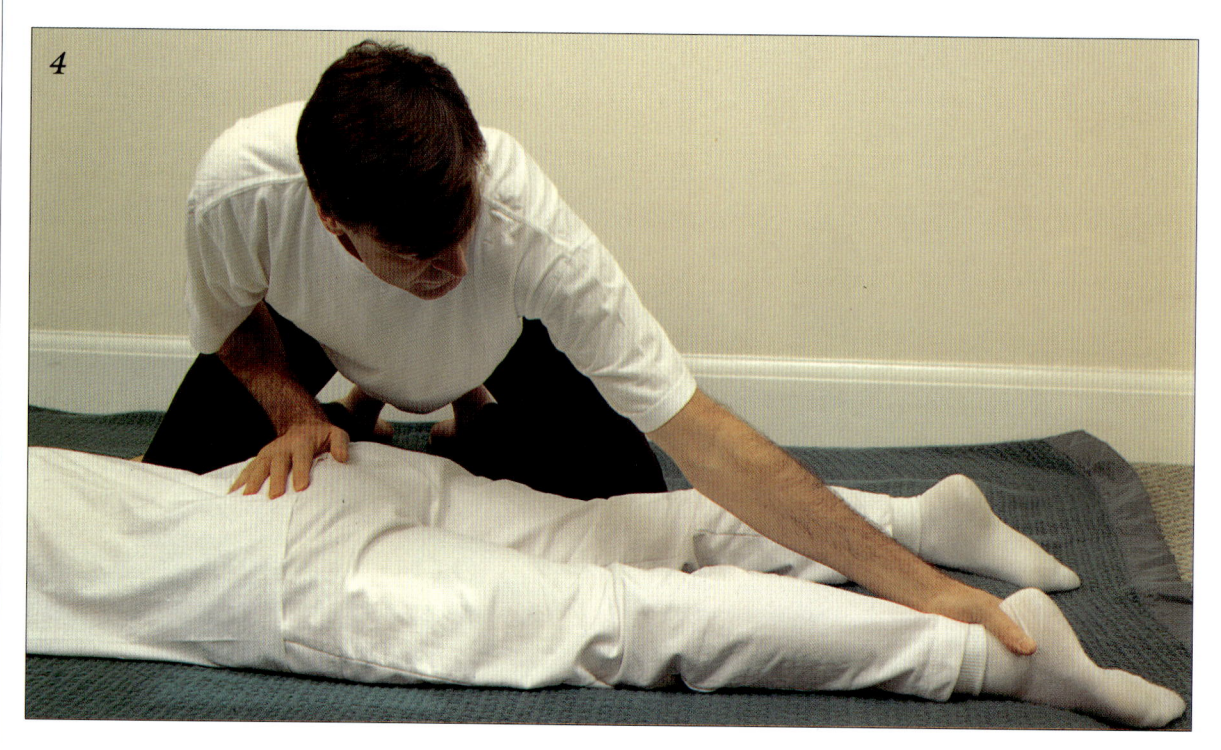

4. A continuación, el profesional del Shiatsu estira las piernas y los pies. Al hacerlo, estira los tendones poplíteos, los músculos de la pantorrilla y los meridianos.

5. Estira después toda la parte inferior del torso, tirando de los pies.

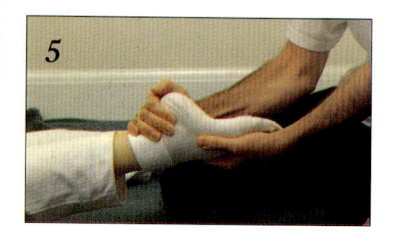

6. Dobla las piernas y los pies hacia la espalda y mantiene la presión aplicada a la parte baja de la espalda.

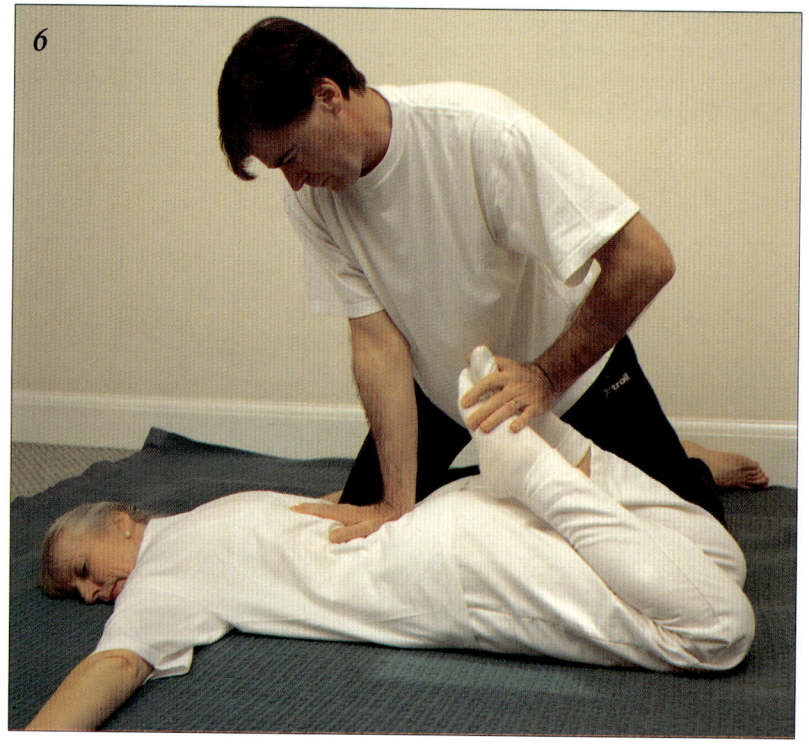

SHIATSU 271

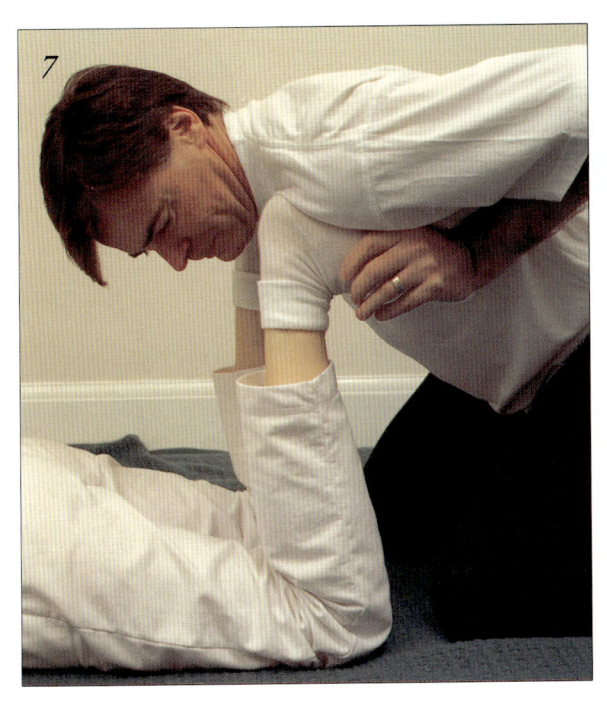

7. Los meridianos de la vesícula biliar descienden por el lado del cuerpo y de las piernas. El profesional del Shiatsu trabaja suavemente sobre las piernas.

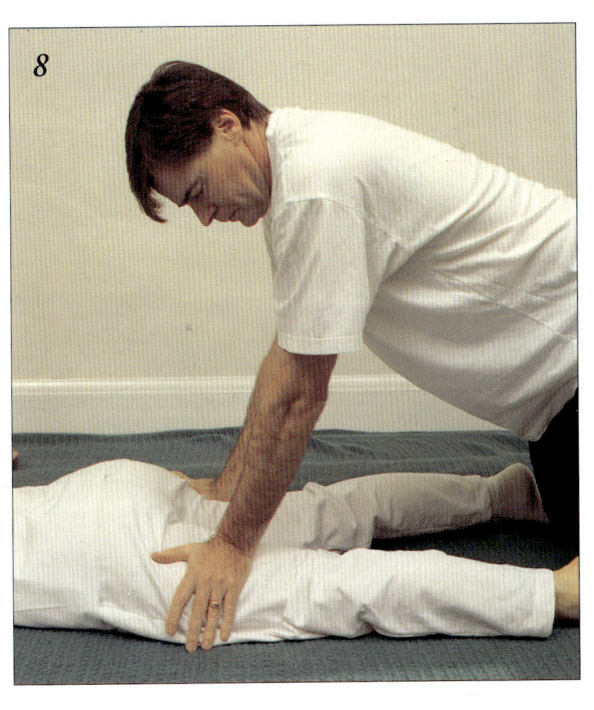

8. Se estiran la parte posterior de las piernas y los músculos de las caderas y los muslos, y se aplica presión a lo largo de los meridianos.

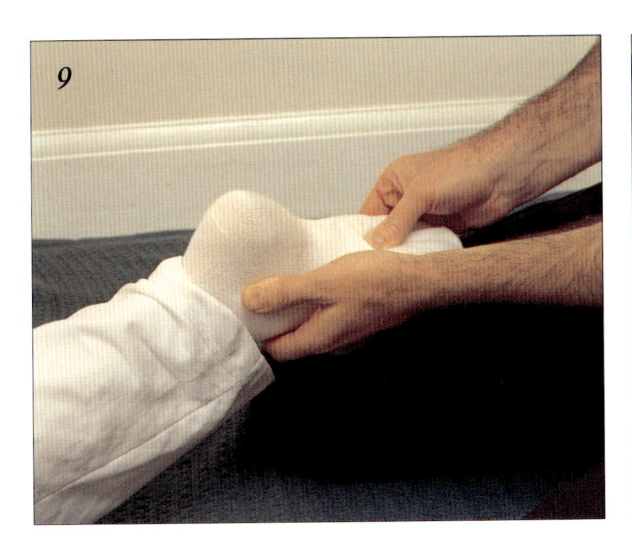

9. En la planta de cada pie hay algunos puntos importantes de acupuntura, que se pueden presionar para revitalizar todo el cuerpo del paciente.

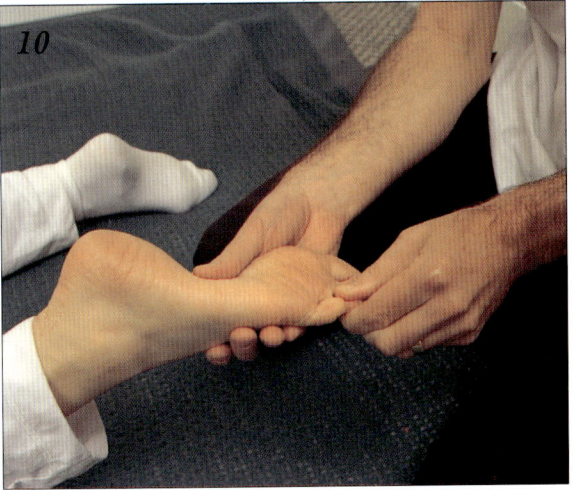

10. Los meridianos terminan en los dedos de los pies, por lo que el profesional del Shiatsu termina esta parte de la sesión pellizcando los dedos de los pies del paciente.

Técnicas del Shiatsu

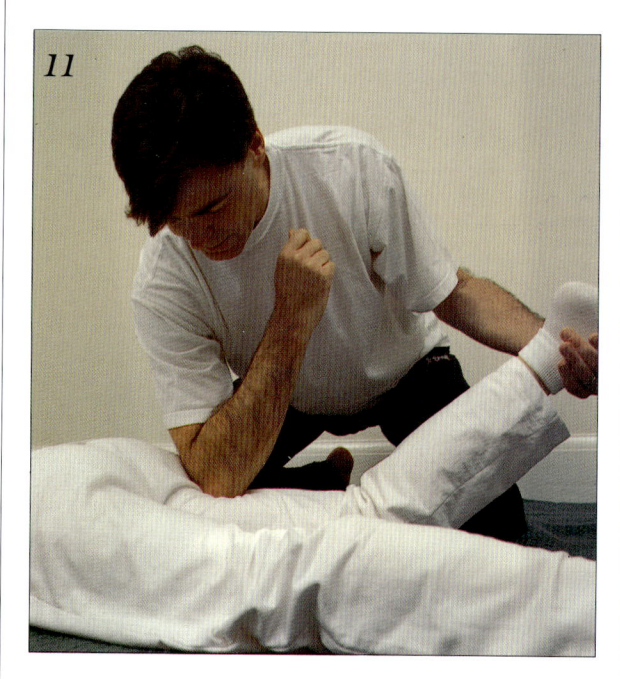

11. El profesional del Shiatsu aplica el llamado crujido del riñón, levantando la pierna del paciente. A veces, eso es beneficioso para las personas que tienen problemas de lumbago.

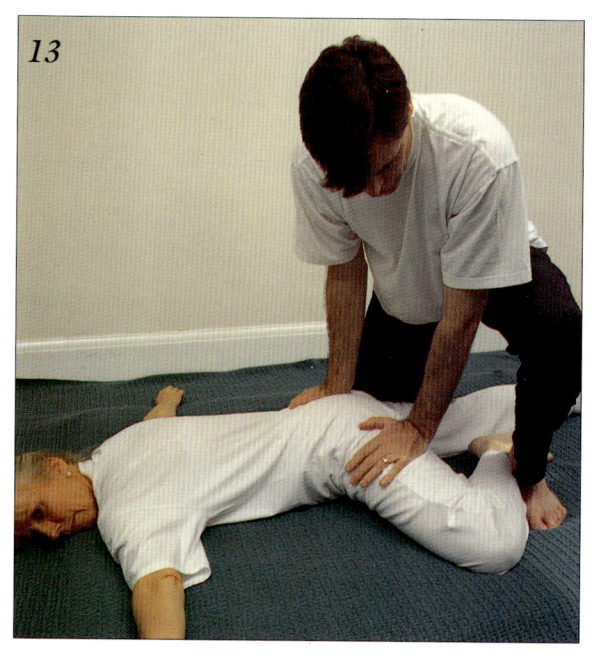

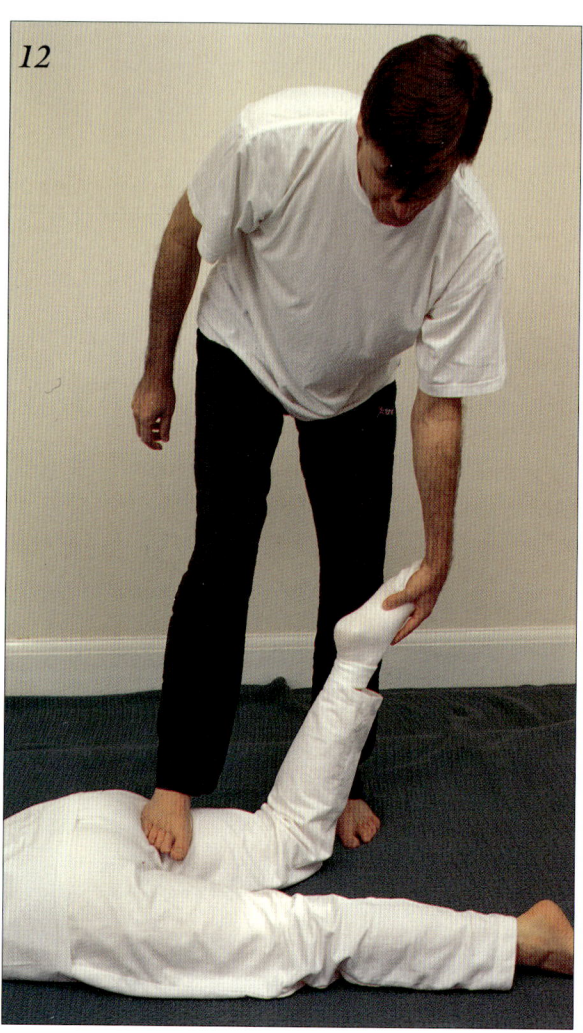

12. La técnica de la pisada permite aplicar una presión más profunda sobre los meridianos. Se puede hacer con un pie o con un codo. El Shiatsu aporta alivio al ejercer presión sobre los puntos desencadenantes.

13. El profesional actúa sobre los meridianos de la pierna, doblando una pierna hacia la otra y trabajando sobre el meridiano de la vesícula biliar.

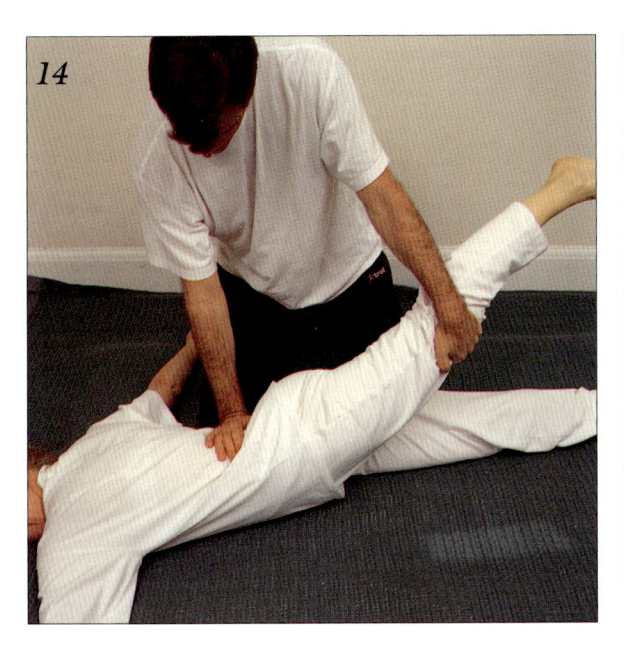

14. Para tratar los meridianos de las piernas, se coloca una mano sobre el hara, *mientras que la presión de los dedos se mueve siguiendo la dirección del meridiano.*

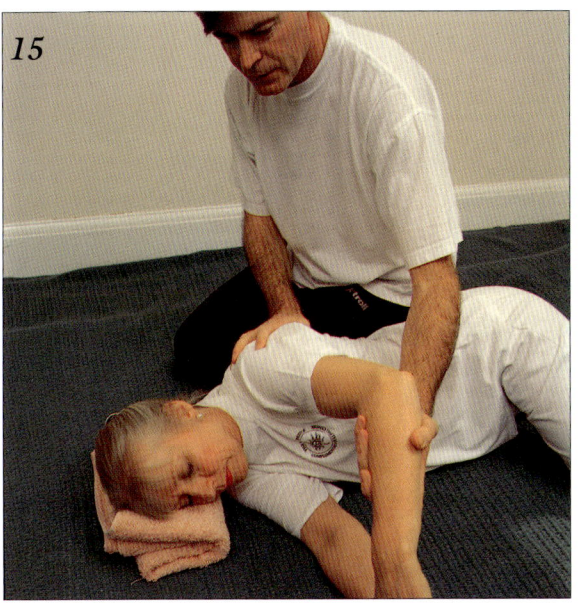

15. Con el paciente colocado en posición de «recuperación», se sitúan el brazo y el hombro en un círculo, una posición relajada, para luego estirarlos por completo.

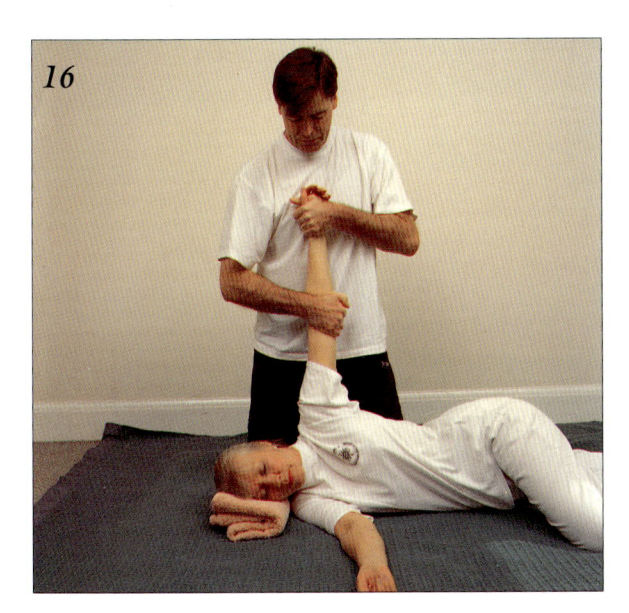

16. El profesional del Shiatsu trabaja sobre las manos y brazos del paciente, efectuando estiramientos completos a lo largo de los meridianos.

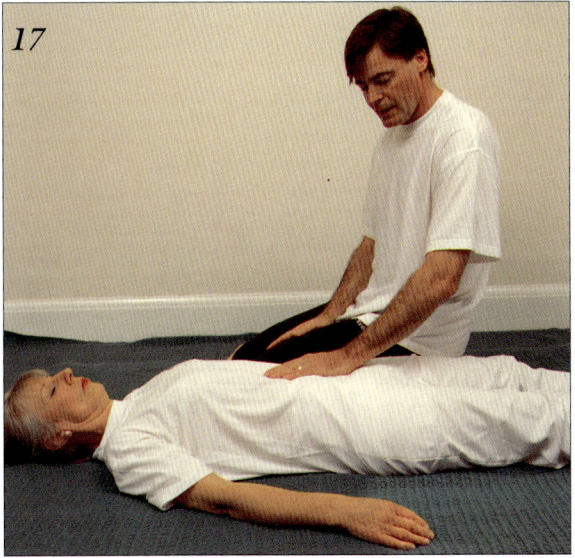

17. También trabaja la zona del hara *(el estómago), empezando con la palma de la mano, que presiona hacia abajo sobre el* hara, *con suavidad pero con firmeza.*

Técnicas del Shiatsu

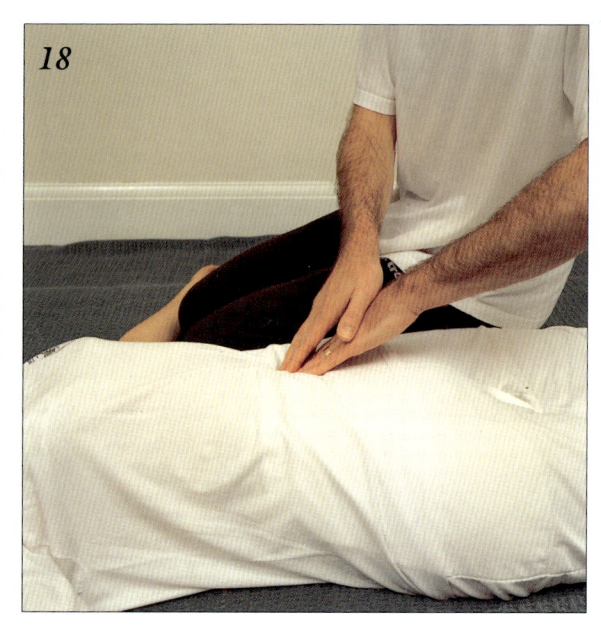

18. El profesional del Shiatsu sigue trabajando el hara, *presionando hacia abajo sobre el estómago, con las yemas de los dedos de ambas manos.*

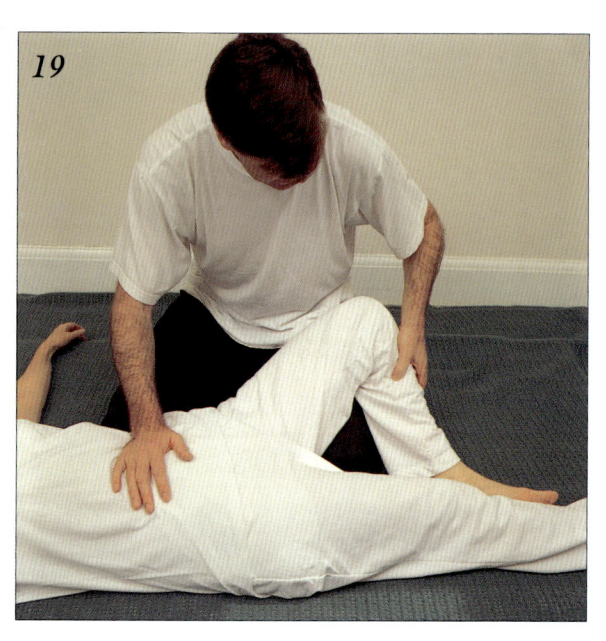

19. Con la palma de una mano todavía descansando sobre el hara, *desciende aún más hacia las piernas, estirándolas con suavidad.*

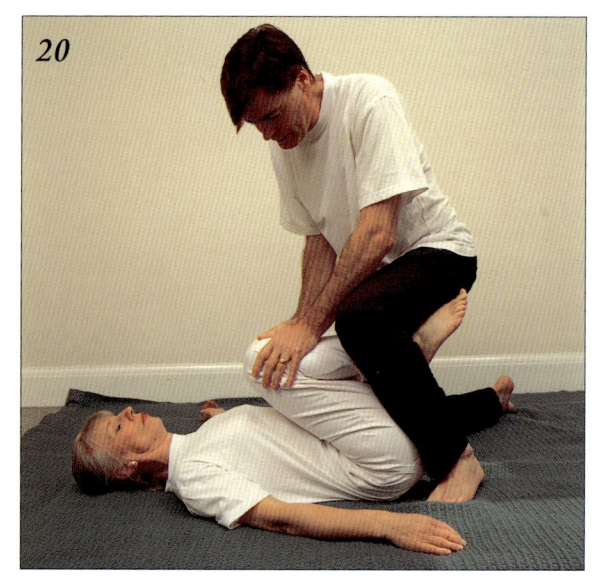

20. Se doblan las piernas del paciente por las rodillas y se las empuja hacia el cuerpo, de modo que el que aplica el Shiatsu presione hacia abajo con el peso de su cuerpo.

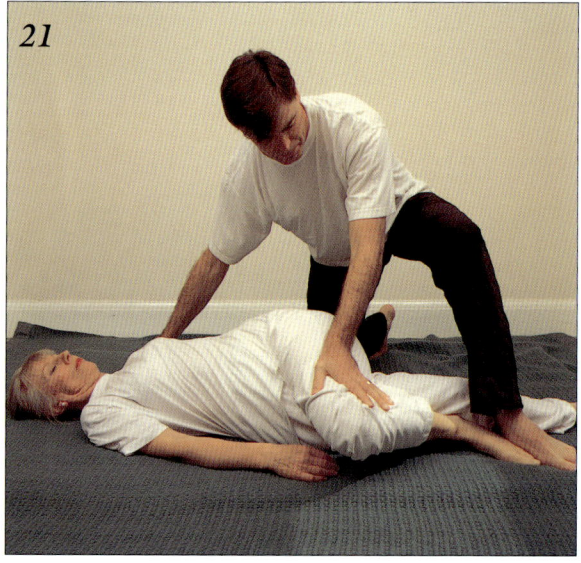

21. Se dobla la pierna del paciente por encima de la otra pierna, hacia el lado, doblando las caderas, al tiempo que se presiona sobre la parte superior de la pierna.

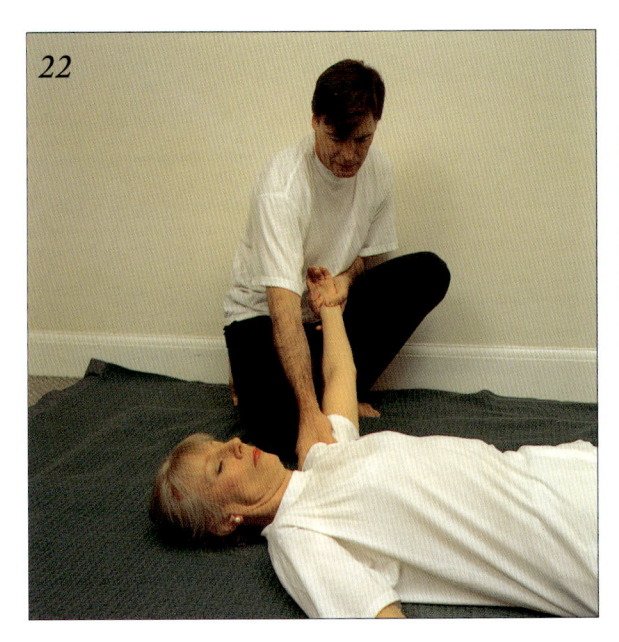

22. Se trabaja sobre los brazos, tirando de ellos y estirándolos hacia los lados, al tiempo que se presiona hacia abajo, firmemente, sobre el hombro.

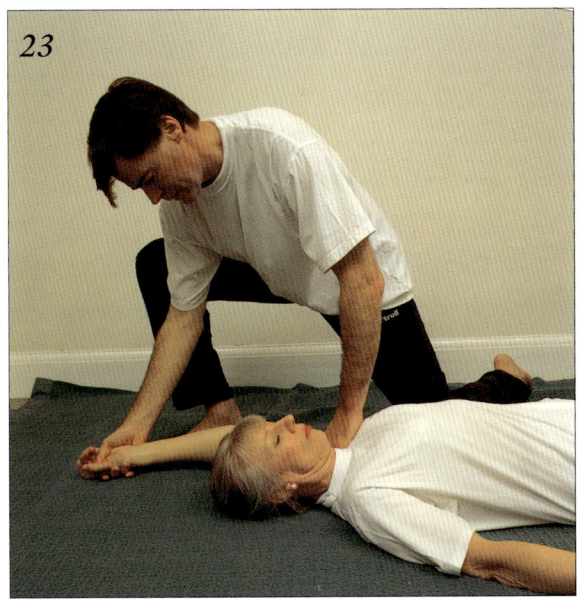

23. Mientras todavía se aplica presión sobre el hombro, se tira hacia atrás del brazo del paciente, efectuando un estiramiento completo por detrás de la cabeza.

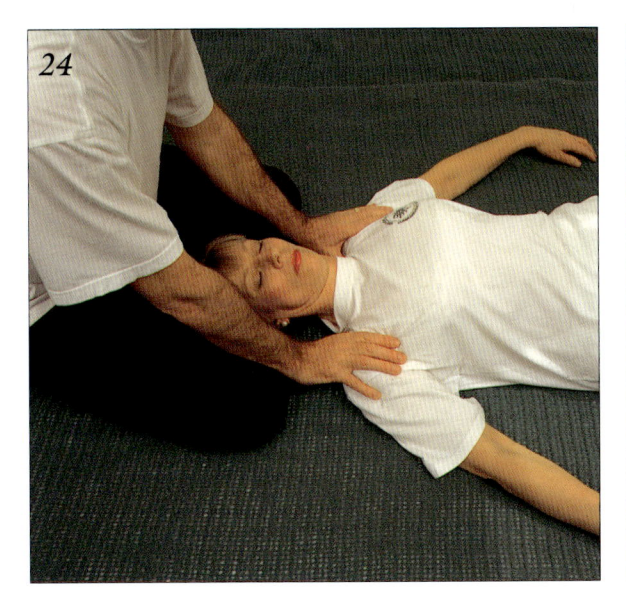

24. El profesional del Shiatsu se sitúa entonces sobre los hombros del paciente, presionándolos hacia abajo.

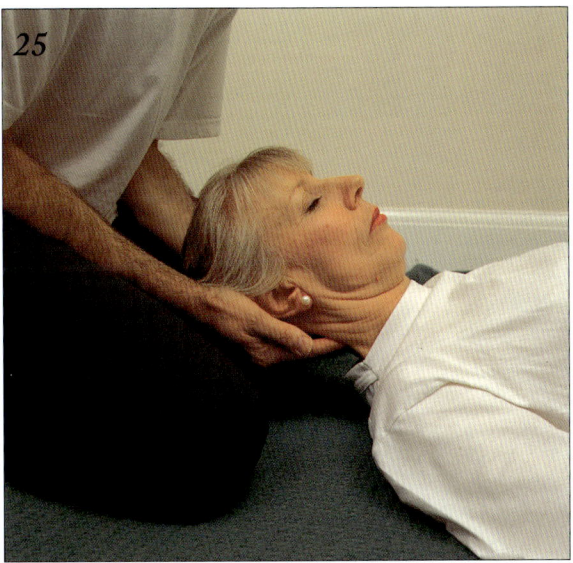

25. La sesión termina trabajando la nuca, sosteniendo la cabeza del paciente y tirando de ella hacia atrás, suavemente.

T'AI CHI CH'UAN

CAPÍTULO VEINTIOCHO

*D*esde sus inicios, siempre se valoraron las artes marciales chinas por sus efectos para mejorar la buena forma física, la salud y la longevidad, así como por su utilidad como sistemas de autodefensa. Eso ha sido particularmente cierto para una clase determinada de arte marcial chino llamado T'ai Chi Ch'uan (Tayiquan), que tuvo su origen hace varios cientos de años y que se ha convertido en una de las formas más populares de ejercicio en el mundo.

Se calcula que, sólo en China, más de diez millones de personas practican diariamente alguna clase de T'ai Chi Ch'uan, mientras que en Japón lo practican más de un millón. Durante los últimos 30 años, se ha extendido cada vez más fuera de Asia y ahora se practica en Australia, Estados Unidos, Canadá y Europa. Millones de personas lo reconocen con facilidad cuando se practica en parques o se ve en la televisión, gracias a sus movimientos elegantes, lentos y fluidos que parecen como un ballet bajo el agua.

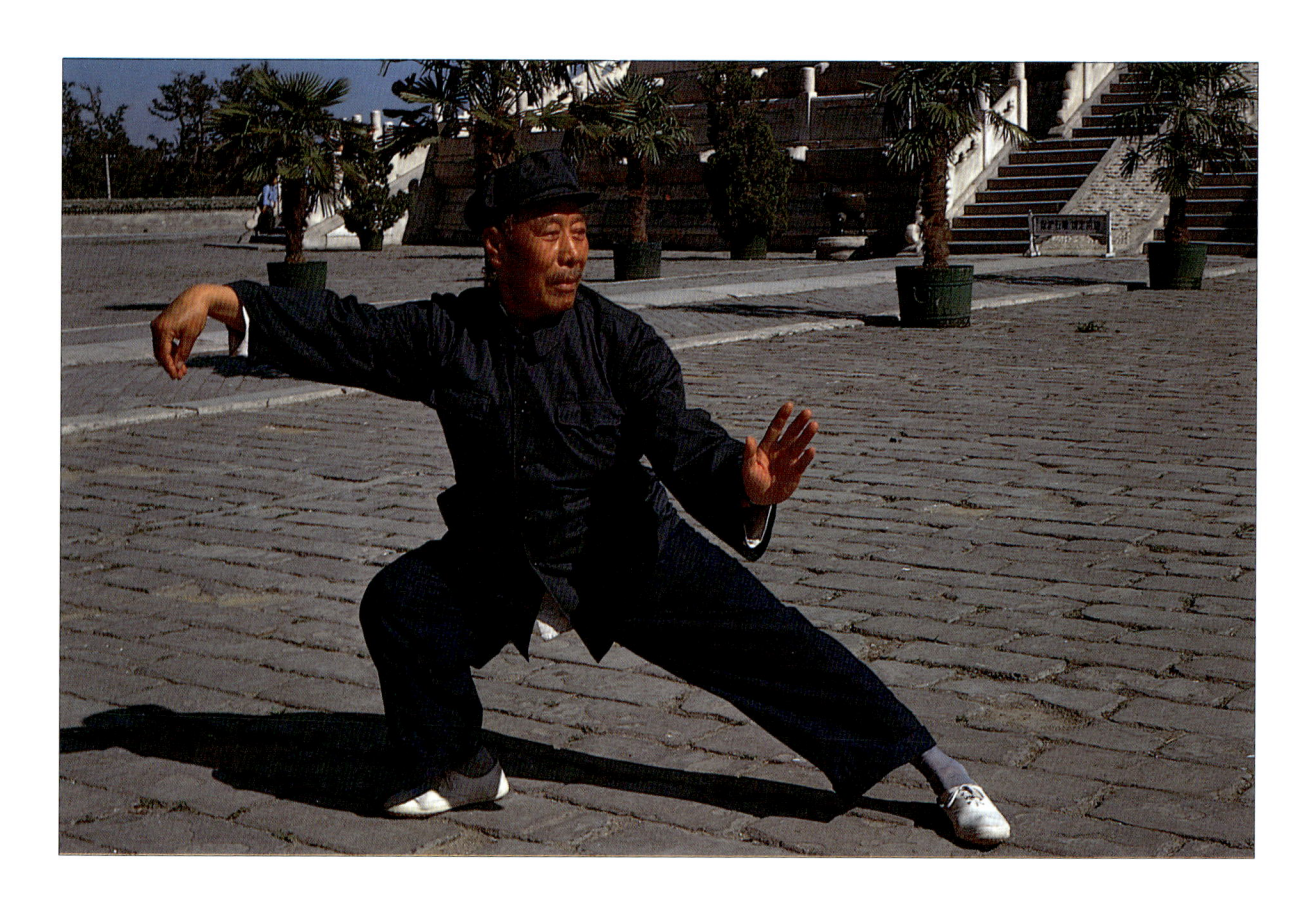

Beneficios para la salud

Beneficios físicos

Se han dicho muchas cosas sobre los beneficios del T'ai Chi Ch'uan para la salud, que tiene algunas de las cualidades del *Hatha Yoga*, pero que se practica de pie. Algunos de los beneficios más evidentes se derivan de su mayor flexibilidad, mejora de circulación, mejor equilibrio y, lo que es igualmente importante, el beneficio intangible de lograr una sensación de bienestar muy superior.

Los estudios realizados tanto en China como en el exterior, han demostrado que los ancianos que practican el T'ai Chi Ch'uan disfrutan de mejor salud que otras personas de su misma edad, en términos de función cardiovascular, respiratoria, estado de los huesos y metabolismo. Un creciente número de médicos y profesionales de la salud empiezan a cobrar conciencia de los beneficios del T'ai Chi Ch'uan y lo recomiendan a sus pacientes, e incluso asisten ellos mismos a clases. No obstante, el T'ai Chi Ch'uan sigue siendo terreno virgen para muchos profesionales de la salud. Muchos científicos en fisiología, bioquímica, inmunología y endocrinología han realizado en los últimos años estudios sobre los beneficios que tiene el T'ai Chi Ch'uan para la salud, y han descubierto, entre otras cosas, que quienes lo practican tienen una presión y una viscosidad sanguínea más baja que la media.

Las investigaciones nos indican también que el T'ai Chi Ch'uan promueve una circulación más regular de la sangre, una normalización del metabolismo y que los niveles de ácidos y alcalinos se encuentran básicamente equilibrados. También parece ayudar a mantener un alto nivel de oxigenación, lo que sin duda mejora el metabolismo del oxígeno y también el posterior almacenamiento de energía.

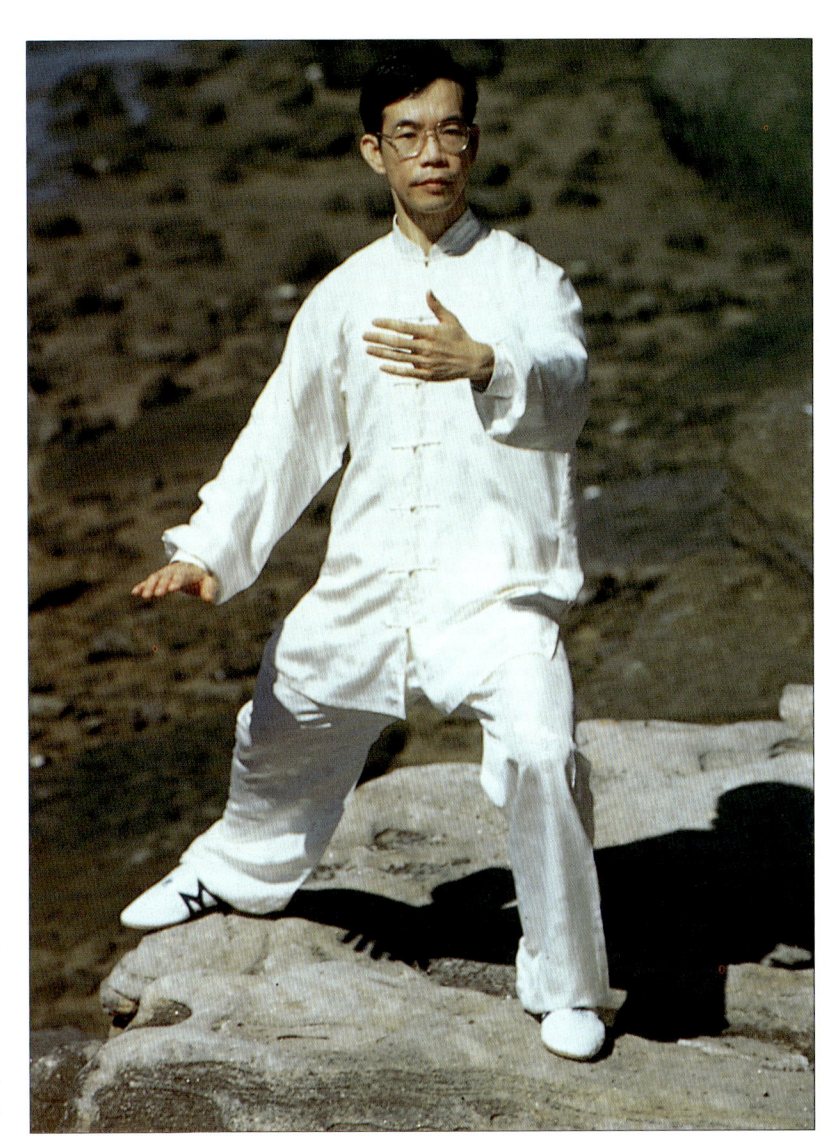

Los movimientos lentos permiten el entrenamiento de la fibra muscular de los huesos y la elasticidad de los músculos suaves de la pared vascular, y mejoran la estabilidad del nervio motor vascular y de la circulación de la sangre.

Activar la relajación

Algunos estudios también indican que el T'ai Chi es útil para lograr un estado de relajación en todo el cuerpo, lo que ayuda a serenar la mente y alcanzar la relajación. Algunas formas de T'ai Chi, más enérgicas, también ayudan a fortalecer el sistema cardiovascular.

Un estudio realizado en China observó a un grupo de 120 personas, con edades comprendidas entre los cincuenta y los ochenta años, que habían practicado T'ai Chi Ch'uan durante muchos años. Descubrieron que, después de la práctica, el 92,3 % del grupo se mostraba notablemente más alegre y optimista. Otro estudio examinó a un grupo de pacientes en un sanatorio, a los que se daba un tratamiento que

Los principios rectores

A continuación se indican algunos de los principios rectores del T'ai Chi Ch'uan.

■ Relajación
Supone flexibilidad y también proporcionar extensión a brazos, piernas y torso para soltar las articulaciones. También se necesita para lograr el alineamiento adecuado de brazos, piernas, caderas, espalda y hombros.

■ Hundirse
Se refiere a permitir que la energía intrínseca, o *qi*, vaya al *dantian*, o parte inferior del abdomen, de modo que pueda acumular energía y ser el poder que hay detrás de todos los movimientos. Los profesionales avanzados tienen el abdomen tan tenso como un tambor y atribuyen su habilidad y buena salud al éxito alcanzado en permitir que la energía se hunda en el *dantian*.

■ Coordinación
Todos los movimientos del T'a Chi deben estar adecuadamente coordinados, de modo que todo el cuerpo esté conectado y que cada movimiento aporte energía a través de piernas, caderas, espalda y hombros y la expulse por brazos y manos.

■ No se utiliza fuerza externa o extraña
La fuerza externa se segmenta y no está conectada con el resto del cuerpo. No es tan efectiva o eficiente como la energía unitaria y coordinada de todo el cuerpo, que es el ideal del T'ai Chi.

■ Los movimientos deben ser lentos y continuos
En el T'ai Chi, todos los movimientos deben ser lentos y continuos, sin detenerse. La velocidad del movimiento puede variar con los estilos del individuo. Aunque puede parecer que algunos movimientos van seguidos de una pausa, en realidad no es así.

■ El cultivo de una mente serena y un espíritu claro
Este proceso se inicia desde el principio en la práctica T'ai Chi y continúa, ayudando a sostener la práctica con el transcurso de los años. Si se desarrolla adecuadamente, una mente serena y un espíritu claro apoyan todas las actividades del que lo practica.

---

combinaba el T'ai Chi Ch'uan con los medicamentos y la fisioterapia. Los resultados indicaron una mejoría en el índice de recuperación del 80 % del grupo, en comparación con el 34,6 % cuando a los pacientes sólo se les trataba con medicamentos convencionales.

Filosofía del T'ai Chi

Aunque hay cinco grandes estilos de T'ai Chi Ch'uan, todos ellos se basan en ciertos principios y características básicas extraídos de la rica historia cultural de China. El nombre mismo, que significa «Puño supremo definitivo», se toma del concepto y la filosofía del T'ai Chi, simbolizado en el símbolo del Yin y del Yang. Eso representa opuestos polares que avanzan hacia una armonía y un equilibrio dinámicos. Se puede asumir que la filosofía del Yin y del Yang significa la gran diversidad del mundo fenoménico llevada hacia la armonía y el equilibrio, al tiempo que todos los mismos elementos de diversidad se hunden constantemente en el conflicto.

El que practica el T'ai Chi Ch'uan con seriedad, o jugador, como se le llama en China, intenta armonizar diversas partes del cuerpo, las emociones, la mente y el espíritu, al mismo tiempo que se hace más consciente de los diversos estados de conflicto interno, como tensión y relajación, que existen en el cuerpo y en la mente.

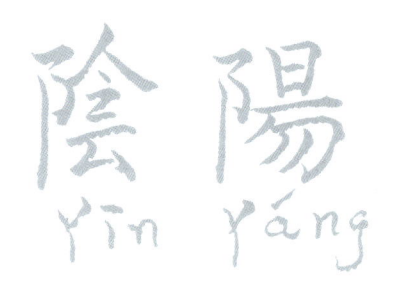

El ámbito de esta práctica es lo que se llama la «forma» o práctica en solitario, pero también puede incluir ejercicios de armas, hábitos de autodefensa practicados por dos personas y hasta ejercicios de lucha de contacto. También puede suponer mantenerse en ciertas posturas desde algunos minutos hasta una hora, para fomentar la tranquilidad, la fuerza interior y el enraizamiento.

Fortaleza interior

Todos los métodos persiguen cultivar lo que se denomina fortaleza interior basada en el *qi (chi)*, un concepto chino que se refiere a la energía intrínseca que corre por el cuerpo, siguiendo vías llamadas meridianos. Los puntos situados a lo largo de estas vías son puntos de acupuntura, tratados por los acupuntores para aliviar la enfermedad, y utilizados por algunos profesionales del T'ai Chi como puntos hacia los que dirigir la energía interna, lo que fortalece mucho a quien lo practica. De hecho, cuanto más tiempo se practique, tanto más fuerte será, siempre que se haga correctamente. Las personas de setenta a noventa años, hombres o mujeres, se pueden fortalecer mucho con esta práctica y suelen mostrar menos señales de envejecimiento. Puesto que el ejercicio se hace lentamente, con suavidad y relajación, se puede practicar incluso a edades muy avanzadas. En China hay quienes lo practican hasta los noventa años y un famoso maestro superó los cien años de edad.

Orígenes del T'ai Chi

Según la mitología del T'ai Chi Ch'uan, éste fue concebido, durante la dinastía Sung, en los siglos XIII y XIV, por un taoísta llamado Chang San-Feng, que había estudiado artes marciales en el templo Shaolin, además de diversas disciplinas espirituales, como budismo y taoísmo. Se dice que, durante un retiro en la montaña Wadang, se quedó mirando por una ventana, observando la interacción entre

Derecha: el T'ai Chi Ch'uan implica realizar movimientos lentos, continuos y elegantes, o permanecer en una postura determinada desde unos pocos minutos hasta una hora. Eso aumenta la flexibilidad y promueve la relajación.

Mejoría general en la zona

Uno de los aspectos más importantes del T'ai Chi Ch'uan tal vez sea que cuando la gente lo estudia y lo practica durante un largo período de tiempo, se convierte en una de las muchas actividades en las que participa el individuo para mejorar su salud y su vida. De este modo, se puede utilizar el T'ai Chi para complementar y apoyar una dieta sana, otros ejercicios, meditación o práctica espiritual.

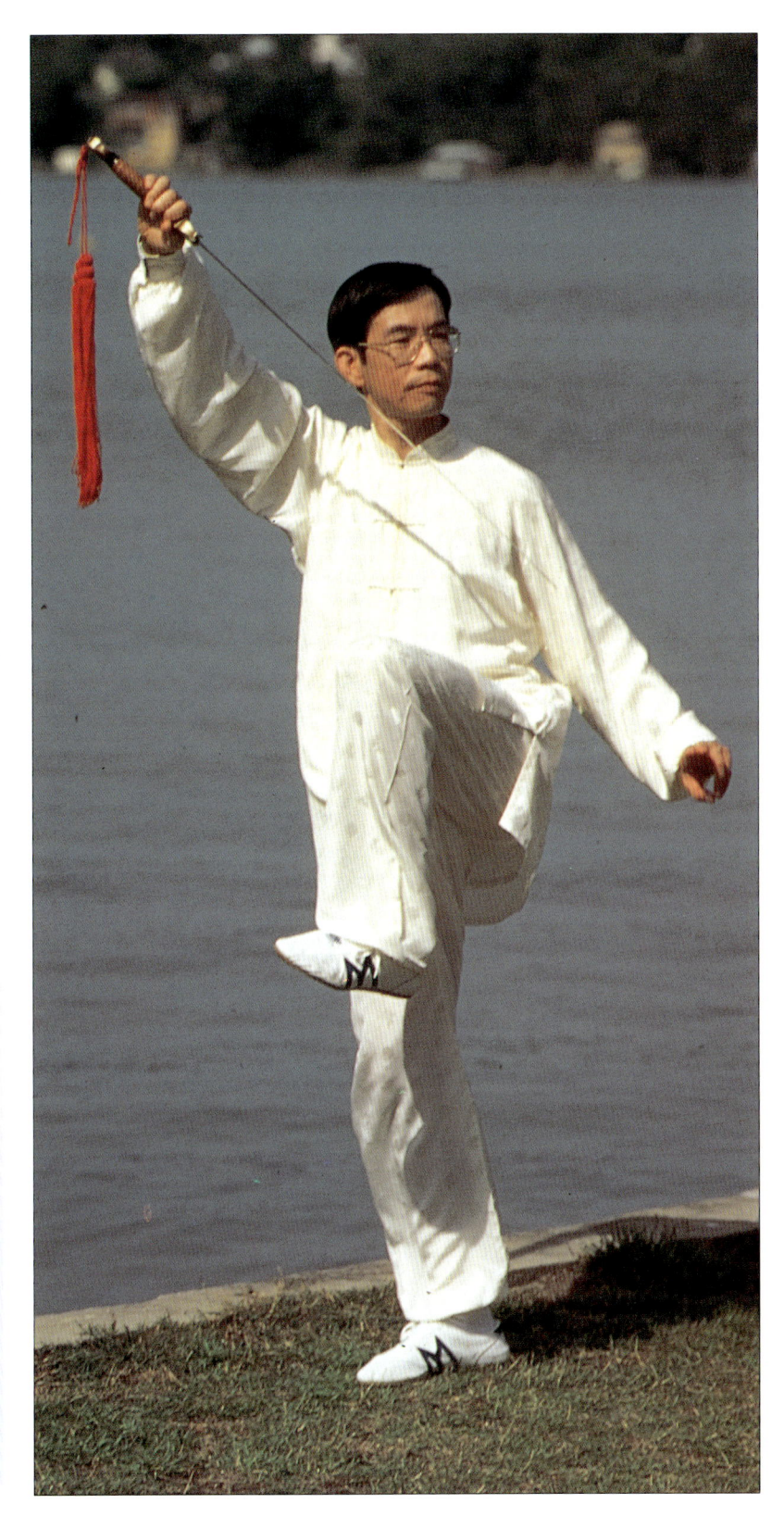

una urraca y una serpiente mientras luchaban. Las súbitas arremetidas del ave eran contestadas por los elusivos movimientos de la serpiente, lo que le inspiró para crear un arte marcial basado en la interacción del Yin y el Yang, en contraposición con la práctica de utilizar la fortaleza para superar al contrincante.

El T'ai Chi Ch'uan también se atribuyó a Chen Wang-ting, que vivió en China, en el siglo XVII, y que aprovechó su amplia experiencia en artes marciales para crear cinco tablas en el pueblo de la familia Chen. Esta forma de T'ai Chi Ch'uan se llegó a conocer como el estilo Chen. La aprendió más tarde, en el siglo XIX, un hombre llamado Yang Lu-ch'uan, que se hizo famoso por sus habilidades marciales. Modificó el T'ai Chi, de modo que muchas más personas pudieran aprender la forma del llamado estilo Yang y ésta se convirtió posteriormente en la forma más popular de T'ai Chi Ch'uan en China y en todo el mundo.

A partir del estilo Yang se desarrollaron otros grandes estilos, como el Wu y el Sun, llamados así por otros importantes exponentes de esta práctica. También hay otros estilos, pero no han alcanzado la popularidad del T'ai Chi Ch'uan, que más tarde fue aceptado como disciplina curativa por los comunistas, cuando se hicieron con el poder en China, en 1949, y lo promovieron, con modificaciones, para reducir los aspectos de la autodefensa. En la actualidad todavía se practican en China formas abreviadas y modificadas del T'ai Chi Ch'uan, aunque también prosperan las formas tradicionales.

Un largo proceso de aprendizaje

Hay que tener en cuenta que aprender el T'ai Chi Ch'uan no es necesariamente fácil. Aunque parece sencillo cuando vemos que alguien experimentado lo realiza, se necesita tiempo para aprender los movimientos y para estar relajado y coordinarlos. Dependiendo de su ánimo, el esfuerzo requerido forma parte de la diversión. Aunque se haya aprendido una o varias formas de T'ai Chi, el proceso de aprendizaje continúa si ésa es nuestra inclinación y lo practicamos; los maestros con décadas de experiencia siguen aprendiendo formas internas, si bien no externas.

Práctica regular

Una vez que usted haya elegido un lugar para aprender, convierta la práctica en parte de su rutina diaria, preferiblemente en un momento concreto del día, para que no tenga que buscar siempre ese momento especial para hacerlo. Si tiene que tomar esa decisión cada día, lo más probable es que surja otra actividad que lo impida. Sin duda, practicar el T'ai Chi con frecuencia le será de utilidad, pero el mayor beneficio y disfrute estará directamente relacionado con la cantidad de tiempo y esfuerzo que aplique. Debe considerar su estudio como una práctica a largo plazo en la que se obtienen pequeñas ganancias que se acumulan regularmente a lo largo de un período de tiempo y que son más importantes que los avances impulsivos. Siempre será buena idea complementar su práctica con lecturas sobre los principios y la filosofía del T'ai Chi Ch'uan, e incluir, como parte de su desarrollo, la exploración de otros métodos alternativos de salud.

Abajo: el T'ai Chi Ch'uan es tan popular en China que 10 millones de personas lo siguen practicando diariamente.

ENCONTRAR A UN MAESTRO

■ Para encontrar un maestro es mejor ponerse en contacto con una escuela local de artes marciales y preguntar si conocen a alguno acreditado. También será útil comprobar en las facultades y universidades locales, los departamentos municipales de actividades recreativas y los balnearios.

■ Determinar la calidad del maestro es muy subjetivo y depende en buena medida de la química que se establezca entre el estudiante y el maestro. Lo principal es que se sienta usted satisfecho con el carácter del maestro y con el método de enseñanza que emplea.

■ Luego debe determinar si la práctica se adapta, en general, a los principios aceptados del T'ai Chi, como sentirse relajado, coordinado, sereno, fluido y equilibrado.

■ A muchas personas les ayuda hablar con el maestro, pero algunos prefieren enseñar –y no hablar– sobre sus técnicas específicas.

■ Puede seguir adelante y observar una clase o comprometerse sólo durante un breve período, como un mes. Será sensato evitar los compromisos o contratos a largo plazo mientras no tenga una experiencia contrastada con el maestro.

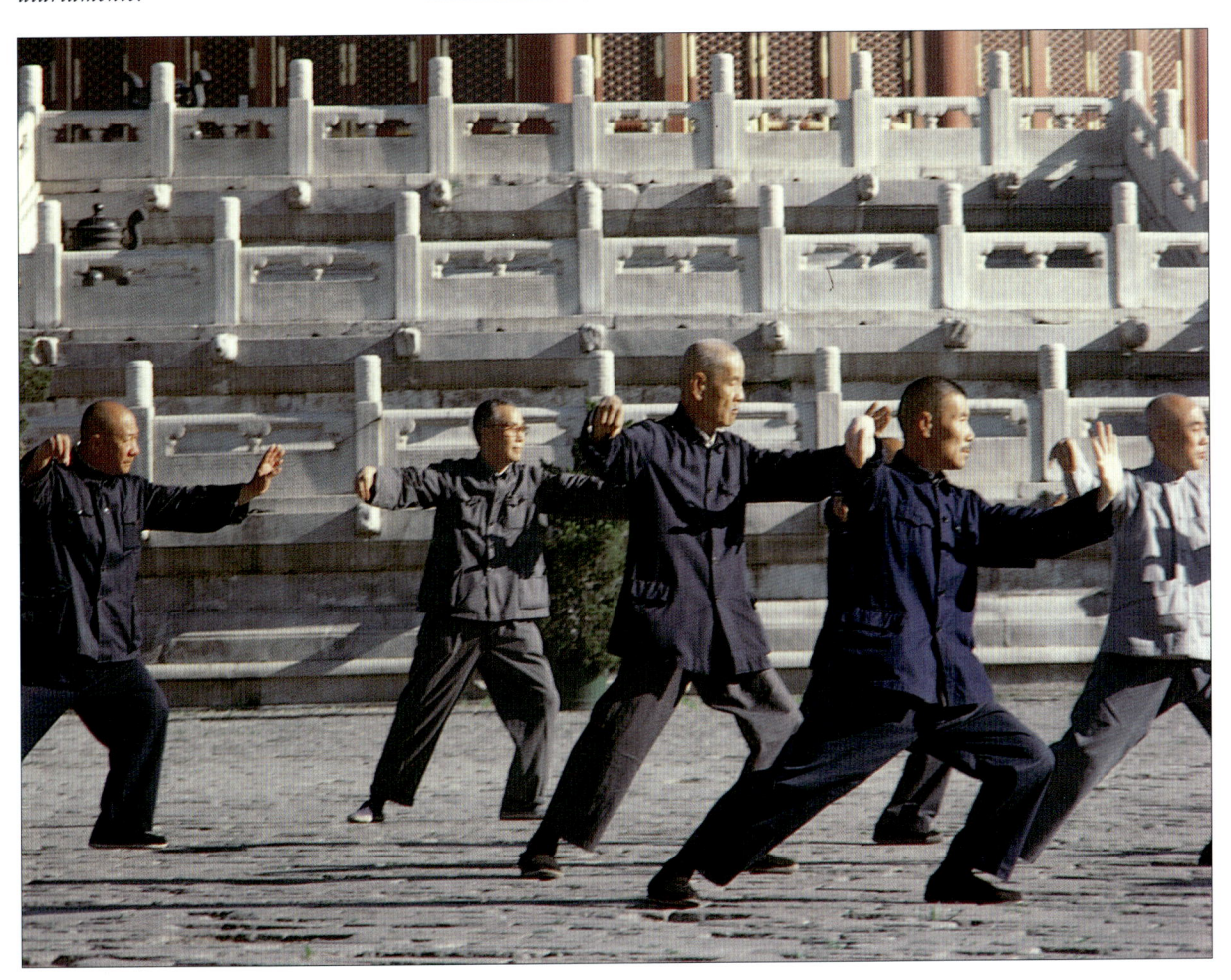

Herboterapia China

CAPÍTULO VEINTINUEVE

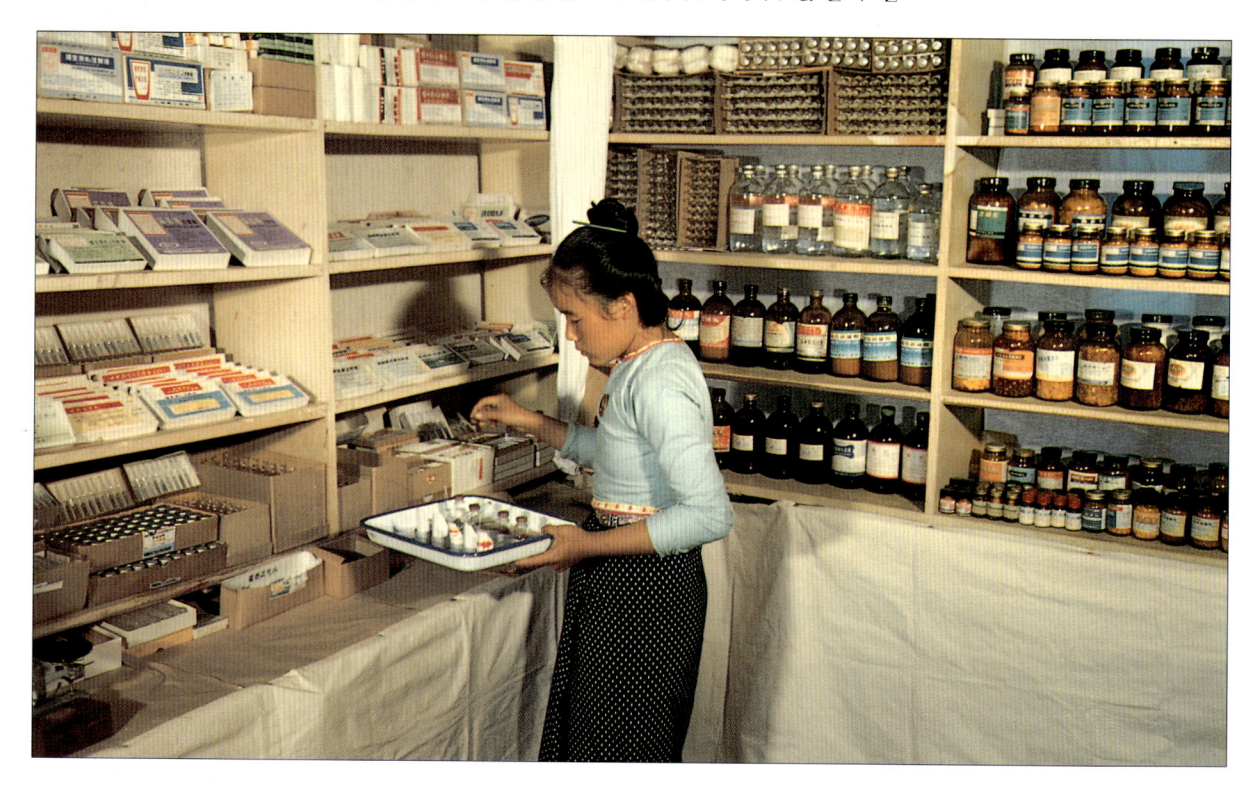

La herboterapia china se utiliza ininterrumpidamente, por lo menos, desde hace aproximadamente 4.000 años; los registros escritos más antiguos datan del 2000 a. de C. Evidentemente, algunas de las ideas se han alterado radicalmente con el transcurso de los años. En un principio, los chinos consideraron que la causa principal de la enfermedad se debía al descontento de sus antepasados. No obstante, desde aproximadamente el año 1000 a. de C. la enfermedad se atribuyó a los ataques de los demonios. Luego, se empezaron a utilizar hierbas junto con hechizos, encantos y rituales para exorcizarlos.

En la antigua China, las mansiones grandes y prósperas contaban con su propio herborista, al que se le pagaba cuando los habitantes de la casa estaban sanos, pero no cuando se encontraban mal. Así, al herborista la preocupaba mucho mantener la salud de su clientela, en contraposición con quienes se limitan a tratar la enfermedad.

Medicina china tradicional

Tal como se practica en la actualidad, la medicina china tradicional data de la época de los «Estados guerreros» (476-221 a. de C.). Durante este período se pusieron todos los fundamentos principales:
- Yin y Yang.
- Los cinco elementos.
- Energética y condimentos.
- *Qi* y sangre.
- Los ocho principios (este término, sin embargo, se creó en el siglo XVII, aunque sus principales aspectos se debatieron durante el período de los «Estados guerreros»).

- *Zang fu*

La medicina china tradicional es una comprensión teórica de cómo funciona el cuerpo, cómo nacemos, vivimos, enfermamos, volvemos a sentirnos bien y finalmente morimos. La vía utilizada es a través de hierbas, dieta, acupuntura o *Qi Gong*.

Las teorías de la medicina china tradicional

1. Yin-Yang

El símbolo Yin-Yang se conoce cada vez más en todo el mundo occidental. Simboliza los opuestos.

Yin	Yang
Lado sombreado del valle	Lado soleado del valle
Noche	Día
Frío	Calor
Hembra	Varón
Descanso	Actividad

El Yin y el Yang no sólo son opuestos entre sí, sino que no pueden existir el uno sin el otro. Por ejemplo, si no tuviéramos noche, no serviría de nada referirse a poder tener lo contrario, el día.

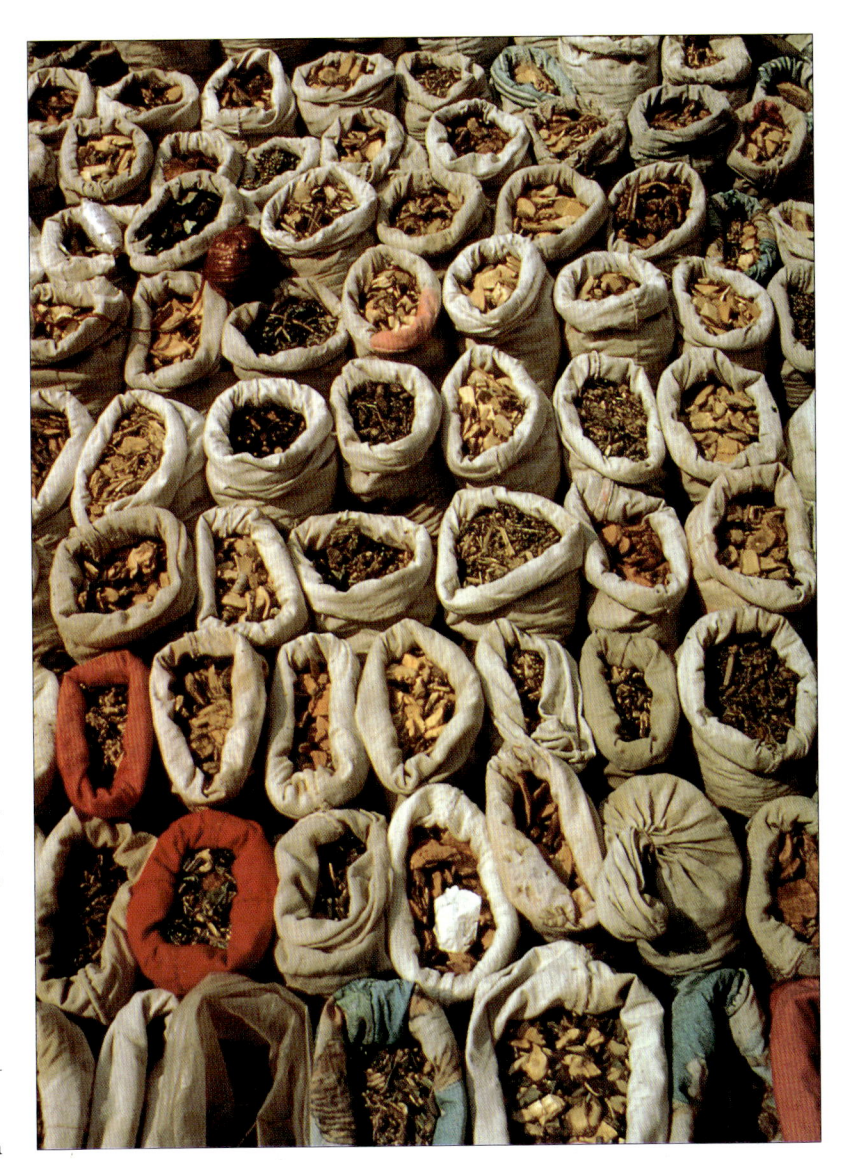

En la salud, el Yin y el Yang están equilibrados. Al enfermar, ese equilibrio se pierde, pero el Yin y el Yang ajustan sus niveles relativos uno respecto al otro, incluso en la enfermedad. Si hay un exceso de Yang, el Yin disminuye en consecuencia. Finalmente, el Yin puede convertirse en Yang o el Yang convertirse en Yin, del mismo modo que el verano se convierte en invierno.

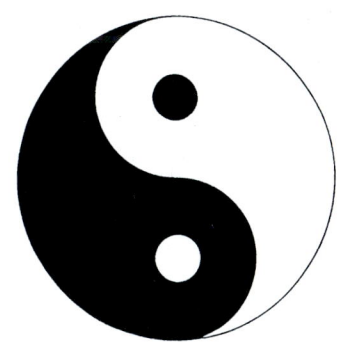

El pensamiento chino siempre ha sido fluido, y eso lo expresa el hecho de que no hay absolutos. Por ello, en el símbolo hay un punto de Yin (negro) en el lado del Yang (blanco), y un punto de Yang (blanco) en el lado del Yin (negro). El Yin no se asoció con el mal y el Yang no se asoció con el bien.

2. Los cinco elementos

Los chinos reconocieron cinco elementos: madera, fuego, tierra, metal y agua. Esos elementos representan muchas ideas diferentes, algunas de las cuales se incluyen en el cuadro (derecha).

Como podemos ver, «madera» no sólo se relaciona con primavera, sino también con hígado y tiene un sabor que es «agrio». (Las hierbas y los alimentos también se categorizan en sabores.)

Estos cinco elementos se influyen mutuamente de las siguientes formas:

■ **Generación:** se dice que los elementos se generan de este modo unos a otros.

Los cinco elementos

Los elementos representan muchas ideas diferentes, algunas de las cuales se indican a continuación:

Madera	Fuego	Tierra	Metal	Agua
Primavera	Verano	Últimos 18 días de cada estación	Otoño	Invierno
Verde	Rojo	Amarillo	Blanco	Negro
Hígado	Corazón	Bazo	Pulmones	Riñones
Vesícula	Intestino delgado	Estómago	Intestino grueso	Vejiga
Viento	Calor	Humedad	Sequedad	Frío
Agrio	Amargo	Dulce	Acre	Salado
Este	Sur	Centro	Oeste	Norte

■ **Control:** cada elemento «contróla» a otro. Se consideró necesario para mantener los elementos en equilibrio.

■ **Actividad excesiva:** sigue el mismo curso que la secuencia de control, pero es un ciclo de enfermedad que conduce a una disminución en el elemento excesivamente controlado.

■ **Ofensivo:** esta secuencia sigue la dirección opuesta a la de control/actividad excesiva. Se produce cuando un elemento afecta directamente a otro de modo adverso.

Así, generación y control se ocupan del equilibrio normal de los elementos, mientras que actividad excesiva y ofensivo se producen cuando los elementos están desequilibrados.

■ **Sustitución de órganos por elementos**

Veamos cómo las relaciones entre los elementos afectan en la práctica a nuestra salud. Si, por ejemplo, observamos la secuencia de actividad excesiva, veremos que el hígado «actúa excesivamente» sobre el bazo. Eso es muy común y puede significar que nuestras emociones (estrés, tensión, irritabilidad, etc.) tienen un efecto pernicioso sobre nuestra digestión y provocan indigestión, dolor, acidez y posiblemente úlceras.

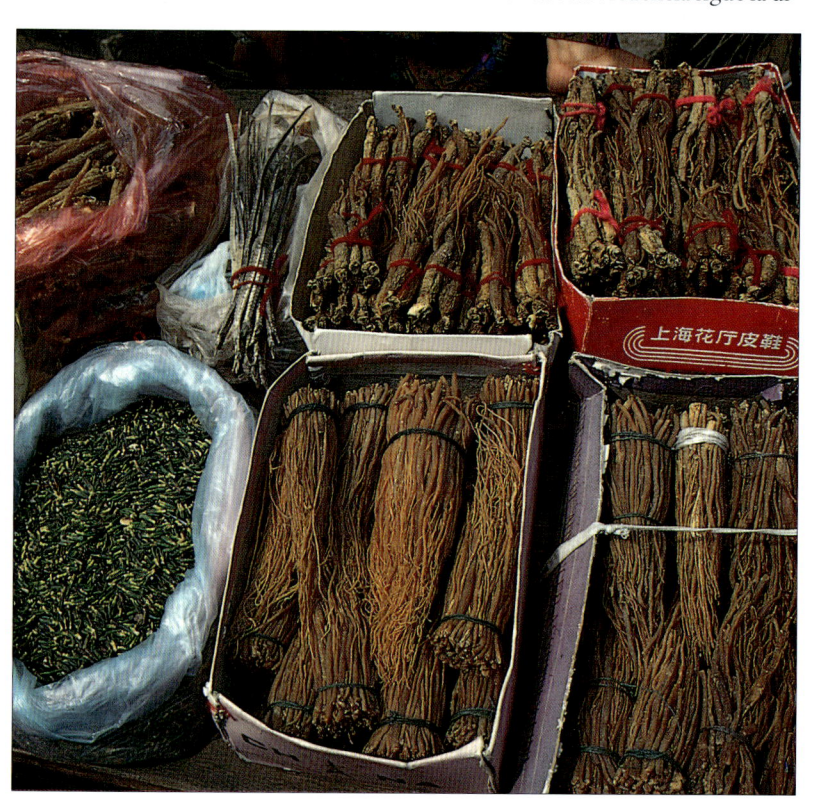

Si ésa fuera la causa del dolor estomacal del paciente (el hígado que actúa en exceso sobre el bazo), el herborista chino utilizaría hierbas no sólo para aliviar la molestia (la «ramificación» de la enfermedad), sino también para suavizar el hígado (la «raíz» de la enfermedad), equilibrando así los elementos y, al hacerlo de ese modo, no sólo aliviaría los síntomas, sino que también trataría al hacerlo de ese modo, no sólo aliviaría los síntomas, sino que también trataría el problema subyacente.

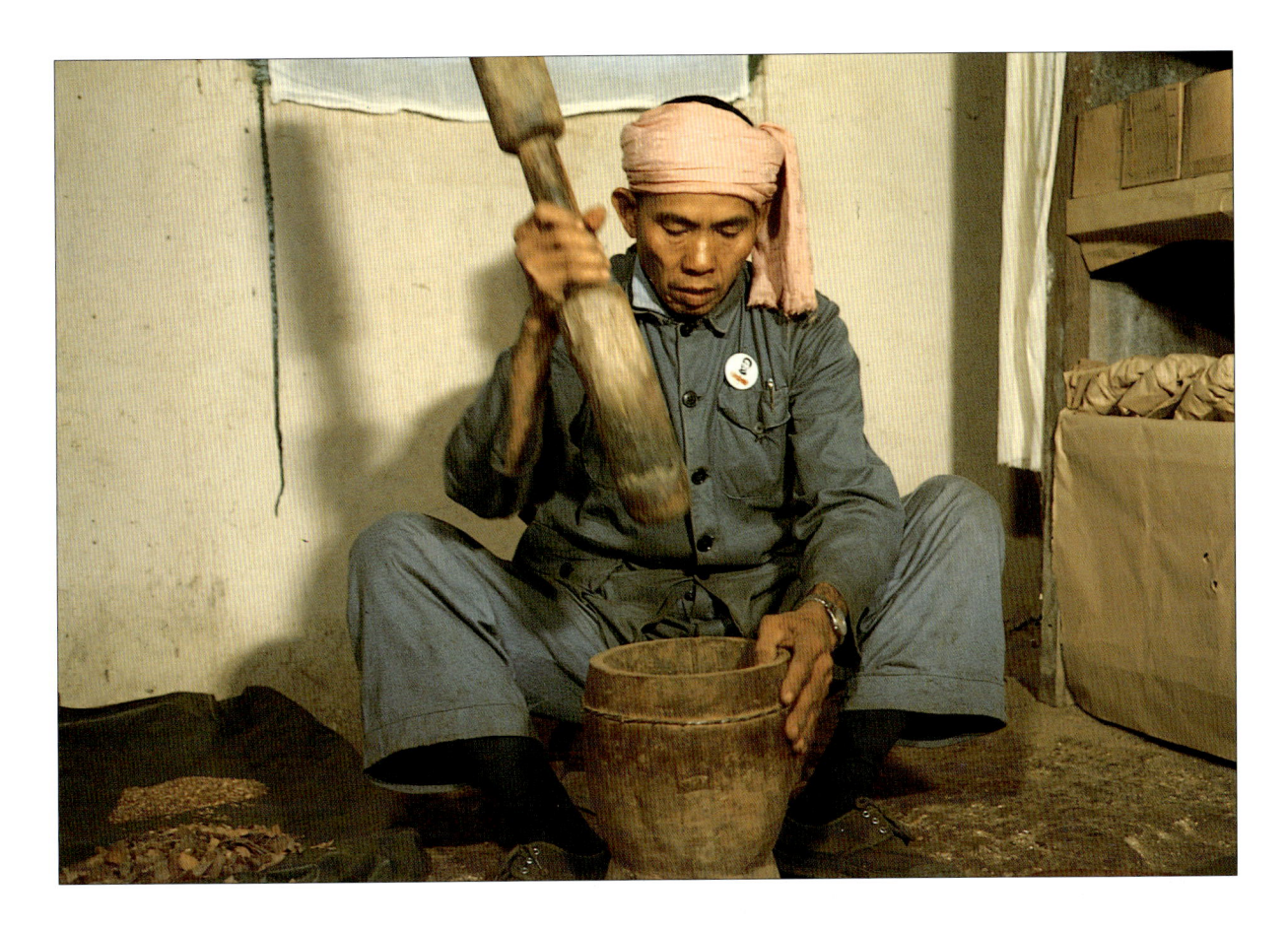

3. Qi, SANGRE Y FLUIDOS CORPORALES

■ **Qi:** es la base del universo: usted, yo, esta mesa, mi casa, la Tierra, las montañas, los ríos, las plantas. De hecho, cualquier cosa y todo es *Qi*. Es sustancial y/o energético al mismo tiempo y es necesario. El *Qi* transforma, transporta, sostiene, eleva, protege y calienta. En el cuerpo, el *Qi* se manifiesta de modo diferente, según sea su entorno y propósito. Suele estar más asociado con el Yang.

■ **Sangre:** en el sentido chino, es una forma de *Qi* algo más densa y de movimiento más lento. «El *Qi* es el comandante de la sangre. La sangre es la madre del *Qi*.» La sangre nutre el cuerpo y lo humedece. Es la base sustancial para la mente. Si tenemos problemas para dormir tal vez sea porque el espíritu no está enraizado adecuadamente en la sangre del corazón, de modo que se utilizan hierbas para nutrir la sangre del corazón, promoviendo en este caso el sueño.

■ **Fluidos corporales:** proceden de los alimentos y bebidas que consumimos. Ayudan a humedecer la piel y se transforman en fluidos de desecho (sudor y orina), una parte de las cuales se expulsa por los intestinos.

■ **Esencia** *(Jing):* es una forma especial de *Qi* que controla el nacimiento, el crecimiento, el desarrollo y la reproducción.

Nota: al hablar de órganos internos *(Zang Fu)* el hígado *Qi* no significa el más estático y sustancial «*Qi* del hígado», sino el aspecto energético más activo de la función del hígado.

4. ZANG FU

■ **Zang:** significa «órganos internos Yin» (frío, oscuridad, aspecto nocturno).

■ **Fu:** significa «órganos internos Yang» (calor, luz, aspecto diurno).

Los órganos están «emparejados» de modo Yin-Yang, como sigue: pulmones/intestino grueso, bazo/estómago, corazón/intestino delgado, riñones/vejiga urinaria, pericardio/quemador triple, hígado/vesícula biliar.

Los órganos internos son muy importantes tanto en la salud como en la enfermedad, ya que un desequilibrio en ellos provocará manifestación de síntomas. El *Zang Fu* no realiza necesariamente las mismas funciones que sus equivalentes en la medicina occidental.

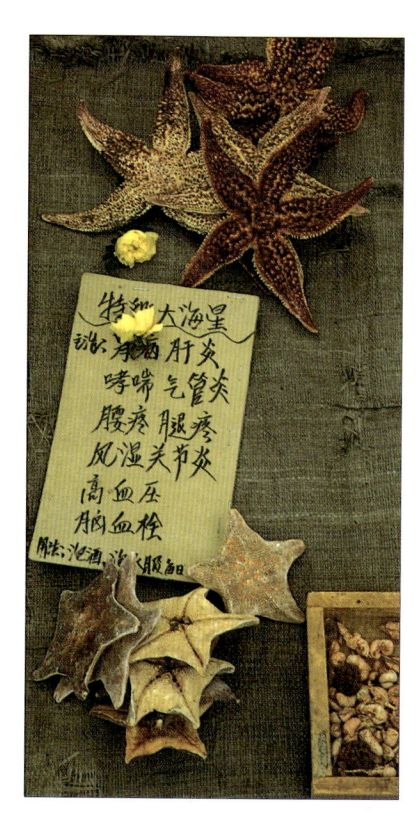

Arriba: en China, las hierbas medicinales tradicionales se venden en muchos mercados locales, así como en las farmacias. Incluyen hierbas, píldoras, polvos, decocciones y productos animales, como la estrella de mar.

Por ejemplo, en la medicina china, el bazo tiene la función de «transformar y transportar» fluidos; así, si se produjera un caso de edema (retención de agua), se utilizaría una hierba para fortalecer el bazo, en lugar de un «diurético». En realidad, tras los análisis recientes de las hierbas chinas, éstas parecen funcionar de un modo comprensible, aunque la terminología sea diferente.

5. Los ocho principios

- Calor/frío, lleno/vacío, interior/exterior, Yin/Yang.

Se dice que éstos son los ocho principios. El herborista los utiliza para diferenciar la enfermedad y sintonizar exquisitamente con los medicamentos administrados. Este enfoque es exclusivo de la herboterapia china y permite establecer un diagnóstico más preciso y, así, un tratamiento más exacto.

Diagnóstico

El diagnóstico chino se basa en: observar, escuchar, preguntar y sentir.

- **Observar:** supone no sólo observar los signos externos, como por ejemplo las afecciones cutáneas y el aspecto de la cara, sino también la conducta general del paciente.
- **Escuchar:** los herboristas chinos no sólo escucharán lo que usted les diga, sino que también auscultarán el sonido de su respiración y digestión.
- **Preguntar:** la forma más directa de obtener información es haciendo preguntas, así que se le harán muchas.
- **Sentir:** la palpación, las sensaciones de calor y frío, los niveles de humedad, etc., son muy importantes para realizar un diagnóstico correcto.

Visita a un herborista chino

Cuando acuda a ver a un herborista chino, se le harán muchas preguntas, algunas de las cuales no parecerán estar directamente relacionadas con su afección específica. Por ejemplo, se le puede preguntar si prefiere las bebidas calientes o frías y si prefiere beberlas de golpe o a sorbos. ¿Tiene sueños? ¿Le resulta más difícil quedarse dormido que mantenerse dormido? ¿Mejora el dolor con la presión o no? Se le puede preguntar por el color de las secreciones corporales. Las secreciones amarillentas o verdosas suelen indicar calor, mientras que las blancas indican frío.

No se sorprenda si se le hacen algunas preguntas muy personales, como por ejemplo sobre la menstruación, el impulso sexual o la regularidad de los movimientos intestinales, aspectos que necesitan ser investigados.

El diagnóstico por el examen de la lengua y el pulso es increíblemente útil, pero la herboterapia china no es un espectáculo mágico, sino una calle de dos direcciones. Para que el herborista pueda utilizar todas sus habilidades, el paciente tiene que ser sincero y ayudar en todo lo posible. La curación se produce desde el interior del paciente. Para obtener el mayor beneficio de las plantas que la naturaleza ofrece con tanta abundancia, es necesario responder a todas las preguntas con sinceridad.

Dieta y ejercicio

La herboterapia china es una modalidad holística. Es muy probable que usted reciba ciertos consejos dietéticos y posiblemente se le pida que haga ejer-

Diagnóstico por la lengua y el pulso

Los chinos han refinado estas dos técnicas durante muchos siglos. La lengua se examina para determinar su color (una lengua roja indica calor o deficiencia del Yin, una lengua pálida indica frío o deficiencia del Yang). La forma, el nivel de humedad y la impregnación son algunas de señales que examinará el herborista.

El pulso se suele tomarse en tres posiciones y tres niveles diferentes de ambas muñecas y se perciben 28 clasificaciones básicas y diferentes de pulso. Evidentemente, tomar el pulso es una experiencia subjetiva y un herborista se puede sentir con derecho a no estar de acuerdo con un colega.

cicio moderado y piense de forma positiva. En China no es insólito recetar hierbas, aconsejar que se deje de comer cordero y marisco, practicar diariamente el *Qi Gong* y hacerse una tomografía axial computarizada. Este enfoque holístico es la forma más eficiente y efectiva de eliminar los síntomas, ayudar al cuerpo a recuperar el equilibrio y fortalecer al individuo.

AFECCIONES TRATADAS POR LA HERBOTERAPIA CHINA

La herboterapia china es muy efectiva para tratar afecciones cutáneas, sobre todo eczema, soriasis y acné. Las hierbas chinas permiten tratar trastornos digestivos, úlceras, síndrome del intestino irritable, indigestión y diverticulitis, así como problemas del sistema respiratorio (tos, resfriados, gripe, bronquitis, asma), del sistema cardiovascular (hipertensión, angina, circulación deficiente), del sistema nervioso (estrés, ansiedad, ataques de pánico, insomnio) y del sistema reproductor (amenorrea, síndrome premenstrual, infertilidad, impotencia). Éstos son sólo algunas de las enfermedades que se pueden beneficiar de la herboterapia china.

Nota: es imperativo que no deje de tomar los medicamentos occidentales sin consultar con su herborista y médico. La retirada repentina de la medicación farmacéutica occidental es la mejor forma de provocar la confusión en su cuerpo, mente y emociones, lo que en ciertos casos puede ser potencialmente peligroso para la vida.

HIERBAS COMUNES

La medicina china puede utilizar miles de hierbas, pero los herboristas sólo usan una parte de ellas con regularidad. A continuación se indican algunas de las que se usan más comúnmente.

■ GINSENG
(*Panax ginseng*)

Poca gente no habrá oído hablar alguna vez de los legendarios beneficios de esta hierba. Pero el ginseng no es aplicable a todas las personas, a todas las edades y en todo momento. Es un tónico *Qi* y no se debería tomar en las primeras 48 a 72 horas de un resfriado/

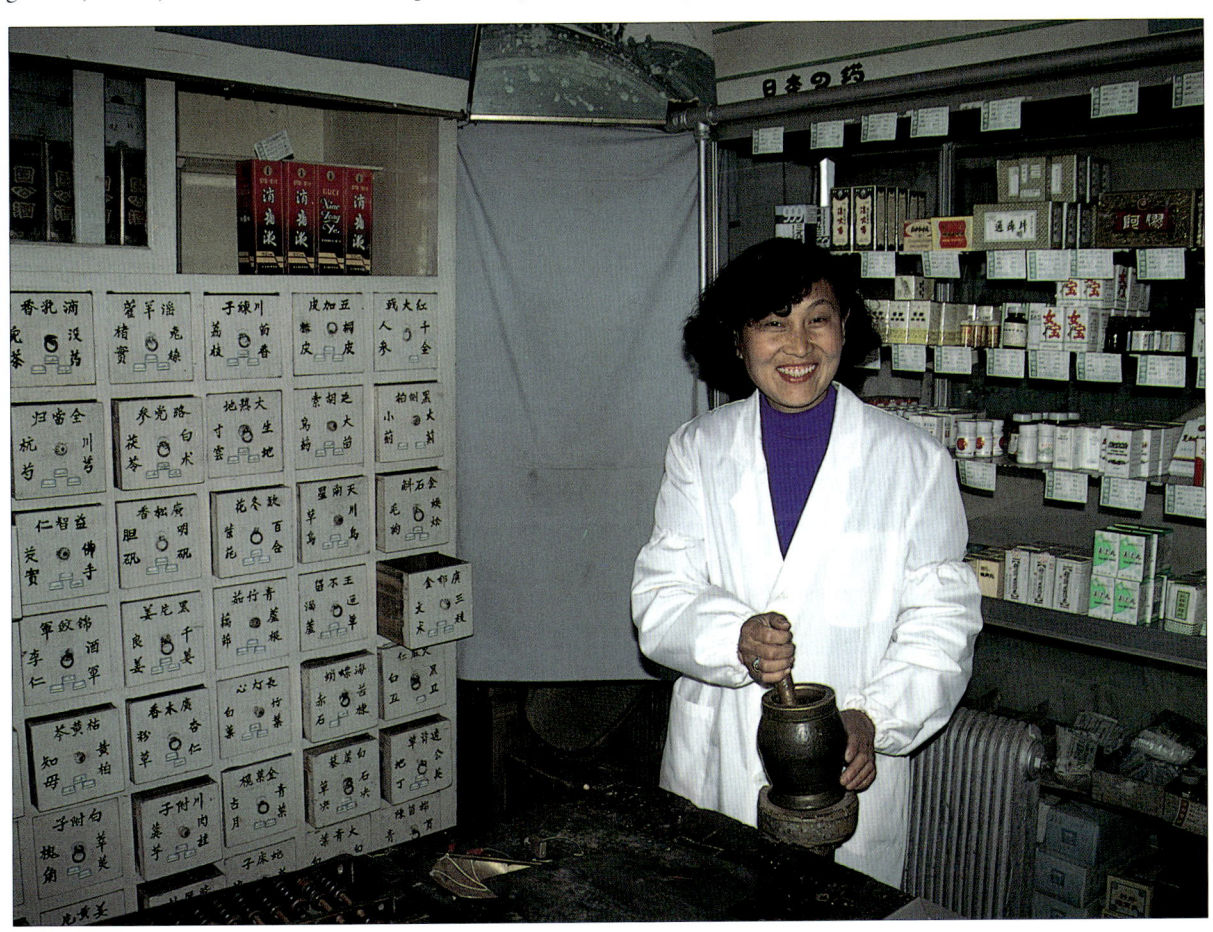

gripe, ya que no hará sino empeorar los síntomas. También puede subir la tensión sanguínea. No obstante, si se toma en el momento correcto, fortalecerá el bazo (ayuda a la digestión, da más energía y detiene los movimientos intestinales sueltos), beneficia el corazón (reduce las palpitaciones), mejora los pulmones (estornudos y jadeos), calma el espíritu (para la ansiedad, el insomnio y la pérdida de memoria) y beneficia el Yin.

■ Ginseng americano
(*Panas quinquefolium*)
Esta especie de ginseng se considera como más «frío» que el anterior. Se utiliza más para nutrir el Yin, especialmente el de los pulmones. Por ello esta hierba se ha aplicado con éxito para enfermedades como la tuberculosis, determinados tipos de neumonía y el sida y el VIH.

■ Ginseng coreano
Es el más «caliente» de todos los tipos de ginseng, y se debería utilizar con mucha precaución si se manifiestan señales de calor en el cuerpo.

■ Dang gui
(*Angelica chinensis*)
La angélica china tonifica la sangre y ayuda a regular el ciclo menstrual; también vigoriza y armoniza la sangre y por lo tanto es útil para aliviar ciertos tipos de dolor. Se ha utilizado para ayudar a la fertilidad y para mover los intestinos.

■ He shou wu
(*Polygonatum multiflorum*)
Esta hierba significa literalmente «Señor Él de pelo negro». Como su nombre indica, se ha utilizado para mantener el cabello fuerte y para prevenir su encanecimiento; también beneficia a los ojos, ayuda a detener la irritación cutánea y a mover los intestinos.

■ Wu wei zi
(*Schizandra chinensis*)
Se conoce como la «semilla de los cinco sabores». Al masticarla, de ella emanan cinco sabores: dulce, agrio, salado, amargo y acre. Esta hierba ayudará a detener la tos y los estornudos, es astringente para la sudoración, calma el espíritu y tiene fama de ser un tónico sexual.

Nota: habitualmente, las hierbas chinas se utilizan en fórmulas que ha menudo se han venido usando de forma continuada para el mismo diagnóstico desde hace cerca de aproximadamente unos 2.000 años.

Los cinco sabores

■ **Tierra:** da lugar a la dulzura, que tonifica, repara, armoniza y nutre. Un exceso puede provocar, entre otras cosas, debilidad muscular.
■ **Metal:** da lugar al sabor acre, que dispersa y mueve el *Qi* y la sangre. Su exceso disemina el *Qi* y se debería evitar en casos de deficiencia del *Qi*.
■ **Agua:** da lugar a lo salado, que ablanda la dureza y dispersa la nudosidad. Un exceso de agua secará la sangre y por lo tanto se debe evitar en casos de deficiencia de sangre.
■ **Madera:** da lugar a lo agrio, que astringe, contrae, acumula, afirma y consolida. Un exceso va a los nervios y debería utilizar con precaución si hubiera dolor crónico.
■ **Fuego:** da lugar a la amargura, que desciende, agota, despeja el calor, purga y seca la humedad. Su exceso incidirá en los huesos, por lo que hay que evitarlo en casos de enfermedades óseas.

Las cuatro energías

Son calor, tibio, frío y fresco.
■ En las enfermedades calientes el herborista enfría y en las enfermedades frías calienta. Los alimentos también se categorizan de esta manera.

Alimentos calientes o tibios	Alimentos fríos o frescos
Ternera	Almendras
Cordero	Pollo
Chocolate	Pato
Café	Té verde
Picante	La mayoría de pescados
Mantequilla de cacahuete	Brócoli
Alimentos fritos	Sandía
Cerdo	Pepino

GLOSARIO

ACUPRESURA

Es una combinación de acupuntura y masaje en la que los pulgares y las yemas de los dedos aplican masaje de presión sobre los puntos situados a lo largo de los meridianos de acupuntura.

ACUPUNTURA

Se insertan agujas en los puntos de acupuntura a lo largo de los meridianos que recorren el cuerpo, para equilibrar el flujo de *Qi*.

AROMATERAPIA

Es el uso de aceites esenciales aromáticos para tratar muchas enfermedades y trastornos comunes.

AURICULOTERAPIA

Es una forma de acupuntura en la que se usan más de 200 puntos de acupuntura en la oreja. Estos puntos representan las diferentes partes del cuerpo y de sus estructuras.

AUROTERAPIA

Es la consideración del «aura» de una persona (un campo magnético visible y coloreado), para despertar más su conciencia espiritual.

BIOENERGÉTICA

Esta forma occidental de yoga aspira a comprender la personalidad humana a través de los procesos energéticos del cuerpo, incluidos los movimientos de éste y los ejercicios de respiración.

CHAMANISMO

Este antiguo método de curación fue practicado por los curanderos (chamanes) en las tribus primitivas de todo el mundo. Los chamanes utilizaron hierbas y plantas medicinales, oraciones y danzas rituales.

CRISTALOTERAPIA

En esta forma de terapia, se sumergen piedras y gemas preciosas en agua o se llevan sobre el cuerpo para lograr la curación física y espiritual. Se cree que las gemas emiten vibraciones curativas.

CROMOTERAPIA

Los fieles a esta terapia creen que el color influye sobre la salud y las emociones de la persona, y que se puede utilizar para tratar diversas afecciones emocionales y físicas.

DO-IN

Practicado habitualmente en China y Japón, esta terapia de autoayuda es un programa completo para el mantenimiento de la salud personal, e incluye acupresura, con masaje y ejercicio físico.

ENTRENAMIENTO Y TERAPIA AUTÓGENAS

Es un medio de autocuración para alcanzar la relajación y la armonía mental y física. Un terapeuta enseña a las personas a utilizar la terapia por sí mismas.

FELDENKRAIS

Este sistema combina estiramientos, ejercicio y yoga para mejorar la conciencia de las pautas de movimiento y estimular el movimiento más adecuado del cuerpo.

HERBOTERAPIA

Es un sistema holístico completo de medicina, que utiliza las propiedades curativas de las plantas medicinales. A cada paciente se le trata de un modo individual, según sus necesidades.

HIDROTERAPIA

Esta antigua terapia propugna el uso terapéutico del agua para el tratamiento de muchas afecciones y también en la autocuración. Se usan baños calientes, fríos y minerales, terapia de inhalación, envolturas en sábanas calientes y frías, compresas calientes y frías y baños de vapor y turcos.

HIPNOTERAPIA

Esta forma de terapia utiliza el hipnotismo para relajar la mente consciente e inducir un trance hipnótico. Se puede utilizar para alinear la mente subconsciente con la mente consciente, y para realizar sugerencias positivas. Algunos médicos y dentistas también la utilizan como una forma para aliviar del dolor.

HOMEOPATÍA

Este enfoque holístico se basa en el principio de «lo similar cura lo similar». El homeópata emplea diminutas cantidades de sustancias diluidas para tratar una extensa gama de afecciones médicas. El doctor homeópata valora la personalidad del paciente, así como sus síntomas, antes de recetarle un remedio homeopático.

IRIDOLOGÍA

No es una terapia en sí misma, sino una herramienta de diagnóstico utilizada por algunos terapeutas para establecer las causas intrínsecas de la enfermedad. Se estudian las señales y cambios en el iris del ojo en busca de indicaciones sobre cualquier problema de salud.

Masaje

Esta antigua terapia «manual» tiene muchas variantes. Los objetivos del masaje terapéutico son inducir a la relajación física y mental, mejorar la circulación y el tono muscular, prevenir los problemas de los tejidos blandos, ayudar al funcionamiento eficiente del sistema digestivo y estimular la eliminación de toxinas del cuerpo.

Medicamentos ayurvédicos

Es un antiguo sistema indio de medicina holística, que combina los remedios preventivos y medicinales con la dieta, la meditación, los ejercicios de respiración y el yoga.

Medicina china tradicional

Es un sistema completo de medicina que se practica en China desde hace más de 2.000 años. Combina la herboterapia con la acupuntura, la terapia manipuladora y las curas a base de alimentos. Aspira básicamente a restaurar la armonía del cuerpo y también a equilibrar el Yin y el Yang.

Meditación

Es un medio para alcanzar iluminación espiritual con el desarrollo personal. Además de promover la relajación y permitir a una persona que trascienda sus ansiedades cotidianas, se cree que la meditación tiene efectos beneficiosos sobre el cuerpo, especialmente por lo que se refiere a una elevada presión sanguínea y a una enfermedad cardiaca.

Meridianos

En la medicina china tradicional, los meridianos son canales que corren por debajo de la piel, a través de los cuales fluye el *Qi* (la energía motivadora del cuerpo).

Musicoterapia

La música se utiliza como terapia curativa para ayudar a los pacientes a expresar emociones profundamente arraigadas, tanto positivas como negativas. Se cree que es efectiva en el tratamiento del autismo, de los niños y adultos mental o emocionalmente perturbados, en los ancianos y los discapacitados físicos y en pacientes con esquizofrenia, trastornos nerviosos y estrés.

Naturopatía

Esta terapia resalta la vitalidad natural del cuerpo y su potencial para la autocuración y el equilibrio. Es holística y preventiva y trata a la globalidad de la persona, resaltando la vida sana y natural. Seguir una dieta sana de alimentos naturales y orgánicos, hacer ejercicio, la relajación y la hidroterapia son aspectos importantes de la naturopatía.

Osteopatía

Supone aplicar masaje y manipulación a las articulaciones, y especialmente a las vértebras de la columna, para corregir la mala alineación ósea y estimular la autocuración.

Osteopatía craneal

Conocida también como terapia craneosacral, esta terapia utiliza una combinación de suave presión y técnicas de sostenimiento del cráneo del paciente para liberar la tensión y restaurar el equilibrio.

Polaroterapia

Es una terapia que localiza y desactiva cualquier bloqueo de energía con el propósito de restaurar el equilibrio de la energía vital del cuerpo. Los terapeutas creen que la enfermedad se deriva de los bloqueos y desequilibrios en el sistema de energía del cuerpo y que desbloquearlos permitirá restaurar la salud y la armonía de un paciente.

Psicoterapia

Es una forma de terapia de persona a persona o en grupo, que intenta capacitar a la gente para desactivar sus defensas y revelar y posteriormente afrontar los sentimientos reprimidos, obteniendo así una mejor comprensión de sí mismos. Los psicoterapeutas humanistas tratan a la persona globalmente y no sólo a la mente, aislada del cuerpo.

Qi

Se pronuncia *chii*; en la medicina china tradicional es la energía vital que activa el cuerpo.

Quinesiología

Utiliza las pruebas musculares para localizar debilidades específicas en los músculos, que puedan estar causadas por alergias alimentarias, o deficiencias vitamínicas y minerales.

Quiropráctica

Es una forma de manipulación que significa literalmente «práctica manual», en la que se manipulan las articulaciones de la columna, aliviando así los problemas en otras partes del cuerpo, ya que por la columna pasa el tronco principal de los nervios.

Reflexología

Esta antigua terapia utiliza un método de masaje podal que aplica presión a las zonas reflejas que tienen su correspondencia en los pies. Los reflexólogos creen que las plantas de los pies reflejan el resto del cuerpo y que al trabajar sobre zonas específicas que se corresponden con otras partes y órganos corporales, se puede tratar una amplia gama de problemas.

Remedios florales de Bach
Los 38 remedios de Bach aspiran a corregir desequilibrios emocionales amenazadores para la salud, mediante el uso de infusiones de diferentes plantas.

Rolfing
Conocido a veces como integración estructural, el *rolfing* aspira a restaurar el equilibrio en el cuerpo y a realinear su estructura. El profesional del *rolfing* utiliza una forma de masaje suave profundo para trabajar sobre los tejidos conectivos del cuerpo y mejorar la postura.

Shiatsu
Esta terapia de masaje de «digitopuntura» tuvo su origen en Japón. El profesional aplica presión a puntos específicos a lo largo de los meridianos del cuerpo (canales de energía), utilizando dedos, manos, codos, rodillas e incluso los pies. Se cree que es curativo y que equilibra la energía y se usa en nuestros días para tratar muchas afecciones médicas habituales.

T'ai Chi Ch'uan
Es un sistema chino para prevenir y tratar la enfermedad, que utiliza movimientos lentos y suaves del cuerpo para alcanzar un estado de relajación del cuerpo y de la mente.

Técnica de Alexander
Es una técnica para mejorar la postura en el movimiento y utilizar los músculos con eficacia y un mínimo de esfuerzo.

Técnica metamórfica
Esta forma de reflexología utiliza movimientos circulares de los dedos sobre pies, tobillos, muñecas, manos y cabeza, para equilibrar las energías del cuerpo y ayudar así al paciente a descubrir sus poderes autocurativos.

Terapia artística
Es una terapia que ayuda a expresarnos y a obtener alivio a través de los medios artísticos del dibujo, la pintura y el modelado.

Terapia de flotación
Esta terapia supone privación sensorial: el paciente flota en un «tanque de aislamiento», lleno de sal y agua mineral, habitualmente envuelto en la más completa oscuridad. Aislado de la luz y del sonido, el paciente queda separado de todo estímulo exterior. El objetivo es provocar un estado de profunda relajación.

Terapia de la danza y el movimiento
Las formas de la danza y los movimientos se utilizan para ayudar a los pacientes a expresarse y a liberar emociones y tensión. Se utiliza a menudo con niños autistas y deficientes físicos y con aquellos que tienen graves problemas de comportamiento. También se pueden beneficiar los adultos con problemas de comunicación y de comportamiento.

Terapia de la Gestalt
Es una forma holística de psicoterapia que aspira a intensificar la autoconciencia y la percepción de cada momento en el individuo, sobre todo en términos de sus relaciones con otras personas y también con su medio ambiente.

Terapia de la retroalimentación
El profesional que la practica usa complejos instrumentos eléctricos para controlar el sistema nervioso del paciente y sus respuestas emocionales. Ayuda a las personas a cobrar conciencia de todas sus respuestas físicas, mentales y emocionales.

Terapia de visualización
Es una forma de terapia en la que se utilizan imágenes positivas para curar y promover una buena salud.

Terapia rogersiana
Esta forma de psicoterapia «no conductiva», centrada en la persona, fue desarrollada por Carl Rogers. Anima a la persona a depender de sí misma y asumir su autorresponsabilidad. Su objetivo último es la autorrealización.

Terapia zen
Es un sistema de prácticas espirituales, que incluye ejercicios de meditación, y que se basa en la filosofía y las creencias budistas. Su objetivo es alcanzar la autoiluminación e integrar el cuerpo, la mente y el espíritu en un estado de plena realización.

Terapia zonal
Es una forma de reflexología o terapia de presión de puntos en la que se aplica masaje de presión de puntos a las zonas del cuerpo y, así, se estimula la autocuración.

Yin y Yang
Son las cualidades iguales y opuestas del *Qi*, la energía vital del cuerpo.

Yoga
Es un antiguo sistema holístico indio a base de ejercicios, posturas, respiración, meditación y relajación. Enseña autocontrol y el dominio para estar con uno mismo, con el prójimo y con el entorno que nos rodea.

Bibliografía

Acupresura

Hands-On Health Care Catalog presenta libros sobre curación especial, gráficos de acupresura, vídeos de enseñanza, música terapéutica y herramientas de autocuidado. Para recibir un ejemplar gratuito, escribir a:
Acupressure Institute
1533 Shattuck Avenue
Berkeley CA 94709
Estados Unidos

Recursos prácticos que se encuentran en el Acupressure Institute, en la dirección antes indicada:
Libros de Michael Reed Gach
- *Acupressure's Potent Points*
- *Arthritis Relief at Your Fingertips*
- *Greater Energy at Your Fingertips*
- *Acu-Yoga Self-Help Techniques*
- *The Bum Back Book*

Vídeos
Vídeos de instrucción práctica
- *Fundamentals of Acupressure*
- *Releasing Shoulder & Neck Tension*
- *Zen Shiatsu: Instruction for Practitioners*
- *The Bum Back Video*

Acupuntura y medicina china tradicional

Auteroche, B. *et al.*, *Acupuncture and Moxibustion, A Guide to Clinical Practice*, Churchill Livingstone, Reino Unido, 1992.
Descartes, René, *Discurso del método*.
Fisch, Guido, *Die Traditionelle Chinesische Medizin*, Georg Wenderoth Verlag, Kassel, Alemania, 1994.
Fisch, Guido, *Chinesische Heilkunde in unsere Ernehiung*, Syntesis Verlag, Essen, Alemania, 1982.
Helms, Joseph M., *Acupuncture Energetics, A Clinical Approach for Physicians*, Medical Acupuncture Publishers, Berkeley, California, Estados Unidos, 1995.
Lee-Kin y Tin Shen, *Handbook of Acupuncture Treatment for Dogs and Cats*, Medicine and Health Publishing Company, Hong Kong, China, 1994.
Kewutgm, G. T., *Moera Chinese Acupuncture*, Thorsons, HarperCollins Publishers, Londres, Reino Unido, 1983.
Mann, Felix, *Acupuncture, Cure of Many Diseases*, 2.ª ed., Butterworth-Heinemann Ltd., Oxford, Reino Unido, 1994.
Molsberger, Albrecht, *Was Leistet die Akupunktur*, Hippokrates Ratgeber, Stuttgart, Alemania, 1988.
Nguyen, Buc Hiep, *The Dictionary of Acupuncture of Moxibustion*, Thorsons HarperCollins Publishers, Londres, Reino Unido, 1987.
Soulie de Morant, George, *Chinese Acupuncture*, Paradigm Publications, Brookline, Massachusetts, Estados Unidos, 1994.
Stux, Gabriel y Pomeranz, Bruce, *Basics of Acupuncture*, Springer-Verlag, Berlín-Heidelberg-Nueva York, 3.ª ed., 1995.
Thorward, Juergen, *Science and Secrets of Early Medicine*, Thames and Hudson, Londres, Reino Unido.
Hsu Pa-Chiun, *I-Hsueh Yuan Liu Lun of 1757*, traducido y adaptado al inglés por Paul Unschuldas, *Forgotten Traditions of Ancient Chinese Medicine*, Paradigm Publications, Brookline, Massachusetts, Estados Unidos, 1990.
Unschuld, Paul U., *Medicine in China, a History of Ideas*, University of California Press, Berkeley y Los Ángeles, Estados Unidos, 1985.
Van Alphen, Jan y Aris, Anthony, *Oriental Medicine. An Illustrative Guide to the Asian Arts of Healing*, Shambhala Publications, Boston, Masachus Neolithic.
Williams, Tom, *Chinese Medicine, Acupuncture, Herbal Remedies, Nutrition, Qigong and Meditation for Total Health*, Element, Rockport, Massachusetts, Estados Unidos, 1966.
Wiseman, Nigel y Boss, Ken, *Glossary of Chinese Medical Terms and Acupuncture Points*, Paradigm Publications, Brookline, Massachusetts, Estados Unidos, 1990.
Yoo, Tae-Woo, Koryo Sooji Chim, *Koryo Hand Acupuncture*, volumen 1, primera impresión en inglés, Eum Yang Mek Jin Publishing Company, Seúl, Corea, 1988, editado por Peter Eckman.

En castellano

Alvarez Simó, Encarnación, *Tratado de acupuntura*, Ed. del autor.
Alvarez Simó, Encarnación, *La acupuntura china en la clínica*, ed. del autor, 1976.

Madrid Gutiérrez, Juan,
La acupuntura, Edisan,
Madrid, 1987.
Teoría básica, diagnóstico, acupuntura,
A.I.S.V.I., Amposta (Tarragona).
La aguja larga en acupuntura,
Cabal, Madrid, 1981.
Atacar al dragón: método práctico de acupuntura, medicina tradicional china, Federación Española Profesional de Medicina Tradicional, Madrid, 1994.
Baldoy Ruiz, Mauro Antonio, *Actualización anatómica de la acupuntura*, Universidad de Granada.
Barrot Rodríguez, Juan, *Acupuntura*, Lectura y Estudio, S.A., 1980.
Beau, Georges, *Acupuntura*, Ediciones Martínez Roca, Barcelona, 1983.
Sussman, David, *Acupuntura. Ediciones Macchi*, Buenos Aires, Argentina, 1967, edición original de Editorial Kier, S.A., Buenos Aires, Argentina, reimpreso en 1987.

AROMATERAPIA

Rose, Jeanne, *The Aromatherapy Book: Applications & Inhalations*, Berkeley, North Atlantic Books, 1995.
The Aromatherapy Studies Course, San Francisco, The Herbal Studies Library, 1995.
Price, Shirley, *Shirley Price's Aromatherapy Workbook*, Thorsons, HarperCollins Publishers, Londres, Reino Unido, 1993.

En castellano

Agustí, P., *Aromaterapia y flores curativas*, Libertarias-Prodhufi, Madrid, 1997.

Alfonso García, Carmen, *Aromaterapia: la curación a través de aceites y fragancias*, Ágata, Madrid.
Cunningham, Scott, *Aromaterapia mágica*, Editorial Edaf, Madrid, 1992.
Dalla Via, Gudrun, *Manual práctico de aromaterapia*, Editorial Ibis, Barcelona, 1995.
Davis, Patricia, *Aromaterapia de la A a la Z*, Editorial Edaf, Madrid, 1993.
Devereux, Charla, *Kit de la aromaterapia*, Ediciones Martínez Roca, Barcelona, 1994.
Magali, Adriana, *Aromas mágicos*, Hermética, Barcelona, 2000.
Sanz Bascuñana, Enrique, *Cúrese con la aromaterapia*, Vital, Madrid, 2000.

COLORTERAPIA

Gimbel, Theo, *Healing With Color and Light*, Gaia Books Ltd., Londres, 1994.
Babey, Anna M., *Color Therapy*, Brooke, R. B. Amber Santa Barbara Press, Inc., Nueva York, 1979.
Gerber, doctor Richard, *Vibrational Medicine*, Bear and Co., Santa Fe, Nuevo México, 1988.
Benz, Portmann et al., *Color Symbolism*, Spring Publications, Zurich, 1977.
Brennan, Barbara, *Hands of Light, A Guide To Healing Through The Human Energy Field*, Bantam Books, Nueva York, 1988.
Brennan, Barbara, *Light: Medicine Of The Future: How We Can Use It To Heal Ourselves Now*, Bear and Co., Nuevo México, 1991.
Bruyere, Rosalyn, *Wheels of Light, Chakras, Auras, and the Healing Energy of the Body*, Fireside, Simon and Schuster, Nueva York, 1989.

ENTRENAMIENTO AUTÓGENO

Kermani, doctor Kai, *Autogenic Training, the effective holistic way to better health*, Pub. Souvenir Press, Londres, 1996.

HERBOTERAPIA CHINA

Maciocia, G., *The Foundations of Chinese Medicine*.
Bensky, D. y Gamble, A., *Chinese Herbal Medicine Materia Medica*.

HERBOTERAPIA MEDICINAL

Griggs, Barbara, *Green Pharmacy*, 1981.
Hoffmann, David, *he New Holistic Herbal*, Element Books.
Chevallier, Andrew B. A., *Herbal First Aid*.
Corrigan, Desmond, *Indian Medicine for the Immune System – Echinacea*, Amberwood Publishing Ltd., Park Corner, East Horsley, Surrey KT24 56RZ.
Corrigan, Desmond, *Ancient Medicine* y *Gingko biloba*, Amberwood Publishing Ltd., Park Corner, East Horsley, Surrey KT24 56RZ.

HIPNOTERAPIA

Austin, Valerie, *Self-hypnosis*, Thorsons, HarperCollins Publishers, Londres, 1994.
Karle, Helmut, W. A., *Thorsons Introductory Guide to Hypnotherapy*, Thorsons, HarperCollins Publishers, Londres, 1992.

Homeopatía

General

Panow, M. B. y Heimlich, J., *Homeopathic Medicine at Home*, 1980, J. P. Tarcher, Inc., Los Ángeles.
Vithoulkas, G., *The Science of Homeopathy*, Grove Press, Inc., Nueva York, 1980.
Ullman, D., *Discovering Homeopathy*, North Atlantic Books, Berkeley, California, 1991.
Hayfield, R., *Homeopathy for Common Ailments*, Frog Ltd. and Homeopathic Educational Services, Berkeley, California, 1993.
Lockie, A. y Geddes, N., *Homeopathy: The Principles and Practice of Treatment*, Dorling Kindersley Limited, Londres, 1995.
Jonas, W. B. y Jacobs, J., *Healing with Homeopathy*, Warner Books, Nueva York, 1996.

En castellano

Agustí, P., *Homeopatía*, Ediciones Libertarias-Prodhufi, Barcelona, 1999.
Boulet, Jacques, *Curarse con la homeopatía*, Ediciones Robinbook, Barcelona, 1997.
Bourgarit, R., *Niños sanos con la homeopatía*, Ediciones Susaeta; Tikal Ediciones, Madrid, 1999.
Cennelier, Marc, *La alergia y la homeopatía*, Editorial Paidotribo, Barcelona, 1999.
Di Mola, Giorgio, *Cómo curarse con la homeopatía*, Editorial De Vecchi, Barcelona, 1996.
Dujany, Ruggero, *Manual práctico de homeopatía*, Océano Ibis Ediciones, Barcelona, 1998.
Fabrocini, Vincenzo, *Curso de homeopatía*, Editorial De Vecchi, Barcelona, 1995.
Fabrocini, Vincenzo, *El gran libro de la homeopatía para la familia*, Editorial De Vecchi, Barcelona, 2000
Hayfield, Robin, *Homeopatía*, Ediciones Parramón, Barcelona, 2000.
Horvilleur, Alain, *Guía familiar de homeopatía*, Ediciones Índigo, Barcelona, 1993.
Jean Elmujer, *La medicina reencontrada: las nuevas ambiciones de la homeopatía*, Siglo XXI de España, Madrid, 1997.
Leckeridge, *Homeopatía en atención primaria*, Bob, Ediciones Paidotribo, Barcelona, 2000.
Lockie, Andrew, Dr., *El gran libro de la Homeopatía*, Editorial Grijalbo, S.A., Barcelona, 2001.
Marks, Casandra, *Homeopatía*, Ediciones Susaeta, Madrid, 1999.
Micozzi, Marc, S., *Fundamentos de la medicina alternativa y complementaria*, Editorial Paidotribo, Barcelona, 2000.
Pacaud, Gérad, *El gran libro de la homeopatía*, Ediciones Martínez Roca, Barcelona.
Stumpf Werner, *El gran libro de la homeopatía*, Editorial Everest, León, 1999
Tratado de la homeopatía, Paidotribo, Barcelona, 2000.
Vergara, Javier, *Homeopatía*, Barcelona, 2000.
VV.AA., *Homeopatía para todos*, RBA Integral, Barcelona.
La práctica geriátrica de la homeopatía, Paidotribo, Barcelona.
VV.AA., *101 consejos. Homeopatía*, Barcelona, Javier Vergara, 2000.
Werner Stumpf, *Así contraté la homeopatía. Los dolores de cabeza y migrañas*, Everest, León, 1992.

Investigación científica

Reilly, D. T., Taylor, M. A., McSharry, C., Aitchison, T., «Is homeopathy a placebo response? Controlled trial of homeopathic potency, with pollen in hayfever as model», *Lancet*, 1986, ii, págs. 881-885.
Fisher, P., Greenwood, A., Huskisson, E. C., Turner, P., Belon, P., «Effect of homeopathic treatment on fibrositis (primari fibromyalgia)», *British Medical Journal*, 1989, *299*, págs. 365-366.
Ferley, J. P., Smirou, D., D'Adhemar, D., Balducci, F., «A controlled evaluation of a homeopathic preparation in the treatment of influenza-lyke syndromes», *Br. J. Clin. Pharmacol.*, 1989, *27*, págs. 329-335.
Kleijnen, J., Knipschild, P., Ter Riet, G., «Clinical trials of homeopathy», *British Medical Journal*, 1991, *302*, págs. 316-323.
Jacobs, J., Jiménez, L. M., Gloyd, S. S., Gale, J. L., Crothers, D., «Treatment of acute childhood diarrhea with homeopathic medicine: a randomized clinical trial in Nicaragua», *Pediatrics*, 1994, *93*, págs. 719-725.
Reilly, D. T., Taylor, M. A., Beattie, N. G. M., *et al.*, «Is evidence of homoeopathy reproducible?», *Lancet*, 1994, *344*, págs. 1.601-1.606.

Iridología

Jensen, Bernard, *Iridology Simplified*, B. Jensen, Escondido, California, 1980.
Kriege, Theodore, *Disease Signs in the Iris*, L. N. Fowler & Co., Romford, 1985.

En castellano

Gallego Duque, Eduardo, *El diagnóstico por el iris (iridología)*, Edisan, Madrid, 1987.

Berdonces, Josep Lluís, *Mapa y signos en iridología: los ojos reflejan la salud*, RBA, Barcelona.
Berdonces Serra, Josep Lluís, *El gran libro de la iridología: el iris de los ojos reflejan la salud*, RBA, Barcelona.
Carpeta-póster de iridología, Editorial Ibis, Barcelona, 1997.
Dardanelli Ackermann, Albert, *Iridología moderna ilustrada*, Cabal, Madrid, 1982.
Gallego Duque, Eduardo, *El diagnóstico por el iris: iridología*, editorial Libsa, 1991.
Gazzola, Flavio, *Curso de iridología*, De Vecchi, Barcelona, 1998.
Griso Salomé, Javier, *Iridología holística*, Cabal, Madrid, 1986.
Jausas, Gilbert, *La iridología renovada*, Las Mil y Una Ediciones, madrid, 1983.
Jausas, Gilbert, *Tratado práctico de iridología*, Las Mil y Una Ediciones, Madrid, 1982.

MEDICINA CHINA TRADICIONAL

Chuen, Lam Kam, *The Way of Energy*, Gaia Books, Londres, 1991.
McNamara, Sheila, *Traditional Chinese Medicine*, Hamish Hamilton, Londres, 1995.
Porkert, M. y Ullman, C., *Chinese Medicine*, Morrow, Nueva York, 1988.
Basic Theory of Traditional Chinese Medicine, Shanghai College of TCM Press, 1990.
Diagnostics of Traditional Chinese Medicine, Shanghai College of TCM Press, 1990.
The Yellow Emperor's Classic of Internal Medicine, University of California Press, 1966.

MEDICINA OSTEOPÁTICA

Jones, B., *The Difference a D. O. Makes*, Times-Journal Publishing Co., Oklahoma City, 1978.
Korr, I. M. (ed.), *Research Workshop on Neurobiologic Mechanisms in Manipulative Therapy. The Neurobiologic Mechanisms in Manipulative Therapy*, Plenum Press, Nueva York, 1978.
Kuchera, M. L., Kuchera, W., *Osteopathic Considerations in Systemic Dysfunction*, 2.ª ed. revisada, Greyden Press, Columbus, OH, 1994.
Northup, G. W., *Osteopathic Medicine: An American Reformation*, 2.ª ed., American Osteopathic Association, Chicago, 1979.
Patterson, M. M., Powell, J. N. (eds.), *The Central Connection: Somatovisceral/Viscerosomatic Interaction*, International Symposium of the American Academy of Osteopathy, University Classics, Athens, 1992.
Postgraduate Institute of Osteopathic Medicine and Surgery, *The Physiological Basis of Osteopathic Medicine*, Postgraduate Institute, Nueva York, 1970.
Willard, F. H., Patterson, M. M. (eds.), *Nociception and the Neuroendocrine-Immune Connection*, International Symposium of the American Academy of Osteopathy, University Classics, Athens, 1994.

MUSICOTERAPIA

Arnold Melville, «Music Therapy in a Transactional Analysis setting», *Journal of Music Therapy*, vol. 12, núm. 3, 1975.
Blatner, Adam, «Theoretical Principles Underlying Creative Arts Therapies», *Arts in Psychoterapy*, Pergamon Press, volumen 18, núm. 5, 1991.
Boxberger, Ruth, *Historical Bases for the Use of Music in Therapy*, editado por E. H. Schneider Lawrence KS., National Association for Music Therapy Inc., 1962.
Bryant, David R., *A Cognitive Approach to Therapy through Music*, volumen 24, núm. 1, 1987.
Cassity, Michael y Julia, *Multimodal Psychiatric Music Therapy for Adults, Adolescents, and Children – A Clinical Manual*, MMB Music, Saint Louis, Missouri, 1994.
David William, B., Gfeller, Kate E. y Thaut, Michael H., *An Introduction to Music Therapy – Theory and Practice*, Wm. C. Brown Publishers, 1992.
Davis, William B., «Music Therapy in 19th Century America», *Journal of Music Therapy*, vol. 24, núm. 2, 1987.
DeWoskin, Kenneth J., *A Song For One or Two – Music and the Concept of Art in Early China*, Center for Chinese Studies – The University of Michigan, Estados Unidos, 1982.
Ralph Spintge y Roland Droh (eds.), *Music Medicine*, MMB Music Inc., 1992.
Robert F. Unkefer (ed.), *Music Therapy Research – Quantitative and Qualitative Perspectives*, Barcelona Publishers, 1995.
Tom Wigram, Bruce Saperston y Robert West (eds.), *The Art and Science of Music Therapy: A Handbook*, Harwood Academic Publishers, 1995.
Cheryl D. Maranto (ed.), *Music Therapy: International Perspectives*, Jeffrey Books, 1993.
Paul Nordoff y Clive Robbins, *Creative Music Therapy – Individualized Treatment for the*

Handicapped Child, The John Day Company, 1977.
Schalkwijk, F. W., *Music and People with Developmental Disabilities*, Jessica Kingsley Publishers, 1994.
Sears, William W., *Processes in Music Therapy*, editado por E. Thayer Gaston, Macmillan Publishing Co., Inc., 1969.
Wheeler, Barbara, L. A., «Psychotherapeutic Classification of Music Therapy Practices. A continuum of procedures», *Music Therapy Perspectives*, vol. 1, núm. 2, 1983.

En castellano

Dr. Candela Ardid, *La música como medio curativo de las enfermedades nerviosas*, MID-CIM, Bilbao.
Vallée, Roland, *Tartamudez y Musicoterapia*, MTC, Bilbao.

Otras lecturas
Bruscia, Kenneth E., *Case Studies in Music Therapy*, Barcelona Publishers, 1991.
Donald A. Hodges (ed.), *Handbook of Music Psychology*, 2.ª ed., MMB Music, Saint Louis, Missouri, 1996.
Maranto, Cheryl D., *Applications of Music in Medicine*, National Association for Music Therapy, 1991.
Priestley, Mary, *Essays on Analytical Music Therapy*, Barcelona Publishers, 1994.

NATUROPATÍA

MacEoin, *Healthy by Nature*, Thorsons, HarperCollins Publishers, Londres, 1994.
Turner, Roger Newman, *Naturopathic Medicine*, Thorsons, HarperCollins Publishers, Londres, 1990.

OSTEOPATÍA CRANEAL

Sutherland, Ada Strand, *With Thinking Fingers*, The Cranial Academy, Indianápolis, 1962.
Sutherland, William Garner, *The Cranial Bowl*, The Cranial Academy, Indianápolis, 1939.

PSICOTERAPIA

Self and Society, revista oficial de la AHP, Reino Unido.
The Journal of Humanistic Psychology, revista oficial de la AHP, 1314 Westwood Boulevard, Suite 205, Los Ángeles, California 90024.
The Transpersonal Psychology Journal, 345 California Street, Palo Alto, CA 94306.
The Humanistic Psychologist, revista oficial de la Division of Humanistic Psychology of the American Psychological Association, c/o Dr. D. Aanstoos, Department of Psychology, West Georgia College, Carolton, Georgia 30118.
Self and Society, artículos accesibles sobre diversos temas de desarrollo personal y de terapia.
The Family Therapy Networker, 8528 Bradford Road, Silver Spring, Maryland, 20901-9955, es una revista no técnica, ganadora de un premio, que abarca todo el espectro de la psicoterapia.
Common Boundary, 4204 East-West Highway, Bethesda, Maryland 20814, es una revista no técnica que abarca preocupaciones más psicoespirituales.

QUIROPRÁCTICA

Courtenay, Anthea, *Chiropractic for Everyone*, Penguin Books, Londres, 1987.
Howitt Wilson, Michael B., *Thorsons Introductory Guide to Chiropractic*, Thorsons, HarperCollins Publishers, Londres, 1991.

REFLEXOLOGÍA

Byers, Dwight C., *Better Health With Foot and Hand Reflexology, The Original Ingham Method*, Ingham Publishing Inc., St. Petersburg, Fl., 1983.
Eunice D. Ingham, obras originales, *Stories the Feet Can Tell Thru Reflexology* y *Stories the Feet Have Told Thru Reflexology*, Ingham Publishing Inc., St. Petersburg, Fl., 1938 y 1951.
Dougans, Inge, con Ellis, Suzanne, *The Art of Reflexology*, Element Books Ltd., 1992 y Barnes & Noble Books, 1995.
Fitzgerald, William H y Bowers, Edwin F., *Zone Therapy*, Health Research, Mokelumne Hill, 1917.
Kunz, Devin y Barbara, *The Complete Guide to Foot Reflexology*, Prentice-Hall, Inc., Englewood Cliffs, 1982.

En castellano

La psicología rusa: reflexología y psicología soviética, Siglo XXI, Madrid.
Bayle, Doreen, E., *Reflexología: salud por el masaje en los pies*, Edaf, Madrid.
Cardesin Cegarra, José María, *Reflexología*, Alas, Barcelona, 1985.
Corvo, Joseph; Verner-Bonds, Lilian, *Reflexología y cromoterapia*, Edaf, Madrid, 1998.

Dougans, Inge; Ellis, Suzanne, *Reflexología práctica*, Martínez Roca, Barcelona, 1998.
Ducie, Sonia, *Reflexología*, Robinbook, Barcelona, 1998.
García García, Antonio Andrés; Bestard Más, Francisca; Capó Cucherat, Isabel Alicia, *Curso de reflexología y aromaterapia básica*, Driade, Madrid, 1997.
Gillanders, Ann, *Reflexología: una guía paso a paso*, Paidós, Barcelona, 1996.
Gore, Anya, *Reflexología: introducción a la técnica y sus beneficios*, Oniro, Barcelona.
Grinberg, Avi, *Reflexología: diagnóstico y curación por el pie*, Martínez Roca, Barcelona.

REMEDIOS FLORALES DE BACH

Edward Bach, *Heal Thyself*, C. W. Daniel, Saffron Walden, Reino Unido, 1931.
Edward Bach, *The Twelve Healers*, C. W. Daniel, Saffron Walden, Reino Unido, 1933.
Barnard, Julian y Martine, *The Healing Herbs of Edward Bach*, Ashgrove Press, Bath, Reino Unido, 1993.
Chancellor, Phillip M., *Handbook of the Bach Flower Remedies*, C. W. Daniel, Saffron Walden, Reino Unido, 1971.
Gurudas, *Flower Essences and Vibrational Healing*, Cassandra Press, San Rafael, California, 1983.
Scheffer, Mechthild, *Bach Flower Therapy*, Thorsons, HarperCollins Publishers, Londres, 1993.
Vlamis, George, *Rescue Remedy*, Thorsons, HarperCollins Publishers, Londres, 1994.

En castellano

Belgrave, Diana, *Autosanación por las flores de Bach: guía práctica de emociones, dolencias y su relación floral*, Índigo, Barcelona, 1996.
Blome, Gotz, *La curación por las flores de Bach*, Robinbook, Barcelona, 1993.
Glome, Götz, *El nuevo manual de la curación por las flores de Bach*, Robinbook, Barcelona, 1995.
Carranza, Armando, *Flores de Bach*, Ediciones Obelisco, Barcelona, 1994.
Fabrocini, Vincenzo; Fabrocini, Chiara *Guía de las flores de Bach*, De Vecchi, Barcelona, 1997.
Fabrocini, Vincenzo, *Flores de Bach*, De Vecchi, Barcelona, 1997.
Ganem, Eliane, *Eneagrama y flores de Bach: diagnóstico de sanación de la personalidad para crear armonía entre el cuerpo, la mente y el espíritu*, Obelisco, Barcelona, 1994 y 1997.
Guastalla, Evelina, *El gran libro de las flores de Bach*, De Vecchi, Barcelona, 1997.
Kraaz S., Ingrid, *Las cartas de las flores de Bach*, Martínez Roca, Barcelona, 1996.

SHIATSU

Jarmey, Chris, *Thorsons Introductory Guide to Shiatsu*, Thorsons, HarperCollins Publishers, Londres, 1992.
Ridolfi, Ray, *Shiatsu*, Optima Alternative Health Series, 1990.

En castellano

Endo, Ryokyo, *Tao shiatsu*, Edaf, Madrid, 1996.
Kagotani, Tsuguo, *Manual de Shiatsu*, Jims, Barcelona, 1987.
Lundberg, Paul, *El libro del shiatsu: vitalidad y salud*, RBA, Barcelona, 1992.
Marí Urrutia, Ana María, *Curso de masajista de estética corporal Shiatsu (masaje japonés)*, CCC, Barcelona, 1982.
Namikoshi, Tokujiro, *Shiatsu*, Edaf, Madrid, 1997.
Namikoshi, Toru, *Shiatsu + stretching*, Ibis, Sant Boi (Barcelona), 1996.
Namikoshi, Toru, *Shiatsu + stretching*, Paidotribo, Barcelona, 1998.
Namikoshi Toru, *Tratado completo de terapia shiatsu*, Edaf, Madrid, 1992.
Ohashi, Wataru, *Acupuntura sin agujas: shiatshu*, Martínez Roca, Madrid, 1983.
Onoda, Shigeru, *Libro completo de shiatsu*, Gaia Ediciones, Madrid, 1998.

T'AI CHI CH'UAN

T'ai Chi Magazine, es una revista internacional publicada mensualmente, que contiene artículos a cargo de destacados expertos en T'ai Chi Ch'uan y qigong, así como listas de vídeos y libros. Ambos se encuentran en Wayfarer Publications, PO Box 26516, Los Ángeles, Ca., 90026, Estados Unidos, tel. (213) 665-7773, Fax (213) 665-7773, Email: taichi@tai-chi.com, página web: http://www.tai-chi.com.

En castellano

Crompton, Paul, *Tai Chi. Introducción y práctica*, Mensajero, Bilbao, 2000.
Fernández de Castro, Ángel, *Tai-Chi Chuan, «el cerebro abdominal»*, Tao, 2000.

Técnica de Alexander

En castellano

Alexander, F.M. *El uso de sí mismo*, Urano, Barcelona, 1955.

Maisel, Edward, *La Técnica Alexander: El sistema mundialmente conocido para la coordinación cuerpo-mente*, Paidós, Barcelona, 1991.

Barlow, Wilfred, *El principio de F.M. Alexander*, Paidós, Buenos Aires, 1955.

Gelb, Michael, *El cuerpo recobrado*, Urano, Barcelona, 1987.

Stevens, Chris, 1987, *La técnica Alexander*, Oniro, Barcelona, 1997.

Park, Glen, *El arte del cambio*, Mirah.

Brennan, Richard, *La técnica Alexander, posturas sanas para la salud*, Plural de Ediciones, Barcelona, 1992.

Drake, Jonathan, 1991, *Postura sana*, Martínez Roca, Barcelona, 1993.

Conable, Barrbara, *Aprendizaje de la técnica Alexander* (manual del alumno)
Este libro no se puede adquirir en España, pero se puede pedir a:
DALEBEAVER
ANDOVERPRESS@compuserve.com

Brennan, Richard, *La técnica Alexander*, Kairós, Barcelona, 1993.

Drake, Jonathan, *La técnica Alexander de corrección postural*, Edaf, Madrid, 1994.

McCallion, Michael, *El libro de la voz*, Urano, Barcelona, 1998.

Terapia de visualización

Kermani, Dr. Kai, *Autogenic Training: the effective holistic way better health*, Souvenir Press, Londres, 1996.

Gawain, S., *Creative Visualization*, Bantam Books, Inc., Nueva York, 1985.

Crysta, P., *Cutting the ties that bind*, Samuel Weisler, Inc., Maine, 1993.

Simonton, S. y O., *Getting well again*, Bantam Books, Inc., Nueva York, 1988.

Le Shan, L., *How to Meditate*, Turnstone Press, 1993.

McDonald, K., *How to Meditate*, Wisdom Publications, 1984.

Achterberg, J., *Imagery in Healing*, Shambhala/Random House, Boston, 1985.

Glouberman, D., *Life Choices & Life Changes Through Image Work*, Unwin Paperbacks, 1989.

Fontana, D., *The elements of meditation*, Element Books, 1991.

Yoga

Yoga Journal (800 334-8152) y *Yoga International* (800 822-4547), tienen directorios de maestros y muchos artículos, que anuncian y contienen listas de recursos en Estados Unidos.

En castellano

José Luis Martínez García, *Relajación y Yoga*, Paidotribo, Barcelona.

Vimla Lalvani, *Yoga clásico*, Grijalbo, Barcelona, 1998.

D.G. Parker y K.W., *Yoga para el bebé*, Oniro, Barcelona, 2000.

Christensen, Alice, *Yoga para el espíritu*, Urano, Barcelona.

Indra Devi, *Yoga para todos*, Vergara, Barcelona.

Swami Rama, *Yoga y respiración*, Integral, Barcelona.

Blay Fontcuberta, Antonio, *Hatha Yoga*, Iberia, Barcelona, 1981.

DIRECCIONES ÚTILES

General

Asociación Española de Escuelas de Salud y Medio Ambiente
Apartado de Correos 3073, 41080 Sevilla
Tel. 600742652

Esta Asociación tiene consejos consultivos en:
A Coruña
Andalucía
Cantabria
Castilla y León
Madrid
Oviedo
San Sebastián
Canarias
En su página web (www.educacionsalud.com) se encuentran las direcciones de los profesionales que la componen, procedentes de distintas especialidades de la medicina complementaria

AHINACO, Asociación Hispánica de Naturópatas Asociados
Tel. 91 448 45 57 (Madrid)

A.M.C. de Medicinas Complementarias
Prado de Torrejón, 27, Pozuelo de Alarcón (Madrid)
Tel. 91 351 21 11

Anahata, Centro de Terapias Holísticas
Carquizano, 1 1º izda., Donosti/San Sebastián
Tel. 94 328 57 28

Altamira, Fundación de Medicina Complementaria y Disciplinas Holísticas
Arcos, 2297, Buenos Aires
Tel. 4781-3493

Arké, Centro de Terapias Complementarias
Casp, 118-120
08013 Barcelona
Tel. 93 265 65 59

Asociación Española de Terapias Integradas ASCETIN
Provenza, 74 entlo. 2ª, 08029 Barcelona
Tel. 93 410 68 86 - 93 410 74 97

*Proyecto Hermes, Centro de, Asistencia e Investigación Antropofísic*a
Suipacha, 612, 3º D, Buenos Aires
Tel. y fax 4322-1004

Instituto de Investig. Medicina Holística
Conil, 11
Pozuelo de Alarcón (Madrid)
Tel. 91 351 69 29

Instituto de Medicina Alternativa Inmeal
Luisa Fernanda, 12
28008 Madrid
Tel. 91 548 14 07-91 542 77 63

Instituto de Terapias Globales
Tel. 944352525 (Bilbao)

Oriol Ávila
Centro de Estudios Naturistas
Mallorca, 257
Barcelona
Tel. 93 215 60 39/88

PSICOMMAS
Masaje y terapia
Goya, 44, 4.º, Madrid
Tel. 91 576 49 11

Acupuntura

*Asociación Latinoamericana de Investigación
y Docencia de Acupuntura y Moxibustión*
Tel. 91 448 47 11 (Madrid)

Sociedad de Acupuntura Médica de España
www.same-acupuntura.org

*Sección Colegial de Médicos Acupuntores,
Homeópatas y Naturistas de Asturias*
Plaza de América, 10
33005 Oviedo
Tel. 985 23 09 00

*Asociación profesional de Naturópatas
y Acupuntores de Navarra*
Travesía José Jimeno, 5 bajos,
31015 Pamplona
Tel. 94 813 19 30

Societat d'Acupuntors de Catalunya
Jonqueres, 18 6º, 08003 Barcelona
Tel. y fax 932682964

*Asociación Científica de Médicos Acupuntores
de Sevilla «Huamgdi»*
www.Bacmas.com

Acupuntores Sin Fronteras
Avda. Príncep d'Asturies, 60 entlo.
08012 Barcelona
Tel. 93 415 33 33

*Asociación de Médicos Acupunturistas
de Querétaro*
Plaza de Armas, 1, Colonia Las Plazas,
Querétaro (México)
Tel. 0142158743

Colegio de Acupuntores y Natuterapeutas
General J.D. Perón, 1252 4º/52,
Buenos Aires
Tel. 4372-4785

Dietoterapia

Universidad de Navarra
Unidad de Dietética y Dietoterapia
Irunlarrea, 1, 31008 Pamplona
Tel. 948 42 56 00, extensión 6364
(contacto: Mercedes Muñoz)

Homeopatía

LABORATORIOS Y DISTRIBUIDORES

Dolisos
Tomás Redondo, 1, Madrid
Tel. 91 381 99 40

Praxis, Nuestra Señora de Salz, 13, Zaragoza
Tel. 976 53 15 42

Iber-Home
Lorente, 13-15, Zaragoza
Tel. 976 35 75 05

DHU
Polígono Francolí, parcela 3,
naves 1-2, Tarragona
Tel. 977 55 05 42

Labcatal
Tel. 91 616 69 42 (Madrid)

Phinter
Polígono Pla d'En Coll, carrer del Mig,
Montcada i Reixach, Barcelona
Tel. 93 575 40 12

Actibios Distribuciones
Pza. de la Infancia, 16, Barcelona
Tel. 93 416 12 70

Boiron
Avda. Valdeparra, 27
Alcobendas (Madrid)
Tel. 91 484 04 38

Juan Ramón Jiménez, 3 bis
Sant Just Desvern (Barcelona)
Tel. 93 372 11 05

Estos laboratorios son muy activos en la programación de cursos (ver Centro de Enseñanza y Desarrollo de la Homeopatía)

CLÍNICAS

Hospital Homeopático San José,
Eloy Gonzalo, 3-5 Madrid
Tel. 91 445 50 76

ESCUELAS

Institut Homeopàtic de Catalunya,
Josep Tarradellas, 80-82, Barcelona
Tel. 93 430 64 97

Academia Homeopàtica de Barcelona,
Aragó, 186, 2.º 1.ª,
Tel. 93 323 48 36

Heilprakiten Institut,
P.º de Gracia, 59, Barcelona
Tel. 93 215 50 60

Escuela de Ciencias Biológicas y de la Salud, Antonio Machado, 5A
Algorfa (Alicante)
Tel. 965 70 01 34

Centro de Enseñanza y Desarrollo de la Homeopatía
Secretarías:
Juan Ramón Jiménez, 3, Barcelona
Tel. 93 372 11 05
Avda. Valdeparra, 27, Madrid,
Tel. 91 661 53 03
Polígono Landetxe,
naves 30-33, Bilbao
Tel. 94 671 40 00
Avda. Elche, 183, Alicante
Tel. 965 10 20 10

Escuela Médica Homeopática Argentina «Tomás Pablo Pascheco»,
Sánchez de Bustamante, 278
Buenos Aires
Tels. 54114861-1515/48625042

Escuela Nacional de Medicina y Homeopatía,
Guillermo Masie Helguera, 239, Frac.
La Escalera, Ticoman Del. Gustavo A. Madero,
México DF
Tel. 72 96 111

ASOCIACIONES

Asociación Médica Española de Medicina y Bioterapia,
Rafael del Riego, 9 2.º A, Madrid

Sociedad Española de Medicina Homeopática,
Pasión, 13 3.º Valladolid

Publica la *Revista española de homeopatía*.
El sitio de esta institución (**www.femh.org**) contiene una lista de profesionales españoles con sus direcciones. Se relaciona con las siguientes asociaciones:

Academia de Homeopatía de Asturias
Academia Médico Homeopática Canaria
Asociación Andaluza Médico Homeopática «Similia»
Asociación de Médicos Homeópatas de Andalucía
Associació Médico Homeopàtica de Mallorca
Asociación Médico Homeopática de Santa Cruz de Tenerife
Asociación Vasco Navarra de Médicos Homeópatas
Sociedad Científica de Homeopatía de Aragón
Sociedad Gallega de Medicina Homeopática
Sociedad Hahnemanniana Matritense
Sociedad Médico Homepática de la Comunidad Valenciana

Asociación Médico Homeopática
Juncal 2884, Buenos Aires
Tels. 54114826-0911/48265852

Iridología

Bioestudio
Pico de Artilleros, 48 bajo A, 28006 Madrid
Tel. 91 371 09 38

Centro O-KUNI
Velázquez, 126, 28006 Madrid
Tel. 91 561 48 75

Medicina tradicional china
Ananda Center
Shiatsu, Tai Chi, Feng Shui
Hilera 8, portal 9, 29007 Sevilla
Tel. 952 61 49 79

Musicoterapia

Centro de Investigación Musicoterapéutica
Alameda Mazarredo, 47 2ª
48009 Bilbao
Tel. 94 435 25 25
Esta institución distribuye asimismo
la revista de musicoterapia
Música, terapia y comunicación

Naturopatía

*Federación Española de Asociaciones
Profesionales de Naturópatas*
Pi i Margall, 63-65, 08244 Terrassa
(Barcelona)
Tel. 93 789 28 15

*Asociación de Naturópatas Profesionales
de Canarias*
Méndez Núñez, 31 1º-4ª,
38001 Santa Cruz de Tenerife
Tel. 922 27 83 43

*Asociación Profesional de Naturópatas
de Aragón*
Tiene las siguientes escuelas homologadas en:
EANTA Vidal de Canellas, 11, Zaragoza
Tel. 976 56 24 07

QUIROSANA Vía Hispanidad, 108-110,
Zaragoza
Tel. 976 33 64 00

Hufeland, Escuela Superior de Naturismo
Andrés Bernáldez, 1 1º C, 41005 Sevilla
Tel. 954 58 43 98 fax 954 57 74 24

Osteopatía

*Centro de Osteopatía, Homeopatía,
Naturopatía y Quiromasaje*
Argentea, 63 2º B, 29010 Málaga
Tel. 952 39 64 75

Escuela de Osteopatía de Madrid
Corazón de María, 60
28002 Madrid
Tel. 91 416 70 03

Centro Universitario de Osteopatía
Diputació, 273 1º 2ª Barcelona
Tel. y fax 932158485

Escuela Osteopática de Buenos Aires
Pasteur 536 2º B, 1028 Buenos Aires
Tel. y fax 114951-114497

Quiromasaje

Instituto Europeo de Quiromasaje
Alcalde Sáinz de Baranda, 46 bajos,
28009 Madrid

Escuela de Quiromasaje de Madrid
Cartagena, 170
Tel. 91 561 31 31
fax 91 56 25 25 20

Escuela Superior de Quiromasaje y Terapias Naturales
Tel. 928 23 12 87
(Las Palmas de Gran Canaria)

Escuela de Quiromasaje Praxis
Plaza Dr. González Gramaje, 5, local
41005 Sevilla
Tel. 954 65 80 63

Altair. Lugar de Puertas Abiertas
Bailén 19, 1º izda., 28013 Madrid
Tel. 91 547 47 55   fax 91 542 32 53

Bioestudio
Pico de Artilleros, 48 bajo A, 28030 Madrid
Tel. 91 371 09 38

Centro Integral de Terapias y Vida Alternativa
Embajadores, 150, 28045 Madrid
Tel. 91 473 21 00

Centro de Terapias Alternativas
Pintor Velázquez, 8 esc. Izq. 1ºC
28932 Móstoles (Madrid)
Tel. 91 664 01 00

Asociación Española de Quiropráctica
Montesa, 35 4ª, oficina 427
28006 Madrid
Tel. y fax 914014915

Centro Natur
Alcalá, 209, 28028 Madrid
Tel. 91 355 32 16

Quiro Madli, Centro de Masaje
Dolores Barranco, 53 2º C
28026 Madrid
Tel. 91 500 15 94

Shen. Centro de Orientación y Salud Natural
Castelló, 45 1º izda. 28001 Madrid
Tel. 91 431 89 47

Reiki

NaturalMENTE, Clínica de Reiki
Muntaner, 41, pral. 1ª Barcelona
Tel. 93 453 37 97

Asociación Argentina de Reiki
C.P. 2612, 1426 Buenos Aires
Tel. 4787-6414

Rolfing

Reestructuración corporal y relajación muscular
Tel. 93 414 40 12 (Barcelona)

Shiatsu

Escuela Japonesa de Shiatsu
«El Camino de la Salud»
Juan Ramón Jiménez, 45 1º izda.,
28036 Madrid
Tel. 91 345 71 24 fax 91 345 68 52

Cabo San Vicente, 14
Alcorcón (Madrid)
Tel. y fax 91 610 33 25

Avda. Meridiana, 358 4º A,
28027 Barcelona
Tel. 93 346 62 83

Técnica de Alexander

Asociación de Profesionales de la Técnica de Alexander en España
Aptdo. de Correos, 156
28080 Madrid
Tel. 91 532 01 05

Esta asociación, a través de su página web (http.//teleline.terra.es/personal/fmalexander/espidex.htm) ofrece una lista de practicantes de la especialidad en toda España.

Profesores de la Técnica de Alexander en América Latina

ARGENTINA:
Pablo Coria & Jessica Nardeli
Avda. Warnes, 208, 1 D
1414, capital federal,
Buenos Aires
Argentina
Tel. 54 011 4855 9964
e-mail: @PCoria@siemens-itron.com.ar

Julian Ehrborn
Tel. 46319010

Sofia Spindler
25 de mayo, 312, 1 d
S.M. Tucuman 4000
Argentina
Tel. 081 227 945/081 311 718

También en:
Balcarce 480, 2.º piso
S.M. Tucuman 4000, Argentina
golcman@arnet.com.ar

CHILE
Nancy Vasquez Kaufmann
Tel. 562-283-7681

Mauricio Rugendas
54009-P
Macul Santiago, Chile
caos59@hotmail.com

Carlos Osorio
Tel. 562-632-5157
Villavicencio 371, apto. 107
Santiago, Chile
nancyvax@hotmail.com

COLOMBIA
Bobby Rosenberg
hobbyros@colomsat.net.co

PUERTO RICO
Karen Langevin
Tel. (787) 283-0261
RR 6 P.O. Box 11363
Cupey Alto, San Juan 00926

MÉXICO
Betty Aboulafia
Newton, N.º 173-5, Colonia Polanco
11560 Ciudad de México
Tel. 531 71 26
e-mail: bettyaboulafia@prodigy.net.mex

Claudia Montero
1.ª Cerrada de Huachinango, n.º 9
San Gerónimo Lídice
México DF 10400
Tel. 525 668 56 81
e-mail: mirandae@servidor.unam.mx

URUGUAY
Mariana di Paula
P. Berro, 867 bis
Montevideo
Uruguay
Tel. 598 2 711 3934
Fax 598 2 711 3934
e-mail: dipaula@adinet.com.yv

Reflexología podal

Biosen, Centro de Terapias Alternativas
Cataluña, 32-34, 28903 Madrid

Tai Chi

Asociación España-Taiwan de Taichi Chuan
Coordinador nacional: Luis Cartolano
Tel. 94 933 5153 (Madrid)

Centros autorizados:
Escuela de Taichi Chuan, Chikung y Meditación
Tel. 93 371 84 05
(Esplugues de Llobregat, Barcelona)

Centro Tora
Tel. 91 531 50 50-91 852 35 81 (Madrid)

Asociación Catalana de Taichi Chuan
Valencia, 401-403 entlo. 1º, 08013 Barcelona
Tel. 93 457 67 32   fax 93 459 10 74

Escuela de Tai Chi Kung
Ramón María Lili, 8 2º A, 20002
Donosti/San Sebastián
Tel. 666 28 20 38

Asociación de Tai Chi Taoísta de Madrid

Asociación de Tai Chio Taoísta de Andalucía
Pasaje Mendívil, 18-20, Málaga
Tel. 952 32 11 50

Asociación de Tai Chi Taoísta d Baleares
Jaume Ferrer, 64 bajos A-B
07004 Palma de Mallorca
Tel. y fax 971 20 05 49

Asociación de Tai Chi Taoísta de Canarias
Porlier, 62 1º dcha.
38004 Santa Cruz de Tenerife
Tel. y fax 922 29 17 94

Asociación de Tai Chi Taoísta de Cataluña
Pza. Joanic, 3 bajo izqda. 28024
Barcelona
Tel. y fax 93 284 04 91

Asociación Mexicana de Tai Chi Taoísta
Sinaloa, 80. Colonia Roma, México D.F.
Tel. 5 211 27 02

Terapia de la danza

Asociación Española de Medicina
de la Danza
Cardenal Cisneros, 30
28010 Madrid
Tel. 91 593 10 24   fax 91 445 46 91

Yoga

Asociación Española de Practicantes de Yoga
P.º Fernando el Católico, 9 pral. dcha.
50006 Zaragoza
Tel. y fax 976 56 04 93

ASANGA, Centro de Yogaterapia
Alcalá, 155, 28009 Madrid
Tel. y fax 91 431 71 32

Asociación Española de Kundalini Yoga
Tel. 93 436 38 57 (Barcelona)

Gurugass K Khalsa
Tel. 93 323 30 85 (Barcelona)

Sat Mari Kaur
Tel. 93 675 10 96 (Barcelona)

Centro Cántabro de Yoga
Cisneros, 6 2º, 39003 Santander
Tel. 942 21 75 02

Centro de Yoga Milarepa
Avda. 1 de Mayo, 66
35002 Las Palmas de Gran Canaria

Asociación de Yoga Clásico
Ruiz Tagle, 12, 39300 Torrelavega (Cantabria)
Tel. 942 89 43 53

Centro de Yoga Integral Yanta
Pza. de la Malagueta, 3,
edificio Horizonte, Málaga
Tel. 95 222 56 40

Karma, Centro de Yoga
Doctor Fleming, 47
25006 Lleida
Tel. 973 27 24 85

Natural Armonía
Báez «Litri», 10 B
46700 Gandía (Valencia)

Federación Argentina de Yoga
Mario Bravo, 128, Buenos Aires
Tel. 4824-4692

Instituto Yoga de Palermo
Serrano, 1518, Buenos Aires
Tel. 4831-4863/2886

Fundación Indra Devi
Centros asociados en Buenos Aires
Azcuénaga 762, sede central
Tel. y fax 4962-3112
Echeverría, 2773, Belgrano
Tel. y fax 786-6185

Güemes, 4527 Palermo
Tel. y fax 4774-1031
Colpayo, 52, Caballito
Tel. y fax 4902-7049
Albarellos, 732, zona Norte
Tel. y fax 4513-0400
Cabildo, 592, Colegiales
Tel. y fax 4514-5601

Asociación Uruguaya de Yoga
Julián Álvarez, 22,
Paso Molino
Montevideo
Tel. 307 6946

EN ASOCIACIÓN CON EL
INSTITUTO PARA LA MEDICINA COMPLEMENTARIA

El Instituto para la Medicina Complementaria (ICM) se fundó en 1982. El propósito de esta organización sin ánimo de lucro es fomentar el desarrollo de todas las formas de medicina complementaria, incluida la educación y las normas de práctica clínica y ofrece información práctica sobre los medios y el público.

El Instituto ha creado el primer plan de registro nacional, el British Register of Complementary Practitioners, para satisfacer la necesidad de registro de todos los profesionales. El ICM responde a más de 20.000 llamadas anuales, ofrece información impresa sobre cursos y profesionales y cumplimenta las solicitudes generales planteadas por el público.

La investigación sobre medicina complementaria tiene prioridad. Los protocolos se deben diseñar cuidadosamente para asegurar que se registran las variaciones de las causas de la enfermedad, en lugar de anotar únicamente los síntomas. La investigación alopática sigue la vía de las pruebas basadas en el hecho de que cada paciente recibe el mismo tratamiento o un placebo. Para la medicina complementaria, la prueba implicará a pacientes con síntomas similares, pero el tratamiento puede ser diferente para cada caso. Hoy, el ICM coopera con otras entidades para establecer proyectos satisfactorios de investigación en una serie de ámbitos, utilizando el protocolo apropiado.

Actualmente la cooperación con diversas universidades nos permite la creación de cursos y se ofrece consejo a las instituciones independientes de enseñanza sobre los diferentes planes de estudio. El ICM cuenta con 370 organizaciones afiliadas y ha despertado el interés de grupos en otros 24 países.

El ICM considera la medicina complementaria como una fuente con identidad propia e independiente de atención sanitaria, con profesionales capaces de establecer su propio diagnóstico especializado y de diseñar tratamientos apropiados. Siempre se fomenta una relación correcta con la profesión médica y cada vez hay un mayor número de médicos y enfermeras que desean capacitarse siguiendo los apropiados cursos de formación. De este modo, el público podrá estar seguro de obtener el mejor servicio posible y el tratamiento más apropiado que necesita para cada uno de sus problemas. La cooperación se basa en la comprensión y el respeto mutuos.

El ICM está entregado al concepto de alcanzar los más altos niveles de práctica y a menudo se le pide que registre a profesionales que actúan en otros países. Esa tarea se está desarrollando a nivel internacional, pero se confía en fomentar el desarrollo de su propio consejo y registro nacional en cada país, siguiendo el prototipo británico, si ello se considerase apropiado.

ÍNDICE DE NOMBRES Y CONCEPTOS

A

abdominal, dolor, 131
abedul, 69
acebo, flores de, 63, 67
aceites
    esenciales, 204, 206, 207, 208
        absorción de los, 209
        usos de los, 211-212
    portadores, 209
aceticolina, 45
achicoria, 67
acidez, 71
ácido fólico, 83
acné, 45, 215
acónito, 41
Aconitum napellus, 41
acopamiento, 250
activa, meditación, 145
acupresura, 193, 254-261, 289
    ejercicios de puntos potentes, 261
    puntos de, 257, 258-259, 278
acupuntura, 95, 98, 240-253, 255, 283, 289
    agujas de, 241, 247
        desechables, 247
    sistema manual coreano de, 241
acu-yoga, 257
adenoides, irritación de las, 45
adicciones, 144, 154, 170, 251
afta, 172
agrimonia, 67
agua
    solarizada, 25, 27
    vitaminas solubles en, 84
agujas, acupuntura, 241, 247
    desechables, 247
agujetas, 117
ajo, 69

ajuste, técnicas de, 115
álamo, 67
albahaca, 71
    aceite esencial, 213
alcanfor, 37
alcaravea, 207
alcoholes, 206,
alcoholismo, 170
aldehídos, 206
alerce, 67
alergia, 38, 45, 131, 154, 158, 251
    estacional, 251
Alexander, F. M., 103
Alexander, técnica de, 102-109, 192, 193, 252, 289
alfa, estado, 160
alimentarios, trastornos, 195
    suplementos, 83
Aloe vera, 64
alpestre, 67
Alzheimer, enfermedad de, 139
amapola de California, 65
amaranto, 64
amargodulzón, 31
anatomotriz, mesa, 115
anemia, 44
angélica, 64
Angerer, Joseph, 44
angina, 172
Anma, 263
Anmo, 263
anorexia, 158
antiinflamatorios, medicamentos, 30, 71
antimonio, 70
ansiedad, 145
    trastornos de la, 38, 154, 158, 168, 172, 194
Apis mellifica, 30, 35
apoplejía, 139

    parálisis después de una, 251
árbol del té, aceite esencial del, 213
Aristóteles, 175
Arnica mollis, 64
Arnica montana, 29
aromaterapia, 204-221, 252, 289
    masaje, 216-221
arrayán, 71
arsénico, 32, 70
    óxido blanco de, 38
Arsenicum album, 38-39, 41
artemisa, 66, 248, 249
arteriosclerosis, 84
artes
    expresivas, 153, 155
    marciales, 265
articulaciones, inflamación de las, 45
artística, terapia, 289
artritis, 30, 38, 42, 44, 45, 69, 92, 95, 109, 117, 139, 144, 154, 158, 172, 194, 250, 251, 259-260
    reumatoide, 194
asanas, 145
Asclepio, 175
Ashtanga yoga, 142
asma, 30, 35, 38, 45, 75, 131, 139, 142, 143, 144, 154, 158, 172, 195, 251
aspirina, 30, 71
Aston, pautas de, 192
Atkins, dieta, 89
auditivas, dificultades, 183
aulaga, 67
aura, 25
    humana, 26
    terapia, 289
áurico, campo, 26
auriculoterapia, 289

autismo, 183
autógena, meditación, 173
autógeno, entrenamiento, 168-173, 252, 289
autointoxicación, 44
autopsicología, 155
avena, 71
Avicena, 205
ayurvédicos, sistemas, 49, 50, 193
   medicamentos, 289
azufre, 31

B

Bach, doctor Edward, 55
Bach, esencia de flores de, 55, 56, 289
bacterianas, infecciones, 38, 45
balsamina 59, 67
beleño, 69
belladona, 29, 40, 41
Bell, parálisis de, 131, 251
benjuí, aceite esencial, 213
Benson, Herbert, 140, 145
bergamota, aceite esencial, 213
beta, estado, 160
Bhakti yoga, 141
biliar, constitución, 46
biliar, trastornos de la vesícula, 46
Bindgewebsmassage, 191
bioenergética, 153, 155, 289
bipolares, trastornos, 158
borraja, 59, 64
Borysenko, Joan, 140
Bowers, doctor Edwin, 224
Braid, James, 157
brezo, 67
   aceite esencial, 213
brocha india, 65
broncodilatadores, medicamentos, 38
bronquitis, 38, 45, 195, 250, 251
budismo
   tibetano, 163
   zen, 150, 163, 169
Byers, Dwight, 225

C

Caduceo, 49
café, 37, 40
cafeína, 170
calcio, 87
   fosfato de, 31
caléndula, 73
Calochortus bolmiei, 65
camillas de tratamiento, 115
cáncer, 38, 84, 139, 144, 154, 158, 167, 168, 172, 194
cantárida, 40
Capsicum baccatum, 70-71
cardiovascular, enfermedad, 88
carpal, síndrome del túnel, 194
cartesiana, filosofía, 242
carvone, 207
caspa, 45, 215
castaño, 67
   blanco, 67
   botón de, 67
   dulce, 67
   rojo, 67
catarro, 44, 45, 72, 215
cedro, aceite esencial, 213
Celso, 186
centaura, 67
cerato, 67
cerebral, parálisis, 195
cerezo, 67
cervical, mal alineamiento, 255
cetonas, 206
Chace, Marian, 136
chakras, 25, 26, 50
chamanismo, 291
chi, 10, 142, 244, 278, 283, 285, 291
Chi Kung, 250
Chu, Koai Yu, 10
Chu'an, Yang Lu, 280

cianosis, 39
ciática, 172, 194, 251, 260
cicatrices, 195
cimicífuga negra, 70
cinco elementos, 283, 284
ciprés, aceite esencial, 213
circulatorios
   estimulantes, 71
   problemas, 172
cistitis, 251
clemátide, 67
cobre, 39
codo de tenista, 195, 251
cognitiva, terapia, 153
cólera, 30
colesterol
   alto en sangre, 38, 172
   metabolismo del, 141
cólico, 128, 195
colitis, 30, 45, 46, 158, 172, 251
   ulcerosa, 195
colon espástico, 251
colon irritable, síndrome de, 38, 172
color
   meditación, 26-27
   prueba de Luscher, 27
   respiración del, 27
   terapia, 24-27, 289
columna
   cervical, síndrome de la, 251
   debilidad de la, 46
   lesión de la, 109
   vertebral, 115
comportamiento, problemas de, 183
concentración
   mejora de la, 141, 172
   pasiva, 170
conciencia del testigo, 143
conductismo, 151
congestión, 195
constructivista, psicoterapia, 155
Convallaria majalis, 70-71
Cooper, David, 150
corazón
   enfermedades del, 154, 158

fallo del, 71, 251
    congestivo, 124
    trastornos del, 45
corazoncillos, 59, 64
coreano
    ginseng, 288
    sistema manual de acupuntura, 241
Cornelius, doctor Alfons, 223
coronaria, enfermedad de la arteria, 144
corteza peruviana, 28
cortisona
    cremas, 35
    medicamentos con, 38
craneal, osteopatía, 47, 128-131
cristal, 25
    terapia, 289
cristianismo, 163
Crohn, enfermedad de, 195
crótalo, 31
cuadro sintomático, 29
cuatro energías, 288
Cullen, 28
Culpeper, Nicholas, 69, 70
Cuprum metallicum, 39

D

Dang gui, 288
danza, terapia de la, 136-139, 153, 289
Deck, Josef, 44
delta, estado, 160
dental, trabajo, 37, 158
deporte
    lesiones, 117
    masaje, 192
    psicología del, 154
    rendimiento, 172
depresión, 38, 58, 139, 154, 168, 172, 181, 195, 215, 251
Descartes, René, 242
desintoxicación renal, 45
dharana, 142, 143

dhyana, 142
diabetes, 44, 46, 124, 154, 170, 195, 228, 251
diarrea, 45, 251
diente de león, 65, 71, 74
dieta, terapias, 76-89
    Atkins, 88
    Gerson, 89
    seguir una, 172
    macrobiótica, 89
    pirámide de la, 81
    vegetariana, 80
difusores, 210, 212
digestivos, trastornos, 44
digital, 71
Digitalis purpurea, 71
discos, 115-117
    comprimidos, 115
    degeneración de los, 117
    deslizados, 117
    hinchados, 113
diuréticos, 71
Do-In, 257, 289
Do-In-Ankyo, sistema, 263
dolor
    abdominal, 131
    control del, 145, 172
    de espalda, 109, 117, 124, 128, 131, 154, 172, 194, 215, 251, 260
    de estómago, 172
    de hombro, 117
    de muelas, 251, 256
    de nuca, 109, 131
    de pecho, 131
    muscular, 215
    pélvico, 131
        crónico, 251
    por la pérdida de un ser querido, 58
    postoperatorio, 251
dolores de cabeza, 34, 38, 47, 74, 109, 124, 131, 154, 158, 172, 194, 215, 251, 255
drenaje linfático manual, 191, 192

E

Echinacea purpurea, 65, 70, 75, 97
eczema, 35, 45, 73, 172, 215
edema, 42
effleurage, 191
ejercicio, 82
    terapéutico, 97
electromagnético, espectro, 25
embarazo, 84, 128, 172, 194
encías, infecciones de, 74
enebro, 69
    aceite esencial, 213
energía
    campo de la (humana), 48, 49
    vital, 244
entumecimiento, 117
epilepsia, 170
Erickson, Milton, 158
ericksoniana, psicoterapia, 155
Esalen, Instituto de, 192
    masaje, 192
escarlatina, 29, 30
Escleranthus, 67
esclerosis múltiple, 36, 168, 172, 177
escoliosis, 195
Escuela de Médicos, 69
Escuela Médica de Salerno, 43
Esdaile, James, 157
esguinces, 117, 194, 215
espalda, dolor de, 109, 117, 124, 128, 131, 154, 172, 194, 215, 251, 260
espectro visible, 25
Espenak, Liljan, 137
espinilla, férula en la, 195
espino albar, 69, 71
Espiraea ulmaria, 71
espliego, aceite esencial, 213
esquizofrenia, 38, 170
estafisagria, 31, 40
ésteres, 207
estómago

dolor de, 172
úlcera de, 45
estrella de Belén, 61, 67
estreñimiento, 44, 45, 46, 124, 172, 195, 215, 251
estreptococos, 45
estrés, 37, 95, 109, 158, 168, 169, 170, 172, 189, 215, 226, 255
   postraumático, 195
   técnicas de control del, 144
estructural
   disfunción, 121
   integración, 132, 192
etnocultural, psicoterapia, 155
etnomusicología, 181
eucalipto, 37
   aceite esencial, 211, 213
eupsicología, 150
Evan, Blanche, 137
existencial, análisis, 150
existencialismo, 150, 155
experiencial, psicoterapia, 155

F

facial
   dolor, 131
   tics, 251
familiar, terapia de proceso, 155
fantasía activa, 153
farmacología, 98
farmacopea, 31
fascia, 133
fascitis plantar, 251
fatiga crónica, síndrome de inmunodeficiencia de la, 92, 168
Feldenkrais, 193, 290
Feldenkrais, Moshe, 193
Felke, Pastor, 43
feminista, psicoterapia, 155
fenoles, 206
fibrinosas, inflamación, 45
fibromialgia, síndrome, 195, 251
fibrositis, síndrome, 195

Filóstrato, 43
fisioterapia, 98, 114
Fitzgerald, William, 224
flatulencia, 46
flores, terapia de esencia de, 54-69
flotación, terapia de, 290
fluidos del cuerpo, 285
   retención de, 45
forma física, buena, 82
fósforo, 31, 37, 87
Freud, Sigmund, 137, 148, 149, 157
freudianismo, 151
fricción de fibras cruzadas, 191
fuerza vital, 11

G

Galeno, 69, 96, 111, 175, 186
gammalinolénico, ácido, 88
gástrica, toxicidad, 47
gastritis, 71, 251
gastrointestinal, fermentación, 45
Gattefossé, René Maurice, 205
gayuba, 65
genciana, 67
   aceite esencial, 213
geranio, aceite esencial, 213
Gerson, dieta, 89
Gestalt, terapia de la, 133, 155, 182, 290
Gingko biloba, 69, 71
ginseng
   americano, 288
   coreano, 288
girasol, 66
glandulares, suplementos, 98
granada, 66
grasa
   consumo de, 81
   vitaminas solubles en, 83
gripe, 30, 75
grupo, curación en, 179
guindillo de Indias, 70-71

H

haba de san Ignacio, 40
Hahnemann, Samuel, 11, 28, 29, 30, 31, 32
Harvey, William, 186
hatha yoga, 51, 140, 141, 142, 277
haya, 67
He shou wu, 288
Heliópolis, 25
Heller, trabajo, 192
hematogénica, constitución, 44
hemorroides, 46
herboterapia, 68-75, 290
   china, 249, 282-288
Hermes, 49
hernia, 46
   hiato, 172
herpes, 172
hidrogénica, constitución, 45
hidrosoles, 194, 208, 210, 211
hidroterapia, 95, 97, 252, 290
hiedra venenosa, 39
hielo, bolsas de, 115
hierba
   de limón, aceite esencial, 213
   de pato, 73
hierro, 87
   metabolismo, 44
hígado, mal funcionamiento del, 44, 46, 69
hinduismo, 141
hipérico, 65
hipertensión, 38, 139, 158, 166
hipnoterapia, 156-161, 252, 290
Hipócrates, 10, 43, 69, 77, 111, 175, 186
hipocrático, juramento, 12
HIV, infección, 75, 177
holográfica, creación, 151
hombro, dolor de, 117
homeopatía, 10, 28-41, 56, 95, 98, 200
homeopáticos, medicamentos, 31

homeóstasis, 122
hormonales, trastornos, 45
humanista, psicología, 150-151, 182
Hunt, doctora Valerie, 133

I

ictericia, 69
imágenes, formación de, 174
    guiada, 153
imaginación, terapia de la, 175
imanes, 253
impotencia, 158
incienso, aceite esencial, 213
incontinencia por estrés, 251
indigestión, 71, 172
índigo silvestre, 70
indios nativos norteamericanos, 111
infertilidad, 172, 251
infrarroja, luz, 25
Ingham, Eunice, 225
    método original, 225
inmunológico, sistema, 189
insectos, mordeduras de, 73
insomnio, 117, 158, 172, 195, 215, 251
insulina, sensibilidad a la, 141
integración
    del movimiento, 192
    fundamental, 155
    funcional, 192
intelectual, rendimiento, 141
intestinal, función, 141
intestinales, enfermedades crónicas, 195
iridología, 42-47, 290
iris, constituciones del, 44-46
irritabilidad, 195
islamismo, 163

J

Jaeger, profesor, 43
James, William, 150
Japa yoga, 141, 143
jara, 67
jazmín, aceite esencial, 213
jengibre, 71, 213
jerarquía de terapias, 96
Jin Shin, 193, 256
Jin Shin Do, 193
Jnana yoga, 141, 143
Jois, Pathabi, 142
Jones, Christine, 226
judo, 265
Jung, Carl, 150
junguiana, psicoterapia, 155
jyutsu, 193

K

Kali carbonicum, 39
karate, 265
Karma yoga, 141
Kelley, George, 150
kinestésica, sensibilidad, 105
Korr, I. M., 120
Koryo, sistema, 241
Kriva yoga, 142

L

Laban, Rudolf, 137
Laban, análisis, 137
Lac caninum, 31
Laing, R. D., 149, 150
Lane, doctor Henry Edward, 42
lengua, diagnóstico por la, 286
lenguaje, trastornos del, 183
lesiones
    deportivas, 117
    laborales, 117
Lewin, Kurt, 150
Liebeault, Ambrose-Auguste, 157
Liljequist, Nils, 43
limón, aceite esencial, 206, 213
linalil, acetato de, 207
linalol, 206
Lindlahr, Henry, 43
linfa, 188
    glándulas hinchadas, 45
linfática, constitución, 44
linfedema, 192
Ling, Per Hendrik, 191
lirio
    alpino, 61, 65
    mariposa, 61
    tigre, 61
loto de la India, 65
lucha-huida, mecanismo de, 170
lumbar, síndrome de la columna, 251
Luscher, prueba de color de, 27
luz curativa, meditación, 173

M

macrobiótica, dieta, 89
madreselva, 67
magnesio, 87
magnética, curación, 112
magulladuras, 29
malaria, 28
mandarina, aceite esencial, 213
manganeso, 87
manipulación, 95, 111
    precoz, 111
mantras, 143, 163
manzana, 67
manzanilla, 31, 40, 65, 75
    aceite esencial, 213
manzaneta, 65
masaje, *véase* masoterapia
Maslow, Abraham, 150
masoterapia, 186-203, 230, 290
    aromaterapia, 216-221
    de Esalen, 192
    de tejidos profundos, 191
    deportiva, 192
    europea tradicional, 191
    Feldenkrais, 193

manual de la linfa, 192
neuromuscular, 192
occidental contemporánea, 191
oriental, 193
sueca, 191
Maury, Marguerite, 206
May, Rollo, 150
médica, psicoterapia, 149
meditación, 142, 145, 153, 162-167, 252, 256, 290
activa, 145
autógena, 173
color, 26-27
ejercicios de conciencia respiratoria, 165
luz curativa, 173
posiciones, 164-165
trascendental, 166-167, 169
zen, 266
mejorana, aceite esencial, 213
melisa, aceite esencial, 213
Meniere, enfermedad de, 251
Menninger, Karl A., 158
menopausia, 172
menstruación
calambres, 195
problemas, 172, 251
menta, 74, 75
aceite esencial, 213
mentales, formación de imágenes, 153, 178
mentástica, 193
mentol, 37, 75
mercurio, 32, 39, 70
meridianos, 241, 247, 290
en la acupresura, 258
en el Shiatsu, 265
sistema de los, 246
mesénquimo-patológico, iris, 46
Mesmer, Anton, 148, 149, 157, 158
metamórfica, técnica, 290
Meyens, Philippus, 43
micóticas, infecciones, 73
migraña, 30, 32, 117, 128, 131, 172, 251

milenrama, 73
rosada, 66
mimulus, 60, 67
minerales, 84, 87
miofascial, liberación, 191
mioterapia, 191
mitopoética, psicoterapia, 155
Mohan, A. G., 140.
Morrell, Pat, 226
mostaza, 67
Moustakas, Clark, 150
movimiento, integración del, 192
moxibustión, 248, 249, 253
mudras, 256
muelas, dolor de, 251, 256
muguete, 70
Murai, Jiro, 256
Murray, Henry, 150
muscular
calambre, 117
dolor, 215
tensión, 109
musculoesquelética estructura, 111-117, 189
musicoterapia, 180-183, 290
creativa, 182

N

naranja, aceite esencial de, 213
narrativa, psicoterapia, 155
Natrum muriaticum, 37, 41
Natrum sulphuricum, 39
naturopatía, 90-99, 252, 290
náuseas, 215
Nei Ching, 10, 241
Nemophila menziesii, 66
neroli, aceite esencial, 213
nervinas, 71
nervios
pinzamiento de, 117
tensión, 158
tics, 172
nervioso central, sistema, 113

neumonía, 92
neuralgia
del trigémino, 131, 251
postherpética, 251
neurógena, constitución, 45
neuromuscular, masaje, 192
neuropatía periférica, 251
Nissen, Hartwig, 187
Niyama, 142
nogal, 67
nuca, dolor de, 109, 131

O

obesidad, 114, 172
ocho principios, 283, 286
oídos, infecciones de, 38, 131
ojaranzo, 67
ojos
color, 44
ejercicios, 145
irritaciones, 45
tensión, 195
Olimpíadas, 193
olivo, 67
olmo, 63, 67
opio, 41
oriental, masaje, 193
Ornish, doctor Dean, 144
oro, 31, 41
ortigas, 71
osteoartritis, 194
osteopatía, 118-127, 133, 291
craneal, 47, 128-131
osteoporosis, 92, 194
óxido blanco de arsénico, 38

P

Pachulí, aceite esencial, 213
Pagget, sir James, 111
Palmer, Daniel David, 111, 112
palpitaciones, 172

pancreático, mal funcionamiento, 44, 46
pánico, ataques de, 41
Paracelso, 10, 96, 205
parálisis, después de una apoplejía, 251
paratiroides, 45
Pare, Ambrose, 186
Parkinson, síndrome de, 172
pasiflora, 71
pasiva, concentración, 170
Patanjali, 141, 142, 163
Pavlov, Ivan, 233
pecho
   dolor de, 131
   infecciones de, 215
Peczely, doctor Ignatz von, 43
pélvico, dolor, 131
   crónico, 251
periartritis escapulohumeral, 251
pericarditis, 45
peritonitis, 45
Perls, Fritz, 133
petrissage, 191
piel, 73, 172
   erupciones en la, 42
pierna inquieta, síndrome de la, 195
piezoeléctrica, calidad, 130
pimienta negra, aceite esencial, 213
pino, 67
   albar, aceite esencial de, 213
pinzamiento de nervios, 117
pirámide en la dieta, 81
Pitágoras, 10
placebos, 12, 32, 242
Platón, 10
pleuresía, 45
plomo, 70
polaroterapia, 48-51, 193, 291
Posse, barón Nils, 187
postherpética, neuralgia, 251
postoperatorio, dolor, 251
postraumático, trastorno del estrés, 195

postura, 101, 105
   en el yoga, 142
   problemas de, 46
potasio, 82, 83, 87
   carbonato de, 31, 39
   sulfato de, 39
práctica, 153
Prana, 142
Pranayama, 142
Pratyahara, 142
premenstrual, síndrome, 38, 172, 195, 251
prolapso, 46
pruebas, 29, 30
psicoanálisis, 149
psicodrama, 153, 155
psicología, 149
   deportiva, 154
   eupsicología, 150
   humanista, 150, 182
   radical, 150
   transpersonal, 150
psiconeuroinmunología, 56
psicosomáticos, síntomas, 172
psicoterapia, 146-155, 291
   experiencial, 155
   médica, 149
pulmonaria, 69
pulso, diagnóstico por el, 286
puño supremo definitivo, 278
Pulsatilla, 31, 39, 40

Q

qi, 10, 142, 244-278, 283, 285, 291
quetosis, 88
Qui Gong, 283, 287
quinina, 28
quino, 28
quiropráctica, 47, 110-117, 133, 251, 258, 289
quistes, 251

R

rábano, 70
racional emotiva, terapia, 182
radical, psicología, 150
Raja yoga, 141
ranúnculo, 65
rayos X, 115
reflexología, 222-237, 252, 291
   técnicas, 229
      adelante y atrás, 230
      aflojamiento del tobillo, 230
      autoayuda, 229
      giro espinal, 230
      relajadora de la tensión del diafragma, 230
      relajante, 230
      respiración profunda por el diafragma, 230
regaliz silvestre, 40
Reich, Wilhelm, 137
Reidman, doctor Meyer, 55
reiki, 193
reina de los prados, 69, 71
relajación, 141, 153, 169
   pasos preparatorios para la, 141
   profunda, 176
   respuesta, 145
reloj chino, 252
renal
   desintoxicación, 45
   infección, 40
repertorio, 35
resfriados, 75, 124, 215, 250
respiración
   color, 27
   en el *hatha yoga*, 142
   en la meditación, 164
      ejercicios de conciencia, 165
   prácticas en el yoga, 143
respiratorias, infecciones, 251
retroalimentación, terapia de, 169, 252, 289
reumatismo, 42, 69, 256, 259

no articular, 259
reumatoide, artritis, 194
Rhus toxicodendron, 39
Rhyne, William Ten, 240
rigidez, 117
Riley, doctor Joseph Shelby, 225
rinitis alérgica, 251
ritmo en la terapia de la danza, 137
roble, 67
    silvestre, 67
rogersiana, terapia, 291
Rogers, Carl R., 150, 152, 291
rol, representación de, 153
Rolf, doctora Ida P., 132, 133
rolfing, 132-135, 192, 252, 291
    integración del movimiento, 133
romero, 71, 73
    aceite esencial, 213
rosa
    aceite esencial, 213
    silvestre, 67
    silvestre de California, 60, 65
Rosenman, doctor Raymond, 55
rubor, 172
rúbrica, 35
Ruta graveolens, 31

S

sal, 41
Salerno, Escuela Médica de, 43
saludo al sol, 145
salvia, 73
    aceite esencial, 213
samadhi, 142
Sambucus niger, 39
sándalo, aceite esencial, 213
San-Feng, Chang, 279
sangre
    enfermedades de la, 44, 46
    oxigenación de la, 141
    presión alta de la, 38, 145, 172
Santa Eriodictyon californicum, 66
Satchidananda, Swami, 143

sauce llorón, 67, 69
saúco, 69
    flor de, 74, 75
        champán de, 75
    negro, 39
Schoop, Trudy, 136
Schultz, doctor J., 170
secreción vaginal, 45
selenio, 87
sello de oro, 70
semiloto, posición, 164
sexuales, problemas, 172
Shavasana, 165
Sherrington, sir Charles, 109
Shiatsu, 193, 252, 256, 262-276, 291
sida, 139, 144, 168, 172, 177
similares, ley de los, 28, 29
Simonton, Carl, 158
sincronía en la terapia de la danza, 137
sinus, problemas de, 38, 124, 195, 251
sinusitis, 45
    alérgica, 251
sodio, 87
    cloruro de, 31
solar, extracción, 56
solarizada, agua, 25, 27
somática, disfunción, 121, 123
soriasis, 45, 251
Still, Andrew Taylor, 119, 129, 133
Stone, Randolph, 49
Strychos ignatii, 37
sueco, masaje, 191, 192
sulfuro, 31
Sullivan, Harry Stack, 137
Sutherland, William Garner, 129, 133
sutras (yoga), 141, 163
Sydenham, 95
Szaz, Thomas, 150

T

T'ai Chi Ch'uan, 250, 276-281, 291
taoísmo, 150, 163
tarántula, 31
tartamudeo, 172
Taylor, Charles, 187
Taylor, George, 187
té de hierbas, 71
tejido
    blando, lesión del, 194
    profundo, masaje del, 191
temblores, 251
temporo-mandibular, disfunción de la articulación, 131, 195, 251
tendinitis, 194, 251
tenista, codo de, 195, 251
tenosinovitis, 194
terapéutico, toque, 193
«tercer ojo», 25
testigo, conciencia del, 143
tilo, flores de, 75
timol, 206
Tinburgen, Nicholas, 109
tiroides, 172
    hiperactiva, 45
tomillo, 69, 73
    aceite de, 206
torceduras, 117, 194, 215
    repetitivas, lesión de, 109
tortícolis, 172, 251
tos, 45
toxemia, 94, 95
tradicional
    masaje europeo, 192
    medicina china, 291
Trager, Milton, 192
tranquilizantes, 170, 172
transaccional, análisis, 155, 182
transversa, fricción, 191
trascendental, meditación, 166-167, 169
trastorno afectivo estacional, 25

tratamiento, camillas de, 115
Trifolium pratense, 66
trigémino, neuralgia, 131, 251
Tsubo, 262
tuberculosis, 92
Tuina, 193, 250

U

úlceras, 44, 45, 172
ulcerosa, colitis, 195
ultravioleta, luz, 25
unidad del cuerpo, concepto de la, 121
uretritis, 251
urinarios, problemas, 172
    incontinencia por estrés, 251

V

vagina, secreción, 45
vaginitis, 251
vaina etérea, 25
valeriana, 71
vanadio, 87
vara de oro, 67
varicela, 39
varicosas, venas, 46, 215
Vedas, 141
vegetarianas, dietas, 80
vejiga, infecciones de la, 38, 40
verbena, 67, 71
vértebras, 115
    comprimidas, 113

vértigo, 124, 128, 131
    funcional, 251
vesícula biliar, mal funcionamiento, 44, 46
vetiver, aceite esencial, 213
vibración, 191
vid, 67
Vinyasa, 145
violeta de agua, 67
Vis medicatrix naturae, 10
visualización, terapia, 174-179, 291
    autodirigida, 176
    dirigida por el terapeuta, 178
    ejercicios de, 179
vitaminas, 79, 80, 82, 83
    deficiencias, 83, 84, 85, 86
    solubles en agua, 84
    solubles en grasa, 83
    suplementos de, 83
Viveka, 143
Vivekananda, Swami, 141

W

Wang-ting, Chen, 280
Whitehouse, Mary, 137
Wu wei zi, 288

Y

Yama, 142
Yin y Yang, 242, 243, 263, 264, 283, 291

campo de energía, 243
ylang ylang, aceite esencial, 213
yodo, 87
yoga, 51, 140-145, 150, 163, 169, 252, 291
    asanas, 145
    ashtanga, 142
    bhakti, 141
    ejercicios oculares, 145
    hatha, 141, 277
    japa, 141, 143
    karma, 141
    kriva, 142
    posturas, 142
    raja, 141
    saludo al sol, 145
    sutras, 141, 163
Yogananda, Paramahansa, 142
Yoo, doctor Tae-Woo, 241

Z

Zang Fu, 283, 285
zarzaparrilla, 40
zen
    budismo, 150, 163, 169
    Shiatsu, 256, 266
    terapia, 291
zinc, 87
zinnia, 59, 67
zonal, terapia, 223, 227, 291

CRÉDITOS FOTOGRÁFICOS

American Institute of Osteopathy: págs. 126, 127 arriba.

American Polarity Therapy Association: pág. 49.

Dr. Edward Bach Center: pág. 55.

Julian Barnard, Healing Herbs Ltd.: pág. 59.

British Acupuncture Council: pág. 245.

British School of Osteopathy: págs. 123, 128, 129, 131 (John Tramper).

Flower Essence Society: págs. 12, 54, 58, 59, 60, 61, 66.

Frank Lane Picture Agency: págs. 13 (Eva Lindenburger), 28 (Fernand), 30 (L. Bucci), 31 arriba (E. y D. Hosking), 33 (Silvestris), 34, 37 (B. Borrell), 39 (W. Wisniewski), 41 (D. Allain), 51 (Eva Lindenburger), 68 (E. y D. Hosking), 73 arriba (E. y D. Hosking), 73 abajo izquierda (A. Whartom), 74 arriba (W. Wisniewski), 74, abajo izquierda (J. Hutchings), 74, abajo derecha (E. y D. Hosking), 75 arriba derecha (E. y D. Hosking), 92, 98, 100 (Eva Lindenburger), 102 (Moulu), 166, 186 (F. Stock), 88 (F. Stock), 190 (F. Stock), 192 (Fernand), 206 (Life Science Images), 284 (Roger Tidman), 286, 287 (Roger Tidman).

Dorothee von Greiff: pág. 149 abajo.

Bruce Head: págs. 3, 5, 11, 52, 57, 72, 80, 83, 84, 85, 86, 87, 89, 91, 185, 197, 198, 199, 200, 201, 202, 203, 205, 207, 208, 210, 211, 212, 216, 217, 218, 219, 220, 221, 224, 225, 227, 229, 230, 231, 231, 233, 234, 235, 236, 237, 242, 256, 257, 259, 260, 265, 266, 270, 271, 272, 273, 274, 275.

Holistic Health College: págs. 44, 45, 46.

Hutchison Library: págs. 78, 90, 109, 164, 165 (Nick Haslam), 223 (Liba Taylor), 276 (Felix Greene), 281 (Felix Greene), 282 (Felix Greene), 283 (John Hatt), 285.

Image Bank: págs. 26 (Pete Turner), 168 (Antony Edwards), 174 (A. Boccaccio), 180 (David de Lossy), 253 (Garry Gay).

Paul Lam: pág. 277, 279, 280.

A. Nelson & Co. Ltd.: págs. 39, 40.

Pictor International: pág. 42.

Rolfing Association: págs. 132, 134, 135.

Science Photo Library: págs. 14 (Will y Dent McIntyre), 22 (John Mead), 24, 31 abajo (Charles D. Winters), 36 (Dr. Morley Read), 38 (Dr. Jeremy Burgess), 48 (BSIP De Gennaro), 52 (Oscar Burriel), 64 (David Parker), 69 (BSIP Dequest), 71 (Michael Marten), 76 (Ricardo Arias), 79, 94 (Oscar Burriel), 97 (Paul Biddle), 99 (Hattie Young), 101 (Mehau Kulyk), 104 (Manfred Kage), 110 (James King-Holmes), 113 (Ron Sutherland), 118 (BSIP, Roux), 120 (Mehau Kulyk), 121 (David Gifford), 122 (John Bavosi), 124 (Hattie Young), 125 (Hattie Young), 127 abajo (Paul Biddle y Tim Malyon), 139 (John Greim), 146 (Bill Longcore), 148 (John Greim, 149 arriba (National Library of Medicine), 150 (John Greim), 151 (John Greim), 153 (John Greim), 154 (Larry Mulvehill), 156 (David Parker), 157 arriba (National Library of Medicine), 157 abajo (Jean-Loup Charmet), 158 (Sheila Terry), 159 arriba (Philippe Plailly), 159 abajo (Philippe Plailly), 160 (Philippe Plailly), 161 (Françoise Sauze), 184 (Seth Joel), 189 (Doug Plummer), 191 (Paul Biddle), 193 (Françoise Sauze), 194 (Paul Biddle), 195 (Will y Dent McIntyre), 204 (Damien Lovegrove), 209 (Damien Lovegrove), 222 (Damien Lovegrove), 246 (Paul Biddle y Tim Malyon).

The Shiatsu Society: págs. 254, 262.

Tony Stone Images: págs. 238 (Bruce Hands), 240 (Andy Whale), 247 (Zigy Kaluzny).

Caroline Wheeler: pág. 75.

AGRADECIMIENTOS

Los editores desean expresar su agradecimiento a las siguientes organizaciones por su colaboración en la preparación de este libro:

A. Nelson & Co. Ltd.,

British Acupuncture Council,

British School of Osteopathy,

Flower Essence Society,

Dr. Edward Bach Centre,

Holistic Health College,

Institute of Complementary Medicine,

Jean Garron PR,

Maureen Cropper PR,

Office of Alternative Medicine, National Institutes of Health, Maryland, Estados Unidos,

The Rolfing Institute, Jenny Crewdson, representante en el Reino Unido,

The Shiatsu Society,

The Society of Teachers of the Alexander Technique.

The Woodbridge Complementary Healing Centre se inauguró el 9 de noviembre de 1992, impulsado por Alice Strover, una homeópata con visión y por su esposo, John Strover, director de prácticas. En los tres años y medio transcurridos el centro ha incrementado su expansión y actualmente tiene 12 profesionales que ofrecen 16 disciplinas diferentes. El enfoque estricto y profesional del centro ha beneficiado a muchas personas procedentes de todos los ámbitos profesionales. Abierto seis días a la semana, la recepción atiende al público desde el lunes hasta el viernes, de 9.00 a 17.00 horas. Se puede programar una consulta gratuita con cualquiera de los terapeutas, de quince minutos de duración.
Tel.: (01394) 388234.

Agradecemos especialmente a los siguientes profesionales su colaboración en las series fotográficas especiales de manipulaciones paso a paso:

Linda M. Fell, fisioterapeuta y reflexóloga,

Maggie Kinnear, aromaterapeuta y reflexóloga,

Richard Graham, acupuntor y profesional del Shiatsu.

Gracias también a Lesley Ann Terry, reflexóloga y aromaterapeuta.

Notas

Notas